U0322880

图书在版编目（CIP）数据

肺血管病及精选病例解析/李圣青主编. —北京：
人民卫生出版社，2017
ISBN 978-7-117-25206-5

Ⅰ.①肺…　Ⅱ.①李…　Ⅲ.①肺疾病-血管疾病-
病案-分析　Ⅳ.①R543.2

中国版本图书馆 CIP 数据核字（2017）第 231362 号

| 人卫智网 | www.ipmph.com | 医学教育、学术、考试、健康，购书智慧智能综合服务平台 |
| 人卫官网 | www.pmph.com | 人卫官方资讯发布平台 |

版权所有,侵权必究!

肺血管病及精选病例解析

主　　编：李圣青
出版发行：人民卫生出版社(中继线 010-59780011)
地　　址：北京市朝阳区潘家园南里 19 号
邮　　编：100021
E - mail：pmph @ pmph.com
购书热线：010-59787592　010-59787584　010-65264830
印　　刷：中国农业出版社印刷厂
经　　销：新华书店
开　　本：787×1092　1/16　印张：29
字　　数：724 千字
版　　次：2017 年 10 月第 1 版　2017 年 10 月第 1 版第 1 次印刷
标准书号：ISBN 978-7-117-25206-5/R·25207
定　　价：172.00 元

打击盗版举报电话：010-59787491　E-mail：WQ @ pmph.com
（凡属印装质量问题请与本社市场营销中心联系退换）

肺血管病及精选病例f

Pulmonary Vascular Disease and Analysis of Sel

主　编　李圣青

主　审　白春学

副主编　张曹进　韩新鹏　郑敏文

人民卫生出版社

编　者 （以姓氏笔画为序）

石璺玲（中国人民解放军空军军医大学第一附属医院）

白春学（复旦大学附属中山医院）

朱　柠（复旦大学附属华山医院）

刘　辉（广东省人民医院）

刘玲莉（中国人民解放军空军军医大学第一附属医院）

刘康栋（郑州大学基础医学院）

许欣婷（中国人民解放军空军军医大学第一附属医院）

孙　新（中国人民解放军空军军医大学第一附属医院）

孙兴国（中国医学科学院阜外医院）

李　静（广东省人民医院）

李圣青（复旦大学附属华山医院）

李贺智（广东省人民医院）

李晨曦（广东省人民医院）

杨学敏（中国人民解放军空军军医大学第一附属医院）

杨媛华（首都医科大学附属北京朝阳医院）

张　静（复旦大学附属华山医院）

张秀娟（复旦大学附属华山医院）

张曹进（广东省人民医院）

张媛媛（复旦大学附属华山医院）

陈　佩（中国人民解放军空军军医大学第一附属医院）

陈兢兢（广东省人民医院）

郑奇军（中国人民解放军空军军医大学第一附属医院）

郑敏文（中国人民解放军空军军医大学第一附属医院）

房丽颖（陕西省第四人民医院）

屈硕瑶（中国人民解放军空军军医大学第一附属医院）

荆志成（中国医学科学院阜外医院）

钟小梅（广东省人民医院）

施举红（北京协和医院）

费洪文（广东省人民医院）

贾俊峰（中国人民解放军空军军医大学第一附属医院）

夏敬文（复旦大学附属华山医院）

徐希奇（中国医学科学院阜外医院）

郭　兰（广东省人民医院）

章　鹏（复旦大学附属华山医院）

彭富华（中国医学科学院阜外医院）

董　樑（复旦大学附属华山医院）

蒋　鑫（中国医学科学院阜外医院）

韩新鹏（中国人民解放军空军军医大学第一附属医院）

喻永萍（陕西师范大学学府医院）

曾绮娴（中国医学科学院阜外医院）

谢万木（中日友好医院）

谢海霞（广东省人民医院）

詹　曦（首都医科大学附属北京朝阳医院）

翟振国（中日友好医院）

熊长明（中国医学科学院阜外医院）

潘　欣（上海交通大学附属胸科医院）

秘书　董　樑（复旦大学附属华山医院）

主 编 简 介

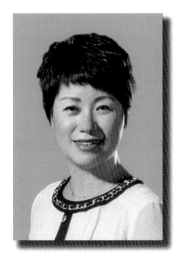

李圣青

医学博士,美国明尼苏达大学博士后;复旦大学附属华山医院教授,主任医师,博士生导师。现为复旦大学附属华山医院呼吸科主任。目前担任中华医学会呼吸病学分会肺栓塞与肺血管病学组委员,中国抗癌协会肺癌专委会青年委员,上海康复医学会呼吸康复分会副主任委员,中国医师协会整合医学分会呼吸专业委员会委员。国家自然科学基金评审专家。《国际呼吸杂志》与 *The Clinical Respiratory Journal* 杂志编委。

擅长肺栓塞的预防和规范化诊疗、肺动脉高压和右心衰竭的诊断和规范化治疗、肺部小结节的早期诊断、肺癌精准治疗与免疫治疗、呼吸系统疑难少见疾病诊治。

主持国家自然科学基金面上项目 4 项,主持国家重大新药创制分课题 1 项,主持国家"十一五"科技支撑计划子课题 1 项,主持军队 2110 课题 1 项,主持陕西省自然科学基金重点课题 1 项。发表肺栓塞、肺动脉高压和肺癌相关研究论文 50 余篇,其中 SCI 论文 20 余篇。主编专著 2 部,参编专著 6 部。申请发明专利 2 项。2008 年赴美国明尼苏达大学 Hormel 研究所做博士后研究 2 年半,2011 年初赴美国 Rochester 市 Mayo Clinic 进修半年。

序

肺动脉高压(PH)尤其是特发性肺动脉高压(IPAH)是一类慢性、致死性疾病，WHO 心功能Ⅳ级患者未经治疗的总生存时间不超过 6 个月，多数终末期患者需要肺移植，但是医学界对此类疾病的认知相对较晚。1973 年第一届世界肺动脉高压论坛(WSPH)首次将肺动脉高压(PH)分为原发性和继发性肺动脉高压，1998 年第二届 WSPH 将 PH 分为 5 类，此后几届 WSPH 不断对分类进行改进，但是结构和基本原则保持不变。不同的分类有不同的治疗原则。1998 年第二届 WSPH 以来治疗共识迅速发展，呼吸专业肺动脉高压领域的新药研发是继肺癌药物研发的第二大热点领域。2003 年第三届 WSPH 已有 3 大类 5 种化合物应用于 PAH 治疗，2008 年至今又有 4 种新药获美国 FDA 批准。2015 年 ESC&ERS 颁布了最新的肺动脉高压诊治指南。

我国成人动脉型肺动脉高压(PAH)的发病率为 2～8/(100 万人口·年)，而患病率为 11～26/(100 万人口·年)。与欧美国家相比，中国肺动脉高压患者以中青年女性为主；先天性心脏病相关性肺动脉高压(CHD-PAH)是我国 PAH 最常见的类型，其次是特发性肺动脉高压(IPAH)，居第三位的是结缔组织病相关性肺动脉高压(CTD-PAH)；50% 以上肺动脉高压患者确诊时 WHO 心功能分级为Ⅲ/Ⅳ级。因此，我国肺动脉高压的防、诊、治工作任重而道远。

华山医院呼吸科的肺血管病诊疗团队在李圣青教授带领下长期从事肺血管病的临床诊疗与科研，并牵头上海市呼吸病研究所肺血管病研究室工作。开展了一系列的临床与基础研究，为本书撰写打下了坚实的基础。

《肺血管病及精选病例解析》分四篇共三十章，是华山医院呼吸科李圣青教授肺血管病诊疗团队和国内知名肺血管病领域专家多年临床实践的理论总结，亦是上海呼吸病研究所肺血管病研究室工作多年的心血凝结，本书适于呼吸与危重症医学(PCCM)专科培训医师和呼吸专科医师阅读。希望广大读者能够从中获益，提高肺血管病的诊疗水平，不断壮大我们肺血管病的诊疗队伍，更好地服务于肺血管病患者，推动我国肺血管病诊疗水平不断进步！

白春学

复旦大学附属中山医院
上海呼吸病研究所所长
复旦大学呼吸病研究所所长
亚太呼吸学会科研委员会主席
2017 年 9 月 7 日

前　言

　　肺血管病是指由多种先天性、继发性或不明原因疾病累及肺动脉、肺静脉或肺毛细血管，导致血管畸形、管腔狭窄、血管重构与血管炎症的一组疾病总称。肺血管病尤其是肺动脉高压(PH)的正确诊断与治疗需要呼吸内科、胸外科、心脏内外科、消化科、血液科、内分泌科、风湿免疫科、介入科和影像科的多学科参与，是对我们临床医生诊疗技术的极大考验。肺血管病临床相对常见，但是我国目前肺血管病的诊疗现状是各相关专科医生对肺血管病的诊疗普遍认识不足，难以满足目前肺血管病的诊疗需要，因此，我们华山医院呼吸科肺血管病诊疗团队邀请国内肺血管病领域知名专家，总结多年临床实践经验和理论研究成果，编写了《肺血管病及精选病例解析》，作为 PCCM 专科医师培训教材和呼吸专科医师继续教育教材使用。

　　本书共四篇三十章，内容涵盖了呼吸、介入、影像、呼吸生理与康复五大领域，系统介绍了肺栓塞、各类肺动脉高压、肺血管病各类影像学检查和常用肺血管病介入诊疗方法。为了帮助读者更好地理解此类疾病的临床特点，在各章节理论阐述之后附有精选病例解析，采用 PBL 方法精析每份病例的临床特点，使读者能够更好地把握此类疾病的本质。现将这本书的框架和内容做简单介绍，以便读者总体把握本书内容：

　　第一篇：概述，总体介绍了肺血管病的概念、诊断方法、治疗手段与未来的发展前景。

　　第二篇：肺血栓栓塞症，涵盖了肺栓塞的预防、诊断和内科与外科治疗。

　　第三篇：肺动脉高压，详细阐述了不同类型肺动脉高压的病理生理、肺动脉高压相关的影像学检查、心肺运动试验、各类肺动脉高压的临床诊治、肺动脉高压的介入治疗和肺动脉高压患者的康复训练等内容。

　　第四篇：肺血管炎，主要介绍最常累及肺血管的大动脉炎和 ANCA 相关性肺血管炎的诊疗。

　　这本书是我们肺血管病诊疗团队和国内知名肺血管病领域专家多年的心血凝结。衷心感谢各位专家为本书的顺利编写倾尽全力与智慧！衷心感谢白春学教授亲自审稿并为此书作序！衷心祝愿广大读者能够从中获益，不断提高我国肺血管病的总体诊疗水平，满足肺血管病患者临床诊疗需求，推动我国肺血管病诊疗赶超国际水平。

　　最后，由于我们华山医院肺血管病诊疗团队认知与临床实践的局限性，本书难免有不足之处，还请广大读者批评指正！另外，由于肺血管病领域的飞速发展，本书不可避免地存在一定的时效性。在未来的临床实践与研究中，我们将不断地积累、总结与更新。

李圣青

复旦大学附属华山医院呼吸科

上海市呼吸病研究所肺血管研究室

2017 年 9 月 7 日

目 录

第一篇 概 述

第二篇 肺血栓栓塞症

第三篇 肺动脉高压

第四篇　肺 血 管 炎

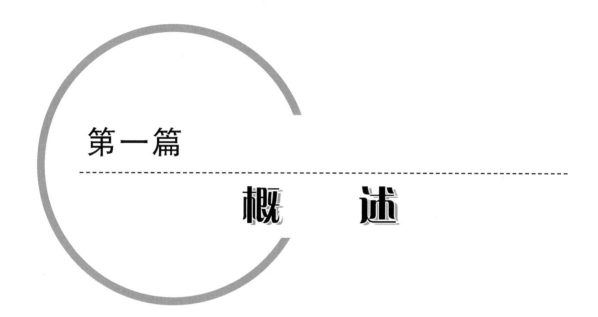

第一篇

概　　述

肺血管病尤其是肺动脉高压(PH)的正确诊断与治疗需要呼吸内科、胸外科、心脏内外科、消化科、血液科、内分泌科、风湿免疫科、介入科和影像科的多学科参与,是对我们临床医生诊疗技术的极大考验。医学界对肺血管病尤其是肺动脉高压的认知相对较晚。1973年第一届世界肺动脉高压论坛(WSPH)首次将肺动脉高压(PH)分为原发性和继发性肺动脉高压,1998年第二届WSPH将PH分为5类,此后几届WSPH不断对分类进行改进,但是结构和基本原则保持不变。不同的分类有不同的治疗原则。1998年第二届WSPH以来肺动脉高压的治疗共识迅速发展,呼吸专业肺动脉高压领域的新药研发是继肺癌药物研发的第二大热点领域。先后已有10余种选择性降肺动脉压药物应用于临床,使得肺动脉高压治疗进入靶向治疗时代,极大提高了患者的5年总生存。

我国成人动脉型肺动脉高压(PAH)的发病率为2~8/(100万人口·年),而患病率为11~26/(100万人口·年)。与欧美国家相比,中国肺动脉高压患者以中青年女性为主;先天性心脏病相关性肺动脉高压(CHD-PAH)是我国PAH最常见的类型,其次是特发性肺动脉高压(IPAH),居第三位的是结缔组织病相关性肺动脉高压(CTD-PAH);50%以上肺动脉高压患者确诊时WHO心功能分级为Ⅲ/Ⅳ级。因此,我国肺动脉高压的防、诊、治工作任重而道远。

【定义】

肺血管病是指由多种先天性、遗传性、继发性或不明原因疾病累及肺动脉、肺静脉或肺毛细血管,导致肺血管结构和/或功能异常,引起局部或整体肺循环和右心功能障碍的一组疾病总称。由此可见,肺血管疾病涵盖了获得性和先天性肺血管病;大血管和小血管受累的肺血管病;肺动脉受累和肺静脉受累以及肺毛细血管受累的肺血管病。随着右心功能对疾病预后重要性认识的提高,以右心-肺循环的整体观念探索肺血管疾病的诊疗已极大改善了患者的整体预后。由此可见,肺血管病是肺循环障碍的总称,包括了肺血管病变以及继发的右心功能障碍。

【肺血管病的分类】

1973年,Wagenvoort根据病理形态学改变将肺血管病分为五类:①致丛性肺动脉病:主要由左向右分流型先天性心脏病、特发性肺动脉高压、肝硬化或门静脉高压、血吸虫及结缔组织病等引起;②慢性栓塞性肺血管病:主要发生于肺血栓形成和栓塞;③肺静脉压增高性肺血管病:见于二尖瓣病变、左房肿瘤及左心衰竭;④缺氧性肺血管病:主要由慢性肺疾病、睡眠呼吸暂停综合征等引起,也见于高原居民;⑤肺血流减少性肺血管病:见于法洛四联症和肺动脉狭窄等。随着临床实践和认知水平的提高,上述分类方法已不能满足临床实践与临床研究的需要。因此,我们根据肺血管病临床表现、病理生理与病理形态学的不同将肺血管病分为肺血栓栓塞症、肺动脉高压和肺血管炎三大类。

根据肺动脉高压的临床表现、病理特征、血流动力学特点和治疗策略的不同,目前将肺动脉高压分为5大类。包括第1大类:动脉型肺动脉高压(PAH);第2大类:左心疾病相关性肺动脉高压;第3大类:肺部疾病和/或低氧相关性肺动脉高压;第4大类:慢性血栓栓塞性肺动脉高压和其他原因所致肺动脉阻塞;第5大类:原因不明和/或多种因素所致肺动脉高压。

肺血管炎包括原发性与继发性两大类。继发性血管炎包括感染性疾病、结缔组织病、恶性肿瘤和过敏性疾病所致肺血管炎。原发性血管炎的分类通常根据受累血管的大小分为大血管炎、中血管炎和小血管炎。肺部血管受累常见于原发性大血管炎和原发性ANCA相关性小血管炎。原发性大血管炎包括大动脉炎(takayasu arteritis),巨细胞动脉炎(giant cell arteritis,GCA)和白塞病(Behcet disease)。原发性ANCA相关性小血管炎包括肉芽肿性多血管炎(granulomatosis with polyangiitis,GPA)、变应性肉芽肿性多血管炎(allergic granulomatosis with polyangiitis,AGPA)和显微镜下多血管炎(microscopic polyangiitis)。

肺血栓栓塞症可导致急性肺循环与右心功能障碍,严重者可致患者猝死;肺动脉高压可导致慢性肺循环与右心功能障碍,终末期患者需要肺移植;肺血管炎对肺循环与右心功能影响较小,早期诊断和早期治疗可显著改善患者预后。

【诊断】

（一）临床表现

1. 症状 肺血管病的临床症状多种多样,不同病例常有不同的症状组合,但均缺乏特异性。肺栓塞与肺动脉高压不同病例所表现症状的严重程度亦有很大差别,可以从无症状到血流动力学不稳定,甚至发生猝死。肺血管炎症状累及多个系统,缺乏特异性,给诊断带来一定困难。以下列出各种临床症状在不同种类肺血管病中的表现:

（1）呼吸困难及气短:肺栓塞以突发性呼吸困难和气短为主要表现。肺动脉高压患者的呼吸困难与气短呈逐渐加重的慢性过程,尤以活动后明显;当发生晕厥或黑矇时,则往往标志患者的右心功能与心输出量已经明显下降。严重肺血管炎出现重度肺实质损害、肺间质纤维化和支气管哮喘时,也可表现为明显的呼吸困难与气短。

（2）胸痛:肺栓塞合并肺梗死患者表现为胸膜炎性胸痛或心绞痛样疼痛;肺动脉高压患者随着病情加重也会有持续性的胸痛,活动后明显。肺血管炎累及胸膜和出现心肌损害时也可表现为胸痛。

（3）晕厥:高危肺栓塞与终末期肺动脉高压患者常见。可为肺栓塞的唯一或首发症状。肺血管炎少见。

（4）烦躁不安、惊恐甚至濒死感:高危肺栓塞与终末期肺动脉高压患者常见。

（5）咯血:高危肺栓塞、终末期肺动脉高压和肺血管炎患者均常见,常为小量咯血,大咯血少见。显微镜下多血管炎可以咯血为首发症状。

（6）关节痛或关节炎:是ANCA相关血管炎常见表现,常在系统症状出现前出现,在RF阳性的ANCA相关性血管炎患者中极易误诊为类风湿关节炎。

（7）肌痛:肌肉是ANCA相关性血管炎常见受累器官,常出现肌痛、肌无力、肌酶增高等症状。

（8）上呼吸道症状:症状取决于血管炎受累部位,从鼻窦、鼻黏膜炎症表现到声门下狭窄所致呼吸困难等表现各异。

（9）其他症状有下肢水肿、胸闷、干咳、腹胀及声音嘶哑等。

2. 体征

（1）呼吸急促:为低氧导致的呼吸代偿反应。

（2）心动过速:为低氧与右心负荷增加的表现,如果患者病情控制,通常心率可降至正常范围。

（3）血压下降甚至休克:可为急性肺栓塞的首发表现;终末期肺动脉高压患者可出现明显的血压下降。

（4）发绀:为急性肺栓塞和终末期肺动脉高压和肺血管炎的常见体征,提示缺氧与呼吸衰竭。

（5）发热：常为肺血管炎患者的首发症状；肺栓塞合并肺梗死时也可出现发热。

（6）颈静脉充盈或搏动：晚期右心功能不全时出现颈静脉充盈或怒张；右室充盈压升高可出现颈静脉巨大"a"波。

（7）肺部可闻及哮鸣音和/或细湿啰音：AGPA 和 MPA 多见，肺栓塞合并肺梗死偶见。

（8）胸腔积液的相应体征：肺栓塞和肺动脉高压均可导致胸腔积液，既可表现为单侧，也可表现为双侧胸腔积液。

（9）右心扩大体征：右心扩大可导致心前区隆起，右室肥厚可导致剑突下出现抬举性搏动。

（10）心脏杂音：肺动脉压力升高可出现肺动脉瓣区第二音亢进或分裂，P2>A2。肺动脉瓣开放突然受阻出现收缩早期喷射性喀喇音；三尖瓣关闭不全引起三尖瓣区的收缩期反流杂音；出现 S3 表示右心室舒张充盈压增高及右心功能不全，约38%的患者可闻及右室 S4 奔马律。

（11）下肢水肿：严重右心功能不全可致双下肢水肿；下肢血栓形成可致双下肢不对称性水肿。

（12）皮损：血管炎的皮损随受累血管不同而表现各异。下肢紫癜或风疹样皮损常见于毛细血管和小静脉白细胞破碎性血管炎，皮肤动脉或小动脉的坏死性血管炎常表现为皮肤的结节、坏疽、溃疡或网状青斑。

（二）实验室检查和辅助检查

由于肺血管病临床分类复杂，对疑诊肺栓塞与肺动脉高压患者应按照标准诊断流程进行评价，尤其特发性 PAH 需排除所有已知病因方可诊断。因此肺血管病需大量的实验室检查和辅助检查以明确诊断。

1. D-二聚体　D-二聚体是交联纤维蛋白在纤溶系统作用下产生的可溶性降解产物，为一个特异性的纤溶过程标志物。D-二聚体对急性 PE 诊断的敏感性达92%～100%，但其特异性较低，仅为4%～43%左右。在临床应用中 D-二聚体对急性 PTE 有较大的排除诊断价值。

2. 心肌损伤指标　心肌损伤指标升高预测肺栓塞与肺动脉高压的不良预后。肌钙蛋白 I>0.4ng/ml，肌钙蛋白 T>0.1ng/ml，BNP>90pg/ml 和 pro-BNP>500pg/ml 均提示有心肌损害。

3. 血液学和免疫学检查　对所有肺栓塞患者均应进行易栓症筛查，以确定患者的抗凝疗程。对所有疑诊 PH 的患者均应常规进行血常规、血生化、甲状腺功能、自身免疫抗体检测、HIV 抗体及肝炎相关检查等，以便进行准确的诊断分类。考虑肺血管炎患者应检测 ANCA、血沉和 CRP 等。

4. 心电图　急性肺栓塞典型心电图为 $S_IQ_{III}T_{III}$ 征（即 I 导 S 波加深，III 导出现 Q/q 波及 T 波倒置）和 $V_1 \sim V_4$ 的 T 波改变和 ST 段异常；心电图的动态改变对于 PE 诊断意义更大。心电图可用于判断 PH 患者是否存在右室肥厚和电轴右偏。PAH 晚期可出现心房扑动、心房颤动等房性心律失常，很少出现室性心律失常。

5. 胸片　急性 PE 患者可表现为区域性肺血管纹理变细、稀疏或消失，肺野透亮度增加；肺野局部浸润性阴影；尖端指向肺门的楔形阴影；肺不张或膨胀不全；右下肺动脉干增宽或伴截断征；肺动脉段膨隆以及右心室扩大征等。PH 患者常见征象有：肺动脉段凸出及右下肺动脉扩张，伴外周肺血管稀疏的"截断现象"；右心房和右心室扩大。胸部 X 线检查还助于发现肺血管炎患者的肺部浸润影、实变影、空洞和纤维化等改变。

6. 肺功能和动脉血气分析　肺功能和动脉血气分析有助于发现肺血管病患者的通气与弥散障碍；血气分析有助于发现低氧血症，甚至是Ⅰ型或Ⅱ型呼吸衰竭。

7. 超声心动图　超声心动图在肺血管病诊断中的价值：①偶可因发现肺动脉近端的血栓而确定 PE 诊断；②为诊断中危 PE 的依据；③估测肺动脉收缩压；④评估 PH 病情严重程度和预后：包括右房压、左右室大小、三尖瓣收缩期位移（TAPSE）、Tei 指数以及有无心包积液等；⑤PH 病因诊断：发现心内畸形、大血管畸形等，并可排除左心病变所致的被动性肺动脉压力升高。

8. 胸部 CT、高分辨率 CT（HRCT）及 CT 肺动脉造影（CTPA）　主要目的有：①了解有无肺实质和肺间质病变及其程度、肺动脉内有无占位病变、血管壁有无增厚、管腔有无狭窄、主肺动脉及左右肺动脉有无淋巴结挤压等；②HRCT 有助于发现间质性肺疾病和早期肺气肿，也是诊断肺静脉闭塞病的重要手段；③CTPA 可使大多数急性 PE 和慢性血栓栓塞性肺动脉高压（CTEPH）确诊，还可以筛查出有肺动脉内膜剥脱术适应证的患者。

9. 肺通气灌注扫描　肺通气灌注扫描是诊断急性 PE 与 CTEPH 的重要检查项目。其诊断急性 PE 与 CTEPH 的敏感性优于 CT 肺动脉造影。

10. 肺动脉造影　肺动脉造影诊断价值在于：①为 PE 诊断的金标准；②筛查出适合外科手术的 CTEPH 患者及进行术前评价；③肺血管炎的确诊及明确肺血管受累程度；④肺动静脉瘘的诊断；⑤提示肺动脉内肿瘤的诊断；⑥先天性肺动脉发育异常的诊断。血流动力学不稳定的 PAH 患者进行肺动脉造影可能会导致右心功能衰竭加重甚至猝死。

11. 心脏 MRI　磁共振（MRI）对段以上肺动脉内栓子诊断的敏感性和特异性均较高，避免了注射碘对比剂的缺点，与肺血管造影相比，患者更易于接受。适用于碘对比剂过敏的患者。MRI 具有潜在的识别新旧血栓的能力，有可能为将来确定溶栓方案提供依据。

心脏 MRI 可以直接评价右心室大小、形状和功能等，还可以测量每搏量、心输出量（CO）、肺动脉扩张能力及右室厚度等参数。是 PH 患者随访期间评价血流动力学参数的重要无创手段。

12. 右心导管检查（RHC）　右心导管检查不仅用于确诊 PAH，也用于指导制订治疗策略。右心导管检查可获得以下右心血流动力学参数：①心率、体循环血压和动脉血氧饱和度；②上下腔静脉压力、血氧饱和度和氧分压；③右心房、右心室压力（注意需测量右室舒张末压而非右室平均压）和血氧饱和度；④肺动脉压力（PAP）和混合静脉血氧饱和度（SvO_2）；⑤PCWP；⑥CO、心指数（CI）；⑦全肺阻力、肺动脉阻力和体循环阻力；⑧对疑诊门脉高压相关 PAH 患者还需测量肝静脉压力梯度（>5mmHg 提示门脉压力增高）。

13. 急性肺血管扩张试验　适用于特发性（IPAH）、遗传性（HPAH）和药物相关性 PAH 患者，以评估可否使用高剂量 CCB 治疗。

14. 睡眠监测　约有 15% 阻塞性睡眠呼吸障碍的患者合并 PH，故对于有可疑阻塞性睡眠呼吸障碍的疑诊 PH 患者应进行睡眠监测。

15. 腹部超声　用于排除合并肝硬化和门脉高压患者。

（三）诊断原则

1. 急性肺栓塞　急性肺栓塞的临床表现不典型。如果患者有静脉血栓栓塞症的原发或继发危险因素，出现不明原因的呼吸困难、胸痛、血压下降等，伴有单侧或双侧不对称性下肢肿胀、疼痛等，应考虑急性肺栓塞的可能。肺栓塞的全面诊断包括四个方面：①肺栓塞的确诊;②肺栓塞的危险分层;③寻找血栓来源;④筛查 VTE 的原发与继发危险因素。

2. **肺动脉高压** 肺动脉高压的诊断应按照流程执行,以免误诊和漏诊。患者出现劳累性呼吸困难、晕厥、心绞痛和/或运动耐量进行性减低,同时合并 PAH 的相关疾病和/或危险因素如:家族史、CTD、CHD、HIV 感染、门脉高压或诱发 PAH 的药物毒物摄入史等,怀疑合并肺动脉高压时,应行超声心动图检查。当超声心动图符合 PH 即可启动诊断流程,首先排查常见 PH 临床分类(第 2 大类和第 3 大类),之后排查第 4 大类,最后诊断并区分第 1 大类中的不同类型,以及第 5 组中的罕见情况。

3. **肺血管炎** 原发性血管炎是一类少见疾病,诊断极具挑战性。正确诊断需综合考虑患者的临床表现、影像学和组织病理学结果。①患者有局部缺血的症状与体征时应考虑大血管炎诊断(GCA 和大动脉炎)。提示大血管炎的主要影像学表现是动脉壁增厚。②白塞病是肺动脉瘤的最常见病因。患者有反复发作的口腔和生殖器溃疡和葡萄膜炎时,可直接考虑白塞病的诊断。③肺部出现不明原因的结节或空洞,在除外感染和恶性肿瘤时应考虑血管炎,特别是 GPA 的可能。④患者有哮喘病史,嗜酸性粒细胞增高,肺部出现片状毛玻璃影或实变影时,应考虑 AGPA 诊断。⑤患者有咯血,肺部有毛玻璃影、实变影和纤维化,同时合并肾功能损害应考虑 MPA 可能。

【治疗原则】

1. **急性肺栓塞** 急性肺栓塞的治疗包括溶栓治疗、抗凝治疗和非药物治疗。其中非药物治疗包括下腔静脉滤器植入、介入溶栓及取栓和外科手术取栓等。治疗方案的制订应综合考虑患者的出血风险、肺栓塞危险分层、肺栓塞的原发与继发危险因素和诊疗团队的技术水平。对于静脉血栓栓塞症的高危患者,应采用适当的药物预防和/或机械预防措施。

2. **肺动脉高压**

(1)一般治疗:建议肺动脉高压患者避免妊娠,注射疫苗预防流感、肺炎球菌等感染,同时给予心理康复支持与运动康复治疗。

(2)支持治疗:有右心衰及液体潴留的患者建议使用利尿剂。动脉血氧分压<60mmHg 的患者建议持续长期吸氧。特发性、遗传性和多环芳烃类药物所致肺动脉高压患者,可使用口服抗凝药物治疗。

(3)选择性肺血管扩张药物:目前已上市的肺血管扩张药物有:钙通道阻滞剂(CCBs)、前列环素及其结构类似物、前列环素受体激动剂、内皮素受体拮抗剂、5 型磷酸二酯酶抑制剂和鸟苷酸环化酶激动剂等。选择性肺血管扩张剂的用药模式包括初始单药治疗、初始联合治疗和序贯联合治疗。初发肺动脉高压 WHO 功能分级 II 级和 III 级患者,建议给予初始单药治疗或初始联合口服药物治疗,WHO 功能分级 IV 级患者给予包含静脉依前列醇的初始联合治疗。初始治疗临床疗效不满意时,可序贯两药联合或序贯三药联合治疗。

(4)房间隔造瘘术:经充分上述内科治疗之后,患者症状仍无明显好转,可推荐患者进行房间隔造瘘术,以降低右室前负荷,增加左室充盈压和 CO,从而改善血流动力学和临床症状。

(5)肺血管介入治疗:先天性、遗传性或继发性肺动、静脉狭窄患者可采用经皮球囊扩张或支架植入术;部分不适宜手术的 CTEPH 患者或术后残留肺动脉高压患者可采用肺动脉介入治疗以改善症状。

(6)肺移植:在国外,单肺移植、双肺移植和心肺移植均可用于治疗终末期 PAH。

3. **肺血管炎** 治疗可分为诱导缓解、维持治疗以及控制复发三部分。糖皮质激素为首选,如果控制不佳可加用细胞毒类药物如环磷酰胺、硫唑嘌呤等。部分重症患者需要激素冲击治疗和血浆置换等。维持治疗的原则是以糖皮质激素最低有效剂量维持。此类患者需长期随访,密切观察 ANCA、血沉与 CRP 变化,以早期发现病情复发并予以治疗。部分大动脉炎累及肺动脉导致局限性狭窄患者需要肺动脉介入治疗。肺血管炎导致原位血栓形成患者需要抗凝治疗。

【预后】

1. **急性肺栓塞** 首次发生急性肺血栓栓塞的病死率很不一致,取决于栓塞的范围和病人原来的心肺功能状态。有明显心肺功能障碍者严重肺栓塞后的死亡率高(约>25%)。原来心肺功能正常者大多不致死亡,除非肺血管床的阻塞超过50%。首次发生的致命性肺栓塞常在1~2小时内死亡。未经治疗病人反复栓塞的机会约50%;其中多达半数可能死亡。抗凝治疗可使复发率降至约5%;其中约20%可能死亡。首次发生急性肺栓塞的患者即使规范抗凝治疗,也有约2%~5%的患者发展成慢性血栓栓塞性肺动脉高压。

2. **肺动脉高压** PH特点是肺循环阻力(PVR)的持续升高与心输出量(CO)的持续下降。肺动脉高压患者大多预后较差。以特发性肺动脉高压为例,WHO心功能Ⅳ级患者未经治疗的总生存时间不超过6个月,堪比恶性肿瘤;WHO心功能Ⅲ级患者的总生存时间约2.6年;WHO心功能Ⅰ~Ⅱ级患者的总生存时间约4.9年。因此肺动脉高压患者需要针对高危患者常规筛查,做到早诊断和早治疗。经依前列醇早期干预的WHO心功能Ⅰ~Ⅱ级患者的5年总生存率可以达到70%以上;WHO心功能Ⅲ级患者的5年总生存率只有不到40%;而WHO心功能Ⅳ级患者的5年总生存率为0。特发性肺动脉高压的早诊和早治还可以显著改善心功能和心输出量,而晚期干预不能避免心功能的下降。因此,IPAH强调早期诊断与早期治疗。

继发于其他多种疾病的第一大类PAH,第二、三、五大类肺动脉高压的预后与原发病密切相关。第三大类CTEPH患者经肺动脉内膜剥脱术可治愈,如果不适合手术或术后有肺动脉高压残留的患者预后不良。

3. **肺血管炎** 不同类型肺血管炎的预后差异较大。大动脉炎累及肺血管为慢性进行性血管病变,受累的动脉可形成侧支循环满足血供。糖皮质激素联合免疫抑制剂积极治疗可改善预后。死因主要为脑出血和肾衰竭。

GPA的预后与受累脏器的程度有关,局限性GPA的预后较好,广泛的血管炎且累及到肺脏和肾脏的全身性GPA预后较差。未经治疗的GPA患者有90%在两年内死亡,死因通常是呼吸衰竭和/或肾衰竭,糖皮质激素联合环磷酰胺治疗明显地改善了GPA的预后,使80%的患者存活时间超过5年。

AGPA未经治疗的患者约50%在血管炎形成后3个月死亡。糖皮质激素可改变疾病的自然病程。经激素治疗的AGPA 1年存活率为90%,5年存活率为62%~75%。AGPA最常见的死亡原因是心肌受累导致的心脏衰竭或心肌梗死,其次是肾衰。合并心肌损害者,5年死亡率达70%。

MPA患者90%经激素和免疫抑制剂治疗能得到改善,75%的患者可完全缓解。约30%的患者在1~2年后复发。MPA的5年生存率大约为74%。主要死亡原因是不能控制的肾衰竭、肺脏受累及继发感染。

(李圣青)

参 考 文 献

1. 程显声.肺血管病的诊断及治疗.中国循环杂志,1993.8(3):130-131.

2. 何建国. 肺血管疾病诊治新观念. 中国循环杂志,2013,28(8):640-641.

3. 程显声. 不可忽视的重要临床问题:肺血管疾病. 中国实用内科杂志,2000,20(3):131-132.

4. Kearon C,Akl EA,Comerota AJ,et al. Antithrombotic therapy for VTE disease:Antithrombotic therapy and prevention of thrombosis,9th ed. in:American College of Chest Physicians Evidence-Based Clinical Practice Guidelines. Chest,2012,141(2 Suppl):e419S-e496S.

5. Galie N,Humbert M,Vachiery J L,et al. 2015 ESC/ERS Guidelines for the diagnosis and treatment of pulmonary hypertension:The joint task force for the diagnosis and treatment of pulmonary hypertension of the European Society of Cardiology (ESC) and the European Respiratory Society (ERS):Endorsed by:Association for European Paediatric and Congenital Cardiology (AEPC),International Society for Heart and Lung Transplantation (ISHLT). Eur Heart J,2016,37(1):67-119.

6. 王辰. 肺动脉高压. 北京:人民卫生出版社,2015.

7. Brown KK. Pulmonary vasculitis. Proc Am ThoracSoc,2006,3(1):48-57.

8. Frankel SK,Cosgrove GP,Fischer A,et al. Update in the diagnosis and management of pulmonary vasculitis. Chest,2006,129:452-465.

第二篇

肺血栓栓塞症

第一章 肺血栓栓塞症

肺血栓栓塞症(pulmonary thromboembolism,PTE)为 PE 的最常见类型,占 PE 中的绝大多数,通常所称 PE 即指 PTE。肺动脉发生栓塞后,若其支配区的肺组织因血流受阻或中断而发生坏死,称为肺梗死(pulmonary infarction,PI)。引起 PTE 的血栓主要来源于深静脉血栓栓塞(deep venous thrombosis,DVT)。PTE 常为 DVT 的并发症。PTE 与 DVT 共属于静脉血栓栓塞症(venous thromboembolism,VTE),为 VTE 的两种类别。

【流行病学】

欧美流行病学调查资料显示 VTE 是继缺血性心脏病和卒中之后位列第三的最常见心血管疾病。DVT 和 PTE 的年发病率分别为 1‰和 0.5‰。全美因 VTE 造成的相关死亡每年超过 29.6 万例。英国每年 VTE 死亡人数超过乳腺癌、艾滋病与交通事故总和的 5 倍。欧美国家住院患者 10% 的院内死亡是由 PE 导致。

我国 VTE 的诊治水平相对滞后,导致 DVT 和 PTE 存在大量的误诊和漏诊现象。随着近些年 VTE 诊疗技术的不断推广和普及,VTE 的诊治水平有显著提高,越来越多的 VTE 患者得到确诊。我国 60 家大型医院的统计资料显示住院患者 PTE 的年发病率由 1997 年的 0.26‰升至 2008 年的 1.45‰。

【VTE 危险因素】

静脉血栓栓塞症的危险因素包括原发性危险因素和继发性危险因素。原发性危险因素由遗传变异引起(表 2-1-1),常以反复静脉血栓栓塞为主要临床表现。如 40 岁以下的年轻患者无明显诱因或反复发生 VTE,或呈家族遗传倾向,应注意做相关遗传学检查。继发性危险因素是指后天获得的易发生 VTE 的多种病理生理异常,包括骨折、多种战创伤和手术等。上述危险因素可以单独存在,也可同时存在、协同作用。

表 2-1-1 静脉血栓栓塞症的危险因素

原发性(遗传性)	继发性(获得性)	
抗凝血酶缺乏	创伤/骨折	血小板异常
先天性异常纤维蛋白原血症	下肢、髋部、腹部或骨盆手术	克罗恩病
因子 V 雷登突变	慢性静脉功能不全和静脉曲张	肥胖
血栓调节蛋白异常	长途航空或乘车旅行	真性红细胞增多症
血纤(维蛋白)溶酶原缺乏症	各种原因的制动/长期卧床	巨球蛋白血症
高同型半胱氨酸血症	血液黏滞度增高	恶性肿瘤
异常纤(维蛋白)溶酶原血症	急性心肌梗死	植入人工假体

续表

原发性(遗传性)	继发性(获得性)	
抗心磷脂抗体阳性	充血性心力衰竭	肾病综合征
蛋白质 S 缺乏	脓毒血症	深静脉置管
蛋白质 C 缺乏	心房颤动	肿瘤静脉内化疗
纤维蛋白溶酶原激活因子抑制物	妊娠/产褥期	脑卒中
因子Ⅻ缺乏	口服避孕药	血液黏滞度增高
凝血酶原 20210A 突变	高龄	吸烟

【发病机制和病理生理】

（一）发病机制

PTE 的血栓大多来自下肢深静脉血栓脱落,也可来自上肢静脉、内脏静脉和右心房与右心室的血栓脱落。血栓脱落后随着血液循环流至下腔静脉或上腔静脉、右心房、右心室,通过三尖瓣流至肺动脉主干,栓塞至肺动脉主干及其远端。PTE 的发病机制如图 2-1-1 所示。

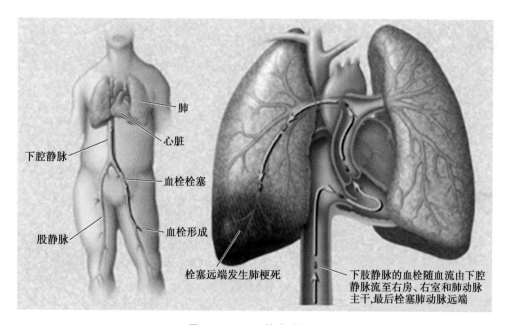

图 2-1-1　PTE 的发病机制

外周深静脉血栓脱落随着血流到达右心系统,进入肺动脉栓塞远端分支,导致肺梗死

（二）病理生理

1. 血流动力学改变　外周深静脉来源的血栓堵塞肺动脉主干或大的肺动脉分支,导致短时间内肺动脉压力迅速升高,右心后负荷急剧增加可导致急性右心衰竭。神经体液因素可进一步加剧肺循环阻力的升高和右心衰竭。肺循环血量的急剧下降导致左心回心血量下降和左心输出量的下降,使得重要脏器供血不足,严重时可引起体循环血压下降、晕厥甚至休克。肺栓塞时主动脉压的下降和右心室压的升高使得冠状动脉供血不足,心肌血流减少,特别是右室内膜下心肌缺血,加之心肌耗氧量增加,容易诱发心绞痛。

2. 气体交换障碍　正常的肺泡通气量(V)与肺血流量(Q)的比例[肺通气/灌注比(V/

Q)]为0.84,两者中任一变化均可影响肺泡气体交换。肺栓塞发生后,栓塞部分形成死腔样通气,即有通气但无血流灌注,V/Q比例升高,使肺泡不能有效地进行气体交换。阻塞血管血量转流到未阻塞的肺血管,使未栓塞部分的肺血流相对增加,引起肺内分流,此部分虽然通气正常,但处于高血流灌注状态,V/Q比例下降。因此,肺栓塞可致V/Q严重失调,导致气体交换障碍而致低氧血症,严重时发生Ⅰ型呼吸衰竭。低氧和神经体液的作用,可导致过度通气,使得CO_2排出量增加,发生呼吸性碱中毒。

3. 肺梗死　栓塞肺动脉灌注区域的肺组织因血流受阻或中断而发生坏死,称为肺梗死。正常生理情况下肺组织接受肺动脉和支气管动脉的血流供应以及肺泡的氧供,因此,不易发生肺梗死。只有当肺栓塞合并肺泡局部出血性改变、心力衰竭、休克或原有心肺疾病时,使栓塞区域的通气、肺动脉和支气管动脉血流受阻才会导致肺梗死。

【临床表现】

（一）症状

PTE的临床症状多种多样,不同病例常有不同的症状组合,但均缺乏特异性。不同病例所表现症状的严重程度亦有很大差别,可以从无症状到血流动力学不稳定,甚至发生猝死。以下根据国内外对PTE症状学的描述性研究,列出各种临床症状及其发生率。

1. 呼吸困难及气促(89%~90%)　是最常见的症状,尤以活动后明显。

2. 胸痛　包括胸膜炎性胸痛(40%~70%)或心绞痛样疼痛(4%~12%)。

3. 晕厥(11%~20%)　可为PTE的唯一或首发症状。

4. 烦躁不安、惊恐甚至濒死感(55%)。

5. 咯血(11%~30%)　常为小量咯血,大咯血少见。

6. 咳嗽(20%~37%)。

7. 心悸(10%~18%)。

需要注意的是临床上出现所谓"急性肺梗死三联征"(呼吸困难、胸痛及咯血)者不足30%。

（二）体征

急性肺栓塞的体征不具有特异性,呼吸急促与心动过速是最常见的体征。其他少见体征见表2-1-2。

表2-1-2　急性肺栓塞的体征

体　征	发生率
呼吸急促	70%
心动过速	30%~40%
血压下降甚至休克	14%
发绀	11%~16%
发热	43%
颈静脉充盈或搏动	12%
肺部可闻及哮鸣音和/或细湿啰音	18%~51%
胸腔积液的相应体征	24%~30%
肺动脉瓣区第二音亢进或分裂,P2>A2并三尖瓣区收缩期杂音	23%

（三）下肢 DVT 的症状与体征

PTE 通常合并 DVT,特别是下肢 DVT。下肢 DVT 主要表现为患肢肿胀、周径增粗、疼痛或压痛、浅静脉扩张、皮肤色素沉着、行走后患肢易疲劳或肿胀加重。约半数或以上的下肢深静脉血栓患者无自觉临床症状和明显体征。

（四）上肢 DVT 的症状与体征

大约 5% ~ 10% 的 VTE 累及上肢静脉。上肢深静脉血栓按病因分两大类:原发性(不明原因伴或不伴易栓症,胸廓出口综合征)和继发性(中心静脉置管、心脏起搏器或肿瘤所致)。继发性上肢 DVT 占 75% 的病例,最常见的危险因素是中心静脉置管。

上肢 DVT 可累及锁骨下、腋窝或肱静脉,也可延伸到头臂静脉、上腔静脉或颈内静脉。临床表现包括急性和慢性上肢疼痛、肿胀、颜色改变及双上肢、颈部、胸部扩张的侧支血管。上肢 DVT 可能导致的并发症包括:症状性 PTE(约 5%),复发性上肢 DVT(5 年随访约 8%),上肢血栓栓塞后综合征(约 20%)。没有中心静脉置管者,优势上肢则更容易受累及。上肢 DVT 累及腋静脉或更近端的静脉比局限于臂丛静脉并发症发生率更高且更严重。通常我们所说的上肢 DVT 是指血栓累及腋窝或更近端的静脉。

（五）浅静脉血栓栓塞(SVT)

SVT 比 DVT 研究的少,但比 DVT 的发生率高。通常发生在下肢。往往合并静脉曲张,慢性静脉功能不全,恶性肿瘤,易栓症,妊娠或雌激素治疗史,肥胖,硬化治疗史,长途旅行或既往有 VTE 史等,也可以为原因不明。大约 2/3 的下肢 SVT 累及大隐静脉。SVT 通常合并 DVT,血栓脱落也易致肺栓塞。

（六）内脏静脉血栓栓塞症的症状与体征

内脏静脉血栓发病率较低,血栓脱落也可导致 PTE。在门静脉系统发生的血栓,包括肠系膜上静脉、肠系膜下静脉、脾静脉和门静脉统称为内脏静脉血栓形成。根据血栓发生的位置和范围、血栓再通的速度和范围、门静脉侧支循环情况和动脉血流灌注情况的不同,内脏静脉血栓可能导致肠梗死、脾梗死或慢性门静脉高压。急、慢性内脏静脉血栓可有临床症状,但很多发作都是在做其他影像学检查,如评估手术或药物治疗肿瘤的疗效时,偶然发现的。肝静脉血栓形成,尤其是肝静脉主干阻塞引起的 Budd-Chiari 综合征(布-加综合征),可导致肝功能损害和凝血功能异常。肾静脉血栓形成,可导致肾功能损害。

【诊断】

（一）实验室检查与辅助检查

1. 血气分析　常表现为低氧血症,低碳酸血症,肺泡-动脉血氧分压差 $[P_{(A-a)}O_2]$ 增大。部分患者的结果可以正常。

2. D-二聚体　D-二聚体是交联纤维蛋白在纤溶系统作用下产生的可溶性降解产物,为一个特异性的纤溶过程标志物。在血栓栓塞时因血栓纤维蛋白溶解使其血中浓度升高。D-二聚体对急性 PTE 诊断的敏感性达 92% ~ 100%,但其特异性较低,仅为 4% ~ 43% 左右。手术、肿瘤、炎症、感染、组织坏死等情况均可使 D-二聚体升高。在临床应用中 D-二聚体对急性 PTE 有较大的排除诊断价值,若其含量低于 500μg/L,可基本除外急性 PTE。酶联免疫吸附法(ELISA)是较为可靠的检测方法,建议采用。

3. 胸片　多有异常表现,但缺乏特异性。可表现为:区域性肺血管纹理变细、稀疏或消失,肺野透亮度增加;肺野局部浸润性阴影;尖端指向肺门的楔形阴影(图 2-1-2A);肺不张或膨胀不全;右下肺动脉干增宽或伴截断征(图 2-1-2B);肺动脉段膨隆以及右心室扩大征;患

侧横膈抬高;少-中量胸腔积液征等。仅凭 X 线胸片不能确诊或排除 PTE,但在提供疑似
PTE 线索和除外其他疾病方面,X 线胸片具有重要作用。

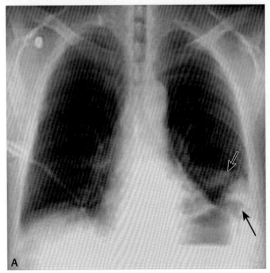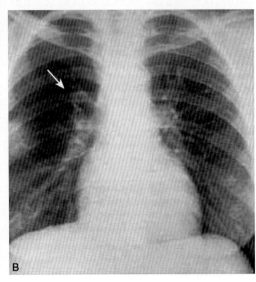

图 2-1-2　PTE 的胸片表现

A. 基底在胸膜,尖端指向肺门的实变影(黑箭);B. 右上肺动脉呈截断征(白箭),远端肺纹理消失,
右下肺动脉干增宽

4. 心电图　大多数病例表现有非特异性的心电图异常。较为多见的表现包括 $V_1 \sim V_4$
的 T 波改变和 ST 段异常;部分病例可出现 $S_I Q_{III} T_{III}$ 征(即 I 导联 S 波加深,III 导联出现 Q/q
波及 T 波倒置);其他心电图改变包括完全或不完全右束支传导阻滞;肺型 P 波;电轴右偏,
顺钟向转位等。心电图改变多在发病后即刻开始出现,以后随病程的发展演变而呈动态变
化。观察到心电图的动态改变较之静态异常对于提示 PTE 具有更大意义。

5. 肺动脉 CT 血管成像　能够发现段以上肺动脉内的栓子,是 PTE 的确诊手段之一。
PTE 的直接征象为肺动脉内的低密度充盈缺损,部分或完全包围在不透光的血流之间(轨道
征),或者呈完全充盈缺损,远端血管不显影(敏感性为 53% ~ 89%,特异性为 78% ~ 100%)
(图 2-1-3);间接征象包括肺野楔形密度增高影,条带状的高密度区或盘状肺不张,中心肺动
脉扩张及远端血管分支减少或消失等。CT 对亚段 PTE 的诊断价值有限。肺动脉 CT 血管成
像需注意肺动脉栓塞与肺动脉闭塞的区别。CT 扫描还可以同时显示肺及肺外的其他胸部
疾病。因此,肺动脉 CT 血管成像逐渐取代了有创性肺动脉血管造影检查。碘剂过敏和肾功
不全患者禁用。阴性患者高度怀疑 PTE 时,仍需做肺通气/灌注扫描。

6. 肺通气/灌注扫描　是 PTE 重要的诊断方法。典型征象是呈肺段分布的肺灌注缺
损,并与通气显像不匹配。但是由于许多疾病可以同时影响患者的肺通气和血流状况,致使
通气/灌注扫描在结果判定上较为复杂,需密切结合临床进行判读。一般可将扫描结果分为
三类:

(1) 高度可能:其征象为至少一个或更多叶段的局部灌注缺损而该部位通气良好或 X
线胸片无异常。

(2) 正常或接近正常。

(3) 非诊断性异常:其征象介于高度可能与正常之间。

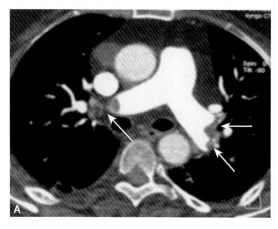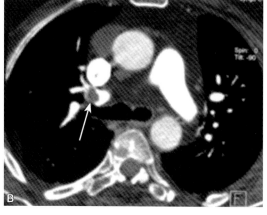

图 2-1-3 肺动脉 CT 成像

A. 肺动脉主干增宽,左、右肺动脉主干可见明显的充盈缺损(白箭),远端肺动脉分支显影明显减少;B. 右上叶肺动脉充盈缺损(白箭),远端肺动脉显影减少

7. 肺动脉造影 为 PTE 诊断的金标准。其敏感性约为 98% ,特异性为 95% ~ 98% 。PTE 的直接征象有肺血管内对比剂充盈缺损,伴或不伴轨道征的血流阻断(图 2-1-4);间接征象有肺动脉对比剂流动缓慢,局部低灌注,静脉回流延迟等。如缺乏 PTE 的直接征象,不能诊断 PTE。肺动脉造影是一种有创性检查,发生致命性或严重并发症的可能性分别为 0.1% 和 1.5% ,应严格掌握其适应证。如果其他无创性检查手段能够确诊 PTE,而且临床上拟仅采取内科治疗时,则不必进行此项检查。

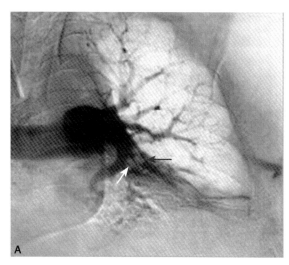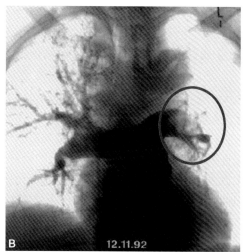

图 2-1-4 肺动脉造影

A. 左下肺动脉可见充盈缺损,远端肺动脉分支显影稀疏(白箭、红箭);B. 左肺动脉主干充盈缺损,远端肺动脉分支不显影(红色圆圈)

8. 磁共振(MRI) 对段以上肺动脉内栓子诊断的敏感性和特异性均较高,避免了注射碘对比剂的缺点,与肺血管造影相比,患者更易于接受。适用于碘对比剂过敏的患者。MRI 具有潜在的识别新旧血栓的能力,有可能为将来确定溶栓方案提供依据。

（二）PTE 的临床分型

1. PTE 临床分型相关检查

（1）心脏 B 超：在提示诊断和除外其他心血管疾病方面有重要价值。对于严重的 PTE 病例，超声心动图检查可以发现右室壁局部运动幅度降低；右心室和/或右心房扩大；室间隔左移和运动异常；近端肺动脉扩张；三尖瓣反流速度增快；下腔静脉扩张，吸气时不萎陷。这些征象说明肺动脉高压、右室高负荷和肺源性心脏病，提示或高度怀疑 PTE，但尚不能作为 PTE 的确定诊断标准。超声心动图为划分次大面积 PTE 的依据。检查时应同时注意右心室壁的厚度，如果增厚，提示慢性肺源性心脏病，对于明确该病例存在慢性血栓栓塞有重要意义。若在右房或右室发现血栓，同时患者临床表现符合 PTE，可以作出诊断。超声检查偶可因发现肺动脉近端的血栓而确定诊断。

（2）心肌损伤指标：心肌损伤指标升高预测不良预后。肌钙蛋白 I>0.4ng/ml，肌钙蛋白 T>0.1ng/ml，BNP>90pg/ml 和 pro-BNP>500pg/ml 均提示有心肌损害。

2. PTE 的临床分型

（1）高危（大面积）肺栓塞：急性肺栓塞合并持续性低血压、无脉或持续心动过缓（心率<40 次/分，合并休克的症状与体征），收缩压<90mmHg，持续至少 15 分钟，或需要升压药物维持。除外其他原因所致低血压，如心律失常、血容量不足、脓毒血症或左室功能不全。

（2）中危（次大面积）肺栓塞：急性肺栓塞不合并体循环低血压（收缩压<90mmHg），但是合并右心功能障碍或心肌损伤。

右心功能障碍至少具备以下 1 条：①超声心动图提示右室扩大（心尖 4 腔图右室直径/左室直径>0.9）或右室收缩功能障碍；②CT 提示右室扩大（4 腔图右室直径/左室直径>0.9）；③BNP>90pg/ml；④N 端 pro-BNP>500pg/ml；⑤心电图改变（新发完全或不完全右束支传导阻滞，胸前导联 ST 段抬高或降低，或胸前导联 T 波倒置）。心肌损害至少具备以下 1 条：①肌钙蛋白 I>0.4ng/ml；②肌钙蛋白 T>0.1ng/ml。

（3）低危（非大面积）肺栓塞：血流动力学稳定，无右心功能不全或心肌损伤。临床病死率<1%。

（三）寻找血栓的来源

1. 静脉超声检查　通过直接观察血栓、探头压迫观察或挤压远侧肢体试验和多普勒血流探测等技术，可以发现 95% 以上的近端下肢静脉内的血栓。静脉不能被压陷或静脉腔内无血流信号为 DVT 的特定征象和诊断依据。对腓静脉和无症状的下肢深静脉血栓，其检查阳性率较低。超声技术也可用于上肢深静脉、肝静脉、浅静脉等部位的血栓检查。

2. MRI　对有症状的急性 DVT 诊断的敏感性和特异性可达 90%～100%，部分研究提示，MRI 可用于检测无症状的下肢 DVT。MRI 在检出盆腔和上肢深静脉血栓方面有优势，但对腓静脉血栓其敏感性不如静脉造影。

3. 下腔静脉 CT 血管显像　可显示下肢静脉系统、髂内、髂外静脉、下腔静脉、肾静脉、肠系膜静脉、脾静脉、肝静脉、门静脉系统的血栓形成（图 2-1-5）。对下肢 DVT 合并腹痛、肝肾功能异常的患者，此项检查有助于血栓的精确定位。肾功能不全和碘对比剂过敏的患者可选用超声检查和放射性核素静脉造影。

4. 放射性核素静脉造影　属无创性 DVT 检查方法，常与肺灌注扫描联合进行。另适用于对比剂过敏者。

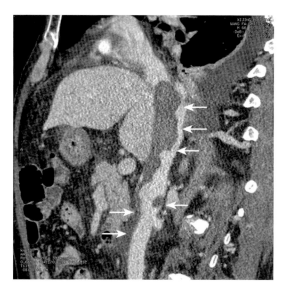

图 2-1-5 下腔静脉 CT 血管显像
下腔静脉血栓形成(白箭);肝静脉未见显影。肝外缘及脾脏周围积液,胆囊窝积液,腹腔内少许渗出

5. 静脉造影 是诊断 DVT 的金标准,可显示静脉堵塞的部位、范围、程度及侧支循环和静脉功能状态,其诊断敏感性和特异性均接近 100%。

(四)PTE 危险因素筛查

PTE 的危险因素包括原发性和继发性危险因素两大类。首先应尽可能筛查原发性危险因素。其次,应详尽询问病史,寻找导致肺栓塞的继发性危险因素。PTE 的发生是否存在危险因素以及危险因素的类型决定了患者下一步的治疗用药和疗程。

【鉴别诊断】

(一)栓子类型

鉴别栓塞类型或栓子来源主要依靠病史、发病过程和相关的实验室检查结果进行分析判断。

1. 空气栓塞 多为输液、减压病和外科手术的并发症。典型的症状是早期的神志丧失,可以伴有或不伴有抽搐或其他中枢神经系统症状。有时可发生从行为改变到轻偏瘫的轻度症状和体征。单独的或伴有气体栓塞的过度肺膨胀可产生纵隔和皮下气肿。气胸少见但更严重。咯血或血性泡沫痰提示肺部损害。空气栓塞时测定中心静脉压升高,并可能抽吸到空气,行右心室腔穿刺时,心脏抽得的血液呈泡沫状,两者均具有确诊意义。

2. 羊水栓塞 是严重的妊娠并发症,其发病过程是羊水通过子宫颈内静脉、胎盘附着部位或子宫创伤部位而进入母体静脉系统。目前诊断主要依靠临床症状,并应注意与孕期的其他疾病相鉴别,尸检在肺血管内可见胎儿鳞状细胞、黏蛋白、毛发和胎粪。美国的羊水栓塞诊断标准为:产妇出现急性低血压或心脏停搏;产妇急性缺氧,表现为呼吸困难、发绀或呼吸停止;产妇凝血机制障碍,实验室数据表明血管内纤维蛋白溶解,或无法解释的严重出血;上述症状发生在子宫颈扩张、子宫收缩、分娩、剖宫产时或产后 30 分钟内;对上述症状没有其他可信的解释。

3. 脂肪栓塞综合征 常在长骨、髋骨骨折后 12~48 小时发生。脂肪栓塞综合征是由于脂肪栓子进入血流阻塞小血管,尤其是阻塞肺内毛细血管,使其发生一系列的病理生理改变和临床表现。临床表现各异,纯脑型最少见。常见临床表现有:①皮下出血:可在伤后 2~3 天左右,双肩前部、锁骨上部、前胸部、腹部等皮肤疏松部位出现,也可见于结膜或眼底,伤后 1~2 天可成批出现,迅速消失,可反复发生。因此,对骨折病人入院数天内应注意检查。②呼吸系统症状体征及影像学表现:主要症状为呼吸困难、咳嗽、咳痰(经常有血性),但肺部听诊湿性啰音不是特有体征。典型肺部 X 线可见全肺出现"暴风雪"状阴影,并常有右心负荷量增加的影像。但这种阴影不一定都能发现,而且如无继发感染,可以很快消失。③神经系统症状:主要表现为头痛、不安、失眠、兴奋、谵妄、错乱、昏睡、昏迷、痉挛、尿失禁等症状。虽很少出现局灶性症状,但偶然可有斜视、瞳孔不等大及尿崩症等,因此,当有些骨折病例出现难以解释的脑症状时,应怀疑脂肪栓塞。脂肪栓塞综合征根据临床表现即可确诊。

（二）冠状动脉粥样硬化性心脏病

急性肺栓塞由于血流动力学改变可导致冠脉灌注减低、心肌缺血,表现为胸闷、心绞痛样胸痛,心电图有心肌缺血表现,易误诊为冠心病心绞痛或心肌梗死。心肌酶谱检查和冠脉造影有助于鉴别诊断。有时急性肺栓塞与冠心病可合并存在。

（三）肺炎

急性肺栓塞合并肺梗死时容易误诊为肺炎。部分肺梗死继发感染时可出现咳嗽、咳脓痰、胸痛、白细胞升高和发热等典型的肺炎临床表现。抗感染治疗可部分缓解症状,但是胸闷、气短无明显缓解,血气分析无明显改善,此时应排除急性肺栓塞可能。

（四）主动脉夹层

急性肺栓塞合并明显胸痛时需与主动脉夹层相鉴别。主动脉夹层患者通常有高血压病史,疼痛剧烈。胸片常显示纵隔增宽。心血管超声和主动脉系统 CT 显像可确定诊断。

（五）胸腔积液

急性肺栓塞患者由于肺循环系统毛细血管静水压的升高,合并肺梗死时毛细血管通透性增加等原因可导致胸腔积液。常表现为双侧胸腔积液,合并肺梗死时会出现胸痛。因此,临床上需与肺炎合并胸腔积液、结核性胸膜炎、恶性肿瘤、心力衰竭等所致胸腔积液相鉴别。

（六）晕厥

大面积肺栓塞患者通常有晕厥史,有些患者反复发生。需与迷走神经反射性、脑血管性晕厥和心律失常所致晕厥相鉴别。

（七）休克

急性肺栓塞所致休克属于心外梗阻性休克,表现为动脉压下降而静脉压升高。需与心源性、低血容量性和血容量重新分布性休克相鉴别。

（八）慢性血栓栓塞性肺动脉高压

对于证实存在肺动脉内血栓栓塞的病例,尚不能立即确认其属于急性 PTE,其中部分病例(约占 1%～5%)可能为慢性血栓栓塞性肺动脉高压或慢性血栓栓塞性肺动脉高压的急性加重。此类患者经规范抗凝治疗 3 个月后,胸闷、气短症状不能缓解,右心超声检查提示右心系统扩大,肺动脉高压,需进一步做右心导管检查确认是否存在肺动脉高压。如果平均肺动脉压≥25mmHg,可考虑患者为慢性血栓栓塞性肺动脉高压。

【治疗】

（一）一般处理

对高度疑诊或确诊 PTE 的患者,应进行严密监护,监测呼吸、心率、血压、静脉压、心电图及血气的变化,对大面积 PTE 可收入重症监护治疗病房(ICU)。对于有焦虑和惊恐症状的患者应予安慰并可适当使用镇静剂;胸痛者可予止痛剂;对于发热、咳嗽等症状可给予相应的对症治疗。

（二）严格卧床

为防止栓子再次脱落,要求绝对卧床,保持大便通畅,避免用力;尽量减少双下肢的活动。

（三）呼吸循环支持治疗

对有低氧血症的患者,采用经鼻导管或面罩吸氧。当合并严重的呼吸衰竭时,可使用经鼻(面)罩无创性机械通气或经气管插管行机械通气。应避免做气管切开,以免在抗凝或溶栓过程中局部大量出血。应用机械通气中需注意尽量减少正压通气对循环的不利影响。对于出现右心功能不全,心排血量下降,但血压尚正常的病例,可予具有一定肺血管扩张作用和正性肌力作用的多巴酚丁胺和多巴胺;若出现血压下降,可增大剂量或使用其他血管加压药物,如间羟胺、肾上腺素等。对于液体负荷疗法需持审慎态度,因过大的液体负荷可能会加重右室扩张并进而影响心排出量,一般所予负荷量限于 500ml 之内。

（四）抗凝治疗

1. 急性肺栓塞的抗凝时机 临床高度怀疑急性 PTE 的患者,先胃肠外抗凝治疗而不是等相关的检查结果回报后治疗。对于临床中度怀疑急性 PE 的患者,如果预计将超过 4 小时才能拿到诊断检查的结果,建议先胃肠外抗凝治疗。对于临床低度怀疑急性 PE 的患者,如果诊断检查的结果预计在 24 小时内回报,建议先不给予胃肠外抗凝剂治疗。

2. 急性肺栓塞抗凝禁忌证 抗凝治疗前须充分评估患者的抗凝获益和出血风险。如果患者的出血风险为低危或中危,抗凝治疗带来的获益大于出血风险,则在选择抗凝治疗的同时密切观察患者的出血表现;如果患者有高危致命性大出血的风险,则不适合全身抗凝治疗,应采用局部溶栓、取栓或外科取栓术。待患者的出血风险祛除,才考虑全身性抗凝治疗。

3. 急性肺栓塞初始抗凝治疗原则与药物选择 对于急性 PTE 患者,推荐早期使用维生素 K 拮抗剂(VKA,如华法林类药物)。在胃肠外抗凝治疗的当天开始使用,优于延迟使用 VKA。建议胃肠外连续抗凝治疗至少 5 天,直到 INR 达到 2.0～3.0 至少 24 小时才停用胃肠外抗凝。对于急性 PTE 患者,建议皮下注射低分子肝素(LMWH)或磺达肝癸钠治疗,优于静脉注射普通肝素或皮下注射普通肝素治疗。低危组 PTE 患者,建议早期出院回原单位医疗机构治疗,优于标准出院治疗方案(如治疗 5 天后)。急性 PTE 常用抗凝药物见表 2-1-3。

表 2-1-3 急性肺栓塞常用抗凝药物

抗凝药物	用药方法
1. 低分子肝素(LMWH)	（1）达比肝素钠(200U/kg,皮下注射每天一次) （2）依诺肝素(1mg/kg,皮下注射每天两次) （3）亭扎肝素(175U/kg,皮下注射每天一次) （4）那屈肝素(0.1ml/10kg,皮下注射每 12h 一次)
2. 磺达肝癸钠	5mg[<50kg],7.5mg[50～100kg],10mg[>100kg]皮下注射每天一次
3. 普通肝素	静脉注射,80U/kg 负荷剂量,然后 18U/(kg·小时),APTT 达到正常值的 2～2.5 倍或是根据医院的标准
4. 利伐沙班	15mg,口服,每天 2 次,共计 3 周,20mg,每天 1 次,持续口服
5. 华法林	2.5～5mg 起始量口服,每日一次,维持 INR 2.0～3.0

4. 急性肺栓塞抗凝疗程 决策急性 PTE 抗凝疗程应充分权衡 VTE 的危险因素、抗凝所致出血风险和停止抗凝带来的 VTE 复发风险三方面因素,目的是将 VTE 复发和出血风险降

至最低。对于由手术引起的急性 PTE 患者,抗凝治疗 3 个月。对于由非手术暂时危险因素引起的急性 PTE 患者,推荐抗凝治疗 3 个月。无明确诱因的 PTE 患者,推荐抗凝治疗至少 3 个月,优于短期抗凝。治疗 3 个月后,应评估长期抗凝的获益风险比。首次发生 PTE 的无诱因 VTE 患者,出血风险为低度或中度,建议长期抗凝治疗优于 3 个月的抗凝治疗。首次发生 PTE 的无诱因 VTE 患者,出血风险较高,推荐 3 个月的抗凝治疗优于长期抗凝治疗。复发性无诱因 VTE 的患者,如果出血风险低,推荐长期抗凝治疗优于 3 个月的抗凝治疗;如果出血风险为中度,建议长期抗凝治疗。复发性无诱因 VTE 的患者,如果出血风险高,建议 3 个月的抗凝治疗优于长期抗凝治疗。PTE 合并肿瘤的患者,有低度和中度出血风险,推荐长期抗凝治疗优于 3 个月的抗凝治疗;有较高出血风险,建议长期抗凝治疗情况下密切观察出血情况。

5. 急性 PTE 长期抗凝药物选择 急性 PTE 长期抗凝建议使用 VKA。治疗期间 INR 的范围维持在 2.0~3.0(目标 INR 为 2.5),优于较低的 INR 范围(INR<2.0)或较高的 INR 范围(INR 3.0~5.0)。不合并肿瘤的 PTE 患者,建议长期抗凝使用 VKA,优于 LMWH。不合并肿瘤的 PTE 患者,如果没有接受 VKA 治疗,建议长期抗凝使用 LMWH,优于达比加群或利伐沙班。合并肿瘤的 PTE 患者,建议长期抗凝使用 LMWH,优于 VKA。合并肿瘤的 PTE 患者,如果长期抗凝没有使用 LMWH,建议使用 VKA,优于达比加群或利伐沙班。偶然发现的无症状 PTE 患者,建议采用和相对应的有症状 PTE 患者相同的初始治疗和长期治疗。

(五)溶栓治疗

1. 溶栓适应证 急性 PTE 合并低血压(收缩压<90mmHg)的患者,如果出血风险低,建议全身性的溶栓治疗,优于没有全身性的溶栓治疗。在大多数急性 PTE 不合并低血压的患者,不推荐全身性的溶栓治疗。部分急性 PTE 患者,不合并低血压且出血风险低,经过初始的抗凝治疗后,临床表现和临床经过提示有发展为低血压的可能,建议溶栓治疗。

2. 溶栓禁忌证 决策急性 PTE 是否溶栓时,应充分权衡 PTE 所致致命性血流动力学不稳定和溶栓所致出血风险(表 2-1-4)。有绝对禁忌证的患者严禁溶栓治疗;有相对禁忌证的患者须权衡患者溶栓带来的临床获益和大出血风险。如果患者的出血风险为低危或中危,溶栓治疗带来的获益大于出血风险,则选择溶栓治疗时密切观察患者的出血表现;如果患者溶栓治疗有致命性大出血的风险,则选择全身性抗凝治疗。

表 2-1-4 溶栓出血的危险因素和溶栓治疗(全身和局部用药)的禁忌证

绝对禁忌证	相对禁忌证
结构性颅内疾病	收缩压>180mmHg
既往颅内出血史	舒张压>110mmHg
3 个月内缺血性脑卒中	近期出血史(非颅内出血)
活动性出血	近期手术史
近期颅脑或脊髓手术史	近期有创检查
近期头部骨折创伤或颅脑损伤	既往 3 个月以上的缺血性脑卒中

续表

绝对禁忌证	相对禁忌证
出血体质	抗凝(例如,VKA 治疗)
	创伤性心肺复苏
	心包炎或心包积液
	糖尿病视网膜病变
	低体重(例如,<60kg)
	女性

3. 溶栓药物　急性 PTE 患者使用溶栓药物时,建议短时间输注(如 2 小时输注)优于长时间输注(如 24 小时输注)。急性 PTE 患者使用溶栓药物时,建议通过外周静脉给药,优于通过肺动脉导管给药。2 小时溶栓、链激酶和 rt-PA 在有效性和安全性上无明显差异。研究发现 rt-PA 50mg/2h 溶栓与 100mg/2h 溶栓的有效性一致,安全性更高。PEITHO 研究提示次大面积肺栓塞溶栓治疗颅外大出血和颅内出血风险显著增加,与抗凝组相比死亡率接近,因此不建议溶栓治疗。常用溶栓方案:rt-PA 50mg 或尿激酶 20000U/kg,溶栓 2 小时。当 APTT 降为正常值 2 倍以内时,采用低分子肝素钙(速碧林)86 anti-Xa IU/kg(或 0.1ml/10kg)抗凝 4～5 天,同一天口服华法林,维持 INR 2.0～3.0,持续抗凝。

(六) 肺动脉导管血栓碎解和抽吸术

采用肺动脉导管碎解和抽吸肺动脉内巨大血栓或行球囊血管成型术,同时还可进行局部小剂量溶栓。PTE 合并低血压的患者,存在以下情况:①溶栓禁忌证;②溶栓治疗失败;③在全身溶栓起效前很可能发生致死性休克(如在数小时内),如果具备一定的专业经验和从业人员,建议导管辅助血栓抽吸术。

(七) 肺动脉血栓摘除术

适用于经积极的保守治疗无效的紧急情况,要求医疗单位有施行手术的条件与经验。急性 PTE 合并低血压的患者,如果有:①溶栓禁忌证;②溶栓治疗或导管辅助血栓抽吸术失败;③在全身溶栓起效前很可能发生致死性休克(如在数小时内),如果具备相当的专业经验和从业人员,建议行外科肺动脉血栓清除术。

(八) 腔静脉滤器植入术

对于抗凝治疗的急性 PTE 患者,反对植入下腔静脉滤器(IVC)。急性 PTE 合并抗凝禁忌证的患者,推荐植入 IVC。对于急性 PTE 和下腔静脉滤器植入以替代抗凝治疗的患者,如果出血风险去除,建议常规抗凝治疗。目前多选用临时静脉滤器,在患者恢复抗凝治疗后可将临时静脉滤器取出。永久性 IVC 滤器本身不是长期抗凝的一项适应证。安装静脉滤器的并发症主要为滤器的移位造成相应器官的阻塞以及局部血管的穿破。另外,在滤器附近仍会有血栓形成。

【肺栓塞的治愈标准】

当患者满足以下标准时,判断患者急性肺栓塞治愈。

1. 症状、体征基本消失。

2. 静脉血管超声检查无血栓形成。

3. 肺动脉 CT 显像未发现血栓形成,或者肺通气/灌注扫描结果正常或接近正常。

【静脉血栓栓塞症的预防】

急性肺栓塞是一类可防可治的疾病。识别 VTE 的高危因素,给予恰当的预防措施,可显著降低急性肺栓塞的发病率和死亡率。

（一） 内科患者 VTE 预防

预防措施的制订须根据患者的 VTE 风险和出血风险来选择药物预防或机械预防。对于内科重症患者的 VTE 预防不建议常规超声检查筛查 DVT;建议使用低分子肝素或低剂量普通肝素(LDUFH)进行 VTE 预防;出血或高出血风险的患者,建议使用机械预防措施:间歇充气压缩泵(IPC)或分级加压弹力袜(GCS)。出血风险降低后,建议用药物预防替代机械预防。

（二） 外科患者 VTE 的预防

野战外科手术患者 VTE 预防措施的制订须根据患者的 VTE 风险分层和出血风险来选择药物预防和/或机械预防。

【急性肺栓塞的预后】

首次发生急性肺血栓栓塞的病死率很不一致,取决于栓塞的范围和病人原来的心肺功能状态。有明显心肺功能障碍者严重肺栓塞后的死亡率高(约>25%)。原来心肺功能正常者大多不致死亡,除非肺血管床的阻塞超过 50%。首次发生的致命性肺栓塞常在 1 ~ 2 小时内死亡。未经治疗病人反复栓塞的机会约 50%;其中多达半数可能死亡。抗凝治疗可使复发率降至约 5%;其中约 20% 可能死亡。

【本章小结】

急性肺栓塞的临床表现不典型。如果患者有静脉血栓栓塞症的危险因素,出现不明原因的呼吸困难、胸痛、血压下降等,同时伴有单侧或双侧不对称性下肢肿胀、疼痛等,应考虑肺栓塞的可能。肺栓塞的诊断包括临床分型、寻找血栓来源和筛查危险因素三部分。肺栓塞的治疗包括溶栓治疗、抗凝治疗和非药物治疗。治疗方案的制订应综合考虑患者的出血风险、临床分型、危险因素和诊疗团队的技术水平。对于静脉血栓栓塞症的高危患者,应采用适当的药物预防和/或机械预防措施。慢性血栓栓塞性肺动脉高压是急性肺栓塞的严重并发症。

（李圣青）

参 考 文 献

1. 王辰. 肺血栓栓塞症的诊断与治疗指南(草案). 中华结核和呼吸杂志,2001,24(5):5-10.

2. Meyer G, Vicaut E, Danays T, et al. Fibrinolysis for patients with intermediate-risk pulmonary embolism. N Engl J Med,2014,370(15):1402-1411.

3. Konstantinides SV, Torbicki A, Agnelli G, et al. 2014 ESC guidelines on the diagnosis and management of acute pulmonary embolism. Eur Heart J,2014,35(43):3033-3069.

4. Kearon C1, Akl EA, Comerota AJ, et al. Antithrombotic therapy for VTE disease antithrombotic therapy and prevention of thrombosis. 9th ed. in: American college of chest physicians evidence-based clinical practice guidelines. Chest,2012,141(2s):e419S-e494S.

5. Brandjes DPM, Heijboer H, Büller HR, et al. Acenocoumarol and heparin compared with acenocoumarol alone in the initial treatment of proximal-vein thrombosis. N Engl J Med,1992,327(21):1485-1489.

6. Hao Q1, Dong BR, Yue J, et al. Thrombolytic treatment for pulmonary embolism. Cochrane Database Syst Rev,

2015,(9):CD004437.

7. Decousus H,Prandoni P,Mismetti P,et al. CALISTO Study Group. Fondaparinux for the treatment of superficial vein thrombosis in the legs. N Engl J Med,2010,363(13):1222-1232.

8. Meneveau N,Schiele F,Metz D,et al. Comparative efficacy of a two-hour regimen of streptokinase versus alteplase in acute massive pulmonary embolism:immediate clinical and hemodynamic outcome and one-year follow-up. J Am Coll Cardiol,1998,31(5):1057-1063.

9. Margheri M,Vittori G,Vecchio S,et al. Early and longterm clinical results of AngioJet rheolytic thrombectomy in patients with acute pulmonary embolism. Am J Cardiol,2008,101(2):252-258.

10. Cosmi B,Legnani C,Cini M,et al. D-dimer levels in combination with residual venous obstruction and the risk of recurrence after anticoagulation withdrawal for a first idiopathic deep vein thrombosis. Thromb Haemost, 2005,94(5):969-974.

11. Fedullo PF,Auger WR,Kerr KM,et al. Chronic thromboembolic pulmonary hypertension. N Engl J Med,2001, 345(20):1465-1472.

12. Dentali F,Ageno W,Witt D,et al. WARPED consortium. Natural history of mesenteric venous thrombosis in patients treated with vitamin K antagonists:a multi-centre,retrospective cohort study. Thromb Haemost,2009,102 (3):501-504.

病例 *1* 急性肺栓塞导致嗜酸性胸腔积液

【病史简介】

患者,男,61岁,主因"反复咳嗽,气短10余年,加重伴胸痛10余天"入院。患者10年前无明显诱因出现咳嗽、咳痰,伴活动后气短,按"支气管炎"治疗后好转,此后每遇受凉上述症状加重,多次在当地医院住院治疗。自诉10天前运动后出现气短加重,同时伴左侧胸痛。胸部CT:双肺肺气肿伴肺大疱,左肺下叶膨胀不良,左侧少量胸腔积液。肺功能示:重度混合性通气功能障碍,缓解试验阴性。在当地医院给予抗感染、解痉、平喘等对症治疗,效果不佳,气短及胸痛呈进行性加重。为进一步诊治,就诊于我院。在我院门诊行胸部B超提示左侧中量胸腔积液。

入院查体:T 36.6℃,P 76次/分,R 18次/分,BP 130/70mmHg,步入病房,精神欠佳。全身浅表淋巴结未触及肿大,口唇无发绀。颈静脉怒张,左肺呼吸音低,未闻及干湿性啰音。心率83次/分,律齐,各瓣膜未闻及病理性杂音。肝脾肋下未触及,肝肾区无叩击痛,移动性浊音阴性。双下肢无水肿。

既往史:吸烟史40余年,否认高血压、糖尿病史,否认食物药物过敏史。

辅助检查:肺功能参数见表2-1-5。

表2-1-5 肺功能参数

肺功能参数	预计值	实测值	百分比(%)
VC(L)	4.20	1.79	42.8
FEV$_1$(L)	3.18	0.74	23.4
FEV$_1$/FVC(%)		41.45	

血常规:白细胞 $10.2\times10^9/L$,中性粒细胞比例 0.721,血红蛋白 $166g/L$,血小板 $204\times10^9/L$,嗜酸性粒细胞绝对值: $0.71\times10^9/L$。

血气分析(未吸氧):pH 7.397,PaO_2 $63.3mmHg$,PCO_2 $37.8mmHg$,HCO_3^- $22.7mmol/L$,$SO_2\%$ 92.5%。

血凝:D-二聚体: $1.68mg/L$ FEU。

初步诊断:

1. 胸腔积液性质待查　类肺炎性胸腔积液? 恶性? 结核性?
2. 慢性阻塞性肺疾病

　　　低氧血症

【病例解析】

[问题 1]　患者此次气短加重的原因?

患者既往反复咳嗽、气短 10 余年,但此次气短加重伴左侧胸痛,不伴有明显的咳嗽、咳黄痰等症状,与 COPD 急性加重有不符之处,且给予抗感染、解痉平喘等治疗后症状反而加重,考虑患者此次气短加重与 COPD 无直接关联,结合患者胸痛、左侧胸腔积液逐渐增多,故考虑患者气短原因与胸腔积液直接相关。因此还需进一步排查胸腔积液性质(表2-1-6)。

表 2-1-6　胸腔积液常规和生化检查

胸腔积液常规		胸腔积液生化	
黏蛋白定性	阳性	腺苷脱氨酶	9.2IU/L
白细胞计数	$2518\times10^6/L$	总蛋白	37.2g/L
淋巴细胞百分率	20%	葡萄糖	5.34mmol/L
中性粒细胞百分率	78%	乳酸脱氢酶	279IU/L

分析:患者胸腔积液在发病后逐渐增多,查胸腔积液性质提示渗出液,而引起渗出液最常见的病因包括肿瘤、结核、炎症、肺血管疾病等。因此还需进一步排查。

[问题 2]　相关检查提示胸腔积液为渗出液,能否排除结核及肿瘤?

由于 COPD 患者合并肺癌几率远高于正常人,因此需进一步完善肿瘤相关检查;此外还需排查结核的可能,因此进一步行以下检查:

血清 T-spot:抗原 A:0,抗原 B:0;

胸腔积液 T-spot:抗原 A:1,抗原 B:0;

血沉:21mm/h;

胸腔积液 TB-DNA-PCR:阴性;

胸腔积液抗酸染色:阴性;

3 次送检痰液浓缩集菌抗酸染色:阴性;

血清及胸腔积液肿瘤标志物系列:阴性;

3 次送检胸腔积液病理:未查见恶性细胞,可见大量嗜酸性粒细胞(图 2-1-6)。

分析:根据患者症状、体征及检查结果判断目前结核和恶性病变证据不足。

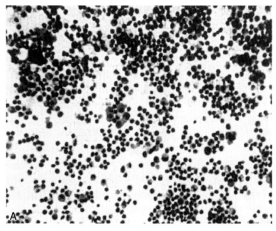
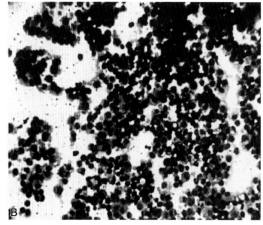

图 2-1-6　胸腔积液细胞学检查
可见大量嗜酸性粒细胞

[问题3]　什么原因导致胸腔积液中大量嗜酸性粒细胞？

嗜酸性粒细胞胸腔积液是指：胸腔积液中嗜酸性粒细胞占有核细胞10%以上。其产生原因主要有：空气或血液进入胸膜腔；感染性：分枝杆菌、寄生虫、真菌、病毒感染；肺血栓栓塞症；恶性疾病；石棉、药物等。

患者胸腔积液提示渗出液，反复多次查结核及恶性疾病均证据不足，但查见大量嗜酸性粒细胞。进一步追问病史，患者发病前无明确疫水、疫情和石棉接触史，未服用特殊药物；结合胸痛、D-二聚体高、氧分压低，因此需行 CT 肺动脉造影排查急性肺栓塞。肺动脉 CTA 如图 2-1-7 所示。

目前患者诊断已基本明确。最后诊断：

1. 急性肺血栓栓塞症
    胸腔积液（嗜酸性胸腔积液）
2. 慢性阻塞性肺病
    低氧血症

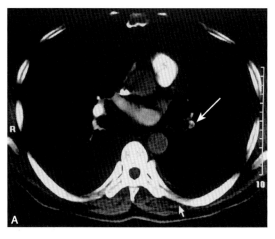
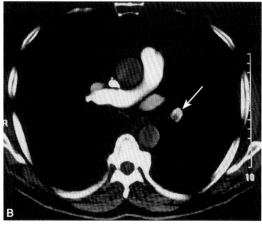

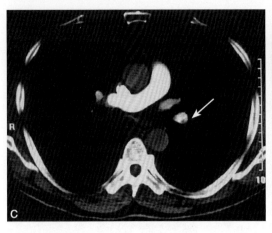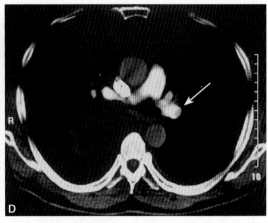

图 2-1-7　肺动脉 CTA
左肺上叶尖段、舌段肺动脉、左肺下叶各段级肺动脉多发栓塞灶（白箭）

［问题 4］该患者的血栓来源是什么？

双下肢静脉超声检查提示左下肢肌间静脉多发血栓形成。提示患者肺栓塞的血栓来源为左下肢。

［问题 5］该患者产生血栓的原因是什么？

静脉血栓栓塞症的危险因素包括原发性危险因素和继发性危险因素。原发性危险因素由遗传变异引起，常以反复静脉血栓栓塞为主要临床表现。继发性危险因素是指后天获得的易发生 VTE 的多种病理生理异常，包括骨折、多种战创伤和手术等。通过病史我们可得知该患者无继发性危险因素，那么需进一步排查原发危险因素。

查抗凝血酶Ⅲ、蛋白 S、蛋白 C、抗心磷脂抗体、血脂六项、凝血因子全套均正常。

同型半胱氨酸：36.99μmol/L↑。

至此我们发现患者存在原发性危险因素，即高同型半胱氨酸血症。

［问题 6］目前急性肺血栓栓塞症诊断明确，血流动力学稳定，那么该如何治疗？

肺血栓栓塞的治疗主要依据危险分层，对于不同的分层，所采用的治疗策略不同。因此需要完善危险分层的相关检查：心脏超声、心肌损伤指标。

心脏 B 超：左室舒张功能减低，收缩功能正常；

　　　　　各瓣膜未见病理性反流，主动脉硬化；

心肌损伤四项：Pro-BNP：64.23pg/ml

　　　　　　　肌钙蛋白 I：0ng/ml

　　　　　　　肌红蛋白：26.9ng/ml

　　　　　　　CK-MB：1.8ng/ml

依据以上检查结果，该患者属低危组，故给予抗凝治疗。

即：那曲肝素 0.6ml，2 次／日（0.1ml/10kg），同时联用华法林 2.5mg，1 次／日。动态监测 INR，调整华法林剂量，使 INR 值保持在 2～3 之间。INR 达标后，停用那曲肝素，单用华法林抗凝治疗。由于患者同时合并高同型半胱氨酸血症，故给予叶酸片 5mg，3 次／日，维生素 B$_{12}$ 0.5mg，3 次／日，并尽可能素食。

【随访】

治疗5天后,患者胸闷、气短症状明显缓解,无明显胸痛。查体:左肺呼吸音较前增强,未闻及干、湿性啰音(提示胸腔积液明显减少)。

【病例点评】

1. 患者老年男性,既往有长期吸烟史,结合症状、体征和肺功能结果,COPD诊断明确,此次发病以气短加重为主,很容易联想到AECOPD,但仔细分析后其症状与AECOPD有不符之处,最后确诊肺栓塞合并胸腔积液是导致患者气短加重的原因,并非真正的慢阻肺急性加重。

2. 排查胸腔积液的思路 首先明确为渗出性质,积极排查肿瘤及结核后未得到明确阳性结果,但发现为嗜酸性胸腔积液,在排除如寄生虫感染、特殊药物、胸膜腔进入血液和空气后我们认为存在PE的可能,进一步肺动脉CTA确认了上述分析。

3. 肺栓塞的诊断包括确定诊断、危险分层、寻找血栓来源与危险因素筛查四部分内容。确诊肺栓塞患者首先应做危险分层,给予相应的抗凝或溶栓治疗。随后要分析血栓形成的原因,积极行易栓症排查。

(屈硕瑶 李圣青)

病例 2 结缔组织病以急性肺栓塞为首发表现

【病史简介】

患者,女,29岁,甘肃农民。主因"胸痛伴气短1个月"于2012年6月入住呼吸科。患者2012年3月底无诱因出现双侧胸痛,深吸气、咳嗽时加重;并出现气短,夜间不能平卧位休息,伴咳嗽、痰中带血;颜面部水肿,尿量减少,一天约400ml左右。无发热、盗汗,无关节疼痛、皮疹等不适。2012年4月入住临床免疫科,考虑结缔组织疾病可能,行胸腔穿刺抽出胸腔积液,胸腔积液相关检查考虑为漏出液。

既往史:平素体质健康,2012年3月底早产一存活婴儿。

查体:颜面部水肿;心率106次/分,双下肺叩诊呈浊音,呼吸音减弱,未闻及干湿性啰音;心腹查体阴性;双下肢轻度水肿。

辅助检查:胸腔B超:双侧胸腔积液。肝功能:ALB 29g/L,总蛋白及白蛋白下降。肾功能,血、尿常规未见异常。心电图,心脏彩超未见异常。

初步诊断:

1. 胸腔积液待查
2. 低蛋白血症

【病例解析】

[问题1] 患者胸腔积液的原因是什么?

入院后行胸腔穿刺引流,胸腔积液化验为渗出液,细胞分类以淋巴细胞为主,腺苷脱氨酶,癌胚抗原,胸腔积液T-spot均正常。胸腔积液细胞学未查见瘤细胞。

　　胸腔积液常见原因筛查:心脏、妇科彩超、甲状腺功能、肾功能等检查筛查均未见明显异常。结缔组织疾病筛查,抗核抗体1:80阳性,余未见异常。

　　患者存在低蛋白血症,是否为低蛋白血症引起,但患者肝功能未见明显异常,无肝硬化,肝炎,门脉高压等病史,肾功能,饮食均未见异常。低蛋白血症亦考虑为继发。

　　结缔组织疾病:患者无关节疼痛,无皮疹,无雷诺现象,无蛋白尿等结缔组织疾病表现。自身抗体 ANA 滴度较低,其他项目均为阴性。暂无明显结缔组织病证据。

　　患者 D-二聚体:4.18mg/L,因此考虑肺栓塞可能为胸腔积液的诱因。

[问题2] 患者有肺栓塞的可能吗?

　　考虑肺栓塞诊断主要有以下依据:

　　内科患者 VTE 危险因素评分(Puada 评分):产后卧床少活动(3分),咳嗽,咳黄痰(1分)。总评分4分,为 VTE 高危患者。

　　肺栓塞可能性评分(wells 评分):症状体征(下肢肿胀和深静脉触痛):3分;其他诊断可能性小于 PE:3分;心率超过 100 次/分:1.5分;咯血:1分。总评分:8.5分。PE 高度可能。

　　行肺 CTPA 检查(图2-1-8):双侧肺动脉多发充盈缺损,双侧胸腔积液和左侧叶间裂积液。考虑急性肺栓塞,继发双侧胸腔积液。

　　下肢静脉彩超:双侧股浅静脉及腘静脉血流缓慢,呈自显影。患者易栓症各项指标筛查

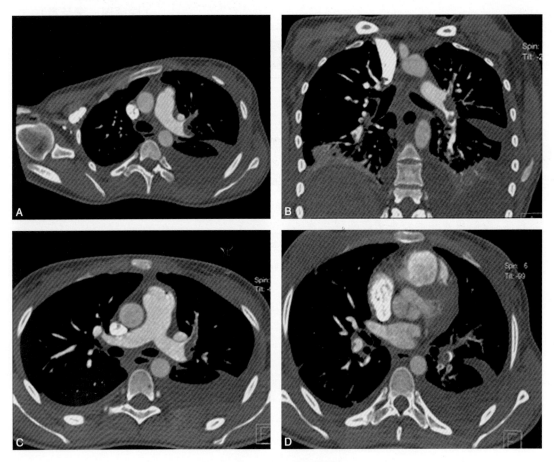

图2-1-8　肺 CTPA 检查
示双侧肺动脉多发充盈缺损,双侧胸腔积液和左侧叶间裂积液

均为阴性。综合分析心脏超声、肺动脉 CTA、心电图和心肌损伤指标等检查结果,考虑该患者属于低危组。

诊断:急性肺血栓栓塞症(低危组),继发双侧胸腔积液。

给予低分子肝素序贯华法林抗凝治疗,监测 INR,维持在 2~3 的治疗范围。同时补充白蛋白。患者胸闷、气短症状减轻,但胸腔积液不止,半年内外院抽胸腔积液三次。2012 年 12 月复查 CTPA(图 2-1-9)提示左肺动脉主干及各分支内弥漫性栓塞灶。

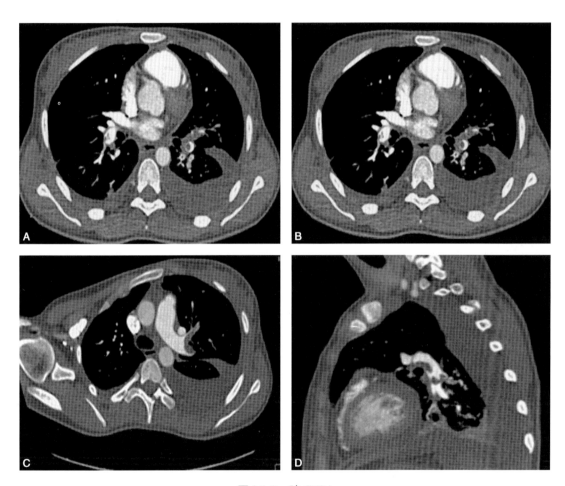

图 2-1-9 肺 CTPA
左肺动脉主干及各分支内多发充盈缺损,双侧胸腔积液和左侧叶间裂积液。与 2012 年 6 月比较无明显改变

[问题 3] 患者病情控制不理想的原因是什么?

我院结缔组织疾病筛查,抗核抗体 1:80 阳性,无明显结缔组织病证据,但是患者既往出现过 ANA 1:160 阳性,因此仍需考虑结缔组织疾病可能。建议去风湿免疫科就诊。再次复查 ANA 1:320,尿蛋白 1+。肾穿活检病理诊断为系统性红斑狼疮,狼疮肾。

至此患者诊断基本明确。最后诊断:

1. 肺血栓栓塞症

    继发性双侧胸腔积液

2. 系统性红斑狼疮

　　狼疮性肾病

　　低蛋白血症

因此给予患者在原有抗凝治疗的基础上联合甲泼尼龙片80mg/d,环磷酰胺100mg/d 口服,定期随访。

【随访】

1. 患者多次复查未再产生胸腔积液。

2. 2014 年3 月12 日复查CTPA 示双侧肺动脉栓塞灶已基本溶解,胸腔积液完全吸收。

【病例点评】

1. 患者以胸腔积液起病,诊断肺栓塞,但抗凝治疗效果差。未找到肺栓塞的原发与继发危险因素,半年后才诊断系统性红斑狼疮。加用免疫抑制剂治疗后,肺栓塞很快溶解,胸腔积液也完全吸收。提示继发于结缔组织病的肺栓塞需积极针对原发病治疗才能获得满意的抗凝效果。

2. 此患者肺栓塞和胸腔积液早于红斑狼疮其他临床表现如雷诺征、肾功能损害等。提示红斑狼疮患者存在高凝状态,肺栓塞可能作为红斑狼疮的首发症状出现。年轻女性出现无诱因的肺栓塞应积极排查结缔组织病的可能性。

（喻永萍　李圣青）

病例 3　术后急性肺栓塞并发内脏静脉血栓形成

【病史简介】

患者,男,54 岁,主因"气短2 周,晕厥1 次"于2012 年9 月6 日入院。患者胆囊切除术后3 天出现气短,无胸痛、发热、咯血,之后渐出现双下肢水肿,伴咳嗽,少量白痰。9 月3 日出现晕厥伴意识障碍,无大小便失禁,2 分钟后清醒。入我院急诊科。

既往史:2012 年8 月20 日因急性结石性胆囊炎并穿孔行胆囊切除术。因手术部位感染,切口未缝合,表面以无菌纱布覆盖,可见少量血性渗出,术后卧床。高血压病史10 年。发病期间,血压基本正常,未服降压药物。

查体:体温37.1℃,脉搏76 次/分,血压130/70mmHg,呼吸23 次/分;重度肥胖、心肺查体阴性;上腹部伤口敷料包扎,表面渗液;左上肢、双下肢中度凹陷性水肿。

辅助检查:血气分析（吸氧8L/min）:pH 7.52, PO_2 64mmHg, PCO_2 21mmHg, SpO_2 92.2%。

肝功能:ALT 138IU/L, AST 203IU/L, TBil 25.3μmol/L。

白细胞:18.13×10^9/L,中性粒细胞83.2%。

心电图;窦性心动过速,完全性右束支传导阻滞。

胸片:右下肺动脉干增宽,心影增大。

初步诊断:术后感染;脓毒血症合并多脏器功能损害?

【病例解析】

[问题1] 与脓毒血症不符之处有哪些?

不符之处:①严重Ⅰ型呼吸衰竭,心电图示急性右心损害,胸片示右下肺动脉干增宽;②给予氧疗、抗感染治疗后病情无改善;③保肝治疗无显效,且逐渐恶化。复查肝功能:ALT 1400IU/L,ALT 1300IU/L,TBil 35mmol/L。

[问题2] 患者有急性肺栓塞可能吗?

患者手术后突发起病,胸部CT扫描(图2-1-10)右侧少量胸腔积液,难以用肺部感染和脓毒血症解释呼吸衰竭和肝功能损害。

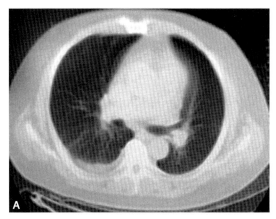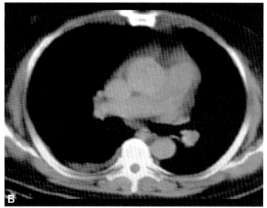

图2-1-10 肺部CT平扫
A. 右肺下叶背段条索影,左肺野清晰;B. 纵隔窗未见肿大淋巴结和占位等

心脏彩超:右心房、右心室增大,肺动脉高压(估测收缩压62mmHg)。

心肌损伤四项:pro-BNP 5663pg/ml,TropI 0.37ng/ml,Mb 63.50ng/ml,CK-MB 5.6ng/ml。

D-二聚体27.29mg/L,凝血酶原活动度32.5%,PT 25.50秒。

结合患者术后感染长期卧床、双下肢水肿、晕厥史、呼吸急促、血压下降等特点,抗感染治疗不能改善低氧血症;未发现腹部切口之外的感染灶;心脏B超提示急性肺源性心脏病;

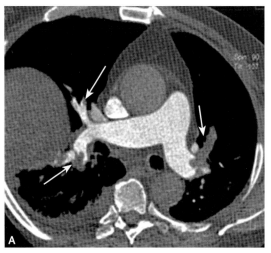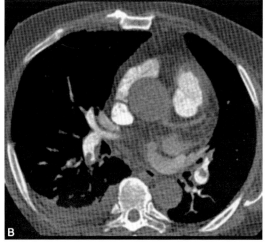

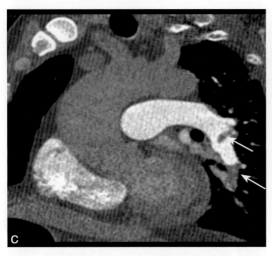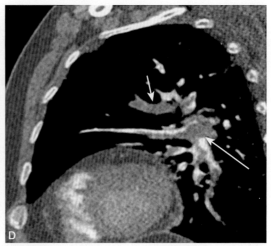

图 2-1-11　肺动脉 CTA

示双侧肺动脉多发充盈缺损,伴右侧少量胸腔积液

心肌损害明显;凝血功能异常;肝功急剧恶化;胸部 CT 不能解释严重的低氧血症。需考虑急性肺栓塞的可能。肺动脉 CTA 检查确诊肺栓塞(图 2-1-11)。鉴于患者有晕厥病史和持续的血压下降,因此,肺栓塞属高危组。双下肢超声检查提示左侧髂静脉及以远血栓形成。易栓症筛查无异常发现,考虑腹部手术和肥胖为肺栓塞的继发危险因素。

[问题 3]　何种原因导致肝功能显著异常?

分析存在以下可能性:肝胆疾病原发因素、药物性肝损、全身炎症反应综合征、急性肺源性心脏病导致肝淤血、肝静脉系统血栓栓塞症等。

腹部超声检查和腹部增强 CT 均提示肝静脉血栓形成,余未见明显异常。考虑肝功能损害是急性肺源性心脏病导致肝淤血和肝静脉血栓形成双重打击所致。

目前患者诊断已基本明确。最后诊断:

1. 急性肺血栓栓塞症(高危)

　　Ⅰ型呼吸衰竭

2. 急性肺源性心脏病

3. 肝静脉血栓栓塞

4. 左下肢深静脉血栓栓塞

5. 胆囊切除术后

治疗方案:

1. 阿替普酶 50mg 静脉泵入持续 2 小时溶栓治疗。

2. APTT 小于正常值 2 倍以下即给予低分子肝素钙 0.8ml 皮下注射(每 12 小时 1 次)。

3. 华法林 3.125mg/d 口服。维持 INR 在 2~3 的治疗范围。

溶栓治疗后患者气短症状明显缓解;1 周后复查肝功能:ALT 140IU/L, AST 691IU/L, TBil 15μmol/L;心肌损伤四项:pro-BNP 1950pg/ml, TropI 0.06ng/ml, Mb 56.50ng/ml, CK-MB 5.6ng/ml。

【随访】

1. 因胆囊术后切口疝分别于 2012 年 9 月 13 日及 2012 年 9 月 26 日先后两次行腹部清

创减张术;手术前 5 天停用华法林,给予低分子肝素皮下注射桥接抗凝;术前 24 小时停用肝素,术后 48 小时恢复肝素抗凝;第 2 次术后(2012 年 10 月 6 日)开始序贯为口服华法林治疗。

2. 出院后 3 个月随访,胸闷、气短症状明显减轻,可爬四层楼不需休息,复查 CTPA:双肺栓塞灶已吸收。

【病例点评】

1. 腹部手术、肥胖、术后卧床是肺栓塞的高危因素,此类患者出现不明原因的血压下降、胸闷、气短和晕厥需重点考虑肺栓塞可能。

2. 肺栓塞患者出现显著肝功能异常,需考虑合并门静脉、肝静脉血栓的可能。肺栓塞合并多脏器功能损害时应排查是否合并内脏静脉血栓。

3. 抗凝患者拟行手术治疗时,应做好围术期的抗凝管理。

(喻永萍 李圣青)

病例 4 高同型半胱氨酸血症并发急性肺栓塞

【病史简介】

患者,男,61 岁,主因"突发胸闷,气短 19 小时,胸痛 7 小时"入院。患者 19 小时前突发胸闷、气短,口服速效救心丸治疗效果欠佳。立即转入附近医院监护室治疗,监测血压正常,指脉氧 70% 左右。给予面罩吸氧,氧合不能改善,并出现胸痛症状。急诊来我院就诊。

入院查体:T 36.6℃,P 110 次/分,R 25 次/分,BP 110/70mmHg,超力型体型。平车推入病房,烦躁,双肺呼吸音清晰,未闻及干湿性啰音。心音 P2>A2,各瓣膜听诊区未闻及病理性杂音,双下肢轻度凹陷性水肿。

既往史:5 年前因劳累后胸痛诊断为冠心病,近 3 年间断出现双下肢水肿。

外院辅助检查:

胸片:未见明显异常。

心电图:完全性右束支传导阻滞。

血气分析(无创呼吸机辅助呼吸):pH 7.446,PaO_2 50mmHg,PCO_2 26.5mmHg,HCO_3^- 17.6mmol/L,SO_2 86%。

初步诊断:胸痛原因待查:肺栓塞? 心肌梗死?

【病例解析】

[问题 1] 患者最可能的诊断是什么?

入院后辅助检查:

心脏彩超:心律不齐,右房、右室大,左室收缩功能正常,各瓣膜未见病理性反流。

心电图:窦性心律不齐,心率 110 次/分,完全性右束支传导阻滞。

以上检查无心肌梗死表现,因此可基本排除心肌梗死。患者突发胸闷,气短,呼吸机难以纠正呼吸衰竭,心率和呼吸频率均增快,因此高度怀疑肺栓塞。给予 CTPA 检查(图 2-1-12),提示双肺多发血栓形成。因患者存在右心扩大和右心损害(pro-BNP 1200pg/ml,TropI 0.07ng/ml),但无明显血压下降,属肺栓塞中高危。双下肢超声检查未见血栓形成。

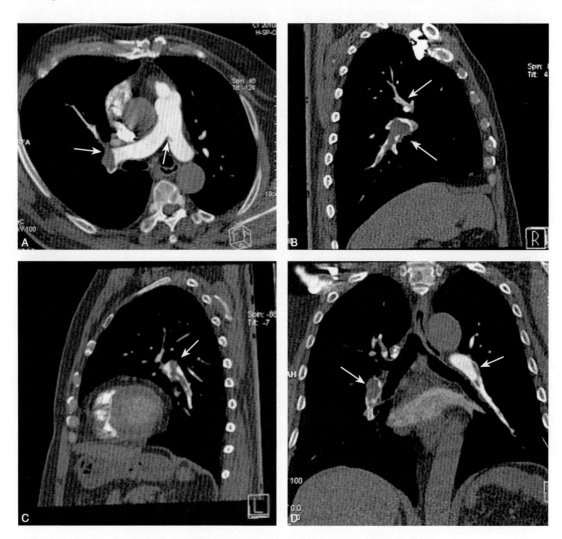

图 2-1-12　肺动脉 CTA 提示双侧肺动脉多发充盈缺损(白箭)

目前患者诊断已基本明确。最后诊断:

1. 急性肺血栓栓塞症(中高危)

　　Ⅰ型呼吸衰竭

2. 冠心病

[问题 2]　患者血栓形成危险因素是什么?

静脉血栓栓塞症的危险因素包括原发性危险因素和继发性危险因素。原发性危险因素由遗传变异引起,常以反复静脉血栓栓塞为主要临床表现。继发性危险因素是指后天获得的易发生 VTE 的多种病理生理异常,包括骨折、多种战创伤和手术等。通过询问病史该患者无继发性危险因素,需进一步排查原发性危险因素。查抗凝血酶Ⅲ、蛋白 S、蛋白 C、抗心磷脂抗体、血脂六项、凝血因子全套均正常;自身抗体系列、ANCA 未见异常;血同型半胱氨酸:25μmol/L↑,VitB₁₂ 1pg/ml。考虑患者 VTE 的危险因素为高同型半胱氨酸血症。故给予叶酸片 5mg,3 次／日,维生素 B₁₂ 0.5mg,3 次／日,并尽可能素食。

［问题 3］　选择溶栓还是抗凝治疗?

鉴于患者既往有冠心病史,存在难以纠正的呼吸衰竭和右心损害,随时有转为高危肺栓塞的可能,评估无明显出现风险,因此选择 rt-PA 50mg 2 小时溶栓方案,继以低分子肝素 0.7ml/12 小时皮下注射,再序贯口服华法林钠抗凝治疗。

溶栓开始 1 小时后患者气短症状明显减轻,溶栓结束后 5 小时即停用呼吸机。复查血气分析(吸氧 2L/min):pH 7.446,PaO₂ 80mmHg,PCO₂ 25.5mmHg,HCO₃⁻ 19.6mmol/L,SO₂ 95%。2 个月后复查 CTPA 示双肺动脉血栓已完全消失。

［问题 4］　患者血栓已吸收,还需要继续抗凝治疗吗?

由于患者存在易栓因素高同型半胱氨酸血症,依据指南为避免血栓复发,应给予长期抗凝治。因此,我们选择口服华法林长期抗凝治疗方案。

【随访】

患者抗凝期间无明显消化道、尿道、皮肤出血等情况。近 3 年随访中患者无气短发作,冠心病症状亦控制良好。

【病例点评】

1. 高同型半胱氨酸血症是我国肺栓塞常见危险因素,不仅可以引起动脉系统血栓也可导致静脉系统血栓形成。

2. 患者虽无明显血压下降,但存在威胁生命的呼吸衰竭,因此初始治疗选择了溶栓方案,且纠正呼吸衰竭疗效显著。

3. 由于患者存在不易纠正的高同型半胱氨酸血症,因此长期抗凝可有效避免 VTE 的复发。抗凝过程中需密切观察出血情况。

（喻永萍　夏敬文）

病例 *5*　复发性肺血栓栓塞症

【病史简介】

患者,男,49 岁,主因"头晕、胸闷、气短 5 天"入院,患者 5 天前无明显诱因出现头晕、胸闷、气短表现,气短以活动后气短为主,伴咳嗽、咳痰、心悸,无咯血、胸痛等症状,自认为血压高,自行口服降压药后,出现意识障碍,急诊来我院。

入院查体:T 36.6℃,P 75 次／分,R 20 次／分,BP 95/55mmHg,平车推入病房,全身浅表淋巴结未触及肿大,口唇无发绀,颈静脉无怒张,双肺呼吸音粗糙,未闻及干湿性啰音,心率 75 次／分,律齐,P2>A2,肝脾肋下未触及,肝肾区无叩击痛,移动性浊音阴性,双下肢无水肿。

既往史:吸烟史 20 年,每日 5 支。2014 年 7 月诊断肾病综合征,长期口服激素治疗。2014 年 9 月诊断肺动脉血栓栓塞症,长期口服华法林抗凝治疗,现已停药半年。

初步诊断：
1. 复发性肺血栓栓塞症？
   肺动脉高压？
2. 肾病综合征
   慢性肾功能不全

【病例解析】

[问题1]　是否有肺栓塞复发的可能?

入院检查：

血常规：白细胞 $6.71×10^9/L$，中性粒细胞比例 0.775，血红蛋白 164g/L，血小板 $2.23×10^{11}/L$。

D-二聚体：0.89mg/L FEU↑。

血气分析(吸氧4L/分)：pH 7.40，PaO_2 84.6mmHg，PCO_2 33.5mmHg，HCO_3^- 20.3mmol/L，SO_2 95.2%。

肺 CTPA：提示肺动脉远端充盈缺损，见图 2-1-13。

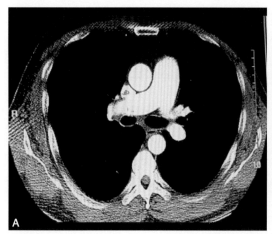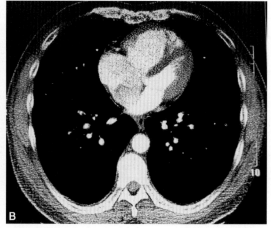

图 2-1-13　肺 CTPA

A. 肺动脉轻度增宽，左下肺动脉及其段下各分支少许栓塞灶；B. 右房、右室增大，双肺散在炎症

心电图：窦性心动过速，心电图提示：ST $V_3 \sim V_6$　下移≤0.1mV，T 波 $V_4 \sim V_6$ 低平、倒置，V_1 呈 rsR'、qR 型。

心脏超声：右心房 38mm↑，右心室 29mm↑，左心室 30/42mm、30/42mm、63/73mm、EF 56%。左室舒张、收缩功能正常。三尖瓣反流，估测肺动脉压力轻度升高(收缩压约为 44mmHg)↑。

心肌损伤四项：Pro-BNP 991.30pg/ml↑；肌钙蛋白 I 11.72ng/ml↑；肌红蛋白 41.1ng/ml。

腹部 B 超：肝胆胰脾双肾大小正常，图像未见异常，内脏静脉未见血栓。

双下肢静脉超声：未见血栓形成。

综合分析：患者既往确诊肺栓塞，常规华法林抗凝治疗，现已停药半年。在停用抗凝治疗过程中突发胸闷、气短，肺动脉 CTA 提示肺动脉栓塞；心脏 B 超提示肺动脉高压，右心功能性改变。化验检查 D-二聚体升高,心肌损害。综合分析应考虑急性肺栓塞复发。

[问题 2] 是否存在易栓症?

针对此问题我们进行一系列筛查:

自身抗体系列:阴性。

风湿系列:阴性。

血 ANCA:阴性。

抗心磷脂抗体系列:阴性。

凝血因子全套:见表 2-1-7。

表 2-1-7 凝血因子全套检查结果

项目	结果	项目	结果
凝血因子 XII	31.7%	凝血因子 II	26.0%
凝血因子 X	12.1%	同型半胱氨酸	23.12μmol/L
凝血因子 IX	69.4%	蛋白 C	62.60%
凝血因子 VIII	188.5%	蛋白 S	31.20%
凝血因子 VII	47.7%		

肾功能:尿素 17.62mmol/L,肌酐 405μmol/L。

分析:存在易栓症,凝血因子 XII 和 VIII 升高,蛋白 C、蛋白 S 缺乏,高同型半胱氨酸血症,肾功能不全,长期使用激素治疗。

至此患者诊断基本明确,最后诊断:

1. 复发性肺血栓栓塞症(中危)

    易栓症:凝血因子 XII 和 VIII 升高,蛋白 C、蛋白 S 缺乏

2. 高同型半胱氨酸血症

3. 肾病综合征

    慢性肾功能不全

[问题 3] 患者有发展为 CTEPH 可能吗?

右心超声:右心房 43mm,右心室 34mm,FAC 24%(参考值>35%)

右心室 Tei 指数 0.55(参考值<0.5)

VE/VA:0.43E/e:6.3(I 级松弛性)

EI(S/D):2.4/2.1

右心房、右心室大,重度肺动脉高压(收缩压约 93mmHg)。

血清学指标:Pro-BNP:906.10pg/ml↑,肌钙蛋白 I:0.03ng/ml。

肌红蛋白:41.10ng/ml。

内脏低灌注:血肌酐 136μmol/L,钠 142.7mmol/L。

内脏淤血:转氨酶、胆红素结果正常。

消化道症状:纳差。

患者为复发性肺栓塞,合并多种易栓因素,右心功能评估提示右心房、右心室增大;虽然血栓较小且栓塞在肺动脉远端,但是肺动脉压力较高(估测肺动脉收缩压约 93mmHg)。综

合分析该患者具有发展为 CTEPH 的多个危险因素,应在规范抗凝治疗 3 个月后密切随访,以尽早排除 CTEPH 的可能。

【治疗】

1. 吸氧。

2. 低分子肝素钙注射液 0.6ml,1 次/12 小时,同时口服华法林 2.5mg 1 次/日,INR 达标后,停用低分子肝素钙,单用华法林抗凝治疗,维持 INR 在 2~3。建议终生抗凝。

3. 地高辛片 0.125mg 1 次/日。

4. 给予极化液等营养心肌治疗。

5. 叶酸、甲钴胺口服,嘱低脂饮食。

6. 继续改善肾功能治疗。

【随访】

抗凝治疗 1 个月后患者症状明显好转。复查心脏 B 超提示肺动脉压力降至正常。排除 CTEPH 诊断。

【病例点评】

1. 肾病综合征为深静脉血栓的高危因素,因此当患者出现不明原因气短时,应考虑急性肺栓塞可能。此患者停用抗凝后出现突发胸闷、气短症状,应考虑肺栓塞复发可能。

2. 肺栓塞患者应积极行易栓症筛查,对于复发性肺栓塞和合并易栓症的肺栓塞建议终生抗凝。规范抗凝过程中如果出现进行性胸闷、气短症状,应积极行心脏超声排除 CTEPH 可能。

(刘玲莉　夏敬文)

第二章 急性肺栓塞和慢性血栓栓塞性肺高血压的介入治疗

急性肺血栓栓塞,简称肺栓塞(pulmonary embolism,PE)是静脉血栓栓塞症(venous thromboembolism,VTE)的一种严重的临床表现形式。PE 是一种临床常见疾病,临床诸多科室均会涉及。在发达国家,因 PE 死亡人数可能已超过心肌梗死和脑卒中。慢性血栓栓塞性肺高血压(chronic thromboembolic pulmonary hypertension,CTEPH)则是症状性或非症状性 PE 事件的远期并发症。单次或反复 PE 事件后,血栓未能及时溶解,肺血管床面积严重受损,诱发肺动脉压力(pulmonary arterial pressure,PAP)和肺血管阻力(pulmonary vascular resistance,PVR)的增高,从而导致进行性右心衰竭。不管是急性 PE 还是 CTEPH,均可能发生严重的急、慢性右心衰竭而导致患者致死致残,危害严重。近年来,随着治疗理念和技术设备的进步,介入技术在 PE 和 CTEPH 患者中的应用取得重要进展。本文将结合国内外进展及阜外医院血栓中心的实际临床经验,对介入技术在 PE 和 CTEPH 的应用进行回顾。

第一节 急性 PE 的介入治疗

(一) 急性 PE 介入治疗的适应证

既往指南根据 PE 发生后 30 天内死亡风险将患者分为低危、中危(次大面积)和高危(大面积)PE。2014 年欧洲心脏学会 PE 指南将中危组患者进一步分为中高危和中低危,其中中高危组患者被定义为同时存在右室功能下降和心脏标志物水平增高。尽管高危和中危 PE 患者整体死亡率较高,但临床中大多中心仍采用抗凝治疗,而抗凝治疗往往难以迅速缓解患者病情,部分患者会进一步恶化甚至死亡。因此,临床中对这些中、高危患者,会根据医院和患者情况选择更积极的治疗措施,如静脉溶栓、介入或外科取栓术。近年西方国家部分中心倡议,医院应通过纳入不同专业背景的医护团队(内科、外科和影像等)建立 PE 反应团队(PE response team,PERT)来讨论中、高危 PE 患者的治疗策略并能予以快速实施。需强调的是,对于中、高危 PE 患者,目前国内外指南仅推荐存在溶栓或抗凝禁忌或药物治疗后病情仍不稳定的患者酌情行介入或外科治疗。但实际临床工作中,需结合医院和患者双方的实际情况作出判断,能快速实施并缓解患者病情是重中之重。

(二) PERT 团队和 PE 管理路径的建立

2013 年美国麻省总医院的 Kabrhel 等人提出并强调 PERT 团队建立对改善中、高危 PE 患者预后的价值。PERT 团队的建立和组织协调类似于急性 ST 段抬高心肌梗死患者的医院快速反应团队。一般来说,PERT 团队应包括心内科或血管外科、呼吸重症、急诊、影像、血液和心胸外科等专业医生及护理团队。当然,不可能所有医院均具备如此完备的学科设置。

但 PERT 团队至少应包括心内或呼吸内科、影像和心胸外科医生,因为团队医生必须要对各种 PE 诊断和治疗措施的风险和获益情况有充分了解。

PERT 团队的职责包括及时评估和检查患者,对已有资料进行分析,完善进一步检查,并在接下来和患者及家属沟通后制订最佳治疗计划。对于部分血流动力学不稳定或快速恶化的高危 PE 患者,PERT 团队需快速决定是否进行溶栓治疗,尽快完成导管室或手术室的准备以便紧急手术。在这类高危患者中,PERT 团队对患者响应的速度和诊治准确性都要高于备班同事。PERT 团队需根据指南推荐和各自医院情况制订一套急性 PE 诊治临床路径(图 2-2-1)。

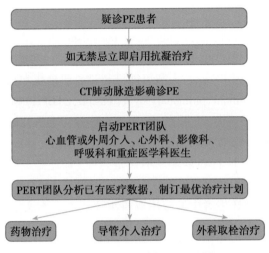

图 2-2-1　PERT 团队操作流程图

PERT 理念近年在西方发达国家有比较成功的推广,越来越多中心报道了 PERT 快速反应团队成立后对于本中心 PE 诊断和治疗水平的提升。2015 年美国召开了第一次国家 PERT 联盟会议。2016 年,Kabrhel 等人再次报道了麻省总医院启动 PERT 团队 30 个月的 PE 诊治情况。结果显示,在共计 394 次 PERT 团队启动事件中,有 314 次(80%)确诊为 PE 患者。PERT 团队启动次数平均每 6 个月增加 16%。大多数(72%)诊断的 PE 患者为中、高危患者,而在这些患者中有 12% 会接受溶栓或介入治疗。PERT 团队治疗的 PE 患者仅有少数发生出血并发症,尤其是那些接受导管内局部溶栓的患者相对更少。经 PERT 团队诊治的 PE 患者 30 天全因死亡率为 12%。整体而言,PERT 团队的建立能更加准确的诊断评估并及时对患者采取恰当治疗措施。PERT 团队已成为 PE 患者诊治的新标准。国内也有部分中心开始引入并建立自己的 PERT 团队,以进一步提升各自医院对 PE 患者快速诊治能力。

（三）介入治疗前诊治策略

一旦疑诊 PE,抗凝治疗应立即在所有无禁忌的患者中启动。对于可能启动后续介入或外科治疗的 PE 患者,推荐静脉泵入肝素作为初始抗凝治疗。确诊 PE 后应尽快通过生命体征和实验室检查结果进行危险度分层(表 2-2-1)。其他提示 PE 患者病情危重的临床症状包括心动过速、严重气促和低氧。另外,对于发生过晕厥的患者也应格外谨慎,因晕厥的发生提示患者曾出现一过性血流动力学不稳定,有进展为高危患者的潜在风险。评价为低危的 PE 患者并不需要激活 PERT 团队,可进行抗凝治疗并早期出院。

表 2-2-1　2014 年欧洲心脏学会急性 PE 患者危险度分层

早期死亡风险		危险分层			
		休克或低血压	PESI Ⅲ ~ Ⅴ级 或 简化 PESI≥1 分	影像评估 右心功能不全	心脏生物标志物
高		+	±	+	±
中等	中高	–	+	均为阳性	
	中低	–	+	其中一项阳性或均阴性	
低		–	–	–	–

　　一旦 PERT 团队被激活,团队成员应尽快到场沟通,对患者的病史、症状体征(尤其需关注提示病情危重的症状体征)、心电图、CT 和实验室检查结果进行分析,确定有无溶栓、介入或外科治疗的指征和禁忌证。PERT 团队应充分考虑患者血流动力学受损程度以及存在的各种合并症。推荐使用简化的肺栓塞严重程度指数(simplified PE severity index,sPESI)对 PE 患者的危险程度进行进一步评估,以帮助决策是否介入治疗的获益和风险(图 2-2-2)。

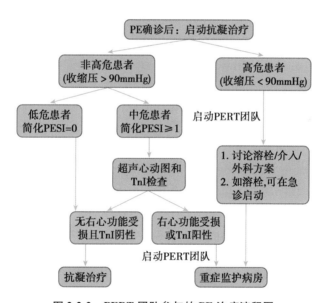

图 2-2-2　PERT 团队参与的 PE 治疗流程图

(四)静脉溶栓治疗

　　对于高危 PE 患者,目前指南首选推荐的是经静脉溶栓治疗。已有的随机对照研究和荟萃分析显示,静脉溶栓治疗可显著减少中高危 PE 患者发生血流动力学崩溃的风险、减少 PE 复发风险和 PE 相关死亡,但与此同时会显著增加患者出血风险,尤其是那些高龄患者。静脉溶栓治疗是否会减少整体全因死亡率尚无定论。

(五)导管指导的介入治疗

　　1. 介入治疗的分类　导管指导治疗(catheter-directed therapy,CDT)目的是快速缓解因血栓阻塞造成的肺动脉梗阻,恢复肺动脉血流,进而提高心输出量而稳定患者血流动力学。

也有研究显示 CDT 可降低急性 PE 患者远期发生 CTEPH 风险。有多种 CDT 技术在临床用于不稳定 PE 患者的治疗。根据消除血栓原理的差异,目前将 CDT 大体分为机械碎栓、吸栓和溶栓这三类,其中前两种方式可伴随使用小剂量溶栓治疗或完全不使用溶栓药物。由于肺动脉近端内径粗,肺动脉分支众多,呈三维分布且往往有较大成角,这些 PE 患者的解剖和病理特点对现有技术是很大挑战,尤其是对那些大块的、合并有机化的血栓。目前最常被临床使用也是最简单的 CDT 方法是局部、慢速导管内溶栓。但由于药物溶栓需花费数小时,故这种方法更适合于那些血流动力学已相对稳定的患者。对于血流动力学极其不稳定需立即行 CDT 或存在溶栓禁忌证的患者,应尝试使用恢复血流更快的机械碎栓或吸栓方法。

2. 介入治疗并发症　CDT 治疗的潜在并发症包括:肺动脉机械损伤、心脏压塞、严重出血、血流动力学恶化,远端血栓、肺动脉“无复流”现象和穿刺部分出血等。对使用≤10F 内径的操作设备,轻度和严重围术期并发症发生率分别为 7.9% 和 2.4%。轻度并发症包括:无需输血的腹股沟血肿、一过性心动过缓、心脏传导阻滞、血尿、少量咯血、短暂肾功能不全、栓塞移位和肺动脉夹层。而严重并发症则包括:肺动脉穿孔造成的大咯血、需要输血的腹股沟血肿、需要透析的肾衰竭、心脏压塞和死亡。右心室心肌,尤其是右心室流出道,室壁较薄而且质脆,在向肺动脉输送任何设备时均要格外小心。为尽量减少发生肺动脉穿孔和撕裂的风险,肺动脉取栓术应仅局限在主肺动脉和叶一级肺动脉内进行。而且,一旦患者血流动力学指标改善即可停止操作,而不必要追求影像学的结果。

3. 碎栓治疗　碎栓和吸栓治疗对稳定高危 PE 患者的血流动力学可能有帮助,尤其是那些有溶栓禁忌或溶栓治疗失败的患者。各种造影或猪尾导管设备可通过直接机械作用打碎肺动脉主干的巨大血栓。同样的,接受这种治疗的患者往往也同时接受局部溶栓治疗。因此,目前不清楚单独使用导管碎栓术是否确实有效。可旋转猪尾导管是一种改良 5F 猪尾导管,该导管有 10 个可注射对比剂的侧孔,猪尾圈具有一个卵圆形侧孔可以通过 0.035 英寸导丝,可以导丝为中轴对导管进行旋转,从而打碎肺动脉近端的新鲜血栓。在研究报道的 20 例使用可旋转式猪尾导管进行碎栓治疗的大面积 PE 患者中,有 33% 患者血管恢复再通。此外,还可使用球囊对近端肺动脉血栓进行扩张以达到碎栓目的,但需注意不宜选取过大内径球囊以免造成肺动脉破裂或夹层。不管何种方法,碎栓术均可能造成栓子碎块阻塞远端主要分支动脉的风险,有可能适得其反的恶化血流动力学。因此,临床中已越来越少进行单纯碎栓治疗。

4. 吸栓治疗

(1) Greenfield 吸栓导管:Greenfield 系统是最早应用于临床的吸栓导管。在该导管尖端配置有内径为 5mm 或 7mm 的塑料吸入杯。由于无法使用导丝,Greenfield 导管需通过切开股静脉后送入,然后通过注射器手动吸取近端肺动脉的新鲜血栓,回撤时需要和血栓一起从静脉切开口处拿出。Greenfield 导管设备的复杂性和需外科切开静脉大大限制了其在临床的广泛应用。

(2) 其他吸栓导管:其他一些应用于外周动脉和静脉血栓的吸栓设备也应用于 PE 治疗。①Aspirex 取栓导管在其系统的中心部位是一个可高速旋转的线圈(40 000 转/分钟),在其高速旋转时可通过导管尖端的 L 形抽吸孔产生负压,将周围血栓打碎后再通过导管吸出。应用于 PE 治疗的 Aspirex 导管一般为 10F,需通过 11F 的长外鞘管送入肺动脉。Aspirex 导管还可用于严重 DVT、腔静脉滤器血栓或肝脏门脉系统内血栓栓塞的治疗。此外,还有包括 7F Helix Clot Buster 和 8~14F Pronto XL 抽吸导管也可应用 PE 的血栓抽吸治疗。②AngioJet 水压取栓系统:AngioJet 水压取栓系统是一种 8F 外周导管,它可利用文丘里-伯努利(Venturi-Bernoulli)作用,通过在导管尖端喷射高速盐水而在导管上的裂隙产生低压真空状态,从而将血栓打碎成微粒并吸出。但一项荟萃分析显示 AngioJet 系统治疗 PE 有较高的致死率和并发症发生率,包括大咯血、肾衰竭、心动过缓、严重气促和广泛外周栓塞。因此,美国 FDA 对该设备应用于 PE 治疗设置了黑框警告。③AngioVac 取栓设备:AngioVac 取栓设备是一个内径达 22F 的导管,可利用离心泵和体外循环静脉灌注管路来移除松软的血栓。美国 FDA 批准此系统用于静脉内异物的取出,其中包括原位血栓形成或血栓栓塞。AngioVac 导管头端呈漏斗形,可行球囊扩张。这一设计可提高移除整个大块血栓的能力。操作前,需准备两处较粗的静脉穿刺入路(一般选取股静脉和颈内静脉)。26F 鞘管经切开置入一处静脉后,将 18F 再灌注导管置入另一处静脉。然后,将 AngioVac 导管接入到离心泵的引入管,而引出管则接在 18F 灌注导管,从而形成"静脉-静脉"体外循环通路。接好后,将 AngioVac 导管通过 26F 鞘管送至肺动脉血栓处,从而将血栓吸出并通过连接在离心泵近端的滤过罐捕获血栓。而滤过的血液也通过再灌注导管直接回流至体内。AngioVac 设备的缺点包括需直接切开静脉从而有较高的出血并发症风险。另外,由于吸栓导管较硬,输送通过右心室到达肺动脉较困难。而且,使用这套设备需配备有经验的灌注医师。因此,AngioJet 应用于急性高危 PE 治疗最大的问题是由于设备和操作的复杂性,使得难以在临床快速应用。④FlowTriever 设备:FlowTriever 设备最近刚获得美国 FDA 认证用于移除患者血管内血栓形成和栓塞治疗。FlowTriever 灌注抽吸系统需要使用 22F 静脉鞘管,主要包括 3 部分:血流恢复导管(包含 3 个自膨式镍钛合金盘);抽吸指引导管和回撤抽吸装置。使用该装置时,可通过导丝将 FlowTriever 导管送至肺动脉血栓,然后释放镍钛合金盘使得血栓被切割离断,进而通过抽吸导管将血栓回撤和移除。FlowTriever 设备可快速启用,适合需紧急处理的高危 PE 患者。此设备的缺点同样包括穿刺鞘粗、易有出血并发症,且将大口径导管设备输送至肺动脉内较困难。⑤Indigo 取栓系统:Indigo 机械取栓系统包含一个抽吸泵,一根 6F 或 8F 直头或弯头导管和一个分离设备。该设备已被批准用于移除包括外周动脉和静脉系统的血栓。Indigo 系统的优势在于其较小的操作内径,会明显降低静脉穿刺或切开部位的出血风险,而且便于将设备快速通过导丝输送至肺动脉血栓处。一旦将导管送至血栓近端,可启用抽吸泵将血栓吸出。整体而言,各种取栓设备都缺乏大规模临床研究对其疗效和安全性的证实。尤其是后三种较新的技术设备,更缺乏在 PE 患者中的循证医学经验。

5. 导管内溶栓(catheter-directed fibrinolysis,CDF)

(1)临床指征和考虑:最近几项大规模随机对照研究均证实静脉溶栓会显著增高大出血事件的发生概率,这种弊端进一步激起了对在血栓局部输注低剂量溶栓药物治疗的探索。遗憾的是,目前支持这种治疗方式的临床证据较有限,而且缺乏大规模随机对照研究。早年一项小规模研究显示,34 例影像学证实为大块 PE 的患者随机接受静脉溶栓或导管内溶栓(rt-PA,剂量均为 50mg,2 小时泵入),结果显示两种溶栓方式的疗效和出血并发症均无明显差异。但该研究使用的 CDF 剂量要远远高于目前实际临床使用的剂量。2015 年公布一项前瞻性多中心 CDF 注册研究(PERFECT)显示,101 例高危或中危 PE 患者接受导管取栓治疗后(绝大多数患者接受 CDF 治疗),患者 PAP 显著下降,右心功能显著提高,且无严重手术并发症大出血或脑卒中发生。鉴于良好的疗效和可接受的并发症发生率,尤其是较低的严重并发症发生率,可考虑在那些血流动力学趋于稳定却有静脉溶栓禁忌证的高危 PE 患者,以及出血风险较高的中、高危 PE 患者中使用 CDF 治疗。

（2）CDF 技术：根据 CDF 导管的差异，可选取颈内静脉或股静脉入路。但在拟行股静脉入路操作前，应尽量行血管超声排除股、髂静脉血栓。可先将猪尾导管或多功能导管送至主肺动脉，进行肺动脉测压和肺动脉血氧测定，然后行主肺动脉或双侧肺动脉选择性造影进一步明确血栓的位置和形态。如 CT 明确肺动脉血栓位于两侧肺动脉分支，可选择手推对比剂获得清晰影像，而尽量避免使用高压注射器造影恶化血流动力学指标，尤其是对那些 PAP 已显著增高患者。如果必须使用高压注射器造影，应尽量选择较低的注射速度和较少的对比剂剂量。对成人患者，一般单侧肺动脉造影速度可设置在 15～20m/s，总量可设置 20～30ml。如需充分显示两侧肺动脉近端影像，右肺动脉造影可选择右前斜位 0°～20°，左肺动脉造影则选择左前斜位 15°～20°；如希望显示两侧肺动脉段一级动脉分支时，右肺动脉造影可选择左前斜位 20°～30°，左肺动脉造影则可选择右前斜位 20°～30°。造影完成后，使用交换导丝将取栓导管或溶栓导管导入目标肺动脉。一般溶栓导管的治疗范围在 6～12cm，溶栓药物可通过溶栓导管的多个侧孔注射到血栓处。如果患者双侧肺动脉血栓负荷均较重，可再穿刺一路静脉在对侧肺动脉同样置入溶栓导管同时进行溶栓治疗。每个溶栓导管的溶栓剂量一般为 rt-PA 0.5～1mg/h，可输注 6～24 小时，rt-PA 总量在 12～24mg。在溶栓同时，可同时静脉泵入肝素抗凝治疗，APTT 控制在较低治疗窗，即 40～60 秒即可。整体而言，使用 CDF 治疗发生大出血的风险较低，研究报道颅内出血的发生率<0.2%，这要明显低于静脉溶栓治疗的风险。

（3）超声脉冲 CDF 技术：EkoSonic 导管是目前美国 FDA 唯一批准用于高危 PE 患者 CDF 治疗的设备（图 2-2-3）。EkoSonic 导管包含一个 5.2F 的传统溶栓输注导管，其中内嵌有一根可脉冲发出高频，低压超声信号的导管。这种脉冲超声信号可使纤维蛋白结构变得松散，从而加强溶栓药物对血栓的渗透，从而增强溶栓药物的效果。这种导管的输送方法和其他传统溶栓导管无异。EkoSonic 导管包含两个输注腔，一个用于溶栓药物输注，另一个则通过输送盐水（≥35ml/h）对超声导管进行冷却。

2014 年发表的 ULTIMA 研究是一项 Ⅱ 期临床试验。59 例主肺动脉或下叶肺动脉受累

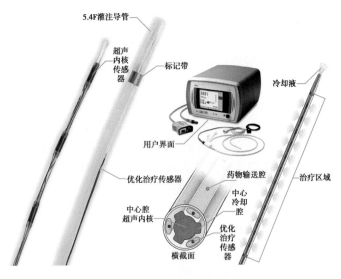

图 2-2-3　超声脉冲溶栓设备（EKOS）

且超声提示右心增大的中危 PE 患者,随机接受 EkoSonic 导管进行肝素抗凝联合超声脉冲 CDF 治疗(溶栓使用 rt-PA,总量 10～20mg,输注 15 小时)或单纯肝素抗凝治疗。结果显示,这种超声脉冲 CDF 治疗可使患者右心在治疗后 24 小时得以显著回缩,而且相比单纯肝素抗凝并不增加出血风险。2015 年发表的 SEATTLE Ⅱ 研究则是一项前瞻性、单臂、多中心临床试验,在美国入组 150 例高危或中危 PE 患者,研究结果进一步支持 EkoSonic 导管的疗效和安全性。

尽管 EkoSonic 导管用于 PE 治疗的初步研究结果令人鼓舞,但该设备是否能真的强化溶栓治疗效果仍需进一步研究证实。2015 年发表的另一项对照研究显示,对于存在股、髂静脉血栓但无 PE 的患者分别接受 EkoSonic 导管溶栓和传统导管溶栓治疗后,血栓负荷降低比例、深静脉远期通畅率和血栓后综合征的严重情况均无显著差异。因此,EkoSonic 设备的真实疗效仍需进一步研究探索。

(六) 体外膜肺支持治疗和右心室辅助装置

体外膜肺(ECMO)支持为治疗高危 PE 患者提供了另一种选择。ECMO 可降低右心负荷,提供氧合支持,为右心恢复提供机会和时间。另外,目前已有经皮右心辅助装置(Impella RP,Abiomed,Danvers,Massachusetts,USA)问世,可能成为高危 PE 患者治疗的重要补充,但目前尚缺乏在 PE 患者中应用的报道。

(七) CDT 治疗后处理

CDT 治疗后维持合适的抗凝强度是预防血栓再发的关键。但接受介入治疗的 PE 患者都有发生穿刺相关出血的风险。对于使用普通肝素抗凝的患者,在拔出穿刺鞘管后的 1～2 小时内可暂停肝素抗凝,恢复抗凝后也无须再追加负荷量。低分子量肝素可考虑用于替代静脉泵入肝素治疗。同样的,新型口服抗凝药物(NOACs),包括利伐沙班、达比加群酯、阿哌沙班和恩度沙班。推荐在 CDT 术后 24～48 小时使用普通肝素抗凝,在接受首剂低分子量肝素或 NOACs 治疗时即可停用普通肝素。但需强调,这种方案在 NOACs 中仅适用于利伐沙班和阿哌沙班,因达比加群酯和恩度沙班均需要 5～7 天和普通肝素或低分子量肝素的重叠治疗。

第二节　慢性血栓栓塞性肺高血压(CTEPH)的介入治疗

(一) CTEPH 的定义和流行病学

CTEPH 是一种因症状性或非症状性 PE 未能及时溶解,机械性肺动脉狭窄或闭塞导致肺血管床面积大幅下降,同时诱发非梗阻区小肺动脉发生不同程度重构,两者共同导致 PAP 和 PVR 升高,进而发生进展性右心衰竭而致残致死的疾病。目前认为 CTEPH 是 PE 的远期并发症,但实际上有相当比例患者无明确 VTE 病史,西方发达国家报道约 30% 无 VTE 病史,我国 CTEPH 患者更是超过半数无 VTE 病史。PE 患者发生 CTEPH 的比例约在 0.57%～3.8%,且基本均在 PE 发生 2 年内出现。整体而言,CTEPH 的发病率和当地急性 PE 发病率及治疗情况密切相关。

(二) CTEPH 的整体治疗策略

由于血栓的机化和血管内膜纤维增生是导致血管床面积受损和 PAP 增高的最主要原因,因此肺动脉内膜剥脱术(pulmonary thromboendarterectomy,PTE 或 PEA)仍是目前指南推荐治疗 CTEPH 的首选方法。PTE 能将机化血栓从肺动脉中剥离,恢复肺动脉血流灌注,大幅降低患者 PAP 和 PVR,长期预后得到显著改善。但 PTE 需在开胸、反复深低温停循环条件下进行,难度极大,技术推广困难,全世界能规模开展此手术的中心也仅寥寥数家。2015年至今,阜外医院共完成近 90 例 PTE 术,未发生围术期死亡,是目前国内乃至亚洲最大的PTE 中心。PTE 术能显著改善 CTEPH 患者长期预后,术后 10 年生存率可达 75%。2016 年公布的国际多中心注册研究显示,PTE 术后患者 3 年生存率为 89%,而药物治疗组仅有 70%。

临床中有相当比例患者因存在较多远端肺动脉受累或其他严重合并症,并不适合行PTE 术。即便在开展 PTE 手术经验较多的西方发达国家仍有近半数 CTEPH 患者不具备PTE 手术指征。而在发展中国家能接受 PTE 治疗的 CTEPH 患者比例更低。而且限于患者肺动脉受累部位和手术技术,仍有一定比例患者 PTE 术后会残余肺动脉狭窄和肺动脉高压。此外,还有部分患者尽管静息肺循环血流动力学指标正常,但活动后仍有症状,无法达到正常的运动心肺功能水平。这些患者可考虑接受进一步介入或药物治疗。

肺动脉高压靶向治疗药物,包括 5 型磷酸二酯酶抑制剂、内皮素受体拮抗剂、前列环素类药物和鸟苷酸环化酶激动剂(Riociguat,唯一有 CTEPH 适应证药物,国内尚未上市)等也可用于 CTEPH 患者治疗,可部分改善患者临床症状和血流动力学指标,但相比 PTE 手术疗效仍有较大差距。

抗凝也是 CTEPH 诊断和治疗中的关键环节。CTEPH 诊断标准强调需接受 3 个月充分抗凝再进行影像学和血流动力学评估。阜外医院血栓中心在临床实践中也观察到部分病史较长、影像学提示为"陈旧血栓"的患者,在切换华法林至 NOACs 充分治疗 3 个月后,其肺动脉内血栓还会发生不同程度溶解,导致患者血流动力学等临床指标的明显好转。

近年来,伴随着经皮腔内肺动脉成形术(percutaneous transluminal pulmonary angioplasty,PTPA),也称为球囊肺动脉成形术(balloon pulmonary angioplasty,BPA)技术策略的革新,在CTEPH 患者中的应用得到蓬勃发展,临床疗效和安全性均有极大提高,已成为 CTEPH 患者最为重要的治疗选择之一。

(三)PTPA/BPA 术的发展历程

2001 年,来自美国布列根妇女儿童医院的 Feinstein 等人率先报道了 18 例无法行 PTE术的 CTEPH 患者接受 BPA 治疗的疗效和安全性。该研究中平均每位患者会接受 2.6 次介入手术,肺动脉平均压(mean pulmonary artery pressure,mPAP)可从(43.0±12.1)mmHg 降低至(33.7±10.2)mmHg,患者运动耐力和心功能亦得到明显提高。但与此同时,18 例患者中有 11 例发生再灌注性肺水肿(reperfusion pulmonary edema,RPE),3 例重症患者需进行机械通气治疗,其中 1 例患者在术后 1 周死亡。出于对安全性方面的顾虑,导致 BPA 技术在此后10 年发展缓慢。

2012 年,来自日本杏林大学附属病院(Toru Satoh 教授团队)和大阪医学中心(Hiromi Matsubara 教授团队)分别报道了 29 例和 68 例无法行 PTE 手术的 CTEPH 患者接受 PTPA 治疗的效果和安全性。和 11 年前美国布列根妇女儿童医院报道的技术相比,这两家中心对更多肺动脉分支进行了球囊扩张治疗,取得的血流动力学改善幅度也更加显著,mPAP 分别从(45.3±9.8)mmHg 降至(31.8±10.0)mmHg 以及从(45.4±9.6)mmHg 降至(24.0±6.4)mmHg。伴随着血流动力学指标的改善,患者心功能分级和运动耐力等指标也均得到显著改善。但在此阶段,RPE 仍是 PTPA 术后最常见的并发症,两家中心分别有 53% 和 60% 患者发生术后 RPE。

为进一步减少围术期并发症,尤其是术后 RPE 的发生,日本学者做了大量探索性工作。2013 年,Satoh 教授团队首次提出肺动脉血流分级概念(pulmonary flow grade,PFG)和肺水肿预测评分指数(pulmonary edema predictive scoring index,PEPSI)来评价介入治疗前后患者肺动脉血流情况,并预测患者在 PTPA 术后发生的风险(表 2-2-2)。PFG 的概念类似于冠脉TIMI 血流分级,但需同时结合肺动脉充盈和肺静脉回流速度来予以评价。整体而言,对于术前因肺动脉阻塞所致的肺动脉充盈及回流均减慢甚至消失的患者(PFG 0~1 级),需通过介入治疗达到快速肺动脉充盈和肺静脉回流(PFG 2~3 级)。研究发现,患者发生 RPE 的风险是和患者基础 PVR、单次 PTPA 扩张肺动脉数量以及扩张前后 PFG 变化情况相关(PESPI=基线 PVR×单次 PTPA 治疗所有血管 PFG 改善分数总和。举例说明,假定患者 PTPA 前PVR 为 10 Wood U,术中对 2 根肺动脉分支进行扩张,治疗前后的 PFG 分别为 0 到 3 和 1 到2,那该患者的 PEPSI =10×[(3−0)+(2−1)]=40。通过对 54 例 CTEPH 患者连续进行 140次 PTPA 治疗,共对 525 个肺动脉分支血管进行扩张。ROC 曲线分析显示,PEPSI 值<35.4时,对 RPE 的阴性预测值达92.3%。这项研究首次提出并初步建立了预防 RPE 发生的预警机制。

表 2-2-2 肺动脉血流分级(PFG)定义

PFG	肺血流分级定义	肺血管血流功能评价
0 级	肺动脉无灌注或仅有少量近端肺动脉灌注 对比剂无法达到远端肺动脉分支及肺血管床,无对应部位的肺静脉回流	基本无功能
1 级	肺动脉部分灌注 对比剂可充盈肺动脉远端分支和肺血管床,但充盈速度和消除速度均明显减慢,基本无对应部位肺静脉回流	
2 级	完全肺动脉灌注但部分肺静脉回流 对比剂可完全充盈肺动脉远端及肺血管床,但速度稍慢,肺静脉回流显影明显延迟(2 个或 2 个心动周期以上)	功能减低
3 级	完全肺动脉灌注及肺静脉回流 对比剂可完全快速充盈肺动脉远端分支及肺血管床,肺静脉回流快速显影(1~2 个心动周期)	功能正常

2014 年 Satoh 教授团队提出引入压力导丝技术来更精准的指导 PTPA 治疗。该研究对2009 年 1 月至 2013 年 12 月期间进行 PTPA 治疗的病变按照治疗时间和技术策略的不同分为:①早期组,未接受任何 RPE 监测预警;②中期组,通过测定 PEPSI 来进行 RPE 预警;③后期组,同时测定 PEPSI 和压力导丝测定的病变远端压力(Pd)来进行 RPE 预警。具体 RPE预警方法除每次操作满足 PEPSI<35.4 外,还同时要求每根目标血管在球囊扩张后经压力导丝测定狭窄远端肺动脉平均压(Pd)<35mmHg。结果显示中期和后期组均无患者发生需使用无创或机械通气治疗的严重 RPE 事件。目前压力导丝已成为 PTPA 操作中不可或缺的关键技术。通过测定狭窄部位远端和近端肺动脉平均压比值(Pd/Pa,用血液储备分数 FFR 指代)在 PTPA 前后的变化,可定量评价目标血管狭窄改善的程度。单根血管PTPA 的治疗目标为 FFR>0.8。

包括血管内超声(intravenous ultrasound,IVUS)和光学相干断层显像(optical coherence tomography,OCT)技术也逐渐在 PTPA 术中用于分析肺动脉腔内影像并指导球囊扩张治疗。尤其是 OCT 技术可清晰的显示远端肺动脉(内径<5mm)腔内及管壁的形态,在 CTEPH 患者中有更高的临床应用价值。2015 年,来自日本庆应大学医学院的学者通过对 17 例 CTEPH 患者中的 43 个肺动脉狭窄或闭塞病变进行 OCT 影像分析研究,指出 OCT 影像下 CTEPH 患者肺动脉狭窄病变可分为四类:肺动脉腔内少孔分隔(分隔后管腔<5 个)、薄壁多孔分隔(肺动脉管壁无增厚且分隔后管腔>5 个)、厚壁多孔分隔(肺动脉管壁增厚且分隔后管腔>5 个)以及厚壁单孔(仅管壁增厚导致管腔狭窄或闭塞,腔内无分隔)(图 2-2-4)。通过和常规肺动脉造影显示的四类典型影像(束带征、网格征、突发狭窄和完全闭塞病变)(图 2-2-5)对比发现,完全闭塞性病变在 OCT 上往往表现为厚壁单孔或厚壁多孔狭窄,而网格征则更多表

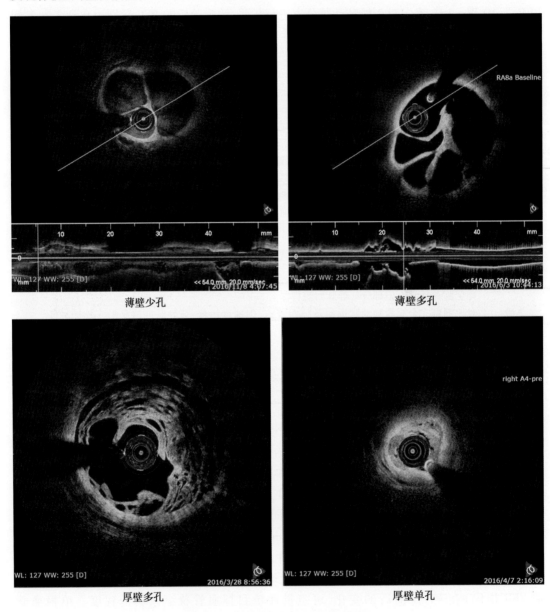

薄壁少孔　　　　　　　　　　　　薄壁多孔

厚壁多孔　　　　　　　　　　　　厚壁单孔

图 2-2-4　CTEPH 患者 OCT 影像分类
不同的狭窄病理形态代表着对肺动脉血流不同程度的影像,也可预测球囊扩张的疗效

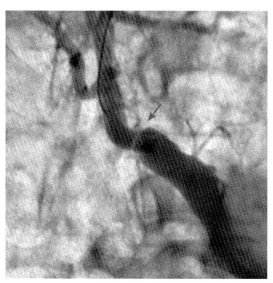

束带征(Band)沿血管横断面分布

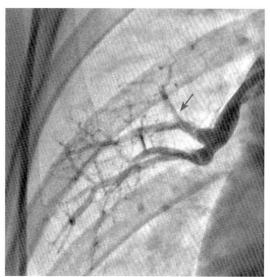

网格征(Web)沿血管长轴分布

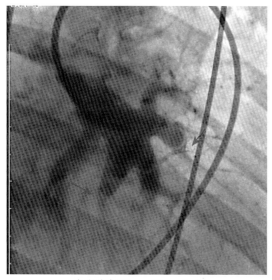

突发狭窄(Abrupt Narrowing)

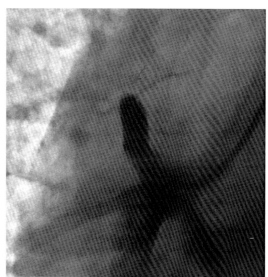

完全闭塞(Occlude Lesion)

图 2-2-5　CTEPH 患者肺动脉造影
显示典型肺动脉狭窄或闭塞病变特点(红箭)

现为厚壁多孔分隔和少孔分隔。通过压力导丝测定 FFR 和 OCT 影像分类进行对比显示,厚壁单孔和厚壁多孔病变的狭窄程度更重(FFR 数值更低),介入治疗后 FFR 整体数值也难以达到 0.8 以上,这提示这两类病变因机化血栓负荷过重,球囊扩张后肺动脉狭窄亦无法完全解除。

既往认为 CTEPH 患者不论是接受 PTE 还是 PTPA 治疗,一旦 mPAP 降至 25mmHg 以下,患者即被"治愈"。但实际临床中,很多这样单纯 PAP 恢复正常的患者仍远远未能恢复到正常同龄人的生理和运动状态,比如仍有运动耐力减低、低氧血症、右心增大、右心功能降低等情况。因此,尽管这部分 CTEPH 患者 mPAP 正常,但只要仍存在临床症状和明显异常的检测指标,同时具有适合进行介入治疗的目标血管,即可行强化 PTPA 治疗。2016年 TCT 大会上,来自日本神户大学医院的学者报道了在该医院接受 PTPA 治疗的 102 例 CTEPH 患者中,有 37 例患者尽管 mPAP 回落至 25mmHg 以下,但仍有临床症状。对其中 15 例患者进行强化 PTPA 治疗,而另 22 例仅接受药物治疗。结果显示,相比药物治疗组,接受强化 PTPA 治疗的患者能进一步显著提高心功能和 6 分钟步行距离,同时显著降低 PAP 和 PVR。因此,考虑到目前 PTPA 治疗的安全性较好(尤其是在 PAP 已正常患者中,术后发生 RPE 的风险极低),CTEPH 患者的治疗目标不再仅限于肺循环血流动力学指标正常,而是要尽可能多的恢复肺动脉血流,最大限度降低 PVR,改善通气血流比,改善右心功能。

(四) PTPA/BPA 的适应证

CTEPH 患者拟行 PTPA 治疗的适应证包括:①影像学(肺动脉 CT 或肺动脉造影)提示合并有较严重外周肺动脉狭窄性病变而不适合行 PTE 术患者;②存在高龄(75 岁以上)或其他严重合并症而不适合行开胸体外循环手术的 CTEPH 患者;③PTE 术后仍残余肺动脉高压或仍有临床症状患者。

(五) PTPA/BPA 的技术要点

1. 术前准备工作　①实验室检查:术前应完善常规的实验室检查,至少应包括血常规、肝肾功能和凝血功能检查,以明确有无手术禁忌,并指导术中对比剂和抗凝药物使用。②抗凝:术前应确保患者接受至少 3 个月的充分抗凝治疗,如接受足剂量的 NOACs 治疗或华法林抗凝治疗(有规律监测 INR 并保证 2/3 以上监测指标 INR 在 2.0~3.0)。服用华法林治疗患者入院后应根据 INR 酌情切换为低分子量肝素或 NOACs 治疗,并在手术当日晨暂停一次抗凝治疗。③影像评价:应确保已完成 CT 肺动脉造影检查和肺通气灌注显像检查,以协助术前判断患者目标血管和血管狭窄程度,制订 PTPA 扩张顺序策略。在有条件的中心,还可在完成 CT 肺动脉造影后进行肺动脉三维重建,并可将重建图像与导管室内透视图像进行实时融合,指导术中肺动脉影像定位(图 2-2-6)。

2. 术中操作要点　①穿刺路径选择:首选右股静脉入路,导管路径较直,便于肺动脉内的导管操作。对于股静脉有血栓或其他不适合穿刺股静脉的患者,可考虑选择右颈内静脉入路,但该入路导管操控性较差,而且易受造影机投照体位的影响。②右心导管检查:推荐在每次 PTPA 治疗前,进行漂浮导管检查,测定右心房、右心室、肺动脉和肺小动脉楔入压力,测定心输出量,肺动脉抽取血样测定混合静脉血氧饱和度(SvO_2)。③肺动脉造影推荐在有条件的中心行三维肺动脉造影,可更准确的显示肺动脉分支的狭窄情况,血流速度,并可将重建影像和实时透视影像融合,为后续 PTPA 治疗提供影像参考和引导,可帮助术者直接

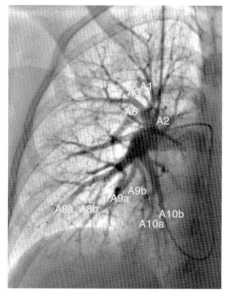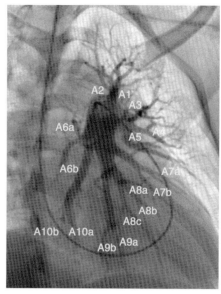

图 2-2-6　肺动脉分支解剖图
动脉分支众多,呈三维分布,解剖变异较多,常需多体位投照才能确定准确分段情况

选取最合适的体位充分暴露目标血管,从而避免反复试注对比剂来确定合适的操作体位而增加患者对比剂用量。而且,一次三维肺动脉造影重建影像可为后续多次 PTPA 治疗做影像参考(图 2-2-7)。④术中抗凝:在完成右心导管操作和必要的肺动脉造影检查后,需进行静脉肝素化抗凝,避免发生围术期肺动脉血栓形成。常规肝素负荷剂量为 100U/kg,每一小时可补充 1000U。⑤术中鞘管和指引导管选择:PTPA 操作需使用支撑力较强的长鞘管置于

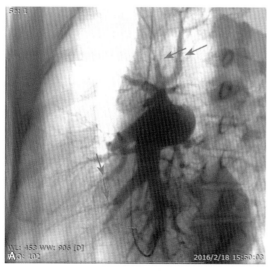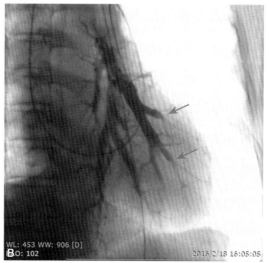

图 2-2-7　CTEPH 患者三维肺动脉造影影像(图像来自阜外医院)
可以选择不同角度对肺动脉狭窄病变进行充分暴露,并用于 PTPA 术中参考。A. 右肺动脉 3D 造影,提示左肺上叶、中叶及下叶多发段一级肺动脉狭窄;B. 左肺动脉 3D 造影,提示右肺下叶多发段及亚段一级肺动脉狭窄(红箭)

肺动脉,避免心内搏动及瓣膜反流对导管的冲击移位。阜外医院血栓中心目前使用8F长鞘管,如Mach1长鞘管(波士顿科学公司)或Super-Arrow Flex鞘管(Arrow公司)等。将长鞘管送至肺动脉后,根据目标肺动脉的不同,通过其送入6F或7F JR4和JL4指引导管。这种双指引导管在保证较强支撑力的同时,也可通过旋转内腔指引导管来超选择目标血管。⑥腔内影像技术应用:在目标肺动脉分支在选择性造影显示不清时或需更进一步了解狭窄肺动脉腔内及管壁形态时,可行OCT检查。由于目前OCT设备是通过快速推注对比剂来获取清晰影像,故需选择内径<5mm,而且指引导管可到位进行清晰选择性造影的肺动脉分支来进行。OCT可准确判断肺动脉狭窄病变形态,测定狭窄前后的管腔内径,对选择合适球囊尺寸并根据病变形态预判扩张效果有很大帮助。⑦压力导丝应用:压力导丝是现代改良PTPA技术的关键步骤。通过使用压力导丝测定Pa、Pd和FFR可发挥以下三方面重要作用:定量评价狭窄严重程度;狭窄部位造影显示不清或呈弥漫狭窄血管,可通过回撤压力导丝来判断具体狭窄位置以指导球囊扩张;预警术后RPE:对于扩张后Pd>35mmHg的病变需警惕术后发生RPE风险。既往PTPA完全依赖肺动脉形态学特征来判断病变和评价疗效,而肺动脉血流分级和压力导丝的引入则更多关注肺动脉血流功能学的评价,因为血流功能的恢复要远远比形态学的恢复更为重要。而且,单纯追求形态学的改变有可能导致对病变血管的过度扩张,从而造成并发症发生风险增加。⑧球囊选择和扩张策略:多部位多次数球囊扩张是PTPA治疗的核心策略,这样可在提高疗效的同时减少术后并发症的发生(图2-2-8)。根据目标血管内径和狭窄情况的差异,可选择不同型号和特点球囊进行扩张。由于PEPSI在35.4以下发生RPE风险较低,故在术前应计算可接受的球囊扩张次数和程度。一般首选非顺应性球囊,最大内径可选择狭窄病变近端血管内径的1.2倍。对于狭窄近端和远端内径有较大落差患者,则应适当选择内径偏小、长度较长的球囊。为避免发生过度扩张导致血管损伤和RPE,建议由小到大逐级扩张,根据PFG、FFR和PEPSI数值来评价扩张效果以及何时需终止治疗。尤其对PVR较高(PVR>10 Wood U)、基础肺动脉狭窄程度较重(PFG0或1且FFR<0.4)的病变,在初始扩张时需格外谨慎,因这类病变过度扩张极易造成术后RPE。推荐初次扩张尽量避免选择内径≥4.0mm球囊进行扩张,并将扩张后PFG控制在1~2,FFR控制在0.6以下为宜。对于PVR显著增高患者,初次PTPA可选择对多支狭窄肺动脉进行轻度扩张的策略。

　　目前无明确推荐的目标血管扩张顺序。日本大阪医学中心的研究报道在行初次PTPA治疗时,有3/4会选择双肺下叶病变,因下叶动脉血流分布较多,对病情恢复价值更大。但也正因为下叶血流分布相对更多,扩张后更易出现RPE事件。阜外医院血栓中心推荐球囊扩张应遵循先易后难的原则,因在最初1~3次治疗时,患者PVR仍较高,并发症耐受能力差,对狭窄程度较重甚至完全闭塞血管进行扩张一旦发生严重血管损伤和RPE极易导致严重后果。通过2~3次扩张,患者肺动脉狭窄程度有部分改善,PVR有所下降后,可酌情对初次扩张的血管选择更大尺寸球囊进行扩张,目标PFG为2~3,FFR则至0.8以上。这样对重症患者的严重病变采取分级扩张策略,既保证了疗效,更可最大程度的避免RPE的发生。

　　部分肺动脉狭窄病变,尤其是OCT形态表现为厚壁单孔和厚壁多孔病变,经过足够尺寸球囊扩张后仍无法使得FFR达到0.8以上。这时并不建议一味选择更大球囊扩张,因会显著增加血管损伤风险。PTPA治疗应以整体肺循环血流动力学指标、运动耐力和

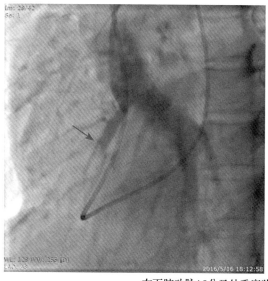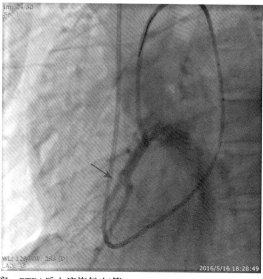

右下肺动脉A8分叉处重度狭窄，PTPA后血流恢复(红箭)

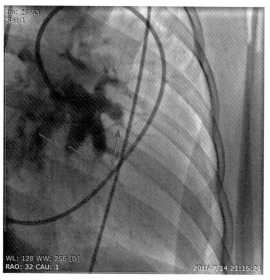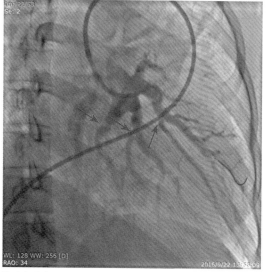

左下肺动脉A8近端近乎闭塞，A9分叉处重度狭窄，PTPA后血流恢复(红箭)

图 2-2-8　CTEPH 患者 PTPA 治疗前后肺动脉造影影像变化

右心功能恢复为目标,不应纠结于某一处肺动脉狭窄的恢复情况,待其他部位肺动脉狭窄都有效治疗后,如患者仍未恢复至满意状态,则可以考虑对这些狭窄血管行进一步处理。

整体而言,目前 PTPA 治疗仅选择球囊扩张即可使得大多数患者有显著改善,不推荐常规植入支架治疗(图 2-2-9)。因支架植入会大幅增加手术费用,且患者在抗凝治疗基础上还需增加抗血小板治疗,这势必会增加出血风险。

（六）PTPA/BPA 的并发症处理

PTPA 术整体安全性良好,但仍有较多潜在并发症发生可能,部分可引发致命性风险,必须时刻有防范并发症发生的意识和及时处理并发症的能力。

1. 肺动脉损伤　肺动脉损伤是 PTPA 术中最常见得并发症,严重者可能诱发致命性大

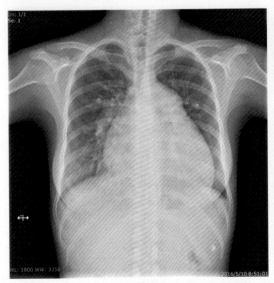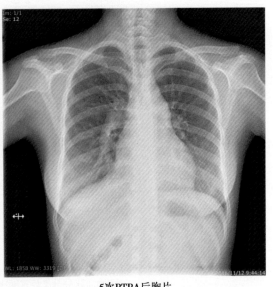

PTPA前胸片
提示右心显著扩大，外周肺动脉稀疏
PAP 85/37/50mmHg；PVR 11.08Wood U

5次PTPA后胸片
提示右心明显回缩，外周肺动脉影增多
PAP 38/18/26mmHg；PVR 3.17Wood U

图 2-2-9　PTPA 治疗前后胸片对比（影像来自阜外医院）
CTEPH 患者,女,29 岁,经 5 次 PTPA 治疗,临床症状和血流动力学指标显著改善。胸片提示右心明显重构回缩

咯血。肺动脉损伤包括以下四种情况:①肺动脉穿孔:常由导丝穿破肺动脉所致,可表现为对比剂滞留、对比剂外渗或咯血。咯血一般量较少,可在数分钟内自行终止,严重时可使用球囊压迫或弹簧圈栓塞。②高灌注损伤:高灌注损伤原理类似再灌注性肺水肿,当 PAP 较高患者(mPAP>50mmHg)患者接受段或亚段一级分支动脉球囊扩张后,狭窄明显解除,血流快速充盈至末梢血管,灌注节段全域可迅速显影,导致患者出现血痰或少量咯血。术中一般无需特殊处理,但需在术后格外灌注患者有无继发肺水肿发生征象。③肺动脉破裂:由于球囊扩张或指引导管机械性损伤所致,可导致严重大咯血发生,需立即使用鱼精蛋白中和肝素,并行球囊封堵,必要时使用覆膜支架或弹簧圈栓塞破裂肺动脉分支。④肺动脉夹层:一般由于导丝损伤或球囊扩张所致,尚无肺动脉夹层导致肺动脉破裂出血的报道,故一般无需特殊处理,1 周左右夹层可自行愈合。

2. RPE　RPE 是 PTPA 术后常见并发症,严重者可发生爆发性肺水肿而导致患者迅速死亡。RPE 的发生有两个必备条件:高 PAP 和高灌注血量。因此,发生 RPE 的患者往往是 PAP 较高,且有多支血管接受较充分球囊扩张治疗。近年来 PTPA 技术进步的关键之一就是找到了预判 RPE 发生风险的方法。因此,预防 RPE 的最佳方法就是在 PEPSI 和 FFR 指导下进行 PTPA 操作,在患者 PVR 较高时避免对目标血管进行充分扩张的策略。

PTPA 术后需对患者进行严密观察,尤其对术中扩张血管较多,PEPSI 分值超过 35 的患者需严密观察有无 RPE 发生的症状和征象。RPE 可在术后即刻发生,但大多数患者在术后24 小时内出现典型症状,因此在术后第一天需格外关注患者,有条件的中心建议术后转至监护病房观察 24 小时。术后应常规吸氧,监测血压、心率、指尖氧饱和度、呼吸频率,并复查动脉血气和床旁胸片等检查。提示发生 RPE 的征象有:呼吸频率加快;气促加重(尤其平卧时),需提高鼻导管或面罩吸氧浓度;指尖氧饱和度和动脉血气氧分压较术前明显降低;出现咳嗽、咳粉色或黄色泡沫样痰;胸片或胸部 CT 平扫提示局部透过度降低,严重者可有肺内大片渗出影。

对 RPE 高危患者,术后可适当限水、利尿和应用静脉糖皮质激素治疗,但目前尚无证据支持这种策略能有效减少 RPE 发生的频率或降低发生的严重程度。一旦 RPE 发生,需根据严重程度选择不同的治疗策略。对于 RPE 较轻,患者仅表现为轻度气促和血氧降低,胸片无明显改变或仅有局部轻度肺透过度下降表现时,可给予加大吸氧,静脉给予利尿治疗即可。但对于重症患者,表现为面罩吸氧无法纠正的严重气促,低氧血症,肺部可出现啰音,甚至咳粉红色泡沫痰患者,胸片提示单侧或双侧大片渗出影时,则需立即给予无创正压通气治疗。一旦无创正压通气仍无法缓解患者症状和低氧血症,则需尽快行有创机械通气治疗,并给予较高的呼气末正压(PEEP)。而机械通气仍无法改善患者症状和纠正低氧时,则应尽快在循环呼吸衰竭前行 ECMO 治疗(图 2-2-10,图 2-2-11)。

3. 对比剂肾病 术后还需监测患者肾功能情况,尤其对高龄、有基础肾功能不全(eGFR <60ml/min)、贫血、术中对比剂使用量较多或 2 周内曾使用过对比剂患者(如行 CT 肺动脉造影检查等)需连续监测血肌酐水平至少 3 天。可在术前 6 小时至术后 6 小时内进行水化,静滴生理盐水 $1 \sim 1.5$ml/(kg·h)。对于基础心功能较差、RPE 风险较高患者,需酌情减少水化用量。

(七)PTPA/BPA 的长期预后

改良 PTPA 技术近几年才开始在全世界范围内得到推广应用。作为此项技术的开拓者之一,Satoh 教授团队 2016 年报道了目前唯一一项 PTPA 长期预后研究。结果显示,2009 至 2016 年间,170 例 CTEPH 患者在日本杏林大学医学院共接受 649 次 PTPA 操作治疗。1 年、3 年和 5 年的生存率分别高达 98.7%、98% 和 95.5%。而且在死亡的 4 例患者中,除 1 例为 PTPA 操作所致的肺动脉损伤并发症外,另 3 例分别为癌症、肺炎和脓毒症。无患者因右心衰竭或抗凝出血并发症死亡。患者中不服用肺动脉高压靶向治疗药物的比例在基线时为 8.8%,经过 PTPA 治疗,该比例在长期随访时显著提高至 71.8%。此外,该研究还显示,患

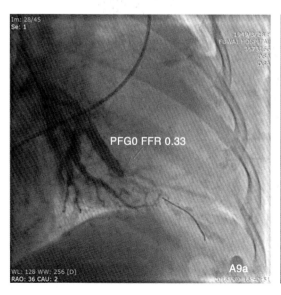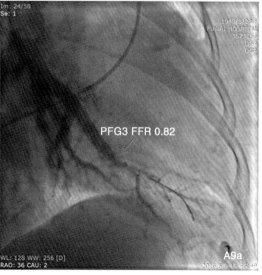

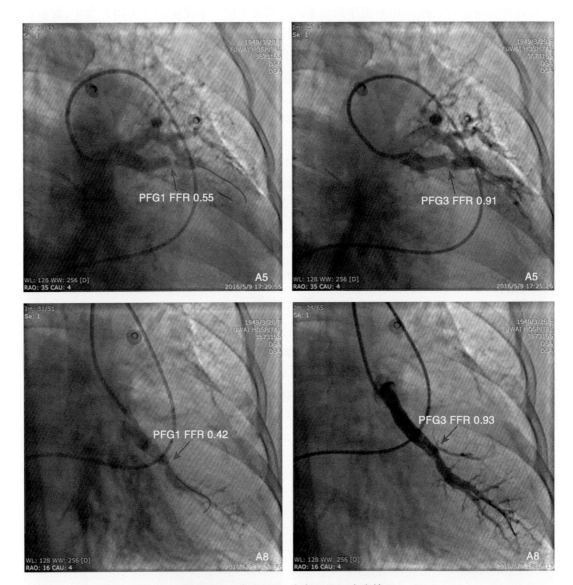

图 2-2-10　发生 RPE 患者 PTPA 术中情况

患者,女,67 岁,第三次 PTPA(影像来自阜外医院)。该次 PTPA 前 PAP 111/29/56mmHg,PVR 8 Wood U。PEPSI=PFG 变化×PVR=[(3−0)+(3−1)+(3−0)]×8=64;三支血管球扩后 Pd 均超过 35mmHg,这均提示肺动脉扩张过度,为发生 RPE 高危患者。按照 PEPSI 高限 35.4,35.4/8=4.4,且同时狭窄远端 Pd<35mmHg,故患者可接受的安全扩张方案之一应为 A9 扩张后(PFG 0→2),轻度扩张 A5 或 A8(PFG 1→2)

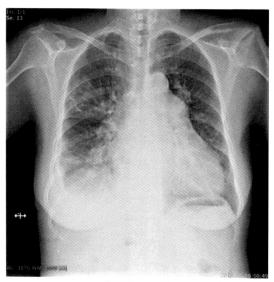

第三次PTPA前
胸片提示右心增大，右侧胸腔积液

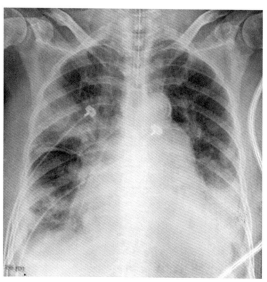

PTPA术后12小时肺水肿
胸片提示双侧肺水肿

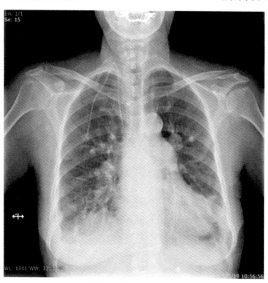

机械通气等治疗后
胸片提示肺水肿吸收

图 2-2-11　PTPA 术后发生 RPE 患者胸片变化

与上图同一患者，第三次 PTPA 术后 12 小时出现严重肺水肿，咳大量粉红色泡沫痰，经机械通气抢救治疗后好转（影像来自阜外医院）

者的肺循环血流动力学指标改善情况在长期随访过程中得以保持,说明在充分抗凝治疗情况下,患者极少发生血管回缩或 CTEPH 再发。

(八) PTPA/BPA 的国内现状

国内 CTEPH 患者数量众多,但能准确进行 CTEPH 诊断、评估和治疗的中心较少,而且仅极个别中心可开展 PTE 手术,每年能接受 PTE 手术的患者数量非常有限。因此,有大批 CTEPH 患者亟待通过 PTPA 进行治疗。但目前仅有个别肺血管病诊治中心可规范开展改良 PTPA 治疗。阜外医院血栓中心较早开始进行 CTEPH 的介入治疗探索,并于 2016 年率先在国内开展现代改良 PTPA 技术,截至目前已对 60 余例 CTEPH 患者行超过 150 次 PTPA 治疗。初步结果显示,经过多次 PTPA 介入治疗,大多数 CTEPH 患者 PVR 可显著降低 50% ~ 80% ,相当比例患者可恢复血流动力学指标正常或接近正常。伴随肺动脉高压的逆转,患者心功能、运动耐力、生物标志物以及心脏结构和功能均得到显著改善。阜外医院血栓中心还协助国内多家三甲医院开展 PTPA 治疗 CTEPH 患者。整体而言,改良的 PTPA 技术在 2016 年后逐步在国内开展,会有越来越多的患者因这项技术而改善生活治疗并延长寿命。

【本章小结】

急性 PE 是临床常见心肺血管疾病。随着我国逐渐步入老龄化社会以及医疗机构诊断意识的不断提升,越来越多的 PE 患者被临床医生发现。对于中、高危 PE 患者,经静脉溶栓治疗仍有较高的出血风险。对于存在静脉溶栓禁忌或高出血风险患者,介入取栓或局部溶栓治疗则可成为救治这类患者的重要手段。此外,介入设备也在不断更新,那些更加便捷、有效和安全的技术设备可能会在 PE 治疗中发挥更大作用。CTEPH 作为 PE 的远期并发症,自然预后恶劣。随着近年来技术观念的不断改良和更新,已建立一套以多次多部位球囊逐级扩张为核心流程、压力导丝、肺血管血流功能评价和腔内影像评价为关键技术的改良 PTPA 治疗策略。PTPA 因其显著的疗效和微创的特点,已成为 CTEPH 患者非常关键的治疗选择,是 PTE 手术的重要补充,极大地改善了患者的生活质量及长期预后。

(蒋鑫　彭富华　徐希奇　荆志成)

参 考 文 献

1. Jaff MR, McMurtry MS, Archer SL, et al. Management of massive and submassive pulmonary embolism, iliofemoral deep vein thrombosis, and chronic thromboembolic pulmonary hypertension: a scientific statement from the American Heart Association. Circulation, 2011, 123(16): 1788-1830.

2. Konstantinides SV, Torbicki A, Agnelli G, et al. 2014 ESC guidelines on the diagnosis and management of acute pulmonary embolism. Eur Heart J, 2014, 35(43): 3033-3069.

3. Konstantinides SV, Barco S, Lankeit M, et al Management of pulmonary embolism: an update. J Am Coll Cardiol, 2016, 67(8): 976-990.

4. Jaber WA, Fong PP, Weisz G, et al. Acute pulmonary embolism: with an emphasis on an interventional approach. J Am Coll Cardiol, 2016, 67(8): 991-1002.

5. Kabrhel C, Jaff MR, Channick RN, et al. A multidisciplinary pulmonary embolism response team. Chest, 2013, 144(5): 1738-1739.

6. Kabrhel C, Rosovsky R, Channick R, et al. A multidisciplinary pulmonary embolism response team: initial 30-

month experience with a novel approach to delivery of care to patients with submassive and massive pulmonary embolism. Chest,2016,150(2):384-393.

7. Meyer G,Vicaut E,Danays T,et al. for the PEITHO Investigators. Fibrinolysis for patients with intermediate-risk pulmonary embolism. N Engl J Med. 2014,370(15):1402-1411.

8. Sharifi M,Bay C,Skrocki L,et al. for the "MOPETT" Investigators. Moderate pulmonary embolism treated with thrombolysis (from the "MOPETT" Trial). Am J Cardiol,2013,111(2):273-277.

9. Chatterjee S,Chakraborty A,Weinberg I,et al. Thrombolysis for pulmonary embolism and risk of all-cause mortality,major bleeding,and intracranial hemorrhage:a meta-analysis. JAMA,2014,311(23):2414-2421.

10. Kuo WT,Gould MK,Louie JD,et al. Catheter directed therapy for the treatment of massive pulmonary embolism:systematic review and meta-analysis of modern techniques. J Vasc Interv Radiol, 2009, 20 (11): 1431-1440.

11. Greenfield LJ,Proctor MC,Williams DM,et al. Long-term experience with transvenous catheter pulmonary embolectomy. J Vasc Surg,1993,18(3):450-457.

12. Kucher N,Boekstegers P,Müuller OJ,et al. Randomized,controlled trial of ultrasound assisted catheter-directed thrombolysis for acute intermediate-risk pulmonary embolism. Circulation,2014,129(4):479-486.

13. Kuo WT,Banerjee A,Kim PS,et al. Pulmonary Embolism Response to Fragmentation,Embolectomy,and Catheter Thrombolysis (PERFECT):initial results from a prospective multicenter registry. Chest,2015,148(3):667-673.

14. Piazza G,Hohlfelder B,Jaff MR,et al. for the SEATTLE Ⅱ Investigators. A prospective,single arm,multicenter trial of ultrasound-facilitated,catheter-directed,low-dose fibrinolysis for acute massive and submassive pulmonary embolism:The SEATTLE Ⅱ Study. J Am Coll Cardiol Intv,2015,8(10):1382-1392.

15. Engelberger RP, Moschovitis A, Fahrni J, et al. Fixed low-dose ultrasound-assisted catheter directed thrombolysis for intermediate and high-risk pulmonary embolism. Eur Heart J,2015,36(10):597-604.

16. Galiè N, Humbert M, Vachiery JL, et al. 2015 ESC/ERS guidelines for the diagnosis and treatment of pulmonary hypertension:the Joint Task Force for the Diagnosis and Treatment of Pulmonary Hypertension of the European Society of Cardiology (ESC) and the European Respiratory Society (ERS):endorsed by:Association for European Paediatric and Congenital Cardiology (AEPC),International Society for Heart and Lung Transplantation (ISHLT). Eur Heart J,2016,37(1):67-119.

17. Pepke-Zaba J,Delcroix M,Lang I,et al. Chronic thromboembolic pulmonary hypertension (CTEPH):results from an international prospective registry. Circulation,2011,124(18):1973-1981.

18. Ghofrani HA,D'Armini AM,Grimminger F,et al. Riociguat for the treatment of chronic thromboembolic pulmonary hypertension. N Engl J Med,2013,369(4):319-329.

19. Feinstein JA,Goldhaber SZ,Lock JE,et al. Balloon pulmonary angioplasty for treatment of chronic thromboembolic pulmonary hypertension. Circulation,2001,103(1):10-13.

20. Mizoguchi H,Ogawa A,Munemasa M,et al. Refined balloon pulmonary angioplasty for inoperable patients with chronic thromboembolic pulmonary hypertension. Circ Cardiovasc Interv,2012,5(6):748-755.

21. Kataoka M,Inami T,Hayashida K,et al. Percutaneous transluminal pulmonary angioplasty for the treatment of chronic thromboembolic pulmonary hypertension. Circ Cardiovasc Interv,2012,5(6):756-762.

22. Inami T,Kataoka M,Shimura N,et al. Pulmonary edema predictive scoring index (PEPSI),a new index to predict risk of reperfusion pulmonary edema and improvement of hemodynamics in percutaneous transluminal pulmonary angioplasty. JACC Cardiovasc Interv,2013,6(7):725-736.

23. Inami T,Kataoka M,Shimura N,et al. Pressure-wire-guided percutaneous transluminal pulmonary angioplasty:a breakthrough in catheter interventional therapy for chronic thromboembolic pulmonary hypertension. JACC Cardiovasc Interv,2014,7(11):1297-1306.

24. Inohara T,Kawakami T,Kataoka M,et al. Lesion morphological classification by OCT to predict therapeutic efficacy after balloon pulmonary angioplasty in CTEPH. Int J Cardiol,2015,197:23-25.

25. Hosokawa K,Abe K,Oi K,et al. Balloon pulmonary angioplasty-related complications and therapeutic strategy in patients with chronic thromboembolic pulmonary hypertension. Int J Cardiol,2015,197:224-246.

26. Inami T,Kataoka M,Yanagisawa R,et al. Long-term outcomes after percutaneous transluminal pulmonary angioplasty for chronic thromboembolic pulmonary hypertension. Circulation,2016,134(24):2030-2032.

病例 6　经皮肺动脉腔内血管成形术(PTPA)治疗慢性血栓栓塞性肺高血压患者

【病史简介】

患者,女,45 岁,主因"气促 6 年,加重 3 个月"入院。患者 6 年前出现活动后气促,后逐渐加重,伴下肢水肿等症状。当地医院曾诊断"肺栓塞,肺动脉高压",给予华法林等药物治疗。2011 年,患者曾于北京某三甲医院就诊,诊断为慢性血栓栓塞性肺高血压,后于 2012 年在全麻低体温下行肺动脉内膜剥脱术。术后患者自觉症状有改善,但仍有活动后气促等不适。2014 年曾于我院就诊,行超声心动图和右心导管确诊存在残余肺高血压,给予波生坦、西地那非、华法林和利尿补钾等药物治疗,患者症状有缓解。近 3 个月自觉气促症状再次加重,伴轻度下肢水肿,胃纳差,遂就诊于我院。

入院查体:T 36.2℃,P 90 次/分,R 24 次/分,BP 97/66mmHg,步入病房,精神欠佳;口唇无发绀;颈静脉怒张,双肺呼吸音清,未闻及干湿性啰音;心率 83 次/分,律齐,P2 亢进,三尖瓣区可及 3/6 级收缩期杂音;肝脾肋下未触及,移动性浊音阴性;双下肢轻度水肿。

既往史:无特殊。

实验室、功能及影像检查:

血气分析(未吸氧):pH 7.472,PaO$_2$ 46mmHg,PCO$_2$ 37.8mmHg,SO$_2$% 88.3%。

血凝:INR 1.94,D-二聚体:0.21μg/ml;

风湿免疫抗体:阴性;

易栓三项:蛋白 C 活性 41%,蛋白 S 活性 39%,抗凝血酶Ⅲ活性 90%;

同型半胱氨酸(HCY):17μmol/L;

NT-proBNP:1061pg/ml;

运动心肺功能检查:运动耐力重度减退,Peak VO$_2$ 0.62L/min,10.3ml/(kg·min);

超声心动图:LVEDD 39mm,LVEF 80%,RV(前后径)28mm,TAPSE 10mm,三尖瓣少中量反流,估测肺动脉收缩压 114mmHg。

CTPA:主肺动脉扩张,左右肺动脉及主要分支管壁稍不规则,左上肺动脉尖后段及左下肺后基底段动脉闭塞,右肺上叶前段亚段闭塞,考虑诊断为血栓栓塞性肺动脉高压(图 2-2-12)。

肺通气灌注显像:双肺多发节段性灌注缺失,对比通气不匹配,考虑为肺栓塞改变。

心脏 MRI:右房室增大(右房前后径 47mm,右室横径 50mm),右室壁增厚,乳头肌增粗,双上肺分支及左下基底支显影不良,提示狭窄或闭塞;三尖瓣少中量反流;右室 EF 16%,右室舒张末容积 EDV 109ml。

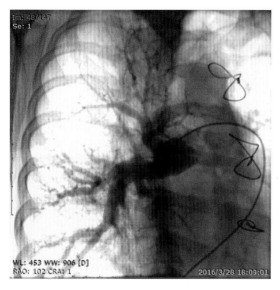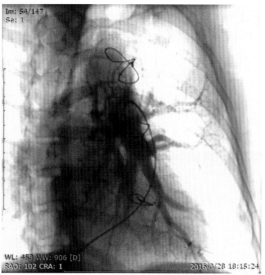

图 2-2-12　CTEPH 患者三维肺动脉造影影像(影像来自阜外医院)

初步诊断：
1. 慢性血栓栓塞性肺高血压
2. 肺动脉内膜剥脱术后残余肺高血压
3. 慢性肺源性心脏病
4. 心脏扩大
5. 心功能Ⅲ级

【病例解析】

[问题1]　患者下一步治疗策略?

患者为 CTEPH 患者,已明确诊断,既往曾行 PTE 术,但术后仍有残余肺高血压。入院肺灌注显像、CT 肺动脉造影和右心导管等检查,发现患者仍有多发肺动脉狭窄和灌注缺失,提示仍有远端未被剥离肺动脉狭窄。患者已接受肺动脉高压靶向治疗和充分抗凝治疗,但目前病情仍进展,需进一步干预。考虑患者既往有 PTE 手术史,近端血栓已被剥离,故首选 PTPA 治疗。

[问题2]　患者拟行 PTPA 治疗,PTPA 的适应证有哪些?

PTE 手术仍是目前指南推荐的 CTEPH 患者首选需进行评价的治疗方案。但外科手术受限于血栓阻塞的位置和手术合并症。一旦患者有较多外周肺动脉受累,外科医生评价剥离效果不佳或存在高龄或其他严重合并症而无法行外科手术时,PTPA 治疗则是首选治疗方案。此外,对于部分 PTE 术后仍存在残余肺高压患者,往往提示仍有多发外周肺动脉狭窄,亦可进行 PTPA 治疗。

[问题3]　PTPA 治疗的关键技术有哪些?

PTPA 技术的核心是肺血管影像和肺血流功能指导下的多部位多次球囊扩张技术。其中的肺血管影像包括 CT 肺动脉造影、肺灌注显像、CT 或导管室三维成像技术以及 OCT 技术;肺血流功能则包括 PFG 和压力导丝测定的 FFR 数值;多部位强调的是需多个肺动脉狭窄病变进行扩张,恢复足够多的肺血管床才能有显著临床效果,因此 PTPA 治疗过程中不应过度纠结某一处病变治疗的成功与否,应着眼整个肺动脉全局,处理好这种类似"战斗"和"战役"的关系;多次操作强调的是安全性问题,临床中应尽量避免在患者 PVR 还较高的治疗初期一次对过多血管进行操作或对其中一到两根血管进行过度扩张,这样都可能造成患者术后发生严重的可能致命性的 RPE。该 CTEPH 患者左肺上叶肺动脉尖后段闭塞病变行 PTPA 治疗过程及随访影像见图 2-2-13。前后压力导丝测定 FFR 变化情况见图 2-2-14。

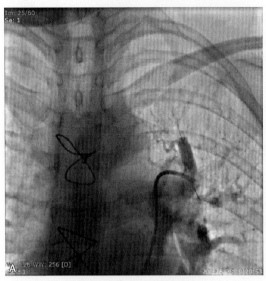
1th PTPA前 PFG0 FFR 0.12

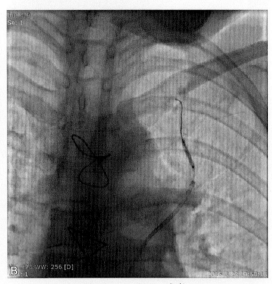
Tazuna 2.0mm×20mm 球囊 12atm

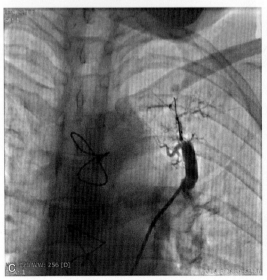
1th PTPA后 PFG2 FFR 0.48

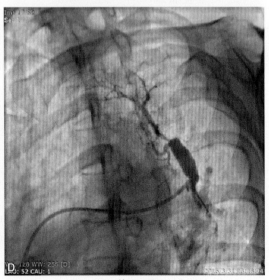
2nd PTPA前 PFG2 FFR 0.41

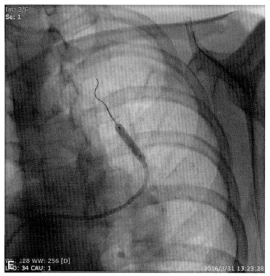

Sterling 4.2mm × 20mm 球囊 14atm

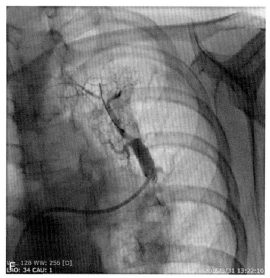

2nd PTPA后 PFG3 FFR 0.89

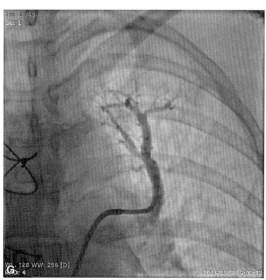

7月后复查 PFG3 FFR 0.96

图 2-2-13　CTEPH 患者左肺上叶肺动脉尖后段闭塞病变行 PTPA 治疗过程及随访影像（影像来自阜外医院）

患者,女,45 岁,和该肺动脉节段最后一次 PTPA 治疗后即刻影像相比(图 F),7 个月后复查造影(图 G)提示患者肺动脉分支明显增粗,血流改善。这种现象称为肺动脉的"自发膨胀",考虑可能和 PTPA 后抗凝效果提高以及缩血管物质分泌减少有关

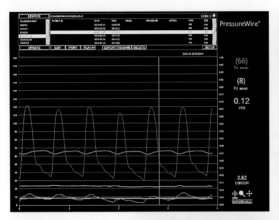
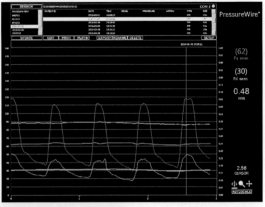
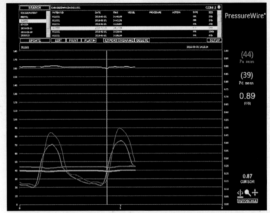

图2-2-14　CTEPH患者左肺上叶肺动脉尖后段PTPA前后压力导丝测定FFR变化情况（影像来自阜外医院）

红色代表狭窄近端肺动脉平均压（Pa），绿色代表狭窄远端肺动脉平均压（Pd），黄色代表FFR数值（Pd/Pa）。左图为左肺上叶尖后段基线FFR测定，中图为第一次PTPA后FFR测定，右图为3天后行第二次PTPA后FFR测定。患者通过两次球囊逐步扩张，闭塞肺动脉节段恢复正常血流功能

［问题4］　PTPA治疗的潜在并发症有哪些？

PTPA整体安全性良好，但也可能出现危及生命的严重并发症。最常见的严重并发症包括在术中各种肺动脉损伤，术后RPE和对比剂肾病等。优选操作导管和导丝，避免过度扩张是减少肺动脉损伤的关键。如术中操作总的PEPSI评分超过35.4或任何一根肺动脉在球囊扩张后Pd超过35mmHg，均为发生术后RPE的高危人群。

【随访】

患者目前活动耐力正常，快步行走和爬5层楼无气促，复查肺灌注显像提示肺动脉血流明显增多，超声心动图及心脏MRI均提示右心结构和功能较治疗前显著改善（图2-2-15，图2-2-16，表2-2-3）。目前患者已停用肺动脉高压靶向治疗药物，仅服用华法林抗凝治疗。

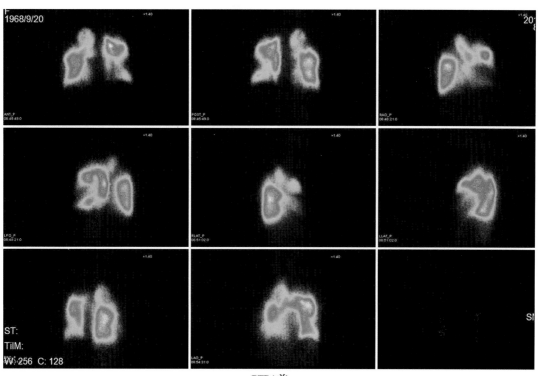

PTPA前
CTEPH患者肺灌注显像

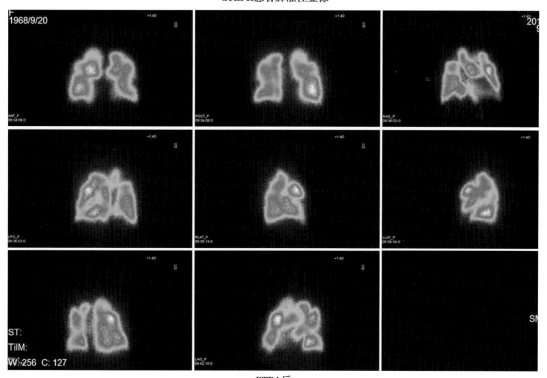

PTPA后
CTEPH患者肺灌注显像明显改善

图 2-2-15　CTEPH 患者行 PTPA 治疗前后肺灌注显像对比（影像来自阜外医院）

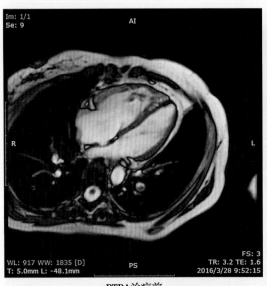

PTPA治疗前
右心扩大压迫左心, RVEF 16%, RV-PA耦联0.19

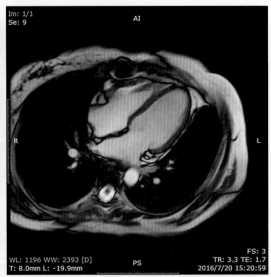

6次PTPA治疗后
右心显著回缩, RVEF 39%, RV-PA耦联0.64

图 2-2-16　CTEPH 患者行 PTPA 治疗前后 MRI 影像改变 (影像来自阜外医院)
患者右心结构和功能明显改善, 但仍未达到正常水平 (正常人 RV-PA 耦联在 1.5 以上)

表 2-2-3　患者 PTPA 治疗前后临床指标和血流动力学指标变化情况

	PTPA 治疗前	第 6 次 PTPA 治疗后
心功能分级 (FC)	Ⅲ	Ⅰ
6 分钟步行距离 (6MWD) , (米)	352	490
Peak VO_2 , (L/min)	0.64	0.75
NT-proBNP , (pg/ml)	1061	56
超声心动图		
右室前后径/左室舒张末径比值	0.72	0.44
TAPSE	10	18
MRI		
RVEF , (%)	16	39
右室横径 , (mm)	50	37
血流动力学		
肺动脉压力 (PAP) , (mmHg)	105/33/56	37/15/23
心输出量 (CO) , (L/min)	3.97	5.23
肺血管阻力 (PVR) , (Wood U)	12.34	2.29
混合静脉氧饱和度 (SvO_2) , (%)	57.3	72.9

【病例点评】

1. 介入治疗 (PTPA/BPA) 、外科治疗 (PTE) 和药物治疗 (肺动脉高压靶向治疗药物和抗凝药物)是 CTEPH 患者治疗的三个重要选择,相互补充,针对不同的患者,选择合适的治疗方案是获得最佳风险效益比的关键。整体而言,这些治疗方案的临床推广可显著改善患者的生活治疗及长期预后。

2. PTPA 治疗已初步建立一套技术和并发症防控策略,个体化评估并酌情选择治疗血管数量和强度是保障疗效与安全的关键。

（蒋鑫　彭富华　徐希奇　荆志成）

第三章 急性肺栓塞与慢性血栓栓塞性肺动脉高压的外科手术治疗

第一节 急性肺血栓栓塞的外科手术治疗

急性肺血栓栓塞症的外科治疗主要是肺动脉血栓摘除术。早在 1961 年 Cooley 在体外循环下行肺动脉血栓摘除术就获得了成功。但直到现在,对于其适应证和手术时机的认识仍不统一。不支持外科手术者认为,急性肺栓塞病人约 60% 在发病后 2 小时内死亡,手术治疗难以在这样短时间内做到,而病人如能渡过这一初期危机,在积极内科治疗下也多可获救,同时,外科手术病死率高,因而认为手术治疗在本病中没有地位。支持外科手术者认为,实际上,目前体外循环技术已经十分成熟,外科手术能将左、右肺动脉主干及大的分支内的血栓及时有效的清除,清除率可以达到 80%,甚至 100%,结合辅助呼吸,目前手术成功率可以达到 90% 以上。外科手术可以迅速改善肺灌注,恢复血流通气比例,增加有效气体交换;还可以防止急性肺栓塞转变为慢性栓塞性肺动脉高压。

(一) 手术适应证和时机的选择

急性肺动脉栓塞的手术死亡率高居不下,其原因主要在于手术时机的选择。选择外科手术取栓治疗时,多数是被迫的选择,患者多处于濒死状态,发生右心功能衰竭、心源性休克、呼吸功能衰竭或已发生过心跳、呼吸骤停。此时患者已出现多器官功能衰竭,此时也已错过最佳手术时机。文献报道在未发生心脏停搏的病人与发生心脏停搏以后做手术取栓的死亡率分别为 10% ~30% 和 60% ~70%,在未出现休克以前与在休克状态下行手术取栓术的死亡率分别为 17% 和 42%。由此可见本病手术治疗的关键在于适时又恰当的手术决策。

手术适应证严格限制在:①肺动脉栓塞后并发明显的循环、呼吸功能障碍,血压<90mmHg(1mmHg=0.133kPa),PaO_2<60mmHg;②溶栓无效或有溶栓禁忌证者;③肺动脉主干和左右肺动脉及分支内大量血栓充盈的,肺动脉阻塞范围达 50% 以上者;④因肺动脉栓塞突发心脏骤停者;⑤肺动脉栓塞同时合并有需要外科矫治的心脏疾病。

(二) 手术方法及步骤

全麻后正中开胸,常规建立体外循环,降温至 32℃ 阻断循环,按常规行心肌保护。心脏停搏后切开主肺动脉直至左肺动脉开口,切开上腔静脉外侧的右肺动脉直至肺门,均可见到大量血栓栓塞,直视下取栓,充分显露双侧肺动脉的各个分支,再用吸引器吸引,可直达段或叶级肺动脉分支的开口。充分取栓后,缝合肺动脉切口,充分排气后开放升主动脉,然后常规辅助循环,循环稳定后逐步停止辅助并关胸。术中心脏停搏后要先进行心内探查,检查右心房和右心室内是否有血栓,如果有则先清除,如合并有心内畸形或需要外科手术的心脏疾病,则一并予以矫治。取右肺动脉切口前要充分游离上腔静脉和右肺动脉,游离操作应该在心包内进行,而不要进入双侧胸腔。取栓中要动作轻柔,防止撕破肺动脉壁。

(三) 围术期处理及术后再栓塞的预防

肺再灌注损伤是主要手术并发症,表现为气管插管内持续出现血性泡沫样分泌物,双肺广泛湿变,呼吸气道压力增高。预防和治疗措施包括维持体液平衡,控制输液量,以免加重肺再灌注损伤;另一方面对肺通气要仔细管理,延长机械通气时间,在 SIMV 模式的呼吸支持下,应用压力支持加 PEEP 减少肺泡毛细血管渗漏。部分重症肺缺血再灌注损伤经上述措施无效后,可采用体外膜肺(ECMO)替代性治疗,使患者逐步恢复。

患者有易形成血栓的倾向,一般认为单纯抗凝治疗即能防治下腔静脉血栓形成和再栓塞。术后心包纵隔引流管引流量减少,术后 6 小时即可皮下注射低分子肝素钠 5000U,2 次/天;在撤除气管插管后,应过渡到口服华法林抗凝,INR 可维持在 1.5~2.5,以接近 2.0 为最佳目标。术后建议患者采用口服华法林抗凝治疗至少 1 年以上,以防止下肢深静脉血栓形成或肺动脉栓塞复发。不建议对肺栓塞的患者常规置入下腔静脉滤网,只有少数不能耐受抗凝药物的患者或虽能耐受抗凝治疗但仍反复发生下肢深静脉血栓的患者才需要置入下腔静脉滤网。

(四) 手术疗效及随访

2013.12~2016.2 本组急诊完成急性肺动脉取栓术 18 例,全部成功存活,术后胸闷气短、胸痛等症状消失。术后平均呼吸机辅助时间 12 小时,肺动脉收缩压较术前降低[(35±12)mmHg vs (60±18)mmHg],动脉血氧分压较术前增加[(85±8)mmHg vs (52±6)mmHg]。术后 1 周复查肺动脉 CT 造影(CTPA),肺动脉主干及二级以上肺动脉血管血流通畅,较术前明显改善。给予抗凝治疗后,1 例早期发生少量咯血,无其他抗凝相关的出血情况发生。术后 6 个月随访复查 CTPA,结果显示术后肺动脉内基本没有血栓残留,患者无明显不适症状。至今电话随访无死亡。

病例 7　急性肺血栓栓塞的外科手术治疗

【病史简介】

患者,女,59 岁,主因"胸闷、气短 1 周"入院。入院查体:T 36.6℃,P 106 次/分,R 22次/分,BP 110/60mmHg,体重 80kg,颈静脉怒张,双肺呼吸音弱,未闻及干湿啰音,心律齐,未及杂音,腹软,肝脾肋下未及,左下肢水肿。

既往史:从事多年办公室工作,否认高血压、糖尿病史,否认食物药物过敏史。

入院后查血血常规:白细胞 13.2×10⁹/L,中性粒细胞比例 0.72,血红蛋白 132g/L,血小板 2.04×10¹¹/L,嗜酸性粒细胞绝对值:0.71×10⁹/L。心肌酶不高,D-二聚体为 11.68mg/L FEU。心电图示 S Ⅰ Q Ⅲ T Ⅲ,胸导 T 波倒置。血气示:pH 7.51,PaO₂ 65mmHg,PaCO₂ 28mmHg(面罩吸氧 10L/min)。超声心动提示主肺动脉及左、右肺动脉主干内高密度影,怀疑血栓形成;右房右室增大,三尖瓣中到重度反流,估测肺动脉收缩压 73mmHg;少量心包积液。下肢血管超声示左侧股浅远心段、腘静脉血栓形成(完全充填型)。肺动脉 CT 造影显示双侧肺动脉主干及分支内多发充盈缺损(图 2-3-1)。

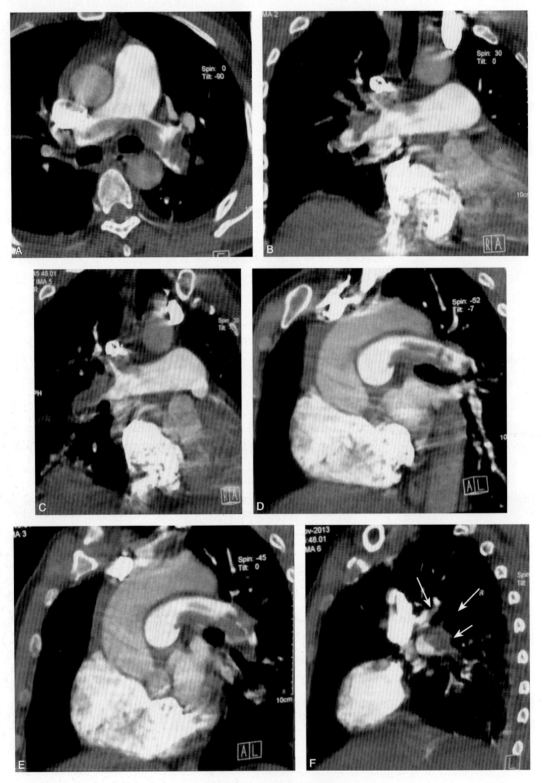

图 2-3-1 肺动脉 CT 造影
造影显示双侧肺动脉主干及分支内多发充盈缺损

【病例解析】

初步诊断:急性血栓性肺动脉栓塞

处置:急诊行肺动脉切开取栓术。麻醉诱导后,患者血压突然降低,最低至 65/40mmHg,氧饱和度低至 90%,加用血管活性药物后血压渐恢复。测 CVP 20mmHg。立即消毒开胸,发现大量黄色澄清心包积液,右房右室明显增大,张力高。迅速建立体外循环,切开主肺动脉及双侧肺动脉,发现大量血栓,主干内多为混合血栓,双侧肺动脉分支内亦可见大量新鲜及陈旧血栓,尽量取出肺动脉二级分支以上血管内血栓,缝合肺动脉壁及右房切口,自动复跳,顺利脱机。术后安返心外监护室。呼吸机辅助呼吸,SIMV+PS,PEEP 9cmH$_2$O,FiO$_2$ 40%,血气分析 PaO$_2$ 140mmHg,PaCO$_2$ 37mmHg,泵多巴胺,硝酸甘油,血压波动于 100 ~ 110/50 ~ 70mmHg,CVP 波动于 9 ~ 12mmHg,患者术后 4 小时清醒,10 小时拔管,鼻导管吸氧,氧饱和度波动于 94% ~ 99%。术后第二天,一般状况平稳,低分子肝素皮下注射,2 次/d,口服阿司匹林和华法林抗凝,监测 INR,维持在 1.5 ~ 2.5 之间。

术后复查:术后胸闷、气短等症状消失,血气分析 PaO$_2$ 80mmHg,PaCO$_2$ 37mmHg,术后 3 个月复查 CTPA,主干及二级以上肺血管血流通畅,较术前明显改善(图 2-3-2)。

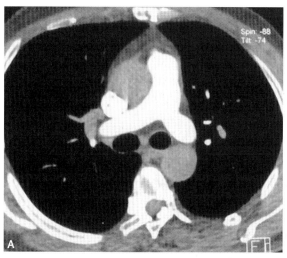
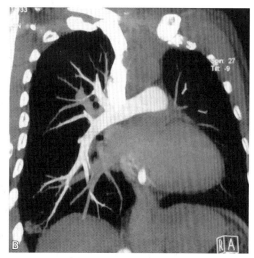
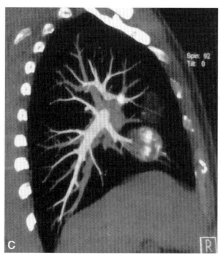
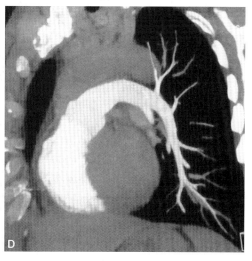

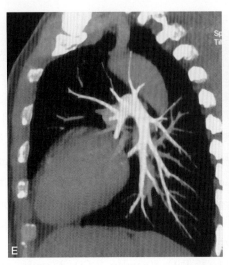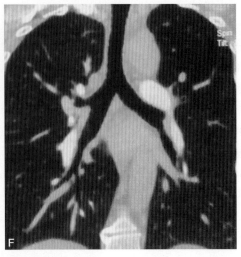

图 2-3-2　肺动脉造影

急性肺动脉取栓术后 3 个月,造影显示肺动脉血管未见明显充盈缺损

【随访】

已随访 2 年,一般状况好,胸闷、气短等症状消失,生活质量好。

【病例点评】

肺栓塞易漏诊、易误诊,随着大家认识的逐渐深入,急性肺栓塞的诊断率越来越高,但是能够得到及时有效治疗的还不多,死亡率比较高。对于该病的治疗,可分抗凝、溶栓、手术三种,对于大多数病人,抗凝或者溶栓就可以缓解症状。只有对于血流动力学不稳定,有心腔内血栓,或有溶栓禁忌证,肺动脉主干内大量血栓的病人推荐手术。手术风险很大,但它是这部分病人唯一的希望,但往往由于各种原因的延误(有病人自己的,也有医院的),使这部分病人也丧失了手术的机会。由于这些病人是急诊就诊或由呼吸内科与心内科首诊,所以提高内科医师对该病的认识十分重要。另外建立迅速、便捷入院的绿色通道,简化病人从急诊室到手术台的流程,具有重要的临床意义。

(郑奇军)

第二节　慢性血栓栓塞性肺动脉高压的手术治疗

慢性栓塞性肺动脉高压(chronic thromboembolic pulmonary hypertension,CTEPH)是严重威胁患者健康的疾病。平均肺动脉压>30mmHg(1mmHg=0.133kPa)的 CTEPH 患者,5 年存活率为 30%,如果肺动脉压超过 50mmHg,3 年自然生存率仅为 30%,5 年存活率仅为 10%,其生存期中位数为 2.8 年。肺动脉内膜剥脱术(pulmonary endarterectomy,PEA)是 CTEPH 较为确切的治疗方法,可以明显降低肺动脉压力,减少呼吸功能不全,改善右心功能,可取得理想的治疗效果,大大提升 CTEPH 患者的生存年限,减轻症状,提高生活质量。近年来,随着对 CTEPH 可手术性的判断、PEA 手术方法和技巧、PEA 围术期管理及并发症的预防和处理等认识的深入,PEA 手术死亡率明显降低,极大地改变了 CTEPH 患者的预后,已成为治疗

CTEPH 的主要治疗措施。

（一）慢性栓塞性肺动脉高压的可手术性评判

PEA 手术是公认有效治疗 CTEPH 的方法，但并不是所有 CTEPH 都适合于 PEA 手术治疗，不适合者只能选择药物治疗。准确评价 CTEPH 的可手术性，患者能从 PEA 手术中获益良多，如果选择不当，患者或死于围术期并发症，或中、长期效果不佳。

1. CTEPH 可手术性的基本条件　左、右肺动脉是一个多级分支的树状结构，PEA 手术是尽可能多的将左、右肺动脉中存在的血栓栓塞性病变完全清除，以达到最佳的手术效果，从而改善右心后负荷过重。但是，亚段肺动脉以远病变，并不一定是外科手术器械可及，这将是影响 CTEPH 可手术性以及疗效的重要因素。最近端病变位于主肺动脉、左或右肺动脉干以及肺叶动脉，手术操作比较容易行取栓术；最近端栓塞病变位于肺段动脉，虽然操作中有些困难，但在深低温停循环下，外科操作也能进行取栓术和内膜剥脱术；如果最近端栓塞病变位于亚段肺动脉或以远，则手术操作难以完成。

PEA 手术治疗 CTEPH 有 3 个目的：①改善 CTEPH 患者的呼吸功能——恢复有通气而无灌注的肺组织血流；②改善 CTEPH 患者的血流动力学——预防或缓解肺动脉高压所致的右心室功能受损；③预防性功能——防止进行性右心功能受损或栓塞逆向延展，后者可能导致心肺功能进一步受损或死亡；防止未阻塞区域继发肺血管病变和肺动脉重构。美国肺动脉高压学会 2008 年发布 CTEPH 治疗指南，PEA 手术指征包括：心功能 Ⅲ 至 Ⅳ 级（NYHA 分级）；术前肺循环阻力（PVR）>300dyn · sec · cm^{-5} 或 4 个 Wood 单位，肺叶或肺段动脉中存在手术可及血栓栓塞性病变；无严重的脑、肝、肾等重要器官的伴随疾病。PEA 手术的禁忌证主要是严重慢性肺疾病，如阻塞性或限制性肺疾病，无论 CTEPH 的严重程度。

在作 CTEPH 可手术性评估前，要对 CTEPH 患者是否有 PEA 手术指征和禁忌证进行评估。首先，考虑是否有伴随疾病的影响。严重伴随疾病（如慢性阻塞性肺病、心脏疾病）应当选择适当药物治疗，此类患者通常较无伴随疾病的患者年龄高、心肺功能差，肝、肾功能不全的比例也较高，围术期死亡率高。其次，考虑外周型病变的影响。PEA 术只能缓解外科手术可及这一部分病变引起的肺循环阻力增高，而外周型和位于亚段肺动脉以远的病变则手术结果不佳。另外，考虑是否存在高肺循环阻力与手术可及的慢性栓塞性病变严重不成比例。在这种情况下，肺小血管病变所致的肺循环阻力升高所占比重很大，这是手术治疗不能解决的问题。外周型病变和手术不可及的血栓病变对 PVR 的作用越大，围术期死亡的风险越高，术后血流动力学改善的程度就越低。

2. CTEPH 可手术性的评价方法　一旦确诊为 CTEPH，应依据肺动脉多排 CT 造影（CT-PA）结果评估栓塞病变的准确位置及分型，按美国圣地亚哥医学中心分心分型方案将其分为 4 型。Ⅰ 型约占 10%，是指左、右肺动脉切开后，在左、右肺动脉或肺叶动脉内可见有血栓栓塞存在；Ⅱ 型约占 70%，较大肺血管内没有血栓存在，只有内膜增厚，有时有网状病变，内膜剥脱的层面可在左、右肺动脉或肺叶动脉或肺段动脉内找到；Ⅲ 型约占 20%，病变局限于肺段动脉或肺亚段动脉内，粗略检视时可能发现不了阻塞性病变，其内膜剥脱的层面必须在每个肺段动脉或亚段动脉内仔细而审慎的寻找和剥离，Ⅲ 型病变多与永久性置入的右心导管或起搏导线引起的反复性栓塞有关；Ⅳ 型病变多有小血管病变，同时因为血液瘀滞而继发血栓形成。PEA 手术患者的 CTEPH 病变类型通常为 Ⅰ 型和 Ⅱ 型，对于 Ⅲ 型和 Ⅳ 型病变不建议手术。

组织病理学研究发现，CTEPH 的微血管改变与特发性肺动脉高压及 Eisenmenger 综合征相似。有证据表明,外周型病变的术前严格评估对提高手术效果非常关键。术前右心导管检查测定 PVR 评估微血管病变对 PEA 候选患者非常重要,术前 PVR 与 PEA 术围术期死亡存在近乎线性关系,预计 PVR 能下降 50% 以上的患者才适合手术治疗。CTEPH 患者术前 PVR 由慢性血栓栓塞性病变(外科手术可及或不可及病变)、伴随性小血管病变和右心功能(心排血量)决定。出现以下情况提示有严重外周小血管病变,要慎重考虑手术:①高肺循环阻力,但肺动脉造影未显示有实质性慢性血栓栓塞性病变;②手术可及病变与术前血流动力学及右心功能受损之间差异大。

对于 CTEPH 患者,目前国际上已建立了外科手术评估程序。肺通气灌注扫描(V/Q 比值)虽然有低估血管阻塞程度的缺点,但它是发现灌注充盈缺损与 PVR 之间不平衡重要的第一步;心脏超声心动图可以评估肺动脉收缩压,并评估右心室游离壁及室间隔运动。通常肺通气灌注扫描和心脏超声心动图作为可手术性评估的初评工具。肺动脉造影是诊断肺栓塞的金标准,但为有创检查,病死率和严重并发症的发生率分别为 0.1% 和 1.5%,并且临床也不便利。多排 CT 加肺动脉造影(CTPA)检查可分辨至亚段肺动脉水平的阻塞及肺动脉壁的厚度,右心导管检查可以测定 PVR 值,对未阻塞区域外周小血管病变的程度作出评估,两者结合已成为评估 CTEPH 可手术性的确认模式。

综上所述,对 CTEPH 患者的可手术性判断原则为:①CTPA 提示为中央型 CTEPH,同时无严重伴随疾病,且超声心动图提示肺动脉压与 CTEPH 病变相符时,选择 PEA 手术;②CTPA 提示为外周型手术可及 CTEPH 时,肺动脉造影及右心导管,预计肺循环阻力和肺动脉压能下降 50% 左右或以上时,选择 PEA 手术;③CTPA 提示为中央型 CTEPH,无严重伴随疾病,但超声心动图提示肺动脉压与 CTEPH 病变严重不相符时,选择肺动脉造影及右心导管作进一步评价,如肺循环阻力高但可通过手术病变来解释时,选择 PEA 手术。当有以下情况时,选择非 PEA 手术治疗:①CTPA 提示为外周型手术可及 CTEPH 时,肺动脉造影及右心导管检查预计肺循环阻力和肺动脉压能下降远低于 50% 时;②CTPA 提示为外周型手术不可及 CTEPH 病变时;③任何 CTEPH 合并有严重伴随疾病。

(二)　肺动脉血栓内膜剥脱术手术方法及技巧

单纯的肺动脉取栓术对慢性栓塞性肺动脉高压(CTEPH)治疗不仅没有任何效果,而且围术期病死率高,中长期效果差。CTEPH 的手术治疗方法是肺动脉血栓内膜剥脱术(PEA),可取得理想的近期、中长期治疗效果,是公认有效治疗 CTEPH 的方法。

手术原则:经胸骨正中开胸是唯一合理的手术径路,可以方便地建立体外循环,并且能同时作双侧肺动脉内膜剥脱术,也能避开胸膜腔。PEA 术必须是作双侧肺动脉内膜剥脱,因为绝大多数 CTEPH 患者是双侧病变,而且肺动脉高压也影响到双侧肺血管床。体外循环对于保证术中心血管系统的稳定性、降温及行使深低温停循环非常重要;同时,由于 CTEPH 患者有大量的支气管侧支循环血流阻碍视野,深低温停循环对于保障视野清晰非常重要。并不是每次 PEA 手术中都会有血栓性物质取出,手术的主要目的是进行肺动脉内膜、中层之间的剥脱术,去除增厚的血管内膜。

1. 术前准备和麻醉　CTEPH 患者通常有抗凝治疗,如果术前服用过华法林,则应在术前 1 周左右停用,并过渡到低分子肝素钠皮下注射,剂量 5000U,2 次/d,手术前 1 天停用低分子肝素。麻醉诱导的监测包括心电图、经皮血氧饱和度、桡动脉压和肺动脉压。麻醉诱导完成后,同时行在股动脉测压,准确监测复温和停止体外循环后的血压,因为深低温停循环后外周血管常常有显著收缩。当股动脉和桡动脉血压一致后,即可撤除股动脉测压。经颈内静脉或锁骨下静脉置入 3 腔 Swan-Ganz 飘浮导管,监测肺动脉压、肺循环阻力、心排血量,并比较术前术后的变化,以便判断围术期有无肺动脉高压危象、急性右心衰等。患者头部应以冰帽包绕,在体外循环开始后即对脑部降温,并记录脑电图以保证在深低温停循环开始前脑电活动消失。体温测定包括鼻咽、直肠和血液温度监测。

2. 手术步骤及技巧　PEA 手术均在全麻下进行,经胸骨正中开胸后,纵向切开并悬吊心包。常规建立体外循环开始后,头部冰帽和冰毯同时作体表降温,同时经氧合器作血液降温,动脉血与肛温之间维持 10℃ 左右温差,目标是中心温度降至 20℃。经右上肺静脉置入左心引流管,防止过多的支气管侧支循环回血使左心过度膨胀。降温期间,在心包内将右肺动脉与上腔静脉、升主动脉完全分离。采用三切口术式,即:主肺动脉切至左肺动脉开口、切开升主动脉上腔静脉窗之间的右肺动脉;切开上腔静脉外侧的右肺动脉直至右肺门,远端指向右下肺叶动脉,因为右上肺叶动脉开口较近,中叶次之,下叶最远。

灌注心肌停搏液使心脏停搏后作血栓取栓术。心脏停搏后,首先要检查右心房或右心室有没有血栓存在,如果有则应该先行清除。肺动脉取栓完备后,可在不停循环下寻找内膜剥脱的层面,多数患者必须在深低温停循环后才能有足够好的视野找到正确的内膜剥脱层面。在进行肺动脉内膜剥脱时,保留右肺动脉外膜,以备缝合肺动脉切口用,防止术后出血。

当中心温度达到 20℃ 左右时即可施行深低温停循环,还可采用左心加强引流,抽空全身、全肺血液,形成完全无血环境,以方便分侧作肺动脉内膜剥脱术。经升主动脉-上腔静脉窗切开右肺动脉取出新鲜或松脆血栓,再经上腔静脉右侧切开右肺动脉向其段或亚段分支剥脱其机化血栓性内膜;再经主肺动脉至左肺动脉切口取出左肺动脉内血栓,并进行血栓内膜剥脱,当肺动脉内回血太多影响手术视野时,可停循环。在深低温间断停循环下进行右、左肺动脉血栓取出及内膜剥脱时,每次停循环时间为 20 分钟左右,其间全身恢复灌注 10 分钟左右。在进行肺动脉内膜剥脱术时,器械操作可及亚段肺动脉,将增厚的肺动脉内膜与中、外膜解剖分离后,韧力牵拉,使力传至亚段肺动脉以远,尽力剥除亚段肺动脉以远病变。完成双侧内膜剥脱术后,应用 5-0 prolene 线缝合左、右肺动脉切口,将右肺动脉位于上腔静脉外侧的切口的最远端缝合确实后,才开始恢复体外循环灌注,还完氧债后才逐步复温。如有必要,进行三尖瓣成形或闭合因肺动脉压力过高而开通的卵圆孔。

(三) **肺动脉内膜剥脱术围术期管理及并发症的治疗**

肺栓塞和肺动脉血栓内膜剥脱(PEA)术围术期的管理有着一些特殊的要求,并且 PEA 术后的并发症也有其特殊性,如肺缺血再灌注损伤、残余肺动脉高压、肺动脉高压危象和急性右心衰、与深低温相关的神经系统并发症,需要进行相应的治疗处理。

围术期管理:围术期管理对 PEA 手术成功至关重要。PEA 手术有一些重要的特点,心脏复跳后,麻醉机辅助呼吸即应加用呼吸终末正压(PEEP),通常为 $10cmH_2O$($1cmH_2O = 0.098kPa$),以防止或减轻肺缺血再灌注损伤,术中要及时注意呼吸道有无血性泡沫样分泌物,尽早发现是否出现重症肺缺血再灌注损伤,以便适当治疗。围术期呼吸机辅助通气应维持较高的每分钟通气量,以代偿因长时间停循环、低氧血症、体外循环所致的暂时性代谢性酸中毒。在深低温停循环后,由于心排血量增加、肺循环阻力下降,右心功能改善,患者会自发形成强力利尿效应。但在术后仍应加用利尿剂加强利尿,控制输液量,以便使患者在术后 24 小时以内恢复到术前体液平衡状态。CTEPH 患者有易形成血栓的倾向,如果患者病情允许,应尽量早脱离呼吸机利于下床活动。如果 PEA 术后呼吸机辅助时间较长,患者处于卧床制动时间长,可应用间歇性气囊按摩装置预防下肢深静脉血栓形成。术后如果心包纵隔引流管

75

引流量减少,术后6小时即可皮下注射低分子肝素钠5000U,2次/d;在撤除气管插管后,应过渡到口服华法林抗凝,INR可维持在1.5~2.5,以接近2.0为最佳目标。PEA术后患者,建议采用口服华法林抗凝治疗至少1年以上,以防止下肢深静脉血栓形成或肺动脉栓塞复发。

1. 再灌注损伤的预防与治疗　肺缺血再灌注损伤是PEA术后特殊的并发症,大多数患者表现为不同程度的肺水肿。再灌注损伤定义为PEA术后72小时内肺野出现的放射性不透光渗出灶,发生的原因为取栓后或内膜剥脱区域的肺组织血液过度灌注导致肺毛细血管的漏出、体外循环或深低温停循环过程中缺血缺氧导致的氧自由基产生过多等因素损伤。PEA术后发生肺缺血再灌注损伤主要表现在氧合能力下降、二氧化碳潴留,严重时动脉血氧分压可降低至40mmHg,血氧饱和度低至0.50~0.60,而二氧化碳分压则可高达70mmHg。X线胸片表现为复跳后或回ICU时肺门渗出灶,再灌注损伤逐步加重,双肺门及肺野广泛渗出,甚至出现双侧白肺,成为ARDS的表现。有的患者在复跳后半小时即可在气管插管内持续出现血性泡沫样分泌物,双肺可表现为广泛湿变,呼吸气道压力可高达50cmH₂O。

预防和治疗措施包括维持微妙的体液平衡,既要维持利尿药物和血容量补充之间的精确平衡,也要兼顾血压不能低于维持心肾功能的需要,而同时又不能因血容量太多加重肺缺血再灌注损伤;另一个方面对肺通气要仔细管理,SIMV模式的呼吸支持下,应用压力支持加PEEP可使肺泡毛细血管渗漏减少,PEEP可达10cmH₂O;术后72小时左右,肺缺血再灌注损伤逐步消退,可逐步减少PEEP压力,再逐步过渡到撤离呼吸机支持。在撤离有创呼吸机支持后,部分患者还须经采用CPAP模式的无创面罩呼吸支持24~48小时。部分重症肺缺血再灌注损伤经上述措施无效后,可采用体外膜肺(ECMO)替代性治疗,使患者逐步恢复。

2. 残余肺动脉高压、肺动脉高压危象和急性右心衰治疗　PEA术后大部分患者的肺循环阻力下降,可使肺动脉压迅速而持久地恢复至正常水平,同时心排血量大幅度恢复。术后数天,部分患者小血管松弛、肺水肿消退后方出现肺循环阻力显著下降。这一类患者中,肺动脉脉压大,其肺动脉舒张压低,表明血流量大。但持续存在的肺动脉僵硬则会导致肺动脉收缩压升高。术后残余肺动脉高压的发生和肺动脉高压危象是相生相伴的两种并发症。术前肺动脉压高的患者,术后容易出现肺动脉高压危象,特别是有残余肺动脉高压的患者更容易发生肺动脉高压危象,这时肺动脉压甚或高于体循环血压,右心系统血流不能通过肺组织氧合而回流到左心系统,进一步降低体循环血压,形成低血压或休克状态,而右心系统的后负荷进一步加重,发生急性右心衰。

残余肺动脉高压和肺动脉高压危象的发生与围术期体液性因素,如儿茶酚胺升高、内皮素升高或肺动脉反射性收缩有关。发生肺动脉高压危象时,如果循环不稳定、血压下降、皮肤湿冷,需要立即应用血管活性药物如肾上腺素、去甲肾上腺素、多巴胺等,以维持循环稳定,必要时应用体外膜肺辅助循环,才能有效缓解这种恶性循环。通过手控麻醉气囊加大呼吸通气量形成过度通气,有助于尽快缓解肺动脉压力过高及体循环低血压状况,调节呼吸机每分钟通气量,使二氧化碳分压降低至25mmHg,也有助于防止肺动脉高压危象反复发生。一氧化氮吸入对PEA术后残存肺动脉高压或肺动脉高压危象效果较好,吸入一氧化氮会显著降低肺动脉压。如果效果不佳,可合并间断应用Iloprost(万他维)吸入,曲前列尼尔深静脉或皮下泵入,会达到协同降肺动脉压的效果。还可应用内皮素受体拮抗剂如波生坦、5型磷酸二酯酶抑制剂药物如西地那非经鼻胃管饲服。

3. 神经系统并发症治疗　PEA术后发生神经系统并发症多与深低温停循环有关,如果累计深低温停循环时间超过55分钟,PEA术后出现神经系统并发症的可能性加大,多表现为手足舞蹈徐动症、学习记忆受损、智力发育受损;重症者可表现为谵妄、意识模糊或定向能力下降。深低温停循环提供的是一个缺血、缺氧环境,中枢神经系统对这种缺血、缺氧刺激非常敏感,要求深低温停循环时间不要超过45分钟,若深低温停循环时间过长,神经系统并发症比率会增加,神经元凋亡是其发生的病理学基础。一旦术后出现神经系统并发症,应保持适度镇静、脑部降温、甘露醇脱水、脑部神经营养等治疗。

针对神经系统并发症,术中可采取的预防措施包括:在体外循环开始后即应加上冰帽或循环式冰水浴帽,有效地降低脑部温度;术中患者中心温度一定要降到20℃后才进行停循环,这时脑电监测显示患者脑电波完全消失,这是防止神经系统并发症的关键;深低温同期还进行选择性脑灌注,这样能更好进行脑保护,最大限度的保护脑功能。近年来,随着手术时间的缩短、认识的深入,PEA术后出现神经系统并发症的概率已与普通心脏直视手术相近。

(四) 肺动脉内膜剥脱术的疗效及随访

目前全世界范围内,已有约10 000余例PEA手术报告,而且中长期随访分析认为CTEPH行PEA术后总体生存率和生存质量较好。残余肺动脉高压及肺灌注损伤是肺动脉栓塞围术期两大并发症,也是影响手术效果及中长期生存质量的两大因素。术后肺动脉压力降低不满意,下降程度<50%即为残余肺动脉高压。San Diego医学中心经验发现,CTEPH术前重度肺动脉高压(PASP>100mmHg)对围术期死亡率没有显著性影响,但术后残余肺动脉高压及残余高肺循环阻力是导致术后死亡的重要原因。CTEPH发生残余肺动脉高压的原因,可能是远端肺血管床内膜未能完全剥脱、肺小动脉分支血管平滑肌重塑或肺动脉再充盈造成的肺动脉反射性痉挛。外周血管病变和不应用深低温停循环是PEA术后出现残余肺动脉高压的两个危险因子。肺再灌注损伤通常发生于肺动脉栓塞术后72小时内,其原因为取栓后或内膜剥脱区域的肺组织血液过度灌注导致肺毛细血管的漏出、体外循环或深低温停循环过程中缺血缺氧导致的氧自由基产生过多等因素损伤。轻度损伤通常给予机械辅助呼吸治疗后好转,重度损伤者可采用体外膜肺(ECMO)替代性治疗,使患者逐步恢复。

为了提高肺动脉栓塞手术后远期疗效,防止再次发生肺动脉栓塞十分关键。与瓣膜置换术后抗凝方式相同,PEA术后口服华法林抗凝治疗至少1年以上,INR维持于1.5~2.5。PEA术后口服华法林抗凝治疗是比较安全的,再发肺动脉栓塞、重要器官血栓形成或出血并发症发生率较低,这一点是优于机械瓣换瓣术后口服华法林抗凝治疗的。目前不建议CTEPH患者常规置入下腔静脉滤网,只有少数不能耐受抗凝药物的患者,或虽然能耐受抗凝但仍反复发生下肢深静脉血栓形成的患者才需要置入下腔静脉滤网。

CTEPH在术后均有较高比率的残余肺动脉高压,因此,肺动脉栓塞外科治疗术后仍然应该合理应用降低肺动脉压力药物,以减轻右心后负荷,防止出现三尖瓣反流,防止出现右心功能衰竭。目前较为流行的药物是内皮素受体拮抗剂或磷酸二酯酶抑制剂,可显著改善心功能分级和肺循环阻力。

PEA手术涉及CTEPH的诊断、手术病例选择、体外循环辅助、麻醉监测、术后重症监护等多方面,需要由有经验的手术、内科、麻醉、体外、监护人员组成的团队来完成。对无经验的外科医师而言,手术治疗慢性栓塞性肺动脉高压(CTEPH)是高围术期死亡、高病残率、高医疗资源消耗;对有经验的手术团队而言,手术疗效满意,围术期死亡和远期死亡率均低,多数患者可以恢复正常生活工作。国内目前仅有北京安贞医院、阜外医院、朝阳医院、西安西京医院等少数单位开展 PEA 手术,其中安贞医院甘辉立教授开展最早,手术例数最多。国内甘辉立教授文献报道,对 135 例 CTEPH 患者施行 PEA 治疗,结果围术期全组死亡 4 例(2.9%),手术成功率为 97.1%。全组患者术后 72 小时 Swan-Ganz 导管及术后 1 周血气指标均较术前显著改善,肺动脉收缩压、肺循环阻力显著低于术前,动脉血氧分压显著高于术前。术后 3 个月 68 例患者复查同位素通气灌注扫描、肺动脉 CT 造影,结果显示,术后肺动脉阻塞程度均较术前有明显改善。术后随访 126 例,随访时间(57.2±32.4)个月(1～118 个月),累积随访时间为 355.8 患者年,随访期间 3 例死亡,5 年生存率为 95.6%。患者术后 NYHA 心功能分级、6 分钟距离均较术前显著改善。

【本章小结】

　　急性肺血栓栓塞症的外科治疗主要是肺动脉血栓摘除术。手术的关键在于适时又恰当的手术决策。适当的外科手术可以迅速改善肺灌注,恢复血流通气比例,增加有效气体交换;还可以防止急性肺栓塞转变为慢性栓塞性肺动脉高压。而 CTEPH 严重威胁患者健康,PEA 是 CTEPH 较为确切的治疗方法,可以明显降低肺动脉压力,减少呼吸功能不全,改善右心功能,可取得理想的治疗效果,大大提升 CTEPH 患者的生存年限,减轻症状,提高生活质量。近年来,随着对 CTEPH 认识的深入,PEA 手术死亡率明显降低,极大地改变了 CTEPH 患者的预后,已成为 CTEPH 的主要治疗措施。

(郑奇军)

参 考 文 献

1. Riedel M, Stanek V, Widimsky J, et al. Long term follow-up of patients with pulmonary thromboembolism: late prognosis and evolution of hemodynamic and respiratory data. Chest, 1982, 81(2): 151-158.

2. Fedullo PF, Rubin LJ, Kerr KM, et al. The natural history of acute and chronic thromboembolic disease: the search for the missing link. EurRespir J, 2000, 15(3): 435-437.

3. Kunieda T, Nakanishi N, Satoh T, et al. Prognoses of primary pulmonary hypertension and chronic major vessel thromboembolic pulmonary hypertension determined from cumulative survival curves. Intern Med, 1999, 38(7): 543-546.

4. Hoeper MM, Mayer E, Simonneau G, et al. Chronic thromboembolic pulmonary hypertension. Circulation, 2006, 113(16): 2011-2020.

5. Kim NH. Assessment of operability in chronic thromboembolic pulmonary hypertension. Proc AmThorac Soc, 2006, 3(7): 584-588.

6. 甘辉立, 张健群, 穆军升, 等. 肺动脉栓塞外科治疗的围术期及中长期效果分析. 中国胸心血管外科临床杂志, 2008, 15(6): 1-6.

7. Galiè N, Humbert M, Vachiery JL, et al. 2015 ESC/ERS Guidelines for the Diagnosis andTreatment of Pulmonary Hypertension. Eur Heart J, 2016, 69(2): 177.

8. Jamieson SW, Kapelanski DP, Sakakibara N, et al. Pulmonary endarterectomy: experience and lessons learned in 1 500 cases. Ann Thorac Surg, 2003, 76(5): 1457-1462.

9. Jamieson SW, Kapalanski DP. Pulmonary endarterectomy. Curr Probl Surg, 2000, 37(3): 165-252.

10. Arbustini E, Morbini P, Armlni AM, et al. Plaque composition in plexogenic and thromboembolic pulmonary hypertension: the critical role of thrombotic material in pultaceous core formation. Heart, 2002, 88(2): 177-182.

11. Kim NH, Delcroix M, Jenkins DP, et al. Chronic thromboembolic pulmonary hypertension. J American College of Cardiology, 2013, 62(25): D92-99.

12. Thistlethwaite PA, Kemp A, Du L, et al. Outcomes of pulmonary endarterectomy for treatment of extreme throm-

boembolic pulmonary hypertension. J Thorac Cardiovasc Surg,2006,131(2):307-313.

13. Condlife R,Kiely DG,Gibbs js,et al. Improved outcomes in medically and surgically treated chronic thromboembolic pulmonary hypertension. Am J Resp Crit Care Med,2008,177(10):1122-1127.

14. Suntharalingam J,Treacy CM,Doughty NJ,et al. Long-term use of sildenafil in inoperable chronic thromboembolic pulmonary hypertension. Chest,2008,134(2):229-236.

15. Lang IM,Klepetko W. Chronic thromboembolic pulmonary hypertension:an updated review. Curt Opin Cardiol,2008,23(6):555-559.

16. 甘辉立,张红,张健群,等.肺动脉血栓内膜剥脱术治疗慢性栓塞肺动脉高压疗效分析.中华老年心脑血管病杂志,2011,13(1):1-4.

17. 甘辉立,张健群.慢性栓塞性肺动脉高压的手术治疗—慢性栓塞肺动脉高压的可手术性判断.中华胸心血管外科杂志,2011,27(10):637-640.

18. 甘辉立,张健群.慢性栓塞性肺动脉高压的手术治疗—肺动脉内膜剥脱术手术方法及技巧.中华胸心血管外科杂志,2011,27(11):702-704.

19. 甘辉立,张健群.慢性栓塞性肺动脉高压的手术治疗—肺动脉内膜剥脱术围术期管理及并发症的治疗.中华胸心血管外科杂志,2011,27(12):764-766.

病例 **8** 慢性血栓栓塞性肺动脉高压的手术治疗

【病史简介】

患者,男,63岁,主因"活动后胸闷、气短4年"入院。入院查体:T 36.6℃,P 96次/分,R 22次/分,BP 110/60mmHg,体重85kg,右肺呼吸音弱,未闻及干湿啰音,心律齐,未及杂音,腹软,肝脾肋下未及,双下肢无水肿。

既往史:否认高血压,糖尿病史,否认食物药物过敏史。

入院后血常规:白细胞$8.2×10^9$/L,中性粒细胞比例0.68,血红蛋白166g/L,血小板$186×10^9$/L。心肌酶不高,D-二聚体为11.68mg/L FEU。心电图示SⅠQⅢTⅢ,胸导T波倒置。吸氧前血气示pH 7.37,PaO_2 55mmHg,$PaCO_2$ 43mmHg,吸氧后血气示pH 7.38,PaO_2 70mmHg,$PaCO_2$ 45mmHg。超声心动图提示主肺动脉及左、右肺动脉主干内径增宽,右肺动脉中远段管腔显示不清,暗淡回声附着,三尖瓣关闭不全,可见关闭不全间隙1.5mm,反流量8ml,肺动脉高压,估测肺动脉收缩压75mmHg。下肢血管超声示双侧小腿肌静脉内径增宽,血流速度减慢。核素肺灌注/通气显像提示:右肺中叶内侧段、下叶后基底段、外基底段血流与通气不匹配,考虑肺栓塞。肺动脉CT造影显示:右肺动脉见低密度附壁血栓,右肺上叶肺动脉重度狭窄,右肺动脉中叶内侧段、外侧段肺动脉起始重度狭窄,右肺下叶肺动脉及分支闭塞(图2-3-3)。右心漂浮导管检查:肺动脉压为66/33mmHg,PAWP为20mmHg,心排量CO 5.5L/min,心排指数CI 2.8L/(min·m²),肺循环阻力PVR 349dyn·sec·cm⁻⁵。

【病例解析】

初步诊断:慢性血栓栓塞性肺动脉高压

处置:体外循环深低温停循环下行急诊行肺动脉内膜剥脱术。建立体外循环,切开主肺动脉及右侧肺动脉,发现大量血栓,多为机化血栓,找到内膜层,行内膜剥脱,可用到各肺段水平,缝合肺动脉壁及右房切口,自动复跳,顺利脱机。术后安返心外监护室,呼吸机辅助呼吸,SIMV+PS,PEEP 9cmH₂O,FiO₂ 40%,血气分析PaO_2 140mmHg,$PaCO_2$ 37mmHg,泵多巴胺

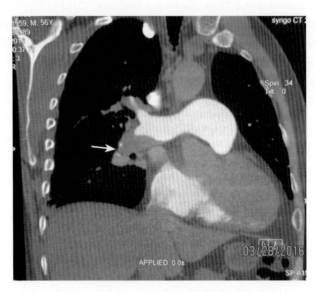

图 2-3-3 肺动脉 CT 造影
术前肺动脉 CT 造影显示有肺动脉明显充盈缺损(箭)

和前列地尔。右心漂浮导管检测:肺动脉压为 32/20mmHg,PAWP 为 12mmHg,心排量 CO 5.7L/min,心排指数 CI 3.0L/(min·m^2),肺循环阻力 PVR 192dyn·sec·cm^{-5}。患者术后一般状况平稳,4 小时清醒,术后 4 小时给予低分子肝素皮下注射,2 次/d,52 小时拔除气管插管,然后口服阿司匹林和华法林抗凝,监测 INR,维持在 1.5~2.5 之间。

术后 8 天复查:血气分析 PaO$_2$ 76mmHg,PaCO$_2$ 34mmHg,肺动脉 CT 造影 CTPA 显示双侧肺动脉血管未见明确低密度充盈缺损,与术前相比,明显改善(图 2-3-4)。患者自述活动量增加,无明显活动后胸闷、气短。

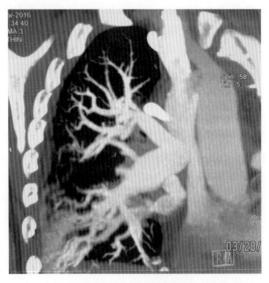

图 2-3-4 肺动脉造影
术后右肺动脉血管未见明确低密度充盈缺损

【病例点评】

肺动脉内膜剥脱术(pulmonary endarterectomy,PEA)是 CTEPH 较为确切的治疗方法,可以明显降低肺动脉压力,减少呼吸功能不全,改善右心功能,可取得理想的治疗效果,大大提升 CTEPH 患者的生存年限,减轻症状,提高生活质量。但 PEA 术后的并发症也有其特殊性,如肺缺血再灌注损伤、残余肺动脉高压、肺动脉高压危象和急性右心衰、与深低温相关的神经系统并发症,因此需要由有经验的手术、内科、麻醉、体外、监护人员组成的团队来完成。

(郑奇军)

第四章 静脉血栓栓塞症的预防

第一节 内科相关静脉血栓栓塞症的预防

临床工作中针对内科住院患者静脉血栓栓塞症(VTE)的预防则相对不足。内科患者 VTE 通常发病隐匿、临床症状不明显、诊治成本高,因此,科学评估内科患者 VTE 风险从而对高风险内科患者采取预防措施显得尤为重要。

【流行病学】

综合医院死于肺血栓栓塞症(PTE)的患者中仅 25% 有近期手术史,其他均为因内科疾病而制动的患者,占内科患者总死亡人数的 10%。国际大规模临床研究结果显示,内科住院患者如不采取血栓预防措施,VTE 的患病率为 4.96% ~ 14.90%,约有 5% 可能患致死性肺栓塞(PE)。在危重患者中 VTE 的患病率更高。重症监护病房(ICU)患者 VTE 患病率为 28% ~ 33%;急性心肌梗死(AMI)患者为 22%;慢性心力衰竭患者为 26%,且其危险性随左心室射血分数的减低而增加;急性脑卒中偏瘫患者 VTE 的患病率达 30% ~ 50%。国内研究结果显示,VTE 患病率在 ICU 患者中为 27%,在脑卒中患者为 12.4% ~ 21.7%,在心血管疾病患者中为 4.0%。老年内科住院患者 VTE 的患病率为 9.7%,其中 PE 为 1.9%,慢性阻塞性肺疾病(COPD)急性加重期患者 DVT 的患病率为 9.7%。呼吸衰竭患者的 VTE 患病率为 16.4%,接受机械通气者为 23.5%,位居各疾病之首;其次是急性脑梗死(15.6%)和急性感染性疾病(14.3%)。

【VTE 危险因素】

内科住院患者发生 VTE 的危险因素包括以下 3 个方面:①导致急性入院的因素,如急性呼吸衰竭、急性脑卒中、急性心力衰竭、急性感染性疾病、AMI 及其他导致活动受限(>3 天)的情况等;②基础和慢性疾病,如 VTE 病史、静脉曲张、慢性心力衰竭、恶性肿瘤、偏瘫、年龄 >75 岁、慢性肺部疾病、糖尿病、肥胖、胶原血管病及易栓症等;③能增加 VTE 患病危险的治疗措施,如机械通气、中心静脉置管、抗肿瘤治疗、永久性起搏器置入、激素替代治疗等。存在两项以上危险因素的患者发生 VTE 的风险更高。

【VTE 危险因素评估】

内科患者 VTE 的预防需首先评估 VTE 风险。内科患者的 VTE 风险通常采用 Pauda 评分(表2-4-1),得分≥4 为内科 VTE 高危患者;否则为内科 VTE 低危患者。Pauda 评分≥4 的患者 VTE 患病风险高,须按照推荐的措施进行 VTE 预防。也可对下列内科住院患者进行 VTE 预防:40 岁以上因急性内科疾病住院患者,卧床>3 天,同时合并下列病症或危险因素之一:呼吸衰竭、慢性阻塞性肺病(COPD)急性加重、急性脑梗死、心力衰竭(美国纽约心功能分级Ⅲ或Ⅳ

级)、急性感染性疾病(重症感染或感染中毒症)、急性冠状动脉综合征、VTE病史、恶性肿瘤、炎性肠病、慢性肾脏疾病、下肢静脉曲张、肥胖(体质指数>30kg/m^2)及年龄>75岁。

表 2-4-1　内科患者 VTE 风险的 Pauda 评分

风 险 因 子	分数
活动性癌症(原位或远处转移和/或过去6个月内接受过化疗或放疗)	3
VTE病史(排除浅表静脉血栓)	3
活动能力下降(因患者受限制或遵医嘱需卧床至少3天)	3
已知的血栓形成倾向(抗凝血酶,蛋白C或S缺乏;因子V Leiden,凝血酶原基因G20210A突变;抗磷脂综合征)	3
近期(≤1个月)创伤和/或手术	2
高龄(≥70岁)	1
心衰和/或呼吸衰竭	1
急性心肌梗死或缺血性脑卒中	1
急性感染和/或风湿性疾病	1
肥胖症(BMI≥30)	1
正在接受激素治疗	1
合计	

【出血风险评估】

VTE预防的同时应考虑患者的出血风险,但该风险不会降低内科住院患者尤其是VTE高风险患者进行VTE预防的必要性。对15 156例患者调查发现,内科患者住院14天内出血率为3.2%,主要出血风险因素包括:活动性胃十二指肠溃疡、已有出血、血小板减少,另外年龄、肝肾功能不全、中心静脉导管、ICU、风湿、恶性肿瘤、男性等因素也可能增加出血风险。对已有出血或出血高风险的患者,美国胸科医师学院建议首先使用机械预防(分级加压弹力袜(GCS)或间歇充气压缩泵(intermittentpneumatic compression,IPC))直至出血停止或出血风险已降低,但之后仍需进行药物预防。内科住院患者的出血风险评估见表 2-4-2。

表 2-4-2　内科患者出血风险评估

满足以下一项即为高出血风险	满足以下2项或以上即为高出血风险
活动性胃十二指肠溃疡	年龄≥85岁
入院前3个月内有出血事件发生	肝衰竭(INR>1.5)
血小板计数<50×10^9/L	严重肾衰竭[GFR<30ml/(min·m^2)]
	入住ICU或CCU
	中心静脉导管
	风湿性疾病
	癌症患者
	男性

【VTE 预防原则】

建议对所有符合上述条件的内科住院患者和/或 Padua 评分≥4 分的 VTE 高风险内科住院患者进行预防。根据个体情况选择一种机械预防和/或一种药物预防措施;预防一般需6～14 天,目前无临床证据表明需延长预防时间。预防过程中应对患者的 VTE 风险和出血风险进行动态评估。出血高风险患者建议暂时采用机械预防措施,待出血风险降低,采用药物预防。内科患者 VTE 预防推荐参考表 2-4-3。目前尚无针对内科重症患者的 VTE 风险评估模型。对于内科重症患者的 VTE 预防不提倡常规超声检查筛查 DVT;建议使用低分子肝素或低剂量的普通肝素(LDUFH)进行 VTE 预防;出血或高出血风险的患者,首先使用机械预防措施:IPC 或 GCS。出血风险降低后,建议用药物预防替代机械预防。

表 2-4-3　内科患者 VTE 预防推荐

VTE 及出血风险	预 防 措 施
VTE 高危	低分子肝素、磺达肝癸钠
VTE 低危	不使用机械及药物预防措施
出血或高出血风险	不使用抗凝药物
VTE 高危+出血或高出血风险	使用机械预防措施:分级加压弹力袜(GCS)或间歇充气压缩泵(IPC) 出血风险降低后,如果仍有高 VTE 风险,建议用药物预防替代机械预防

【VTE 预防措施】

预防 VTE 前必须进行个体化评估,权衡抗凝与出血的利弊。应用抗凝药物时如发生严重出血,应立即停药,及时采取相应处理措施。即使进行积极的 VTE 预防,仍有发生 VTE 的风险,一旦发生,应采取相应治疗措施。

（一）机械预防措施

机械预防常用措施为分 GCS 或 IPC。

1. 适应证　出血性和/或缺血性脑卒中,抗凝预防弊大于利的患者及有抗凝禁忌的患者建议单用机械预防。患肢无法或不宜应用机械性预防措施者可以在对侧实施预防。

2. 机械预防禁忌证　严重下肢动脉硬化性缺血、充血性心力衰竭、肺水肿、下肢 DVT(GCS 除外)、血栓性静脉炎、下肢局部严重病变如皮炎、坏疽、近期手术及严重畸形等。

（二）VTE 预防药物

如无禁忌证,根据患者情况,可选择以下 1 种药物进行预防。内科患者 VTE 预防药物选择参考表 2-4-4。

表 2-4-4　内科患者 VTE 预防药物选择

预 防 药 物	用 法 用 量
普通肝素(UFH)	5000U 皮下注射 8～12 小时一次
低分子肝素(LMWH)	依诺肝素:40mg 皮下注射每天一次 那曲肝素:0.3ml 皮下注射每天一次 达肝素:5000U 皮下注射每天一次
磺达肝癸钠	2.5mg 皮下注射每天一次
新型口服抗凝药	阿哌沙班:2.5mg 口服每天一次 利伐沙班:10mg 口服每天一次

1. LDUFH 5000U,皮下注射,1 次/12h。

（1）LDUFH 禁忌证:活动性出血、活动性消化道溃疡、凝血功能障碍、外伤与术后渗血、先兆流产、产后恶性高血压、细菌性心内膜炎、严重肝肾功能损害及对肝素过敏者。

（2）注意事项:①密切观察出血并发症和严重出血危险,一旦发生,除立即停用肝素外,可静脉注射硫酸鱼精蛋白(1mg/100U 肝素);②用药期间对年龄>75 岁、肾功能不全、进展期肿瘤等出血风险较高的人群宜监测 APTT 以调整剂量;③监测血小板计数,警惕肝素诱导的血小板减少症(heparin induced thrombocytopenia,HIT),如血小板计数下降50% 以上,并除外其他因素引起的血小板下降,应立即停用肝素。

2. LMWH　皮下注射 1 次/d。LMWH 的禁忌证:对 LMWH 过敏,其余禁忌证同普通肝素。LMWH 应用中需要注意的问题:①每 2 ~ 3 天监测血小板计数;②不推荐常规监测凝血因子 X a,但对于特殊患者(如肾功能不全、肥胖)如有条件可进行测定,并据此调整剂量。

3. 磺达肝癸钠　磺达肝癸钠 2.5mg,1 次/d,可有效预防内科住院患者 VTE 的发生。6 ~ 14 天后,磺达肝癸钠组 VTE 总患病率为5.2% ,安慰剂组为10.5% 。

4. 新型口服抗凝药　新型抗凝药物用于 VTE 预防主要应用在外科手术特别是骨科,用于内科患者 VTE 预防的研究较少。尚无短期服用(<14 天)阿哌沙班进行内科患者VTE 预防的研究结果。内科急症住院患者服用阿哌沙班 2.5mg/d,30 天与应用依诺肝素皮下注射 40mg/d,6 ~ 14 天比较,前者预防效果未显优势,但出血风险增加。利伐沙班用于内科急症 VTE 预防不劣于依诺肝素,延长利伐沙班治疗期可降低 VTE 风险,但显著升高出血风险。

【特殊疾病的 VTE 预防】

（一）急性心肌梗死（AMI）

患者不需要常规进行 VTE 预防。AMI 患者虽有较高的 VTE 风险,但其常规治疗中已经包括充分的抗凝治疗。VTE 高危的 AMI 患者如无禁忌证,可延长 LMWH 治疗时间至 2 周,延长治疗期间改为预防剂量,也可联合使用机械性预防措施。

（二）慢性阻塞性肺疾病（COPD）急性加重

COPD 急性加重患者有高凝倾向。对合并感染、卧床、红细胞增多症、心衰难以纠正、因呼吸衰竭需要无创或有创机械通气的患者,如无禁忌证均可考虑使用 UFH 或 LMWH 抗凝预防血栓形成,疗程 7 ~ 10 天,或直到危险因素去除。

（三）急性脑卒中

缺血性脑卒中患者应尽早考虑 LDUFH 或 LMWH,并建议联合机械性预防措施预防VTE,但用药前必须仔细权衡血栓和出血的风险。建议对出血性脑卒中患者使用机械性措施预防 VTE。

（四）肾功能不全

肾功能不全会延长 LMWH 的半衰期而增加出血风险,因此基于安全考虑,严重肾功能不全的患者,建议选择 LDUFH 作为预防性抗凝治疗的药物。对肌酐清除率<30ml/min 的患者,如选择 LMWH,建议减量;如有条件,建议每 1 ~ 2 天监测凝血因子 X a 水平,据此调整剂量。

（五）ICU 患者

ICU 中高危 VTE 患者如无禁忌证,应使用 LDUFH 或 LMWH 进行预防,并建议联合应用机械方法预防 VTE。对同时有高出血风险的患者,先采取 GCS 和/或 IPC 预防血栓直至出血风险降低,然后用药物代替机械方法预防血栓,或两者联合应用。对药物和机械预防措施均有禁忌证的患者,应加强临床监护和床旁超声检查,以便尽早发现和预防 VTE。

（六）其他人群

对于过度肥胖或消瘦的 VTE 高风险内科患者应根据体质量调整预防药物的剂量。对高龄患者采用药物预防,需加强临床监测。由于高龄患者通常伴有肾功能损害、多种并发症、对口服抗凝药易过敏、其他合并用药互相作用,VTE 预防可能导致高龄 VTE 高风险患者加剧出血。出血风险高的高龄患者可行机械预防。

第二节 外科相关静脉血栓栓塞症的预防

外科患者术前活动量减少、术中制动、术后长期卧床均使静脉血流速度明显减慢;麻醉及手术创伤促使组织因子释放,并直接激活外源性凝血系统,导致高凝状态或血栓形成;患者自身因素,如高龄、肥胖、恶性肿瘤等,均可使 VTE 发生的风险增加。此外,越来越多的患者在接受普通外科手术的同时使用抗栓药物,常见的如机械瓣膜置换术后、慢性心房颤动、冠心病支架置入后等心脏疾病及周围血管疾病患者。对于长期服用抗栓药物并需要进行普通外科手术的患者,外科医师应对患者实施评估,并根据评估结果决定围术期的抗栓药物管理。

【流行病学】

VTE 是外科手术常见并发症,如无预防措施,普通外科手术患者深静脉血栓(DVT)发生率为 10%～40%。大型手术患者同时具有多种 VTE 危险因素(年龄>40 岁、VTE 病史、肿瘤等)时,致死性 PE 发生率高达 5%。亚洲人群中,普通外科未进行抗凝预防的手术患者 DVT 发生率为 13%,症状性 PE 发生率为 1%。日本相关调查结果显示,腹部大手术患者仅使用弹力袜或弹力绷带预防,静脉造影检出的 VTE 发生率为 24.3%。我国最近一项单中心对照研究数据表明,未使用预防措施的患者术后 DVT 的发生率为 6.1%,PE 的发生率为 1.4%。VTE 发生率与手术复杂程度和手术时间长短相关,脾切除术、肝脏手术和胰腺手术较高;乳腺手术和阑尾/胆囊切除术相对较低。肿瘤患者围术期的 VTE 风险还与肿瘤类型、辅助放化疗、静脉置管等因素相关。有证据显示,采取合适的预防措施,DVT 相对风险可降低 50%～60%,PE 相对风险降低近 2/3。

【VTE 危险因素评估】

VTE 任何引起静脉损伤、静脉血流停滞及血液高凝状态的原因均是 VTE 的危险因素。危险因素主要分为患者个体相关因素和手术操作因素。患者个体相关因素包括高龄、VTE 病史、恶性肿瘤及恶性肿瘤的治疗史(激素、放化疗)、妊娠或产后、肥胖、脓毒血症、炎症性肠病、肾病综合征、遗传性或获得性易栓症、瘫痪、制动、中心静脉置管、促红细胞生成药物、口服避孕药等。手术操作相关因素包括手术时间、手术类型、麻醉方式等。腹盆腔开放性手术、恶性肿瘤手术风险较高。通常采用 Caprini 模型评估手术患者的 VTE 风险(表 2-4-5);根据 Caprini 危险因素得分,计算患者的 VTE 风险分层,将外科手术患者分为非常低危、低危、中危和高危患者(表 2-4-6)。

表 2-4-5 Caprini VTE 风险评估模型

危险因素得分:1 分	危险因素得分:2 分	危险因素得分:3 分	危险因素得分:5 分
年龄 41~60 岁 小手术 BMI>25kg/m² 下肢水肿 严重肺部疾病,包括肺炎(1个月内) 妊娠期或产后 不能解释或二次自然流产病史 需要卧床休息的患者 败血症(1个月内) 静脉曲张 肺功能异常 急性心肌梗死 充血性心力衰竭(1个月内) 肠炎病史 口服避孕药或激素替代治疗	年龄 61~74 岁 关节镜手术 开放式手术(>45min) 腹腔镜手术(>45min) 恶性肿瘤 卧床(>72h) 石膏固定 中央静脉置管	年龄≥75 岁 VTE 病史 VTE 家族史 因子 V Leiden 阳性 凝血酶原 20210A 阳性 狼疮抗凝物阳性 抗心磷脂抗体阳性 血清同型半胱氨酸升高 肝素诱导的血小板减少 其他先天性或获得性血栓症	脑卒中(1个月内) 择期关节置换术 髋关节、骨盆或下肢骨折 急性脊柱损伤(1个月内)

表 2-4-6 外科手术患者的 VTE 风险分层

风险分层	普通外科手术	整形外科手术	其他手术(未使用 caprini 评分)
非常低危	Caprini 0	Caprini 0~2	大多数门诊手术
低危	Caprini 1~2	Caprini 3~4	脊柱手术(非恶性肿瘤)
中危	Caprini 3~4	Caprini 5~6	妇科非肿瘤手术;心脏手术;大多数胸部手术;脊柱手术(恶性肿瘤导致)
高危	Caprini ≥5	Caprini 7~8	减肥手术;妇科肿瘤手术;全肺切除术;开颅手术;创伤性脑损伤;脊柱损伤;其他大创伤

【出血风险评估】

出血危险因素包括常规危险因素(如活动性大出血、既往大出血史、重度肝肾功能不全、血小板减少症、伴随使用抗栓或溶栓药物等)和手术操作相关的危险因素(如恶性肿瘤、手术步骤复杂或解剖结构复杂、多处吻合口、肝脏切除、术前血红蛋白水平或血小板计数低等)。有以下危险因素的患者,可判定为出血高风险或出血会导致严重后果的人群(表 2-4-7)。

【VTE 预防】

外科手术患者 VTE 的预防需充分权衡患者的 VTE 风险与出血风险,争取在预防 VTE 的同时,尽可能地降低患者的出血风险。建议患者术后早期下床活动;建议对低危及以上风险的普通外科患者进行 VTE 预防。动态评估患者的 VTE 风险及出血风险,选择一种机械和/或一种药物预防措施,并及时调整预防策略。具体推荐见表 2-4-8。一般手术患者推荐预防 7~14 天或直至出院,对腹盆腔恶性肿瘤等 VTE 高危患者,推荐使用低分子肝素预防 4周。对于 VTE 高危风险但无大出血风险的患者,若不能耐受低分子肝素或普通肝素,可考虑使用磺达肝癸钠或阿司匹林预防。对于已确诊下肢 DVT 的普通外科患者,不推荐将下腔静脉滤器置入作为围术期 PE 常规预防措施。

表 2-4-7　手术患者出血风险评估

常规危险因素
活动性出血
既往大出血病史
已知、未治疗的出血疾病
严重肾功能或肝功能衰竭
血小板减少症
急性脑卒中
未控制的高血压
腰穿、硬膜外或椎管内麻醉前 4 小时~后 12 小时
同时使用抗凝药、抗血小板治疗或溶栓药物

手术特异性危险因素
骨科手术:曾经或手术过程中发生难控制术中出血,手术范围大,翻修术
腹部手术:恶性肿瘤男性患者,术前血红蛋白<13g/dl,行复杂手术(联合手术、分离难度高或超过一个吻合术)
胰十二指肠切除术:败血症,胰瘘,定点出血
肝切除术:肝叶切除数量,伴随肝外器官切除,原发性肝癌,术前血红蛋白数量和血小板计数低
心脏手术:使用阿司匹林;术前 3 天使用氯吡格雷;BMI>25kg/m²,非择期手术,放置 5 个以上的支架,老龄,肾功能不全,非搭桥手术,心脏体外循环时间较长
胸部手术:全肺切除术或扩大范围切除

出血并发症可能会导致严重后果的手术
开颅手术
脊柱手术
脊柱创伤
游离皮瓣重建手术

表 2-4-8　外科手术患者 VTE 预防基本策略

VTE 发生风险	一般出血风险人群	高危出血风险或出血会导致严重后果的人群
非常低危	无需预防	
低危	机械预防措施,推荐间歇充气压缩泵	
中危	低分子肝素或机械性血栓预防措施(推荐间歇充气压缩泵)	机械性血栓预防措施,推荐间歇充气压缩泵
高危	低分子肝素联用机械性血栓预防措施(弹力袜或间歇充气压缩泵)	机械性血栓预防措施,推荐间歇充气压缩泵,直至出血停止且可以加用抗凝药物为止
高危肿瘤手术	低分子肝素联用机械性血栓预防措施,且延长低分子肝素出院后的使用时间(4 周)	
高危,低剂量普通肝素和低分子肝素禁忌或无效	磺达肝癸钠,小剂量阿司匹林(160mg);或机械性血栓预防措施;或两者同时使用	

（一）预防禁忌证

1. 机械预防禁忌证　弹力袜：①腿部局部情况异常（如皮炎、坏疽、近期接受皮肤移植手术）；②下肢血管严重的动脉硬化或其他缺血性血管病；③腿部严重畸形；④患肢大的开放或引流伤口；⑤心力衰竭；⑥安装心脏起搏器；⑦肺水肿；⑧腿部严重水肿。间歇充气加压泵（IPC）：下肢深静脉血栓症、血栓（性）静脉炎或肺栓塞，其他禁忌同弹力袜。

2. 药物预防禁忌证　①肝素类药物：活动性出血、活动性消化道溃疡、凝血功能障碍、恶性高血压、细菌性心内膜炎、严重肝肾功能损害、既往有肝素诱导的 HIT 及对肝素过敏者；②磺达肝癸钠：对磺达肝癸钠过敏，肌酐清除率<20ml/min，其余禁忌证同肝素。但可用于有 HIT 史的患者。

（二）预防方法

1. 机械预防

（1）弹力袜：用于下肢 DVT 的初级预防，脚踝水平的压力建议在 18～23mmHg（1mmHg ＝0.133kPa）。过膝弹力袜优于膝下弹力袜。

（2）间歇充气加压泵（IPC）：建议每天使用时间至少 18 小时。

2. 药物预防

（1）普通肝素：5000IU 皮下注射，2 次/d。可在术前 2 小时开始给药。

（2）低分子肝素：皮下注射，1 次/d。不同的低分子肝素用于普通外科 VTE 预防的剂量有所不同，建议参照表 2-4-9。考虑到出血风险，目前推荐术前 12 小时给药。以依诺肝素为例，对于中等风险的普通外科患者，可于术前 12 小时开始给予 2000IU 或 4000IU 皮下注射，1 次/d；对于高危患者特别是合并恶性肿瘤的患者，建议术前 12 小时开始给药，4000IU 皮下注射，1 次/d。对于肥胖症患者，可能需要更大剂量的低分子肝素。

表 2-4-9　外科手术患者 VTE 预防常用药物

药物	用法用量	时间
LDUFH	5000IU，皮下注射，2 次/d	术前 12 小时开始给药
LMWH	伊诺肝素：2000IU 或 4000IU，皮下注射，1 次/d	术前 12 小时给药
	那曲肝素：0.3～0.4～0.6ml，皮下注射，1 次/d（根据体重调整剂量）	
	达肝素：5000U 皮下注射，1 次/d	
磺达肝癸钠	2.5mg 皮下注射，1 次/d	术后 6～8 小时开始给药

（3）磺达肝癸钠：2.5mg 皮下注射，1 次/d，术后 6～8 小时开始给药。与低分子肝素相比，磺达肝癸钠虽可进一步降低 DVT 风险，但同时会增加大出血风险。因此，不建议作为普通外科手术患者 VTE 预防的一线用药。目前尚无新型口服抗凝药物用于普通外科患者的证据。

根据普通外科不同类型手术特点，VTE 预防建议如下：①肝脏外科手术：除伴有出血性疾病或明显正在出血的患者外，肝脏切除患者应在充分评估出血风险的基础上，考虑应用 VTE 药物预防措施。②甲状腺切除术：不建议常规使用抗凝药物预防。

【围术期抗凝管理】

（一）基本原则

围术期抗凝管理至关重要。正在接受抗凝或抗血小板治疗的患者，如需进行择期外科手术或操作,建议如下:对于在手术前需要停用维生素 K 拮抗剂(vitamin Kantagonist,VKA)的患者,应在术前 5 天停用 VKA;对于有高度血栓栓塞风险,推荐中断 VKA 期间给予桥接抗凝;对于接受阿司匹林治疗的中高危患者,需行非心脏手术,建议在围术期继续阿司匹林治疗;对于有冠状动脉支架的患者需要手术,推荐推迟手术,如使用裸金属支架应在置入 6 周以后,如使用药物洗脱支架应在置入 6 个月以后,不推荐在这段时期内进行手术;对于裸金属支架置入 6 周以内或者药物洗脱支架置入 6 个月以内需要手术的患者,推荐在围术期继续抗血小板治疗。围术期抗凝治疗的管理应基于血栓栓塞和出血的综合风险评估,最终目标是简化患者管理和最大程度减少不良预后。

1. 桥接抗凝 对于有高度血栓栓塞风险,推荐中断 VKA 期间给予桥接抗凝。桥接抗凝药物:①依诺肝素:1mg/kg,2 次/d,皮下注射或每日总用量 1.5mg/kg。②达肝素:100IU/kg,2 次/d,皮下注射或每日总用量 200IU/kg。③普通肝素:静脉用量保持 APTT 1.5~2.0 倍于标准 APTT。

2. 长期口服 VKA 患者围术期抗凝管理 ①建议长期服用 VKA 的患者行普通外科手术前进行血栓与出血风险评估。②低出血风险手术可不中断 VKA 治疗,保持国际标准化比值(international normalized ratio,INR)在治疗范围内。③高出血风险手术需在中断 VKA 治疗后,进一步评估其血栓形成的风险。低危患者一般无需桥接抗凝治疗,如果手术伴随明显的血栓形成风险增加,则应使用桥接抗凝治疗。④术前停药方案:术前 5 天停用华法林,术前 1 天监测 INR,若 INR 仍延长(>1.5),患者需及早手术则口服小剂量维生素 K(1~2mg)使 INR 尽快恢复正常。⑤桥接抗凝治疗时间,一般在停用华法林后第 2 天启用普通肝素或低分子肝素治疗,术前 4~6 小时停用普通肝素,术前 20~24 小时停用低分子肝素。术后根据不同出血风险选择 24~72 小时开始使用普通肝素或低分子肝素,对于出血风险高的大手术,普通肝素或低分子肝素在术后 48~72 小时恢复。⑥术后患者血流动力学稳定,应 12~24 小时恢复华法林治疗(常用剂量,一般在手术当晚或第 2 天),当 INR>2 时,停用肝素类药物。

(二) 新型口服抗凝药物的围术期管理

常见的新型口服抗凝药有两类:直接凝血酶抑制剂(如达比加群酯)和直接 Xa 因子抑制剂(如利伐沙班、阿哌沙班)。

1. 围术期管理基本原则 由于此类药物半衰期较短,生物活性具有明确的"开关"效应,因此多不需要肝素桥接治疗。正在服用新型口服抗凝药的患者如果接受择期手术,应根据手术本身创伤的大小及出血的风险和后果决定何时停药,何时恢复服用。

2. 具体管理方案推荐 ①一般出血风险类手术可在停药 48 小时后进行手术。②高出血风险手术的患者,需停药 72 小时后手术。③除了考虑手术出血风险外,肾功能减退的患者可能需要术前停药更长时间。对于主要经肾脏排泄的新型口服抗凝药术前停药时间还需考虑患者肾功能情况。④大多数外科手术和操作应在术后 1~2 天(有些患者需延迟到术后 3~5 天)出血风险下降后再开始服用新型口服抗凝药。⑤对于大多数手术类型,术后 48~72 小时如直接使用完整剂量利伐沙班可能会增加出血风险,建议开始减量至 10~15mg,1 次/d(血栓风险高使用 15mg),72 小时内恢复至完整剂量 20mg。

第三节　肿瘤相关静脉血栓栓塞症的预防

1865 年,Armand Trousseau 第一次提出了 VTE 与恶性肿瘤的相关性,此后得到越来越多的研究结果证实,目前国内外学者普遍认为肿瘤是 VTE 的高危因素之一。肿瘤患者发生 VTE 的病理生理原因包括:高凝状态(如肿瘤细胞分泌的促凝前体因子),血管壁受损,还有因血管受压导致的血液瘀滞。在某些因素的影响下,肿瘤相关性 VTE 的发生率可明显升高,如获得性或原发性易栓因素(如抗心磷脂抗体综合征、因子 V Leiden 突变等)、长时间制动、外科手术和化疗等。如果能对恶性肿瘤患者采取 VTE 预防措施,以及在 VTE 发生后给予有效的治疗,可以在一定程度上改善患者的预后,提高患者的生活质量。

【流行病学】

有资料显示恶性肿瘤患者发生 VTE 的风险为普通人群的 7 倍,有远处转移的实体瘤患者较没有远处转移的患者发生 VTE 的相对危险度是 19.8,肿瘤合并 VTE 患者的死亡风险增加 2~6 倍。在我国,肿瘤已成为引起肺栓塞第二位原因(占 35%);方宏超等报道恶性肿瘤中 PE 的发生率为 8.9%;杨德华等回顾性分析了 128 例 DVT 患者的临床资料发现住院期间(7~14 天),恶性肿瘤组与非恶性肿瘤组症状性 PE 发生率分别为 25.0% 和 2.7%。Khorana 等的研究表明肿瘤患者 VTE 的发生率为 12.6%,而对照组仅 1.4%。在不同的肿瘤类型中,胰腺癌 VTE 的发生率最高,达 19.2%,其次是胃癌(15.8%),肺癌位于第三位(13.9%)。北京协和医院的一项回顾性观察研究共纳入 43 967 例实体恶性肿瘤住院患者,共 120 例(0.27%)发生肺栓塞。其中 37.5% VTE 发生于非小细胞肺癌,所占比例最高。其次为乳腺癌(9.2%)和卵巢癌(8.3%)。Heit 等研究表明细胞毒性化疗药物与 VTE 的发生有明显相关性。与非肿瘤患者相比,接受化疗和未行化疗肿瘤患者发生 VTE 的相对危险度分别为 6.5 和 4.1。因此,对于已经确诊或临床疑诊肿瘤的患者,都应注意 VTE 的防治。

调查肿瘤与 VTE 相关性的 FRONTLINE 研究表明,只有 50% 的肿瘤外科医师和 5% 的肿瘤内科医师对肿瘤患者实施了 VTE 预防。多国注册登记研究 IMPROVE 和 ENDORSE 中只有 45% 的住院肿瘤患者曾接受过 VTE 的预防治疗,而最近的一项尸检调查报告约 80% 的致命性 PE 发生在内科肿瘤患者,因此,肿瘤患者 VTE 预防不足的现状非常令人担忧。

【VTE 风险评估】

许多危险因素可导致肿瘤患者 VTE 的发生。这些危险因素大致可以分为 3 类:患者自身危险因素;肿瘤相关危险因素;治疗相关危险因素(表 2-4-10)。晚期肿瘤、广泛转移、局部压迫和存在心肺合并症等都可以导致 VTE 的风险显著增加。肿瘤患者可能同时存在以上 3 类危险因素,因此肿瘤患者 VTE 的危险因素需综合评估。

Khorana 等建立了一个针对门诊化疗肿瘤患者的 VTE 风险评估模型,可以对门诊化疗肿瘤病人接受 VTE 预防治疗的获益与风险进行评估(表 2-4-11)。Khorana 评估模型将化疗患者的 VTE 风险分为高、中、低三个等级,其中 Khorana 评分≥3 的高风险患者 VTE 的发生率达到 7.1%~41%,因此对于此类 VTE 高风险患者实施预防治疗应成为临床常规。此后 Ay 等对该模型做了进一步地验证和扩展,补充了 D-二聚体和 P-选择素作为危险因素。但 D-二聚体和 P-选择素在肿瘤患者中并没有作为常规检查项目,因此还需更进一步的研究结果支持。某些血液系统恶性肿瘤同样也是 VTE 的高危因素,如淋巴瘤、急性白血病以及多发性骨髓瘤。其中高度恶性淋巴瘤和急性早幼粒白血病发生 VTE 的风险明显高于其他类型淋巴瘤和白血病。对于高度恶性的非霍奇金淋巴瘤患者，其 VTE 最常见的原因是淋巴结肿大造成的血管压迫。多发性骨髓瘤也可导致 VTE 风险增加，其易栓因素主要为多发性骨髓瘤本身导致的血液高凝状态、使用以沙利度胺或来那度胺为基础的联合化疗方案（联合大剂量地塞米松，多柔比星或者多种药物联合化疗）等。表 2-4-12 列出了使用沙利度胺或来那度胺治疗的多发性骨髓瘤患者 VTE 风险评估模型及相应的处理措施。

表 2-4-10　肿瘤相关 VTE 的危险因素

一般危险因素	高风险门诊化疗病人，为以下危险因素的累加
活动性肿瘤 晚期肿瘤 肿瘤类型：脑肿瘤，胰腺癌，胃，膀胱，生殖系统肿瘤，肺，淋巴瘤，骨髓增殖性肿瘤，肾脏肿瘤，代谢性肿瘤 淋巴结显著增大压迫血管 原发性或获得性的高凝状态（包括妊娠） 内科合并症：感染，肾脏疾病，肺部疾病，充血性心力衰竭，心房血栓 PS 评分差 年老	具有 VTE 高风险的活动性肿瘤：胃，胰腺，肺，淋巴瘤，生殖系统，膀胱，睾丸 化疗前血小板>300×10^9/L 白细胞>11×10^9/L 血红蛋白<10g/L 使用促红细胞生成素 BMI≥35kg/m^2 有 VTE 病史
可祛除的危险因素	治疗相关的危险因素
吸烟 肥胖 活动量	大手术 中心静脉置管 化疗沙利度胺/雷利度胺联合大剂量地塞米松 外源性的激素治疗：激素替代治疗，避孕药，他莫昔芬/雷洛昔芬，已烯雌酚

表 2-4-11　化疗相关 VTE 的 Khorana 预测模型

患者特点	评分
非常高风险（胃、胰腺）	2
高风险（肺，淋巴瘤，生殖系统，膀胱、睾丸）	1
化疗前血小板≥350×10^9/L	1
血红蛋白<10g/L，或是使用促红细胞生成素	1
化疗前白细胞>11×10^9/L	1
体重指数≥35kg/m^2	1
合计	

总分数	危险等级	发生症状性的 VTE 的风险
0	低	0.8% ~3%
1,2	中	1.8% ~8.4%
≥3	高	7.1% ~41%

表 2-4-12　使用沙利度胺或是来那度胺治疗的多发性骨髓瘤患者 VTE 风险评估模型及处理

危 险 因 素	建 议 处 理
个体危险因素 　肥胖 　VTE 病史 　中心静脉置管或是起搏器植入 　伴随疾病:心脏病、慢性肾脏疾病、糖尿病、急性感染、制动 　手术:一般手术、任何麻醉、任何创伤 　使用促红细胞生成素 　凝血功能障碍	**没有危险因素或是只有一个个体/** **骨髓瘤危险因素** 　阿司匹林 81～325mg 每天一次 **≥2 个个体/骨髓瘤危险因素** 　低分子肝素(相当于 40mg 的依诺 　　肝素每天一次)或是治疗剂量 　　的华法林(INR 值 2～3)。
骨髓瘤相关危险因素 　骨髓瘤的诊断 　血液高黏状态	
骨髓瘤的治疗 　沙利度胺或来那度胺联合以下药物治疗:大剂量地塞米松(每 　月=480mg)、多柔比星、多药化疗	

【预防性抗凝治疗】

(一) 住院肿瘤患者的 VTE 预防

1. **药物预防**　由于住院的肿瘤患者离床活动减少,是 VTE 的高危人群,因此推荐所有诊断为活动性肿瘤的患者(或者临床怀疑肿瘤的患者),在没有抗凝禁忌证时给予预防性抗凝治疗。住院肿瘤患者预防 VTE 的推荐抗凝药物包括低分子肝素、磺达肝癸钠和皮下注射普通肝素(表 2-4-13)。VTE 预防性抗凝的药物剂量与治疗剂量不同,详见表 2-4-13。如果序贯成华法林抗凝,INR 需维持在 2～3 之间,且抗凝治疗必须贯穿于整个住院期间。比较癌症患者不同预防抗凝方案的多项临床研究表明没有一个方案疗效有明显优势。

表 2-4-13　肿瘤患者 VTE 预防性抗凝药物

低分子肝素
　达肝素 5000U 皮下注射每天一次
　伊诺肝素 40mg 皮下注射每天一次
　亭扎肝素 4500U(固定剂量)皮下注射每天一次或是 75U/kg 皮下注射每天一次那曲肝素 0.3ml 皮下注射每天一次
磺达肝癸钠(住院病人 1 级推荐)
　磺达肝癸钠 2.5mg 每天一次皮下注射
普通肝素 5000U 皮下注射 8～12 小时一次(住院病人 1 级推荐)
阿司匹林 81～325mg 每天一次(只适用于低危组多发性骨髓瘤门诊病人)
华法林(INR 维持在 2～3 之间)

2. **机械预防**　成年癌症患者应该在血栓预防性抗凝之前做如下评估:全面的病史及体格检查;含血小板计数的全血细胞计数和分类;凝血酶原时间(PT);活化部分凝血活酶时间(APTT)和肝、肾功检查。如果患者没有抗凝禁忌,即可进行药物性预防抗凝,如果患者存在抗凝禁忌,则可采用机械预防,包括间歇充气加压装置(IPC)和分级加压弹力袜(GCS)(图

2-4-1）。机械预防有效性的数据大多来自手术人群。IPC 装置和 GCS 仅被用作抗凝禁忌患者的 VTE 预防,且与药物等其他抗凝治疗联合应用时效果更好。

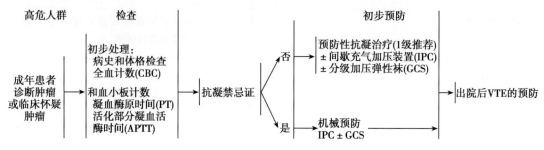

图 2-4-1　住院肿瘤患者的 VTE 预防

3. 药物预防禁忌证　为了降低出血风险和其他并发症,VTE 药物预防严禁用于近期有中枢神经系统出血、颅内或是脊髓损伤有出血高风险的患者(表 2-4-14)。而有慢性出血、血小板功能不全或有潜在出凝血疾病等的患者,需临床医生综合评估患者 VTE 预防的获益和风险,在获益大于风险的情况下,可考虑 VTE 预防。

表 2-4-14　肿瘤患者预防性或治疗性抗凝禁忌证

绝对禁忌证	相对禁忌证
近期的中枢神经系统出血,颅内或是脊髓的损伤有出血的高风险	慢性的,临床可见,可评估的出血>48h
	血小板减少症(PLT<50×10^9/L)
活动性出血(大出血):24 小时内输注 ≥2U 红细胞	严重的血小板功能不全(尿毒症,药物,骨髓增生异常)
	近期的大手术出血风险高
脊髓麻醉或是腰椎穿刺	潜在的出凝血疾病
	跌倒的风险高(脑外伤)

4. 机械预防禁忌证　机械预防严禁用于有四肢 DVT 或严重动脉功能不全的患者(表 2-4-15)。而存在皮肤血肿、溃疡或瘀斑等的患者,则应视患者具体情况综合评估是否采用机械预防。在制订 VTE 预防方案时,应充分权衡患者的获益与风险,在保证 VTE 预防效果的情况下,尽可能降低患者的出血风险。

表 2-4-15　肿瘤患者机械预防禁忌证

绝对禁忌证	相对禁忌证
急性 DVT	大的血肿
严重的动脉功能不全(仅与弹力袜相关)	皮肤溃疡或伤口
	血小板减少症(PLT<20×10^9/L)或是皮肤瘀斑
	中度的动脉功能不全(仅与弹力袜相关)
	外周神经疾病(仅与弹力袜相关)

（二）门诊非卧床肿瘤患者的 VTE 预防

某些特定类型的癌症患者出院后仍有发生 VTE 的风险,如腹部或盆腔手术后癌症患者应考虑门诊预防性抗凝治疗。有 VTE 既往史、麻醉时间超过 2 小时、晚期肿瘤、围术期卧床

≥4 天及年龄≥60 岁的外科肿瘤患者是 VTE 高风险人群。癌症患者术后死亡原因的 RISTOS 观察性研究,共纳入 2373 例肿瘤手术后患者,30 天内总死亡率为 1.72%,其中 46.3% 的患者死于 VTE,而仅有 4.9% 的患者死于术后出血。由此可见,术后 VTE 并发症远远超出术后出血并发症,已经成为导致死亡的主要原因。因此,推荐将癌症手术患者 VTE 的预防治疗时间延至 4 周,尤其是行腹腔或盆腔手术的高风险患者。对于多发性骨髓瘤患者则建议采取高度预防措施。基于国际骨髓瘤工作组发表的风险评估模型推荐相应的预防策略(见表 2-4-12)。具有 VTE 高风险的门诊肿瘤患者(根据 Khorana 风险评分达到 3 分或更高),应与患者/家属充分沟通预防 VTE 的获益和潜在风险,根据患者个体情况考虑在门诊预防性抗凝治疗(图 2-4-2)。

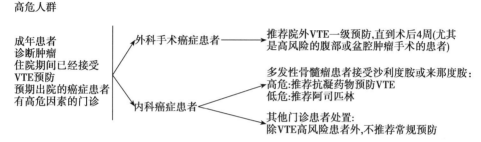

图 2-4-2 门诊肿瘤患者的 VTE 预防

认识到癌症患者的静脉血栓栓塞风险增加是预防静脉血栓栓塞的发生、及时筛选出静脉血栓栓塞患者的第一步。推荐所有无抗凝治疗禁忌证的癌症住院患者进行 VTE 血栓预防,同时强调提高癌症患者罹患 VTE 的临床警觉性。推荐 VTE 高危的癌症患者出院后继续接受 VTE 预防性治疗(例如,癌症手术患者、多发性骨髓瘤患者和 Khorana 评分高风险的内科化疗患者),手术患者疗程延长至 4 周,内科患者依据临床实际情况决定疗程。对于怀疑 VTE 的癌症患者推荐进行认真的评估,对于确诊 VTE 的癌症患者推荐在全面评估患者肿瘤状态及权衡抗凝治疗获益与风险后给予及时治疗和随访。

【本章小结】

VTE 高风险内科住院患者需进行 VTE 预防,应根据个体情况选择一种机械预防和/或一种药物预防措施;预防一般需 6~14 天,目前无临床证据表明需延长预防时间。大型外科手术患者是 VTE 高危人群,手术患者可根据 Caprini 评分和出血风险选择恰当的药物预防与机械预防措施。围术期抗凝治疗的管理应基于血栓栓塞和出血的综合风险评估,最终目标是简化患者管理和最大程度减少不良预后。肿瘤相关 VTE 发病率高、危害大,是内科化疗肿瘤患者第二大死亡原因,是肿瘤患者术后 30 天内第一死亡原因。推荐非抗凝禁忌的所有住院肿瘤患者及门诊 VTE 高危肿瘤患者进行预防性抗凝治疗。

(李圣青)

参 考 文 献

1. 《内科住院患者静脉血栓栓塞症预防的中国专家建议》写作组,中华医学会老年医学分会,中华医学会呼吸病学分会,《中华老年医学杂志》编辑委员会,等. 内科住院患者静脉血栓栓塞症预防中国专家建议(2015). 中华老年杂志,2015,34(4):345-352.
2. 中华医学会外科学分会. 中国普通外科围手术期血栓预防与管理指南. 中华外科杂志,2016,54(5):

321-327.

3. Kearon C, Akl EA, Ornelas J, et al. Antithrombotic Therapy for VTE Disease CHEST Guideline and Expert Panel Report. Chest, 2016, 149(2):315-352.

4. 方宏超, 郭学利, 符洋, 等. 恶性肿瘤合并肢体深静脉血栓形成:附45例报告. 中国普通外科杂志, 2012, 21(6):667-670.

5. 杨德华, 于龙飞, 张健, 等. 恶性肿瘤与非恶性肿瘤合并下肢深静脉血栓患者肺栓塞发生率的比较. 中国普通外科杂志, 2012, 21(12):1497-1499.

6. 王晓芳, 陆慰萱. 静脉血栓栓塞症与恶性肿瘤. 中华医学杂志, 2009, 89(26):1865-1867.

7. Heit JA, Silverstein MD, Mohr DN, et al. Risk factors for deep vein thrombosis and pulmonary embolism: a population-based case-control study. Arch Intern Med, 2000, 160(6):809-815.

8. Agnelli G, Bolis G, Capussotti L, et al. A clinical outcome-based prospective study on venous thromboembolism after cancer surgery: the @ RISTOS project. Ann Surg, 2006, 243(1):89-95.

9. Khorana AA, Kuderer NM, Culakova E, et al. Development and validation of a predictive model for chemotherapy-associated thrombosis. Blood, 2008, 111(10):4902-4907.

第三篇

肺动脉高压

第一章 肺动脉高压总论

1973 年第一届世界肺动脉高压论坛（WSPH）将肺动脉高压（PH）分为原发性和继发性肺动脉高压。1998 年第二届 WSPH 将 PH 分为 5 类。此后几届 WSPH 不断对分类进行改进，但是结构和基本原则保持不变，最近的更新是 2015 年 ECS/ERS 肺动脉高压诊治指南的肺动脉高压分类。1998 年第二届 WSPH 以来治疗共识迅速发展，2003 年第三届 WSPH 已有 3 大类 5 种化合物应用于 PAH 治疗，2008 年又有 4 种新药纳入治疗共识。随着研究和实践不断深入，2015 年 ECS/ERS 肺动脉高压诊治指南对治疗策略又进行了更新。肺动脉高压的诊断需要多学科知识的综合应用，右心导管是确诊肺动脉高压和指导治疗策略的重要检查手段。肺动脉高压的筛查与早期诊断可显著改善患者预后。

【定义】

肺动脉高压（pulmonary hypertension，PH）是一个血流动力学概念，诊断标准为在海平面状态下、静息时、右心导管检查肺动脉平均压（PAPm）≥25mmHg。PAPm 的上限约为 20mmHg，对 PAPm 在 21~25mmHg 的患者，需监测其发展成为 PAH 的风险。动脉型肺动脉高压（PAH）是指孤立的肺动脉血压增高，而肺静脉压力正常。血流动力学特点为：PAPm≥25mmHg，PAWP≤15mmHg，并且 PVR>3Wood 单位，同时需要排除其他毛细血管前 PH 如肺部疾病相关 PH，CTEPH 或其他罕见疾病等。

【肺动脉高压的分类】

根据肺动脉高压的临床表现、病理特征、血流动力学特点和治疗策略，目前将肺动脉高压（PH）分为 5 大类。包括第 1 大类：动脉型肺动脉高压（PAH）；第 2 大类：左心疾病相关性肺动脉高压；第 3 大类：肺部疾病和/或低氧相关性肺动脉高压；第 4 大类：慢性血栓栓塞性肺动脉高压和其他原因所致肺动脉阻塞；第 5 大类：原因不明和/或多种因素所致肺动脉高压（表 3-1-1）。其中，第一大类动脉型肺动脉高压（PAH）还包括肺静脉闭塞病和肺毛细血管瘤（1′型）和新生儿持续性肺动脉高压（1″型）。

根据肺动脉高压的血流动力学特点，可分为毛细血管前（pre-capillary，PH）和毛细血管后（post-capillary PH）肺动脉高压。毛细血管前肺动脉高压根据临床特点可分为特发性肺动脉高压（IPAH）和继发于肺部疾病、慢性血栓和其他原因不明或机制复杂的肺动脉高压。同时，还可根据血流动力学特点分为单纯性毛细血管前肺动脉高压（Ipc-PH）和混合性毛细血管前及毛细血管后肺动脉高压（Cpc-PH）（表 3-1-2）。

【流行病学】

我国成人动脉型肺动脉高压（PAH）的发病率为 2~8/（100 万人口·年），而患病率为 11~26/（100 万人口·年）。与其他国家相比，中国肺动脉高压患者以中青年和女性为主，

表 3-1-1 肺动脉高压的分类(2015 年 ECS/ERS 肺动脉高压分类)

1. 动脉型肺动脉高压(PAH)
1.1 特发性(IPAH)
1.2 遗传性(HPAH)
1.2.1 BMPR2 突变
1.2.2 其他突变
1.3 药物和毒素导致
1.4 相关性肺动脉高压:
1.4.1 结缔组织病
1.4.2 门脉高压
1.4.3 先天性心脏病
1.4.4 血吸虫病
1′ 肺静脉闭塞病(PVOD)和/或肺毛细血管瘤(PCH)
1′.1 特发性
1′.2 遗传性
1′.2.1 EIF2AK4 突变
1′.2.2 其他突变
1′.3 药物、毒物和放射性损害
1′.4 相关性:
1′.4.1 结缔组织病
1′.4.2 HIV 感染
1″.新生儿持续性肺动脉高压
2. 左心疾病相关性肺动脉高压
2.1 左室收缩功能障碍
2.2 左室舒张功能障碍
2.3 瓣膜病
2.4 阻塞性和先天性心肌病

2.5 先天性/获得性肺静脉狭窄
3. 肺部疾病和/或低氧相关性肺动脉高压
3.1 慢性阻塞性肺病
3.2 间质性肺病
3.3 混合限制性和阻塞性通气功能障碍的其他肺部疾病
3.4 睡眠呼吸障碍
3.5 肺泡低通气
3.6 慢性高原暴露
3.7 发育性肺病
4. 慢性血栓栓塞性肺动脉高压和其他原因所致肺动脉阻塞
4.1 慢性血栓栓塞性肺动脉高压(CTEPH)
4.2 其他原因肺动脉阻塞
4.2.1 肺血管肉瘤
4.2.2 其他肺血管内肿瘤
4.2.3 动脉炎
4.2.4 先天性肺动脉狭窄
4.2.5 寄生虫(包虫病)
5. 原因不明和/或多种因素所致肺动脉高压
5.1 血液学疾病:慢性溶血性贫血,骨髓增殖异常,脾切除
5.2 系统性疾病:结节病,肺组织细胞增多症,淋巴管肌瘤病
5.3 代谢性疾病:糖原贮积病,戈谢病,甲状腺疾病
5.4 其他:肺肿瘤栓塞性微血管病纤维性纵隔炎,慢性肾衰(有/无透析),节段性肺动脉高压

表 3-1-2 肺动脉高压的血流动力学分类(2015 年 ECS/ERS 肺动脉高压分类)

定义	特点	临床分类
PH	PAPm≥25mmHg	所有类型肺动脉高压
毛细血管前肺动脉高压	PAPm≥25mmHg PAWP≤15mmHg	第 1 大类:动脉型肺动脉高压 第 3 大类:肺部疾病相关性肺动脉高压 第 4 大类:慢性血栓栓塞性肺动脉高压 第 5 大类:原因不明和/或多种因素所致肺动脉高压
毛细血管后肺动脉高压	PAPm≥25mmHg PAWP>15mmHg	第 2 大类:左心疾病相关性肺动脉高压 第 5 大类:原因不明和/或多种因素所致肺动脉高压
单纯性毛细血管后肺动脉高压(Ipc-PH)	DPG*<7mmHg and/or PVR≤3WU	
混合性肺动脉高压(Cpc-PH)	PG≥7mmHg and/or PVR>3WU	

*DPG(舒张压梯度)= diastolic PAP(肺动脉舒张压)－mean PAWP(平均肺毛细血管楔压)

先天性心脏病相关性肺动脉高压(CHD-PH)约占43.4%,其次是特发性肺动脉高压(IPAH)约占35.4%,第三位是结缔组织病相关性肺动脉高压(CTD-PH)约占18.8%,其他类型肺动脉高压约占2.4%。美国肺动脉高压注册登记研究数据显示患者IPAH发病率最高,占46.2%,其次是CTD-PH占25.3%,第三位是CHD-PH占9.9%,其他类型约占18.6%。欧盟国家同样是IPAH发病率最高。我国与欧美国家肺动脉高压WHO功能分级Ⅲ、Ⅳ级的患者均占50%以上。

【诊断】

肺动脉高压的诊断需要多学科参与。患者应到肺血管疾病专科中心或者具有肺血管专业医师的心血管内科、呼吸内科、免疫内科或小儿内科就诊,进行全面的诊断和功能评价。建议非肺血管病专业医师在接诊到可疑PAH患者时,应及时将患者转诊到专科医师处进行诊断评价。

(一) 临床表现

1. 症状 PAH本身没有特异性临床表现。根据我国特发性和家族性PAH注册登记研究结果,患者就诊时最常见的症状有活动后气短和乏力(98.6%)、胸痛(29.2%)、晕厥(26.4%)、咯血(20.8%)、心悸(9.7%),其他症状有下肢水肿、胸闷、干咳、心绞痛、腹胀及声音嘶哑等。气短往往标志PAH患者出现右心功能不全。而当发生晕厥或黑蒙时,则往往标志患者心输出量(CO)已经明显下降。需要强调,PAH患者首发症状至确诊的时间与预后有明确的相关性,因此病历采集时应准确记录首发症状的时间。

2. 体征 右心扩大可导致心前区隆起,肺动脉压力升高可出现P2亢进;肺动脉瓣开放突然受阻出现收缩早期喷射性喀喇音;三尖瓣关闭不全引起三尖瓣区的收缩期反流杂音;晚期右心功能不全时出现颈静脉充盈或怒张;下肢水肿;发绀;右室充盈压升高可出现颈静脉巨大"a"波;右室肥厚可导致剑突下出现抬举性搏动;出现S3表示右心室舒张充盈压增高及右心功能不全,约38%的患者可闻及右室S4奔马律。

3. 既往史 应重点询问有无先天性心脏病、结缔组织病、HIV感染史、肝病、贫血和鼻出血等,可为PAH临床分类提供重要线索。

4. 个人史 需要注意患者有无危险因素接触史,如印刷厂和加油站工人接触油类物品、减肥药服用史及吸毒史等。

5. 婚育史 女性要注意有无习惯性流产史,男性要注意其母亲、姐妹等直系亲属有无习惯性流产等病史。

6. 家族史 家族中有无其他PAH患者。

(二) 实验室检查和辅助检查

由于PH临床分类复杂,对疑诊患者应按照标准诊断流程进行评价,尤其特发性PAH需排除所有已知病因方可诊断。因此肺动脉高压的诊断检查除了血常规、甲状腺功能和免疫学检查等实验室检查之外,还需大量的辅助检查以明确诊断。

1. 心电图 约87%患者心电图可提示右室肥厚,79%患者出现电轴右偏。心电图在PAH诊断中的价值有限,其敏感性仅为55%,特异性为70%。PAH晚期可出现心房扑动、心房颤动等房性心律失常,很少出现室性心律失常。

2. 胸片 约90%PAH患者首次就诊时可表现为胸片异常。常见征象有:肺动脉段凸出及右下肺动脉扩张,伴外周肺血管稀疏的"截断现象";右心房和右心室扩大。胸部X线检查还助于发现原发性肺部疾病、胸膜疾病、心包钙化或者心内分流性畸形。

3. 肺功能和动脉血气分析 肺功能和动脉血气分析有助于发现第三大类肺部疾病相关性肺动脉高压。PAH患者肺功能往往表现出呼气中期流速下降（MEF50可下降至50%~61%预计值），弥散功能轻、中度下降（一般为40%~80%预计值），而肺总量和残气量往往正常。结缔组织病相关PAH和PVOD/PCH的弥散功能下降尤为明显。重度PAH患者动脉血气分析通常表现为低氧血症，甚至是Ⅰ型呼吸衰竭。$PaCO_2$往往下降，与低氧血症导致肺泡过度通气有关。

4. 超声心动图 超声心动图是筛查PAH最重要的无创性检查方法，超声心动图在PAH诊断中的重要价值有：①估测肺动脉收缩压；②评估病情严重程度和预后：包括右房压、左右室大小、三尖瓣收缩期位移（TAPSE）、Tei指数以及有无心包积液等；③病因诊断：发现心内畸形、大血管畸形等，并可排除左心病变所致的被动性肺动脉压力升高。超声心动图提示PAH的征象有：三尖瓣反流速度增加、肺动脉瓣反流速度增加、右室射血到肺动脉加速时间缩短、右房室扩大、室间隔形状及功能异常、右室壁增厚及主肺动脉扩张等。

在不合并肺动脉口狭窄、肺动脉闭锁及右室流出道梗阻时，肺动脉收缩压（sPAP）等于右室收缩压（RVSP）。可通过多普勒超声心动图测量收缩期右室与右房压差来估测RVSP。按照改良伯努利公式，右房、室压差大约等于$4V^2$，V是三尖瓣最大反流速度（m/s）。RVSP=$4V^2$+RAP（右房压）。右房压可以用标准右房压5~10mmHg计算，也可用吸气末下腔静脉塌陷程度估测右房压。超声心动图在PAH中的诊断价值存在局限性：估测的肺动脉收缩压往往比右心导管测量值高10mmHg以上，部分患者还可能被低估，至今缺乏诊断PH的界值等。因此根据三尖瓣反流速率2.8m/s和3.4m/s，以及其他PH的超声表现，超声筛查肺动脉高压通常用肺动脉高压低度可能性、中度可能性和高度可能性来表示（表3-1-3）。

表3-1-3 超声筛查肺动脉高压可能性判断

三尖瓣反流速度峰值（m/s）	存在其他超声PH征象	超声诊断PH的可能性
≤2.8或不可测量	无	低度
≤2.8或不可测量	有	中度
2.9~3.4	无	
2.9~3.4	有	高度
>3.4	不要求	

5. 肺通气灌注扫描 肺通气灌注扫描是筛查CTEPH的重要检查项目。其诊断CTEPH的敏感性优于CT肺动脉造影，正常或轻度异常排除CTEPH的敏感性为90%~100%，特异性为94%~100%。PAH时肺灌注可以完全正常，或表现为外周非节段分布的灌注缺损。

6. 胸部CT、高分辨率CT（HRCT）及CT肺动脉造影（CTPA） 主要目的是了解有无肺实质和肺间质病变及其程度、肺动脉内有无占位病变、血管壁有无增厚、主肺动脉及左右肺动脉有无淋巴结挤压等。HRCT有助于发现间质性肺疾病和早期肺气肿，也是诊断肺静脉闭塞病的重要手段，PVOD的特征性征象有间质性肺水肿、肺实质弥漫性毛玻璃样改变、小叶中央边界不清的结节影、小叶间隔增厚和纵隔淋巴结肿大等。CTPA可使大多数CTEPH确诊，还可以筛查出有肺动脉内膜剥脱术适应证的患者。

7. 睡眠监测 约有15%阻塞性睡眠呼吸障碍的患者合并PH，故对于有可疑阻塞性睡眠呼吸障碍的疑诊 PH 患者应进行睡眠监测。

8. 心脏 MRI　心脏 MRI 是随访期间评价血流动力学参数的重要无创手段。可以直接评价右室大小、形状和功能等，还可以测量每搏量、CO、肺动脉扩张能力及右室厚度等参数。

9. 腹部超声　用于排除合并肝硬化和门脉高压患者。

10. 血液学和免疫学检查　对所有疑诊 PH 的患者均应常规进行血常规、血生化、甲状腺功能、自身免疫抗体检测、HIV 抗体及肝炎相关检查等，以便进行准确的诊断分类。

11. 右心导管检查（RHC）　右心导管检查不仅用于确诊 PAH，也用于指导制订治疗策略。右心导管检查要求在有经验的肺血管病诊治中心进行。右心导管检查可获得以下右心血流动力学参数：①心率、体循环血压和动脉血氧饱和度；②上下腔静脉压力、血氧饱和度和氧分压；③右心房、右心室压力（注意需测量右室舒张末压而非右室平均压）和血氧饱和度；④肺动脉压力（PAP）和混合静脉血氧饱和度（SvO$_2$）；⑤PCWP；⑥CO、心指数（CI）；⑦全肺阻力、肺动脉阻力和体循环阻力；⑧对疑诊门脉高压相关 PAH 患者还需测量肝静脉压力梯度（>5mmHg 提示门脉压力增高），对怀疑有左心疾病或部分先天性心脏病的患者，必要时可行左心导管明确诊断。注意：对分流性先天性心脏病患者 CO 的计算应采用 Fick 方法，对无心内外分流患者 CO 的测量应采用温度稀释法或 Fick 方法。

12. 急性肺血管扩张试验　仅限于在专科中心进行。适用于特发性（IPAH）、遗传性（HPAH）和药物相关性 PAH 患者，以评估可否使用高剂量 CCBs 治疗。目前国际上公认可用于急性肺血管扩张试验的药物有一氧化氮和依前列醇。也可选用腺苷或吸入伊洛前列素。终止急性肺血管扩张试验的指征包括以下情况：①体循环收缩压下降超过 30% 或低于85mmHg；②心率增加超过 40% 或大于 100 次/分；③心率低于 60 次/分并出现体循环低血压；④发生不可耐受的不良反应；⑤肺动脉压下降达到目标值；⑥血管扩张剂已应用至最大剂量。急性肺血管扩张试验阳性标准：①mPAP 下降幅度超过 10mmHg；②mPAP 绝对值 ≤40mmHg；③CO 增加或不变。必须同时满足此三项标准，才可将患者诊断为试验结果阳性。阳性患者可以口服 CCBs 治疗，但治疗 12 个月后需复查急性肺血管扩张试验，以判断患者对CCBs 是否持续敏感。

13. 肺动脉造影检查的主要价值　①筛查出适合外科手术的患者及进行术前评价；②肺血管炎的确诊及明确肺血管受累程度；③肺动静脉瘘的诊断；④提示肺动脉内肿瘤的诊断；⑤先天性肺动脉发育异常的诊断。血流动力学不稳定的 PAH 患者进行肺动脉造影可能会导致右心功能衰竭加重甚至猝死。

（三）诊断流程

当怀疑 PH 以及超声心动图符合 PH 即可启动诊断流程，首先排查常见 PH 临床分类（第 2 大类和第 3 大类），之后排查第 4 大类，最后诊断并区分第 1 大类中的不同类型，以及第 5 组中的罕见情况。患者出现劳累性呼吸困难、晕厥、心绞痛和/或运动耐量进行性减低，同时合并 PAH 的相关疾病和/或危险因素如：家族史、CTD、CHD、HIV 感染、门脉高压或诱发PAH 的药物毒物摄入史等，怀疑合并肺动脉高压时，应行超声心动图检查。如果如果超声心动图显示 PH 可能性较低，则不用做更多检查，应考虑其他原因并积极随访。超声心动图提示 PH 高度或中度可能时，需结合病史、症状、体征、ECG、胸片、肺功能检查，必要时做动脉血气分析和夜间血氧饱和度监测以及胸部 HRCT 来诊断第 2 大类和第 3 大类 PH。如果确诊左心疾病或肺部疾病，应考虑合适的治疗方案。若不存在左心或肺脏疾病，应行 V/Q 肺扫描，以鉴别 CTEPH 和 PAH。同时患者转诊至 PH 专科中心。如果 V/Q 扫描提示多叶、段灌注缺损,应考虑第 4 大类(CTEPH)PH。HRCT 可提示 1′组 PH(PVOD)。如果 V/Q 扫描正常或仅表现亚段"补丁样"灌注缺损,则应考虑第 1 大类 PAH 或第 5 大类 PH(图 3-1-1)。

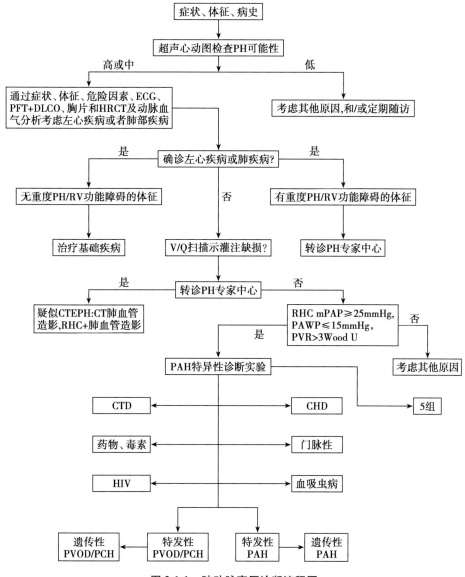

图 3-1-1 肺动脉高压诊断流程图

【PAH 严重程度评估】

对 PAH 的严重程度进行评价非常重要,有助于指导治疗方案的制订、观察疗效和及时调整治疗方案。

(一) 临床、超声心动图和血流动力学

首先,PAH 病因是决定患者预后的最重要因素。超声心动图检查与疾病严重相关的参数有显著右心扩大、心包积液、TAPSE、Tei 指数等。肺动脉压力不仅与肺血管阻力相关,也与疾病种类及右心收缩功能有关,因此,不能单纯根据肺动脉压力高低来判断疾病严重程度。右心导管检查获得的 SvO_2、右房压、CO、肺血管阻力及肺血管反应性均与疾病严重程度

及预后相关。心肺运动功能的指标。另外动脉血氧饱和度下降、体循环收缩压下降和心率增快也提示右心代偿功能下降。

（二）运动耐量

6分钟步行距离试验（6MWT）是评价PAH患者运动耐量最重要的检查,是美国食品药物监督管理局（FDA）和欧洲药品监督管理局（EMEA）认可评价PAH相关临床试验的主要观察终点。首次住院患者的6分钟步行距离（6MWD）与预后有明显的相关性,也是评价治疗是否有效的关键指标。建议每例PAH患者在住院过程中,均进行6MWT试验检测。Borg呼吸困难分级指数（表3-1-4）与6MWT试验结合可用来评价PAH患者的心肺功能状态。

表3-1-4　Borg呼吸困难分级指数

0级	没有任何呼吸困难症状	5级	呼吸困难症状严重（重）
0.5级	呼吸困难症状非常非常轻微（刚刚能察觉到）	6级	
1级	呼吸困难症状非常轻微	7级	呼吸困难症状非常重
2级	呼吸困难症状轻微（轻）	8级	
3级	有中等程度的呼吸困难症状	9级	
4级	呼吸困难症状稍微有点重	10级	呼吸困难症状非常非常重（最重）

（三）生化标志物

目前明确血清尿酸水平、B型脑钠肽（BNP）、N末端B型脑钠肽原（NT-proBNP）、肌钙蛋白T和I均是PAH病情严重程度和预后预测的重要生化标志物,也是评价疗效的重要参数。保持上述指标较低的血浆水平或明显下降提示PAH病情稳定或好转。

（四）WHO肺动脉高压功能分级

WHO肺动脉高压功能分级（表3-1-5）是预后预测的重要因素。研究表明,未治疗的特发性和遗传性PAH平均生存时间与WHO功能分级密切相关,Ⅳ级仅为6个月,Ⅲ级为2.5年,Ⅰ～Ⅱ级为6年。另外有晕厥或右心衰竭病史的患者均提示右心功能失代偿,病情严重。

表3-1-5　WHO肺动脉高压功能分级

功能分级	临床表现
Ⅰ级	体力活动不受限。一般的体力活动不会引起呼吸困难、乏力、胸痛加剧、或近似晕厥
Ⅱ级	体力活动轻度受限。静息状态下无症状,但一般体力活动会引起呼吸困难、乏力、胸痛加剧、或近似晕厥
Ⅲ级	体力活动明显受限。静息状态下无症状,但轻微的体力活动即会引起呼吸困难、乏力、胸痛加剧、或近似晕厥。
Ⅳ级	不能从事任何体力活动,并可能出现右心衰竭的体征。静息状态下可出现呼吸困难和/或乏力,并且任何体力活动几乎都可以加重这些症状

（五）心肺运动试验

心肺运动试验（cardiopulmonary exercise testing,CPET）或运动心肺功能试验是指伴有代谢测定的运动试验,是综合心与肺,在一定功率负荷下测量摄氧量及二氧化碳排出量等代谢指标、通气指标及心电图变化。心肺运动试验反映细胞呼吸功能的变化,反映人体的最大有氧代谢能力和心肺储备能力。其中,最大摄氧量(maximal oxygen uptake,VO_2max)二氧化碳通气当量(VE/VCO_2)斜率是评估肺动脉高压患者严重程度与预后预测的重要指标。

(六) PAH 状态评价

根据以上因素将患者分为低危、中危和高危(表 3-1-6)。低危患者预计 1 年死亡率<5%。通常 WHO 功能分级 I 级和 II 级,疾病无进展,6MWD>440m,无右心功能不全。中危患者预计 1 年死亡率5% ~ 10%。此组患者通常 WHO 功能分级 III 级,活动能力中度受限,有右心功能不全的表现,但无右心衰。高危患者预计 1 年死亡率>10%。此组患者通常 WHO 功能分级 III 级或 IV 级,疾病进展,重度右心功能不全或右心衰竭和继发性脏器功能不全。肺动脉高压患者的治疗目标就是要达到低风险状态,具备运动耐力好,生活质量高,右心功能好和死亡风险低。

表 3-1-6 肺动脉高压患者风险评估

预后预测因子 (预计 1 年死亡率)	低危<5%	中危 5% ~ 10%	高危>10%
右心衰临床表现	无	无	有
疾病进展	无	慢	快
晕厥	无	偶尔发生	反复发生
WHO 肺动脉高压功能分级	I , II	III	IV
6MWD > 440m,并 <165m	>440m	165 ~ 440m	<165m
心肺运动试验	Peak VO_2 > 15ml/(min · kg) (>65% 预计值) VE/VCO_2 slope<36	Peak VO_2 11 ~ 15ml/(min · kg)(35% ~65% 预计值) VE/VCO_2 slope 36 ~ 44.9	Peak VO_2 <11ml/(min · kg)(<35% 预计值) VE/VCO_2 ≥45
NT-proBNP 水平	BNP<50ng/L NT-proBNP<300ng/L	BNP 50 ~ 300ng/L NT-proBNP 300 ~ 1400ng/L	BNP>300ng/L NT-proBNP>1400ng/L
影像(心脏超声,心脏磁共振)	右房面积<18cm² 无心包积液	右房面积 18 ~ 26cm² 无或少量心包积液	右房面积>26cm² 心包积液
血流动力学指标	RAP<8mmHg CI≥2.5L/(min · m²) SvO_2>65%	RAP 8 ~ 14mmHg CI 2.0 ~ 2.4L/(min · m²) SvO_2 60% ~ 65%	RAP>14mmHg CI<2.01L/(min · m²) SvO_2<60%

【治疗】

(一) 一般治疗

建议肺动脉高压患者避免妊娠,注射疫苗预防流感、肺炎球菌等感染,同时给予心理康复支持。对于运动能力下降的患者,建议在专业指导下适当运动。WHO 肺动脉高压功能分级 III ~ IV 级且动脉血氧分压<60mmHg 的患者,建议氧疗。择期手术患者建议采用硬膜外麻醉而非全麻,药物治疗应暂时由口服治疗转为静脉输注或吸入。避免过劳运动引发不适。

（二）支持治疗

有右心衰及液体潴留的患者建议使用利尿剂。动脉血氧分压<60mmHg 的患者建议持续长期吸氧。特发性、遗传性和多环芳烃类药物所致肺动脉高压患者，可使用口服抗凝药物治疗。不建议肺动脉高压患者使用 ACEI、ARB、β 受体阻滞剂、伊伐布雷定，存在合并疾病（高血压、冠状动脉疾病或左心衰竭）患者除外。

（三）选择性肺血管扩张药物

随着对 PAH 发病机制研究的迅速进展，针对不同靶点的选择性肺血管扩张药物的开发一直在进行中。目前已上市的肺血管扩张药物有：钙通道阻滞剂（CCBs）、前列环素及其结构类似物、内皮素受体拮抗剂、5 型磷酸二酯酶抑制剂和鸟苷酸环化酶激动剂等。

1. CCBs　由于 CCBs 有导致体循环血压下降、矛盾性肺动脉压力升高、心功能衰竭加重、诱发肺水肿等危险，故仅适用于急性肺血管反应试验结果阳性的患者。除非因其他原因使用标准剂量 CCBs，未行血管反应试验或试验无反应的患者，不建议使用高剂量 CCBs 治疗。高剂量 CCBs 建议用于特发性、遗传性和药物相关性肺动脉高压患者，WHO 功能分级为 Ⅱ 级和 Ⅲ 级，WHO 功能分级 Ⅳ 级患者不推荐使用。对于急性肺血管反应试验结果阳性的患者应根据心率情况选择 CCBs，基础心率较慢的患者选择二氢吡啶类如硝苯地平或氨氯地平；基础心率较快的患者则选择地尔硫䓬。为避免并发症的发生，推荐使用短效药物，并从小剂量开始应用，在体循环血压没有明显变化的情况下，逐渐递增剂量，争取数周内增加到最大耐受剂量，然后维持应用，且每 3～4 个月接受完整评估。使用高剂量 CCB 后患者 WHO 分级 Ⅲ～Ⅳ 级或没有明显的血流动力学改善（接近正常），建议使用靶向降肺动脉压药物。在明显血流动力学改善并接近正常的 WHO 分级 Ⅰ～Ⅱ 级患者中，建议持续使用高剂量 CCBs 治疗。应用 1 年还应再次行急性肺血管扩张试验重新评价患者是否持续敏感，只有心功能稳定在 Ⅰ～Ⅱ 级且肺动脉压力降至正常或接近正常的长期敏感者才能继续应用。

2. 前列环素类药物　前列环素类药物通过作用于前列环素受体（IP），提高平滑肌细胞内 cAMP 浓度，从而使肺动脉平滑肌舒张。目前应用于临床的有静脉注射用依前列醇（epoprostenol），雾化吸入或静脉注射伊洛前列素（iloprost），皮下注射、静脉注射、雾化吸入和口服的曲前列尼尔（treprostinil）以及口服的贝前列素钠（beraprost）等药物。前列环素类药物一般用于 WHO 功能分级 Ⅲ 级和 Ⅳ 级的患者，用于治疗重度右心功能不全和右心衰竭的患者。其中，吸入伊洛前列素还可用于急性肺血管反应试验。

3. IP 受体激动剂　西里帕格（selexipag）是目前唯一上市的 IP 受体激动剂。用于 WHO 功能分级 Ⅱ 级和 Ⅲ 级肺动脉高压患者的治疗。

4. 内皮素受体拮抗剂　内皮素受体拮抗剂通过阻断内皮素与其受体的结合，从而抑制肺动脉平滑肌细胞的收缩与增值。目前临床应用的内皮素受体拮抗剂包括双重内皮素受体（ERA/B）拮抗剂波生坦（bosentan）和马西替坦（macitentan）以及选择性内皮素 A 受体（ERA）拮抗剂安立生坦（ambrisentan）。内皮素受体拮抗剂可用于 WHO 功能分级 Ⅱ 级、Ⅲ 级和 Ⅳ 级的患者。

5. 5 型磷酸二酯酶抑制剂（PDE-5i）　5 型磷酸二酯酶抑制剂通过抑制 cGMP 的降解，从而提高肺动脉平滑肌内 cGMP 的浓度，从而抑制肺动脉平滑肌细胞的收缩与增值。目前可用于治疗 PAH 的 5 型磷酸二酯酶抑制剂包括西地那非（sildenafil）、他达那非（tadalafil）和伐地那非（vardenafil）。5 型磷酸二酯酶抑制剂可用于 WHO 功能分级 Ⅱ 级、Ⅲ 级和 Ⅳ 级的患者。

6. 鸟苷酸环化酶激动剂　可溶性鸟苷酸环化酶（sGC）激动剂，能够直接激活 sGC，增强其对低水平一氧化氮(NO)的敏感性,提高平滑肌细胞内 cGMP 的浓度,从而抑制肺动脉平滑肌细胞的收缩与增值。利奥西呱(riociguat)是可溶性鸟苷酸环化酶(sGC)激动剂,欧洲药品管理局(EMA)建议批准用于治疗两种形式的肺动脉高压:①用于肺动脉高压 WHO 功能分级Ⅱ级、Ⅲ级和Ⅳ级患者的治疗。②用于不能手术或手术后持续性、复发性 CETPH 的治疗。

(四)　选择性肺血管扩张剂的用药模式

现有用药模式包括初始单药治疗、初始联合治疗和序贯联合治疗。药物选择取决于多种因素,包括:审批状况、给药途径、副作用、潜在的药物相互作用、患者依从性、共患病、治疗经过及治疗成本等。初发肺动脉高压 WHO 功能分级Ⅱ级和Ⅲ级患者,建议给予初始单药治疗或初始联合口服药物治疗,WHO 功能分级Ⅳ级患者给予包含静脉依前列醇的初始联合治疗。初始治疗临床疗效不满意时,可序贯两药联合或序贯三药联合治疗。利奥西呱忌与 PDE-5i 联用。

(五)　房间隔造瘘术

经充分上述内科治疗之后,患者症状仍无明显好转,可推荐患者进行房间隔造瘘术,以降低右室前负荷,增加左室充盈压和 CO,从而改善血流动力学和临床症状。入选标准:WHO 心功能Ⅳ级合并难治性右心功能衰竭的 PAH 患者;经过充分的内科治疗仍然反复发生晕厥和/或右心衰竭等待肺移植或心肺联合移植;静息状态下动脉血氧饱和度>80%,血细胞比容>35%,确保术后能维持足够的体循环血氧供应。排除标准:超声心动图或者右心导管证实存在解剖上的房间交通;右房压>20mmHg。

(六)　肺移植

在国外,单肺移植、双肺移植和心肺移植均可用于治疗终末期 PAH。主要指征:经充分内科治疗无效的终末期 PAH 患者。终末期 PAH 患者行肺移植或心肺联合移植 3 年和 5 年的生存率分别为 55% 和 45%,与其他疾病行肺移植的长期生存率类似。

(七)　治疗策略

专科中心确诊的 PAH 患者建议起始接受一般治疗,必要时启用支持疗法。急性肺血管反应试验仅用于 IPAH、HPAH 以及药物毒物相关的 PAH 患者。血管反应良好的患者应该使用高剂量的 CCBs(逐渐加量)。CCBs 疗效不明显的患者应采用血管反应阴性患者的治疗策略,使用选择性肺血管扩张药物。急性血管反应性试验阴性的低/中危患者可初始单药治疗或初始联合口服治疗。高危患者要求初始联合治疗,须包括静脉前列环素类似物。如果临床疗效不满意,可序贯两药联合或序贯三药联合治疗。当最大联合用药仍无法取得满意疗效时,可以考虑肺移植和/或房间隔造瘘术,但只能在有经验的中心进行(图 3-1-2)。

(八)　治疗反应评估

根据患者对治疗的反应,分为三类:①病情稳定且状态满意,指患者具备"预后较好"的主要参数;②病情稳定、状态欠满意,指患者不能完全满足"预后较好"的参数,尽管病情稳定,但医生认为其未达到满意状态者,需进一步评估并重新制订方案;③病情不稳定且恶化,指患者具备"预后较差"的主要参数,需要强化治疗、改善右心功能。推荐病情稳定患者每 3~6 个月随访一次。处于低危状态的患者提示治疗方案良好。而处于中危状态,对于多数患者而言是治疗不充分或不满意,治疗方案需要调整。处于高危状态的患者须及时调整治疗方案。

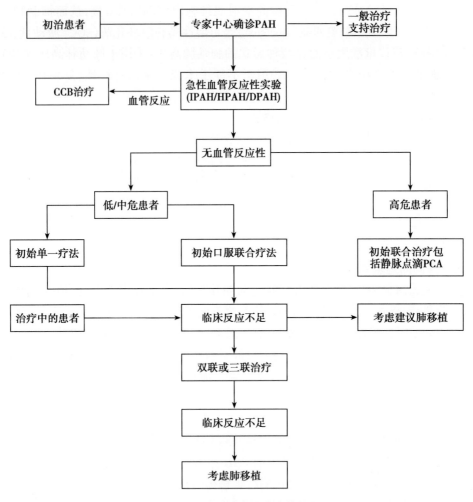

图 3-1-2 肺动脉高压治疗策略图

【随访】

随访的目的是为了改善患者预后。随访内容包括临床评估和 WHO 功能分级、心电图、6分钟步行试验、心肺运动试验、超声心动图、基本实验室检查、扩展实验室检查、血气分析和右心导管检查。随访时间为就诊时、每 3～6 个月、每 6～12 个月、治疗改变后每 3～6 个月及临床情况恶化时(表 3-1-7)。

表 3-1-7 肺动脉高压患者随访时间及评估内容

	基线	每 3～6 个月	每 6～12 个月	治疗改变后每 3～6 个月	临床恶化时
临床评估和 WHO 功能分级	+	+	+	+	+
心电图	+	+	+	+	+
6MWT/Borg 呼吸困难评分	+	+	+	+	+
心肺运动试验	+		+		+
超声心动图	+		+	+	+

续表

	基线	每3～ 6个月	每6～ 12个月	治疗改变后 每3～6个月	临床恶化时
基本实验室检查*	+	+	+	+	+
扩展实验室检查#	+		+		+
血气分析	+		+	+	+
右心导管检查	+		+	+	+

注：*基本实验室检查包括血常规，INR（接受 VKA 治疗的患者），血清肌酐、钠、钾离子，AST/ALT（接受 ERA 的患者），胆红素，BNP/NT-proBNP；#扩展实验室检查包括促甲状腺素（TSH），肌钙蛋白，尿酸，铁代谢（铁离子、铁蛋白和可溶性转铁蛋白受体）和其他个体化的检查指标

【本章小结】

肺动脉高压目前按病因分类可分为五大类；按血流动力学分类可分为毛细血管前和毛细血管后肺动脉高压。右心导管检查是肺动脉高压诊断的金标准。肺动脉高压的正确诊断和合理治疗需要多学科协作。不同类型肺动脉高压的治疗各有其特点。肺动脉高压的治疗通常包括一般治疗、支持治疗和选择性肺血管扩张药物治疗。目前可供选择的肺血管扩张药物有：钙通道阻滞剂、前列环素及其结构类似物、前列环素受体激动剂、内皮素受体拮抗剂、5 型磷酸二酯酶抑制剂和鸟苷酸环化酶激动剂等 6 大类。需根据患者的 WHO 功能分级选择单药治疗或联合药物治疗。治疗过程中需根据患者对治疗的反应及时调整治疗方案。定期随访有助于改善患者预后。

（李圣青）

参 考 文 献

1. Nazzareno Galie（ESC Chairperson）（Italy），Marc Humbert（ERS Chairperson）（France），Jean-Luc Vachieryc（Belgium），et al. 2015 ESC/ERS Guidelines for the diagnosis and treatment of pulmonary hypertension. The Joint Task Force for the Diagnosis and Treatment of Pulmonary Hypertension of the European Society of Cardiology（ESC）and the European Respiratory Society（ERS）. Endorsed by：Association for European Paediatric and CongenitalCardiology（AEPC），International Society for Heart and Lung Transplantation（ISHLT）. European Heart Journal，2015. 69（2）：177.
2. 王辰. 肺动脉高压. 北京：人民卫生出版社，2015.
3. 荆志成. 2010 年中国肺高血压诊治指南. 中国医学前沿杂志（电子版），2011，3（2）：62-81.
4. Xin Jiang，Zhi-Cheng Jing. Epidemiology of pulmonary arterial hypertension. Curr Hypertens Rep，2013，15：638-649.
5. Emmanuel Weitzenblum. Chronic Cor Pulmonale. Heart，2003，89：225-230.

病例 **9**　门静脉高压相关性肺动脉高压

【病史简介】

患者，男，40 岁。主因"活动后胸闷、气短 10 个月，咯血 1 个月"入院。患者于 10 个月前活动后出现胸闷、气短，伴胸痛，疼痛位于胸骨后，呈压榨性钝痛，无畏寒、发热，无咳嗽、咳痰，无咯血，无头晕、黑矇等伴随症状，休息后上述症状可缓解。患者因乙肝就诊于外院感染

科,查心脏 B 超示肺动脉收缩压 128mmHg,建议患者于心外科就诊治疗肺动脉高压,患者及家属未进一步治疗。2015 年 9 月 24 日受凉后出现咳嗽、咯血,为鲜血,量约 400ml,伴畏寒、发热,最高体温为 39.1℃,急入外院介入科行"支气管动脉栓塞、抗感染"等对症治疗后好转出院,现为进一步治疗,门诊以"肺动脉高压"收住我科。

入院查体:T 36.0℃,P 85 次/分,R 18 次/分,BP 125/70mmHg,慢性病容,口唇无发绀,全身皮肤可见散在紫癜、瘀斑,肝掌明显,未见蜘蛛痣,双肺呼吸音清,未及明显干湿性啰音;心律齐,心音低钝,P2>A2,各瓣膜听诊区未闻及病理性杂音。腹平软,左上腹压痛,无反跳痛,肝、脾肋下未及,肝、肾区无明显叩痛,移动性浊音阴性,双下肢无水肿。

既往史:确诊"乙肝"26 年,4 年前在外院诊断"肝硬化",口服"恩替卡韦"抗病毒,并间断自行口服"螺内酯、呋塞米"利尿治疗;2 年前出现继发性白细胞减少症,行脾栓塞手术;2 型糖尿病史 3 年,使用胰岛素控制血糖;否认高血压、冠心病史。

辅助检查:

血常规:白细胞 $2.01×10^9/L$,中性粒细胞比例 0.548,血红蛋白 123g/L,血小板 $36×10^9/L$,淋巴细胞比值:0.308。

血气分析(未吸氧):pH 7.453,PaO_2 74.2mmHg,PCO_2 29.2mmHg,HCO_3^- 20.0mmol/L,$SO_2\%$ 94.1%。

腹部彩超:肝脏大小正常,图像符合肝硬化伴增生结节形成;脾栓塞术后,脾大,副脾:门静脉内径增宽,血流通畅;脾静脉内径正常,血流通畅;腹水少量;胰、双肾大小正常,其余图像未见异常。

心脏 B 超:右房、右室大,根据三尖瓣反流速度估测肺动脉收缩压 155mmHg。

初步诊断:

1. 门脉高压相关性肺动脉高压
    低氧血症
2. 慢性肺源性心脏病
    WHO 肺动脉高压功能分级 Ⅱ级
3. 肝硬化(失代偿期)
    继发性白细胞减少症
    继发性血小板减少症
4. 慢性乙型病毒性肝炎
5. 2 型糖尿病

【病例解析】

【问题 1】 患者是否合并其他原因所致肺动脉高压?

进一步完善以下检查:

术前感染四项:阴性

自身抗体系列:阴性

风湿系列:阴性

甲功五项:阴性

肺功能结果:轻度阻塞性通气功能障碍 RV、RV/TLC 正常。弥散功能中度降低。激发试验阴性。

肺 CTPA 见图 3-1-3。

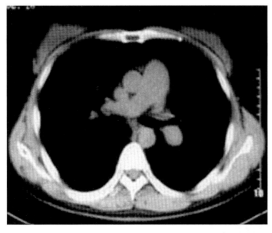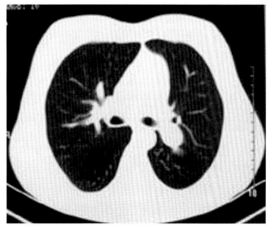
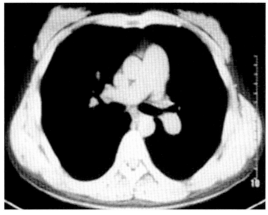

图 3-1-3　肺 CTPA
示主肺动脉略增宽,双侧肺动脉主干及分支均走形自然,管腔充盈良好,
未见异常栓塞征象,右心房、右心室大

腹部 B 超:①肝大小正常,肝硬化;②胆囊大,囊内未见明显异常;③脾大;④门静脉主干内径正常,门静脉血栓形成,伴门静脉海绵样变性;脾静脉内径正常,血流反向;肠系膜上静脉内径正常,血流通畅。

分析:结合以上检查结果,可基本除外其他原因导致的肺动脉高压,确定诊断门脉高压相关性肺动脉高压。

【问题 2】 如何进一步评估病情严重程度及判断预后?

根据 2015 年 ESC/ERS 指南,从以下几个方面进行临床肺动脉高压危险分层:右心衰临床表现、疾病进展、晕厥、WHO 肺动脉高压功能分级、6 分钟步行试验、NT-proBNP 水平,右心超声指标等。

病情及预后评估检查:

6 分钟步行试验:425m;

NT-proBNP:154. 10pg/ml;

右心超声:右心房 43mm,右心室 32mm,FAC 33%(参考值>35%),右心室 Tei 指数 0. 39(参考值<0. 5),EI(S/D):1. 57/1. 36,VE/VA:1. 39,E/e:3. 41(Ⅰ级松弛性),右心房、右心

室大,重度肺动脉高压(收缩压约92mmHg)。

内脏低灌注:血肌酐103μmol/L,血乳酸1.3mmol/L;

内脏淤血:ALT 301IU/L,AST 69IU/L,总蛋白40.4g/L,白蛋白22.6g/L,球蛋白17.9g/L;

消化道症状:食纳差。

分析:根据上述检查结果判断患者属于肺动脉高压中危,1年死亡率5%~10%。

【问题3】 什么是门脉高压相关性肺动脉高压?如何治疗?

门脉高压相关性肺动脉高压(PoPH)是一个相对少见的肺血管并发症。现有PAH靶向治疗对PoPH患者长期预后的影响不明确,因为绝大多数药物临床试验项目均将此类患者排除在入选范围外。此类患者常因肺动脉高压、门静脉海绵样变性无法行TIPS治疗,仅给予吸氧、恩替卡韦抗病毒、强心、利尿、营养心肌等对症治疗。部分患者尽管接受PAH靶向药物治疗,但和IPAH相比,PoPH患者预后更差,全因住院率更高。为避免肝功损害和降低出血风险,选择曲前列尼尔皮下注射:初始输注速率为1.25ng/(kg·min)。逐渐上调剂量,最终维持注射速率至15ng/(kg·min)。患者无明显不良反应,耐受性较好。

【随访】

该患者因重度肺动脉高压,手术风险较大,未行门脉分流手术,继续消化内科专科就诊,给予醋酸奥曲肽注射液降门脉压1次/月,曲前列尼尔皮下注射维持,运动耐量较前改善,未再出现咯血症状。

【病例点评】

1. 患者青年男性,既往有肝硬化病史4年,无肺部疾病史。出现不明原因的活动后胸闷、气短和咯血应考虑肺动脉高压的可能。心脏超声检查有助于明确诊断。

2. 肺动脉高压的诊断包括分类诊断和危险评估两部分。门脉高压相关性肺动脉高压的治疗药物选择应避免肝功损害药物,禁用抗凝药物。

3. 对肺动脉高压治疗反应良好的患者可考虑肝移植。但是严重肺动脉高压及疾病状态控制不佳患者禁忌做肝移植手术。

(许欣婷 董樑)

第二章 肺动脉高压的病理生理学

肺动脉高压(PH)是由于肺血管增殖及重构导致肺小动脉阻塞而发生的一种致死性疾病。静息状态下右心导管测量的平均肺动脉压(mPAP)≥25mmHg,即可诊断为肺动脉高压。PH 的病理生理特点为肺动脉压力(PAP)的升高及肺血管阻力(PVR)的增加,通常导致右心衰竭和死亡。

不同类型的肺动脉高压具有不同的病理生理特点,直接关系到患者不同的诊断与处理原则。下面就各类肺动脉高压和肺动脉高压所致右心衰竭的病理生理特点作分类阐述。由于第 5 大类肺动脉高压所涉及的病种繁多,且多数机制不十分明确,在此不做讨论。

第一节 动脉型肺动脉高压

(一)概述

肺循环由右心始发,流入主肺动脉、叶和段肺动脉、肺小动脉,最终流入肺毛细血管床,由此汇入管径增大的小静脉和肺静脉,最后流入左房。肺动脉高压的发生是由于血管收缩与舒张、抗凝与血栓形成以及促生长和生长抑制之间的失衡所致。动脉型肺动脉高压(PAH)病变多累及肺小动脉(直径<500mm)。病变肺小动脉特征性改变为中膜增厚、内膜增生和纤维化改变(向心性或偏心性),血管周围炎性渗出增加引起外膜增厚,复合病变(丛样、扩张性损害)以及血栓形成。而肺静脉多不受影响。即使现已知多种病理生物学途径及细胞参与了 PAH 病变,但是对于 PAH 病变的确切过程仍未可知。肺血管阻力(PVR)增加与多种机制相关,包括血管收缩、增生及阻塞性血管壁重构、炎症、血栓形成等。过度的血管收缩可使平滑肌细胞膜上的钾离子通道功能及表达受影响,从而引起血管内皮功能障碍。内皮功能障碍进一步导致血管舒张、抗增殖物质(如 NO、前列环素)的产生长期受损,同时伴有如血栓素 A_2、内皮素等缩血管和血管增殖相关物质的过度释放。其余舒张血管及抗增殖物质如血管活性肠肽的血浆水平降低也被证明与 PAH 相关。上述多种异常引起血管张力增加、促进血管重构,这一过程有多种细胞参与,包括炎症细胞、平滑肌细胞及成纤维细胞。此外,外膜的细胞外基质生成增加,包括胶原蛋白、弹性蛋白,纤维黏连蛋白和黏蛋白等。炎症细胞和血小板可能在 PAH 中有着重要作用(通过 5-羟色胺途径)。现已证明 PAH 患者存在血栓形成倾向,血栓可以存在于远端的肺小动脉和近端的弹性肺动脉。

正常肺血管床有较强的舒张和收缩储备能力,以适应肺血流量增加的需要。而肺动脉高压患者肺血管床的该种能力缺失,这就造成该类患者静息时肺动脉压升高,运动时更加明显。右心后负荷增加可导致右心室肥大。最初,右心室可以维持静息状态下的正常心输出量,但在运动时心输出量有一定的受损。随着疾病的进展,右心衰竭出现,静息状态下心输出量开始下降。随着右心功能进一步恶化,右心室舒张末期压力增加,肺动脉高压的不良预兆右心衰竭的表现变得更加明显。肺血管病变对左心系统没有直接的影响,但是随着右心室的扩大压迫左心室,会引起左室舒张功能受限,进而引起左室舒张末期压及肺毛细血管楔压的升高。呼吸困难是肺动脉高压患者最常见的首发症状,机体活动时需氧量增加,而肺动脉高压患者心输出量增加受限,故无法满足机体需氧量的增加而出现呼吸困难。右心室质量增加、右心室收缩压及舒张压升高引起冠状动脉灌注不足,右心室缺血,临床上即表现为胸痛(图3-2-1)。当肺动脉主干增宽压迫冠状动脉左主干时,可引起左心室缺血。晕厥,多见于劳力时和劳力后,提示已出现心输出量严重受限及脑供血不足,且在体力活动致外周血管扩张时加剧。

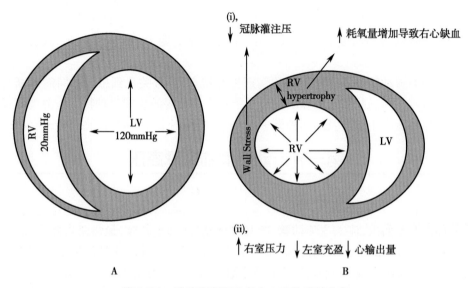

图 3-2-1　肺动脉高压患者右心室的病理改变
左心室(LV)和右心室(RV)短轴观(A)肺动脉压力正常患者左室压力高于右室压力,室间隔右偏;(B)肺动脉高压患者右室肥厚(RV hypertrophy),室壁张力(Wall stress)升高,导致冠脉灌注减少、心肌耗氧量增加和心肌缺血。右室压力升高,室间隔左移,导致左室充盈下降和心输出量降低

　　近年在肺动脉高压领域提出心室-动脉耦联和心肺单位的概念。过去的研究将肺血管和右心看作两个独立的系统,而现在无论从生理学的角度还是从治疗的角度都将心肺看作一个独立单位来分析。数项研究证实右室对肺动脉高压的适应性依赖于右室在后负荷增加的情况下收缩力的增强。心室-动脉耦联特指心室收缩力与后负荷之间的关系,最客观的测量方法是心室弹性回缩力(ventricular elastance,Ees)与动脉弹性回缩力(arterial elastance,Ea)之比。尽管心室-动脉耦联的数据主要源于左室的研究,但我们通常认为右心弹性回缩力与动脉弹性回缩力之比与左室相近,在1.5至2.0之间,这一比值提示右室机械做功和氧耗达到最佳平衡(表3-2-1)。

　　Kuehne等提出肺动脉高压右心压力负荷过大时,尽管右室心肌收缩力增强,右心泵功能仍有下降。临床上,右心后负荷的估测通常采用动脉弹性回缩力(Ea)、肺血管阻力(PVR)和肺动脉顺应性(pulmonary arterial compliance,PAC)评估。其中 Ea 用于压力-容积

表 3-2-1　心室和肺动脉负荷的评估

负荷组成	公式或定义	评价
PVR	PVR = TPG/CO	临床最常用的阻力负荷测量方法
PAC	PAC = SV/PP	临床最常用于搏动负荷的测量
Ea	Ea = RVESP/SV	常用于心室压力-容积环分析中的负荷测量
肺阻抗(PI)	根据谐波傅里叶转换产生的阻抗与时相	用于实验研究
DPG	DPG = DPAP−mPCWP	用于评估左心疾病患者不成比例心衰
平均肺动脉膨胀性	$(Area_{systole} - Area_{diastole})/Area_{systole}$	采用 MRI 评估,用于发现早期肺动脉高压
mPAP-CO 斜率	描述 mPAP 与 CO 之间关系的斜率	斜率代表了阻力与流量的动态变化,可从生理学角度定义运动诱导的 PH
右室后负荷	采用室壁压评估:RVESWS = (0.5×RVSP×rRVES)/RVES 室壁厚度	这是一个简化公式,因为右室形状很难评估

注:CO = 心输出量;DPAP = 舒张期肺动脉压;DPPG = 舒张期肺动脉压力梯度;Ea = 肺动脉弹力;MRI = 磁共振成像;PAC = 肺动脉顺应性;PAP = 肺动脉压;PCWP = 肺毛细血管楔压;PH = 肺动脉高压;PP = 肺动脉压;rRVES = 右室收缩末期半径;PVR = 肺血管阻力;RV = 右室;RVES = 右室收缩末期;RVESP = 右室收缩末期压力;RVESWS = 右室收缩末期室壁压;RVSP = 右室收缩压;SV = 每搏量;TPG = 跨肺压

环分析时心脏后负荷的测量,而 PVR 和 PAC 用于描述肺循环阻力和搏动负荷。压力-容量曲线描述了心室弹性回缩力(Ees),动脉弹性回缩力(Ea)和最大等容收缩压之间的关系(图 3-2-2A)。肺循环阻力(PVR)和搏动负荷也用于描述右心室做功。泵功能曲线描述了当基线 PVR 高时,PVR 的下降可引起每搏量的显著提高,而基线 PVR 低时,PVR 下降引起每搏量升高不显著(图 3-2-2B)。近期研究发现肺循环阻力占右心做功的 77%,搏动负荷占 23%。与体循环相比,肺循环的独特性决定了右心做功的分布特点。在肺循环中,肺循环阻力和顺应性随时间变化成反比。这是因为肺循环的阻力血管也参与肺循环顺应性的构成。然而近期研究发现肺毛细血管楔压升高导致肺循环阻力-顺应性时间常数的下降,因此通过提高搏动负荷而非阻力负荷使得右心后负荷出现净增加。尽管以前提到的后负荷指数具有一定的临床实用性,但是一个更加能够界定右室后负荷的生理指标需要考虑导致心缩期室壁张力提高的所有因素,包括心室压、室腔的扩大、室壁厚度和心室的形状。此外,三尖瓣反流和右-左分流(例如,卵圆孔未闭,室间隔缺损或房间隔缺损)也可以通过提供一个低阻力的旁路降低右室后负荷。同样,右室前负荷可以界定为可导致舒张末期室壁张力被动性升高的所有因素的综合。理想的前负荷可以使心室输出量最大化而不会导致明显的体循环淤血或肾功能障碍。因此,急性右心衰竭患者精细的液体管理非常重要。

(二) 先天性心脏病相关性肺动脉高压(PAH-CHD)

肺动脉高压是先天性心脏病的一个常见并发症,大多数病例发生于存在心内分流的患者。未矫正的左-右分流患者,肺循环压力升高导致肺血管重构和功能异常,使得肺循环阻力逐渐升高和右室压力升高。最终发展成严重的先天性心脏病肺动脉高压(PAH-CHD),由最初的左向右分流发展至右向左分流(肺循环-体循环分流)即为艾森门格综合征。在艾森门格综合征中,右向左分流可以缓解右心压力和保护右心功能。但是,这也导致发绀的出现,低氧含量的血再次回到体循环,进而引起一系列危及生命的并发症。艾森门格综合征患

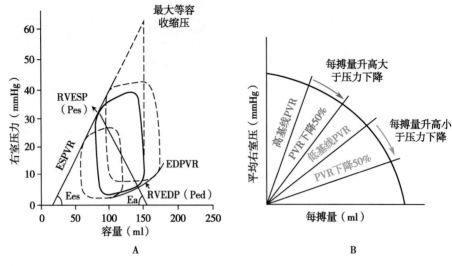

图 3-2-2　右心功能描述
A. 压力-容量曲线,描述了心室弹性回缩力,动脉弹性回缩力和最大等容收缩压之间的关系;
B. 泵功能曲线,描述了当基线 PVR 高时,PVR 的下降可引起每搏量的显著提高,而基线 PVR 低时,PVR 下降引起每搏量升高不显著。注:Ees:心室弹性回缩力,Ea:动脉弹性回缩力,RVESP(Pes):右室收缩末期压力,RVEDP(Ped):右室舒张末期压力,ESPVR:收缩末期压力容积关系,EDPVR:舒张末期压力容积关系,PVR:肺血管阻力

者的发绀会导致运动耐力下降和一系列潜在问题,包括红细胞增多、血液黏度升高、凝血功能异常、脑脓肿、卒中和心内膜炎等。心脏的并发症包括心衰、晕厥、心律失常和猝死等。严重的功能障碍通常出现于成人先天性心脏病患者,运动耐力可下降至慢性心衰患者的水平。艾森门格综合征患者功能障碍程度远比其他类型的先天性心脏病患者严重。艾森门格综合征导致的慢性低氧血症也带来一系列的问题,包括红细胞增多症、血液黏稠度增高,痛风,肥大性骨关节病导致的关节和长骨疼痛,咯血和血栓形成。尽管艾森门格综合征患者较先天性心脏病不合并 PAH 患者和 PAH-CHD 不合并艾森门格综合征患者的生存期短,但是右-左分流保护了右心功能,使得艾森门格综合征患者比 IPAH 患者生存期延长。一项回顾性研究分析了 188 位艾森门格综合征患者最常见的死亡原因是意外猝死(30%)、心衰(23%)和由于肺动脉破裂导致的大咯血(11%)。艾森门格综合征患者生活质量(QoL)很低,因此,艾森门格综合征的治疗不仅要改善患者预后,还要注重提高患者生活质量。

为了避免发生肺血管疾病和肺动脉高压,先天性心脏病修复手术的时机至关重要。由持续性升高的肺动脉压引起的肺血管病变是一个动态的、多因素作用的过程,伴有进行性内皮功能障碍所导致的肺血管床收缩和重构的特点。若心脏缺陷能够修复,早期肺血管的病变是可逆的:患者若在生命早期(出生后几个月)实施矫正手术,一般在 1 年内恢复正常的PVR。如果手术推迟到童年(2 岁以后),术后 PVR 可能下降,但一般不能达到正常水平。在已经存在 PAH 的情况下行腔内修复手术,可能会加速疾病的进展和右心衰竭。这表明可能存在一个"临界点",即先天性心脏病引起的肺血管病变一旦达到某种程度,即便实施了相关的修复手术,也无法实现完全或部分逆转。这就提示我们在可能合并肺血管病变时进行先天性心脏病修复手术应慎重。CHD 相关性 PAH 患者中,肺血流量的增加被认为是左向右分流的结果。当发生三尖瓣前分流时,会导致肺循环的容量负荷增加,而三尖瓣后分流则可以同时导致肺循环容量负荷以及压力的升高,而容易在更早期发生 PAH。分流增加的肺血管压力导致剪切应力异常、血管圆周壁拉伸和内皮功能障碍。血管活性物质表达异常导致血管收缩,如内皮素-1升高、前列环素和一氧化氮下降。而血管内皮细胞和成纤维细胞生长因子表达异常促进血管重构(包括平滑肌肥大和增生)和增加细胞外基质沉积。这些变化共同促进 PVR 逐步增加和右心室压力升高。一旦右心压力达到体循环压力水平,即出现双向分流,长期的双向分流导致右心房、室的压力进一步增加。与其他 PAH 的患者相比,PAH-CHD 患者的肺动脉高压出现的较早(婴幼儿期而非成人期),似乎可以证明 PAH-CHD 的预后更好。有人指出,在生命的早期阶段,右心室肥大以适应压力的增加,而早期的心室重构似乎有利于艾森门格综合征的心脏在成人后更好的适应升高的肺动脉压力。有趣的是,艾森门格综合征心脏和胎儿的心脏有明显的相似之处,都必须在远高于健康成年人的肺动脉压力下运行。

(三) 肺静脉闭塞病(PVOD)

PVOD 患者的主要病变是小叶间隔静脉和小叶间隔前小静脉弥漫性纤维化闭塞,内膜纤维化、中膜增生,胸膜和肺淋巴管扩张。PVOD 患者肺小静脉狭窄的原因有多种。胶原沉积和内膜纤维化导致肺小静脉管腔闭塞。此外还有小静脉中膜增生,称之为"小动脉样变"。小静脉管腔闭塞通常伴有血栓形成,血栓也可再通。主肺静脉可累及。肺动脉可出现继发性改变,包括内膜纤维化和中膜增生。此外,正常情况下没有平滑肌细胞的肺小动脉壁出现了平滑肌层,毛细血管会出现扩张和出血。小静脉弹性纤维病变被认为是 PVOD 的重要诊断特征。弹性纤维可以出现增生、片段化和钙化表现。伴随不同大小静脉管壁的异常,可出现肺间质炎症病变,表现为肺间质纤维化、淋巴细胞浸润和含铁血黄素沉着。PVOD 作为一类独立的疾病区别于其他类型的肺动脉高压。虽然 PVOD 与其他类型肺动脉高压的重要区别是病变部位主要在肺小静脉,但是很多研究中发现肺循环的动脉系统也有累及。1996 年有研究者报道 50% 的 PVOD 患者发生了动脉纤维化改变。由于累及了肺循环的动脉系统,因此有学者建议应将 PVOD 命名为肺血管闭塞病(pulmonary vaso-occlusive disease,PVOD),理由如下:①在肺小动脉和小静脉都有血管内膜纤维化和平滑肌细胞的增生。②肺小动脉和小静脉纤维化的程度和纤维化成分类似。③由于 PVOD 不仅影响肺小静脉,还可累及毛细血管和肺小动脉。因此,临床上有些患者应用扩张肺动脉的药物后没有出现肺水肿,且谨慎应用靶向药物取得了一定效果。另一个有趣的现象是大约 75% 的 PVOD 患者出现肺毛细血管瘤样增生(pulmonary capillary hemangiomatosis,PCH),而 80% 原发病诊断 PCH 患者的活检标本有局灶性 PVOD 的病理改变。实际上,PVOD 和 PCH 的临床表现和影像学特征几乎是一致的,这两类疾病患者都有弥散功能下降和动脉血氧分压下降,且比 IPAH 更加严重。早在 1976 年,人们普遍认为 PVOD 的发病机制是静脉阻塞,凝血功能障碍,血栓形成,暴露于病毒或有毒物质等。正常情况下,血管内皮细胞分泌抗血栓因子,包括血栓调节蛋白和组织因子通路抑制剂,此外还可分泌组织型纤溶酶原激活物,可以促进纤维蛋白溶解。但是,在炎症过程中,内皮细胞分泌组织因子活化因子 V 和因子Ⅶ导致血栓形成。内皮细胞炎症导致血管扩张剂 NO 生成减少,使得肺血管张力显著增加。

认识 PVOD 的病理生理需了解 PVOD 的血流动力学变化以及与 IPAH 在血流动力学方面的差异。对于怀疑 PAH 的患者,进行血流动力学的检查可以帮助确诊 PVOD。特发性 PAH(IPAH)和 PVOD 患者都表现为严重的毛细血管前 PH,即静息状态下 mPAP≥25mmHg,同时 PCWP≤15mmHg。通过活检诊断的 IPAH 和 PVOD 患者具有相似的血流动力学特点,但是 PVOD 患者右心房压力较低。临床研究证实 PVOD 患者的 PCWP 多正常(<15mmHg)。

IPAH 与 PVOD 的不同之处在于血流受阻的部位不同,前者血流受阻于毛细血管前,而后者血流受阻于毛细血管和毛细血管后。依据定义,IPAH 的真性毛细血管压力(Pc)和测得的 PCWP 均正常,且<15mmHg。因为测量 Pc 在临床应用的难度太高,故 PCWP 作为估计 Pc 的方法现已广泛应用于临床及科研。相反,PVOD 表现为毛细血管后阻塞导致 Pc 压力升高而 PCWP 却正常。在血流动力学评价中,测得的 PCWP 反应的是图 3-2-3 中球 2 所在位置的血流压力。因此,PCWP 反应的是与球 1 阻塞肺动脉分支直径相当的远端肺静脉的压力,这些静脉直径远大于受 PVOD 影响的肺小静脉直径,这就解释了 PVOD 患者通常 PCWP 正常的原因(图 3-2-3)。由此得出结论,PCWP 不能反映真性毛细血管压力而能反映大静脉的压力,因此 PCWP 不能用于区别 IPAH 和 PVOD。Pc 测定理论上有助于 PVOD 的诊断,Pc 测定的原理由动物实验外推而来,即根据球囊阻塞后的压力衰减来计算分析毛细血管的压力。Fesler 等发现该方法可用于明确严重 PAH 患者肺血管阻力增加的主要位置,因此,用该方法测得的 PVOD 患者 Pc 高于 IPAH 患者的 Pc。

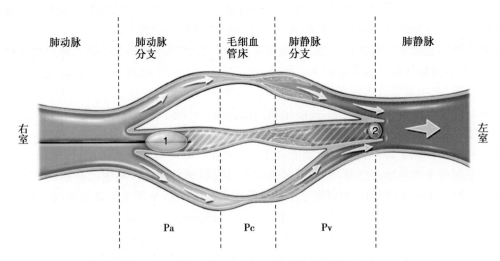

图 3-2-3 PVOD 患者 PCWP 的测量

本图解释了 PVOD 患者 PCWP 正常的原因。PVOD 主要病变在肺小静脉,引起该部位的压力(Pv)升高,同时还可引起肺真性毛细血管压力(Pc)和毛细血管前肺动脉压力(Pa)的升高。较大的肺静脉并不受 PVOD 的影响,事实上 PCWP 反映的是此类静脉的压力:静止血流(阴影部分)肺毛细血管楔压或肺动脉分支球囊阻塞处(球 1)压力,反映了相似直径的肺静脉压力(球 2),通常直径大于 PVOD 的病变血管。因此该方法并不能反映受 PVOD 影响的小静脉血管的压力

　　急性肺血管扩张试验可以预测 IPAH 患者对钙通道阻滞剂的长期反应。IPAH 患者中,结果阳性者的预后明显好于阴性者。有报道称,一名 NO 反应阳性的 PVOD 患者在初次服用钙通道阻滞剂 48 小时后发生了严重的肺水肿。这就提示我们,急性肺血管扩张试验并不能很好的预测 PVOD 患者的预后和疗效;即使急性肺血管扩张试验阳性,钙通道阻滞剂也应尽量避免用于 PVOD 患者。值得我们关注的是,现有治疗 PAH 的各种靶向药物都有导致 PVOD 患者发生急性肺水肿的危险,尤其是连续静脉注射依前列醇。有报道称接受 PAH 靶向药物治疗的 PVOD 患者中,约 40% 发生了急性肺水肿。另有报道在怀疑 PVOD 而未进行治疗的患者中,<10% 的患者在疾病进程中发生了肺水肿;而接受血管扩张剂治疗的所有 PVOD 患者,都在初次治疗后的 72 小时内发生了致死性的急性肺水肿。并且在长期治疗过程中,没有观察到钙通道阻滞剂对 PVOD 患者治疗有效。连续静脉注射伊前列醇仅用于非

常严重的患者,应从低剂量开始,同时给予大剂量的利尿剂及密切的医疗监护。自2003年起,法国转诊中心将该治疗方法用于一些严重的疑似PVOD(肺移植术后组织学确诊PVOD)的患者,作为肺移植前的桥接治疗。在这些患者静脉注射依前列醇可以改善血流动力学,而不会引起严重的不良反应。

肺水肿多发生于急性肺血管扩张试验后。但是,近期的一项研究中,24名组织学确诊PVOD的患者,在较短时间内(5~10分钟)吸入10ppm的NO用于急性肺血管扩张试验。结果显示无一人发生肺水肿。该方法似乎不会引起疑诊PVOD的患者发生肺水肿。然而,急性肺血管扩张试验却不能预测患者接受PAH靶向治疗后是否会发生肺水肿。由此可见,急性肺血管扩张试验对于PVOD患者的评估并无帮助,因为还没有发现对钙通道阻滞剂治疗有效的PVOD患者。此外,急性肺血管扩张试验同样不能预测患者接受PAH靶向治疗后是否会发生肺水肿。鉴于上述重要的观察性研究结果,对临床上高度怀疑PVOD的患者,系统的血管扩张试验检查可能是不必要的,因为血流动力学结果对治疗决策并无影响。非侵入性检查(如HRCT和肺功能检查,尤其是肺弥散功能[DLco])可用于区别PVOD和IPAH(表3-2-2)。

表 3-2-2 IPAH 与 PVOD 患者临床特点比较

	IPAH	PVOD
基因突变	10%~40%患者有BMPR2突变	BMPR2突变少见
流行病学危险因素		
女性多发	是(男∶女=1∶2)	否(男∶女=1∶1)
烟草暴露	不相关	烟草暴露高于IPAH
化疗	少见	少见
临床检查		
湿啰音	无	有
杵状指	有	有
咯血	有	有
肺功能检查		
FEV1,FVC,TLC	正常或轻度限制性通气功能障碍	正常或轻度限制性通气功能障碍
DLco and DLco/VA	通常下降	低于IPAH
静息状态PaO₂	通常下降	低于IPAH
胸部HRCT	正常(用于排除引起肺动脉高压的其他原因)	小叶中央型毛玻璃影,间隔线和淋巴结肿大
肺泡灌洗液	正常	可有隐性肺泡出血
治疗		
急性肺血管扩张试验	阳性,表明对CCB类药物疗效好和长期预后好	不能预测对CCB类药物的疗效(使用CCB类药物有肺水肿的风险)
PAH靶向药物疗效	改善血流动力学、功能状态和预后	因有肺水肿的风险可加重PVOD,部分病例短期有效(用于肺移植的桥接治疗)

CCB=钙通道阻滞剂;DLco=一氧化碳弥散量;FEV$_1$=一秒用力呼气容积;FVC=用力肺活量;NO=一氧化氮;PAH=肺动脉高压;PaO$_2$=动脉氧分压;TLC=肺总量;VA=肺泡通气量

第二节　左心疾病相关性肺动脉高压

左心疾病相关性肺动脉高压(PH-LHD)的发病机制尚不清楚,可能是多种因素作用的结果。左心疾病引起左室或左房的充盈压升高。最初病变为左心(左心房、左心室或两者均有)充盈压的升高,进而引起肺静脉压被动性升高。持续升高的肺血管压力导致肺泡-毛细血管壁精细结构的破坏,称为"肺泡-毛细血管应激衰竭",特征性病变为毛细血管渗漏和肺泡水肿。在急性期,肺泡-毛细血管应激衰竭是可逆的。若肺静脉血管压力持续升高,肺泡-毛细血管膜会发生潜在的不可逆性重构,特征性改变是Ⅳ型胶原蛋白沉积,这已在动物模型中证实。肺泡-毛细血管膜的结构改变会导致气体扩散的阻力加大,进而降低肺的弥散功能。此外,持续升高的肺静脉压力(随之被动升高的肺动脉压力)可导致肺动脉和肺静脉的一系列病理改变,包括肺小动脉肌化、中膜肥厚以及远端肺动脉新生内膜生成等,最终导致肺血管阻力(PVR)增加。除了肺血管的结构改变,内皮损伤还可引起血管活性物质(如NO、ET-1)的生成和功能代谢障碍,进而造成血管平滑肌松弛受损。肺动脉高压合并心衰患者中,NO对肺血管张力的作用尤其重要。使用NG-单甲基-L-精氨酸抑制NO生成后,与正常成人或肺血管阻力指数(PVRI)正常的患者相比,心衰患者较低剂量的缩血管药物即可引起PVRI的升高。高水平的ET-1是一种强血管收缩物质,存在于心衰患者的肺动脉内膜和血浆中,可以预测患者的死亡风险。远端肺动脉和小动脉的病理及功能改变都可导致PVR增加,构成PH的毛细血管前性部分,肺静脉压力升高构成PH的被动升高部分,即PH的毛细血管后性部分,两者联合起来决定了最终PH的严重程度。需要澄清的是,PH-LHD患者肺小动脉及远端动脉的病理改变与其他类型PH,尤其是第1大类的PAH相比是完全不同的。

PH-LHD患者血流动力学的变化反映了肺血管功能及结构的逐步改变。在早期的"被动"期,肺动脉收缩压的升高是由于左心室充盈压和/或左心房压升高所致。PCWP是测量左心房压力的间接指标,>15mmHg;而跨肺压TPG(mPAP-mPCWP)及PVR均在正常范围内。这一时期的病变是可逆性的。但是如前所述,慢性PCWP的升高引起肺小动脉及远端动脉的病变,导致跨肺压(>15mmHg)及PVR的增加。当SV是常量时,PCWP的升高对肺动脉收缩压(sPAP)和平均肺动脉压(mPAP)影响较大,对肺动脉舒张压(DPAP)影响较小。当SV升高时,PCWP升高对肺动脉压力的影响更大(图3-2-4A)。当DPAP的升高超过PCWP时,则TPG升高(图3-2-4B)。在此时期,反应性或不成比例的PH(平均肺动脉压力的升高与PCWP的升高不匹配)仍是可以逆转的,例如二尖瓣瓣膜病术后PCWP可以恢复正常。大多数病例施行了二尖瓣手术后PH并未降低,PCWP升高持续存在(由于二尖瓣功能持续障碍和相伴随的左心室疾病)。极少数的病例PH持续升高,但PCWP正常,主要是由于阻塞性的肺动脉病理变化不完全恢复所致。随着时间的推移,PH-LHD的患者阻塞性病变是加重还是好转主要取决于患者的个体因素。

左室舒张功能障碍和肺动脉压力升高之间相关联,但是PH的发生和严重的心力衰竭之间不是一个简单的关联,因为轻度和中度左心功能不全的患者可以有显著的肺动脉压升高。Lam等研究表明,PCWP相同情况下,体循环高血压合并有舒张期心力衰竭(HFPEF)的患者肺动脉收缩压高于体循环高血压而无心衰的患者,提示心力衰竭可能会造成肺动脉压力的升高。更多的数据来源于Bursi等近期的一项大型社区研究,该研究发现即使在已改善舒张功能情况下,肺动脉收缩压的升高是所有原因和心血管疾病所致心衰患者的死亡预测因子。

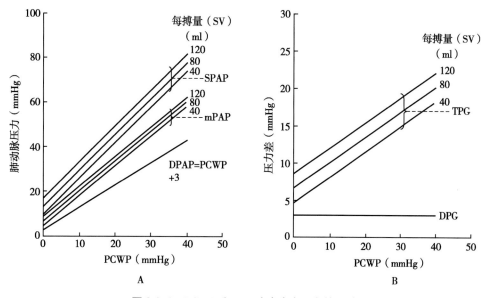

图 3-2-4 PCWP 和 SV 对肺动脉压力的影响
A. 肺动脉舒张压(DPAP)与肺毛细血管楔压(PCWP)几乎是 1∶1 的线性关系：DPAP = PCWP+
3。在 PCWP 和 DPAP 数值接近的情况下,随着每搏量(SV)的升高,SPAP 和 mPAP 不成比例的
增加。B. 虽然跨肺压(TPG)升高,但是 DPAP-PCWP 的斜率(DPG)不随 PCWP 和 SV 的变化而
变化。如果 DPAP 的升高超过 PCWP,则 TPG 升高。DPG 线性增高,与 PCWP 轻度相关,但与
SV 不相关

因此,左室功能和肺动脉收缩压之间的独立性支持 PH-LHD 的发生中患者个体差异的重要
作用。

一旦发生反应性/不成比例性 PH,肺动脉阻塞效应和肺动脉压力的升高将导致右心室
后负荷增加。右室壁肥厚以适应升高的肺动脉压力,最终导致右室过度扩张,三尖瓣反流,
收缩功能障碍和右心功能不可逆性下降。右心功能障碍和三尖瓣反流使原有心力衰竭复杂
化,因两者可以引起右心房压力升高,进而引起体循环水肿,影响脑钠肽的释放,导致肾脏淤
血,最终出现肾功能损害。右心功能障碍和肺动脉高压都是预测左心疾病引起的心力衰竭
自然病程和预后的重要因素,对患者心功能及预后有着不利的影响。

第三节　慢性肺部疾病相关性肺动脉高压

(一)慢性肺部疾病对右心结构及功能的影响

慢性肺部疾病可引起右心室肥厚,而右心收缩功能正常。肺动脉压力升高相对较缓慢
(3mmHg/年),这就使得机体有足够的时间来代偿。正常薄壁、顺应性好的右心室代偿性肥
大,以适应升高的腔内压力,并且最终最大程度的降低右室壁的应力。右室壁厚度的增加伴
随着心肌细胞的肥厚、心肌细胞外基质的重构、葡萄糖代谢的异常以及毛细血管密度的代偿
性增加。稳定期 COPD 患者还未出现静息缺氧时即可发生向心性右室肥厚,76% 的晚期
COPD 患者的尸检报告提示右心肥厚也证实了这一点。50% 限制性肺疾病的患者存在右心
室肥厚。一项研究表明 71% 的睡眠呼吸暂停(OSA)患者超声心动图检查提示有右心室肥
大。目前还不清楚右心室肥大的原因是单独的 OSA 引起还是其他合并症所致。尽管在

121

Framingham 的群组研究中睡眠呼吸紊乱(SDB)患者右心室的厚度增加,但最近的一项研究发现,OSA 患者不伴有肺部疾病和左心功能不全时,右室壁的厚度并不增加。尽管存在右心室结构的改变,但在慢性肺部疾病相关的 PH 患者中仍然可以维持心肌收缩功能。虽然先前的研究表明慢性肺部疾病患者的右心射血分数通常略有下降,但是射血分数受右心室前负荷、后负荷、心肌收缩力等多种因素的影响,故很难解释这一现象。通过测量静息及运动状态时右心室收缩末期压力容积曲线证实,内在心肌收缩力在 COPD 患者中维持正常。慢性肺部疾病合并 PH 时,右心室舒张功能受损,表现为 COPD 患者 PH 升高和早期到晚期的心室充盈速度比(E/A ratio)之间的直接相关性以及心肌舒张时间的延长。正常健康人急性缺氧时也可表现为右心舒张功能受限。

(二) 慢性肺部疾病对右心室后负荷的影响

PVR 的增加是 COPD 患者发生右心功能障碍的必要条件。慢性缺氧和肺血管床的破坏(肺实质损失和肺纤维化)是慢性肺部疾病引起 PVR 增加的主要机制。肺泡缺氧导致肺小动脉和毛细血管前动脉迅速收缩,以维持正常的通气/血流比(V/Q),进而降低对动脉血氧饱和度的影响。缺氧性肺血管收缩的机制是平滑肌细胞的钾离子和钙离子内流发生改变,导致血管收缩和血管张力增加。COPD 合并高碳酸血症和酸血症,或 OSA 患者的交感神经兴奋性增加都可以引起肺血管收缩进一步加强。然而,COPD 患者给予氧疗并不能完全逆转升高的肺动脉压力,肺动脉压力和全身氧合的相关性还不明确。这反映了对于慢性缺氧导致的肺血管收缩和/或肺血管重构的个体差异。慢性缺氧引起肺血管重构的特征性病理改变有肺小动脉肌化,肌性小动脉中膜肥厚以及内膜增厚和纤维弹性组织增生。慢性肺病通过多种机制引起全身性低氧血症。COPD 是小气道的慢性炎症性疾病,可引起气流受限、气体交换障碍以及肺实质破坏所致的肺气肿。通气/血流比例失调和肺气肿时肺泡呼吸膜减少都可引起低氧血症。肺间质疾病是异质性很大的一类慢性肺病,特征性表现为发生在肺泡间质的炎症性和纤维化性病变。肺间质疾病与自身免疫性疾病、吸烟、其他呼吸道刺激物和肉芽肿性疾病相关,也可以是特发性。肺间质病变导致弥散功能障碍,一些患者 V/Q 比例下降可进一步加剧弥散功能障碍。OSA 患者的缺氧是通气不足所致,且是间歇发作。然而在肥胖性低通气综合征患者(OHS)和 COPD 合并 OSA 的患者中,均可出现昼夜低氧血症。高海拔时,慢性肺泡缺氧可引起肺血管重构,通气不足可进一步加重肺血管重构,导致慢性高原病,常合并 PH 和右心功能障碍。慢性肺疾病引起 PVR 增加的另一常见原因是肺血管床的破坏。COPD 患者正常肺泡组织丢失导致肺气肿,以致肺血管床减少。严重 COPD 患者中一氧化碳弥散功能(DLco)与平均肺动脉压(mPAP)呈负相关支持了这一观点。过去认为肺泡过度充气机械压迫肺泡外血管是 PVR 增加的原因,但是最近的研究证据不支持这一假说。ILD 患者肺间质纤维化和炎症浸润导致肺血管床的破坏和小血管受压。血管消失多见于成纤维细胞聚集区域和蜂窝肺组织区。肺血管容量也会因为邻近肺组织的纤维化或缺乏正常弹力层的异常毛细血管增生而减少。有研究发现特发性肺间质纤维化患者平均肺动脉压(mPAP)和 PaO_2 与% DLco 成反比关系(图 3-2-5)。血栓栓塞形成不仅进一步阻碍肺血流,而且经常使得慢性肺病如 COPD、结节病和 IPF 更加复杂化。

(三) 慢性肺部疾病对心脏力学的影响

慢性肺部疾病改变胸腔内压力,进而影响左室和右室功能。肺过度充气导致右房压力升高,使得静脉回流障碍和右心前负荷减少。COPD 患者过度充气与右房缩小、右心功能障碍及左室充盈减少直接相关。但是,胸膜腔负压升高对于促进 COPD 患者的通气或 OSA 患

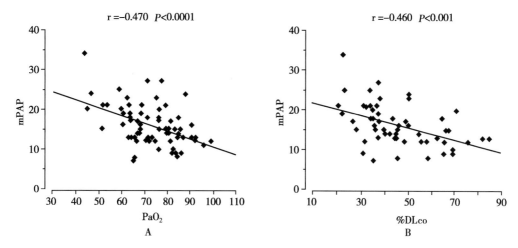

图 3-2-5 特发性肺间质纤维化患者中平均肺动脉压(mPAP)和 PaO₂(A)J 及 % DLco(B)之间的关系

者气道阻塞发作时的通气非常重要。胸膜腔负压升高降低了胸腔内压,增加了左室射血时的室壁应力,可导致左房压升高和右心室后负荷的增加。

第四节　慢性血栓栓塞性肺动脉高压

慢性血栓栓塞性肺动脉高压(CTEPH)由于持续的大血管阻塞和血管收缩反应导致继发的小血管动脉样变。由于血栓和血管收缩引起肺动脉直径缩小,进而导致不可逆性肺血管重构(图 3-2-6)。CTEPH 的肺血管病变包括肺动脉内膜和中膜的增生、肥厚,原位血栓形成和类似于 IPAH 的丛样损害。因此,临床上可见部分 CTEPH 患者出现急性肺血管扩张试验阳性,使用 CCB 类药物有效。

CTEPH 的病理生理与血液流经的肺动脉阻力增加相关。肺血管阻力升高首先是由于机化血栓阻塞肺动脉血管(从主干至亚段水平),其次是由于小的未阻塞的肺动脉血管发生重构。肺动脉内膜剥脱术的标本组织学检查发现72%的病例血栓组织均一,提示单发的、不完全/不彻底的血栓溶解是 CTEPH 发生的重要原因。内膜肥厚见于所有病例,包括多种胶原蛋白沉积、含铁血黄素沉积、动脉粥样硬化和钙化。内膜病变提示需要内膜剥脱术进行有效治疗。病理组织学引发了一系列的问题有待阐明。虽然近期研究的 122 位 CTEPH 患者中,有42%出现了Ⅷ因子浓度升高,但是可识别的凝血异常(易栓症)、凝血和/或纤溶障碍只发生于少数人。偶有患者会合并有自身免疫性疾病或血液系统疾病。肺动脉比主动脉有更强的纤溶潜力,这在内源性纤溶系统溶解大部分急性肺栓塞时起到重要作用。但是CTEPH 中并没有发现固有内皮细胞介导的纤溶缺陷。目前遇到的最困难的问题是如何解释 CTEPH 病理生理中小血管病变的作用。下述两项观察性研究提供了小动脉病变导致肺动脉高压的有力证据。首先有些患者 PEA 手术清除慢性血栓性物质后,通畅的血管仍有持续性的肺动脉高压。其二是越来越多的证据表明,不能手术的 CTEPH 患者接受 PAH 靶向药物治疗后有效。CTEPH 的小动脉病变与 IPAH 并无二致,远端未被血栓物质阻塞的肺小动脉血管床血流量的增加和由此产生的剪切应力导致肺血管重构。这与艾森曼格综合征的肺血管病变发展相似。应用先进软件分析肺动脉闭塞波形,对肺血管阻力进行分级,是一种

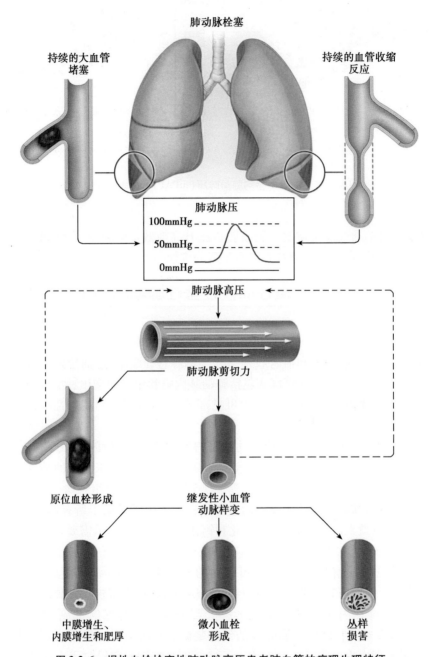

图 3-2-6 慢性血栓栓塞性肺动脉高压患者肺血管的病理生理特征
慢性血栓栓塞性肺动脉高压由于持续的大血管阻塞和血管收缩反应导致继发的
小血管动脉样变。由于血栓和血管收缩引起肺动脉直径缩小,进而导致不可逆性
肺血管重构

有应用前景的技术,它可以对小血管疾病程度分级,评估 PEA 手术风险和判断 PEA 术后发生肺动脉高压的风险。

第五节 肺动脉高压所致右心衰竭

尽管肺动脉高压药物治疗取得了很大的进步,但是肺动脉高压(PH)仍然可以带来严重的合并症和死亡率。右室能够适应一定程度后负荷的增加,但是肺动脉血管病变的进展最终导致很多患者出现右心衰竭。此外,多种因素可导致急性右心失代偿,如脓毒血症导致机体心输出量需求的急剧增加,或者由药物治疗中断、心律失常和肺栓塞导致的右心后负荷的增加。右室储备差、右室心梗和右室对左室充盈的不利影响均可导致机体氧输送的全面下降和多脏器功能衰竭。因此,深刻理解肺动脉高压所致右心衰竭的病理生理变化,对右心衰竭的诊断和处理至关重要。

（一）肺动脉高压患者右心衰竭的诱发因素

虽然有靶向治疗,但是疾病进展时经常会表现为右心衰竭。然而在很多情况下,还是可以找到诱发或加重右心衰竭的因素,特别是感染、贫血、手术、妊娠、治疗依从性差和心律失常等。识别和治疗这些诱发因素至关重要。近期法国的病例系列研究发现,入住 ICU 期间明确感染是死亡的最强预测因素,在死亡患者中 74% 有明确感染,而存活患者中仅 22% 有明确感染($P=0.0005$）。心律失常是 PH 患者右心衰竭的另一个可治疗诱因。虽然室性心律失常,尤其是心室扑动和心室颤动很少发生在这类患者,但是房性快速性心律失常,特别是房性心动过速,心房扑动和心房颤动的发病率越来越高。由于心房收缩增强是右心室(right ventricular,RV)顺应性差患者的一个重要代偿机制,因此心房收缩力下降可能会加重RV 功能的损害。进展期的 PAH 患者,新发的心房扑动或心房颤动几乎无一例外地导致右心衰竭。PH 患者室上性快速心律失常的处理从未在临床研究中进行评估,但临床经验表明左心疾病的处理策略可能不完全适用于 PH 患者。更重要的是,仅仅控制心率远远不够,恢复窦性心律很关键。当患者出现急性血流动力学不稳或新发心律失常,可以给予抗心律失常药物或电复律。心房颤动的治疗远比心房扑动困难。通常应避免使用 β-受体阻断剂和钙通道阻滞剂,因为此类药物可能会进一步损害 RV 功能。洋地黄类的作用有限,但可用于控制心率。新发心房颤动通常可先给予胺碘酮预处理,再尝试电复律,然后继续给予胺碘酮以防止复发。顽固性心房扑动或房性心动过速可采用射频消融术治疗。

（二）右心衰竭的病理生理

右心室衰竭是肺动脉高压患者最常见的死亡原因。右心室功能是影响该病人群致残率与致死率的主要决定因素。右心衰竭的特点是心输出量减少［即,心脏指数 CI<2.5L/(min·m²)］和 RV 充盈压力升高(即,右心房压力>8mmHg)。RV 在形态和功能上都与左室(left ventricular,LV)不同。RV 出生后即表现为与成人相似的相对薄壁的月牙形结构,适于将血液射入低阻、低压和高顺应性的肺循环。RV 和 LV 通过室间隔相连,也通过心包相联系。心包可确保每一次心搏之间的心脏容积一致。在正常情况下,通过 RV-LV 的相互作用,左室收缩可增强右室射血。但是 RV 不能适应突然增加的后负荷。增加右室舒张末容积刚开始可通过 Frank-Starling 机制增加心输出量;但严重的、突发的右心室后负荷增加,可能会抑制 RV 的收缩能力,并导致血流动力学不稳。心室动脉耦合是 RV 功能的一个重要决定因素,它涉及 RV 收缩末期弹性回缩力与肺动脉弹性回缩力。正常耦合表现为最低耗能

125

情况下有足够的心输出量。与 PA 弹性回缩力相比,肺动脉高压患者 RV 弹性回缩力降低,右心衰竭表现为正常的心室动脉耦合被不断打破。肺动脉高压患者氧输送的减少存在两种机制。第一,肺血流量减少导致左室充盈减少;第二,RV 扩大可导致 LV 充盈下降,因为 RV 压力升高和容量负荷过大可使室间隔向左位移,RV 收缩的撞击作用可导致左室充盈受影响。RV 增大导致心包压力升高也会进一步降低左室充盈。RV 容量负荷增加可以矛盾性地导致左室充盈减少。相反,适度的右室容量减少(使用利尿剂),可以通过降低心包压力和减少室间隔左侧移位而改善左室充盈和心输出量。这种 RV 的过度充盈极易导致 RV 和 LV 发生恶性的心动过速和快速性心律失常,从而进一步减少 LV 充盈和每搏输出量(图 3-2-7)。

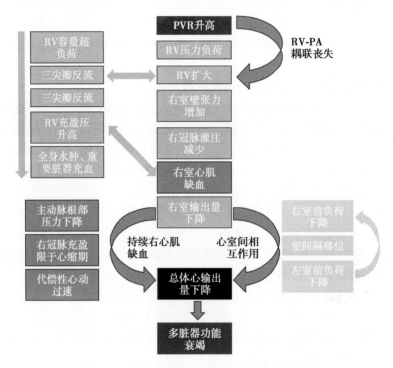

图 3-2-7　肺动脉高压所致右心衰竭的病理生理

PAH 合并 RV 衰竭患者的处理相对复杂且需要一定的专业知识。右心衰竭最终会导致多脏器功能衰竭。心功能下降会导致肠道灌注减少,从而导致肠道正常屏障功能的缺失和细菌的移位,这也是导致此类患者死亡的常见并发症。肝脏灌注减少会影响肝功能甚至造成肝衰竭。肾衰竭是 RV 衰竭的另一个极其严重的并发症。治疗 RV 衰竭的首要重点是找到可能导致急性右心功能失代偿的可逆性因素并制订一套改善右心功能的治疗方案。精确的液体管理、降低静脉充盈压及维持心输出量是改善此类患者右心功能的主要途径。密切监测动脉血压、尿量、右房压、ScvO$_2$(中心静脉血氧饱和度)或 SvO$_2$(混合静脉血氧饱和度)在制订治疗策略时很关键。

【本章小结】

不同病因的肺动脉高压的发病机制各不相同,导致不同类型的肺动脉高压具有不同的病理生理特点,直接关系到患者不同的诊断与处理原则。多种原因所致的肺动脉高压和肺血管阻力升高可导致右心功能不全和右心衰竭。右心衰竭的特点是心输出量减少和右心室充盈压力升高,是肺动脉高压患者最常见的死亡原因。右心功能是影响肺动脉高压致残率与致死率的主要决定因素。降低肺循环阻力和改善右心功能是肺动脉高压的主要治疗目标。

（刘康栋 李圣青）

参 考 文 献

1. Saggar R,Sitbon O. Hemodynamics in pulmonary arterial hypertension：current and future perspectives. Am J Cardiol,2012,110(6 Suppl)：9S-15S.

2. D'Alto M,Mahadevan VS. Pulmonary arterial hypertension associated with congenital heart disease. Eur Respir Rev,2012,21(126)：328-337.

3. Guazzi M,Galiè N. Pulmonary hypertension in left heart disease. Eur Respir Rev,2012,21(126)：338-346.

4. Huertas A,Girerd B,Dorfmuller P,et al. Pulmonary veno-occlusive disease：advances in clinical management and treatments. Expert Rev Respir Med,2011,5(2)：217-229.

5. Kolb TM,Hassoun PM. Right ventricular dysfunction in chronic lung disease. Cardiol Clin,2012,30(2)：243-256.

6. Gregory P,Samuel ZG. Chronic Thromboembolic Pulmonary hypertension. N Engl J Med,2011,364：351-360.

7. McNeil K,Dunning J. Chronic thromboembolic pulmonary hypertension(CTEPH). Heart,2007,93(9)：1152-1158.

8. Sztrymf B,Souza R,Bertoletti L,et al. Prognostic factors of acute heart failure in patients with pulmonary arterial hypertension. Eur Respir J,2010,35：1286-1293.

9. Tongers J,Schwerdtfeger B,Klein G,et al. Incidence and clinical relevance of supraventricular tachyarrhythmias in pulmonary hypertension. Am Heart J,2007,153：127-132.

10. Olsson KM,Nickel NP,Tongers J,et al. Atrial flutter and fibrillation in patients with pulmonary hypertension. Int J Cardiol,2013,167(5)：2300-2305.

11. Price LC,Wort SJ,Finney SJ,Marino PS,Brett SJ. Pulmonary vascular and right ventricular dysfunction in adult critical care：Current and emerging options for management：A systematic literature review. Crit Care,2010,14：R169.

12. Krack A,Sharma R,Figulla HR,et al. The importance of the gastrointestinal system in the pathogenesis of heart failure. Eur Heart J,2005,26：2368-2374.

13. Niebauer J,Volk HD,Kemp M,et al. Endotoxin and immune activation in chronic heart failure：A prospective cohort study. Lancet,1999,353：1838-1842.

14. Rubin MT,Stephen LA,Peter D,et al. Relevant Issues in the Pathology and Pathobiology of Pulmonary Hypertension. Journal of the American College of Cardiology,2013,62(25),Suppl 4-12.

15. Anton VN,François H,Kelly C,et al. Right Heart Adaptation to Pulmonary Arterial Hypertension. Journal of the American College of Cardiology,2013,62(25),Suppl 22-33.

16. McLaughlin VV,Archer SL,Badesch DB,et al. ACCF/AHA 2009 expert consensus document on pulmonary hypertension a report of the American College of Cardiology Foundation Task Force on Expert Consensus Documents and the American Heart Association developed in collaboration with the American College of Chest Physicians；American Thoracic Society,Inc.；and the Pulmonary Hypertension Association. J Am Coll Cardiol,2009,53(17)：1573-1619.

17. Miller CR. Pulmonary veno-occlusive disease：a misnomer？ Pediatr Radiol,2012,42(6)：647-652.

18. Michele D'Alto,Vaikom S. Mahadevan. Pulmonary arterial hypertension associated with congenital heart disease. Eur Respir Rev,2012,21：126,328-337.

19. Jean-Luc V,Yochai A,Joan AB,et al. Pulmonary Hypertension Due to Left Heart Diseases. J Am Coll Cardiol,2013,62(8)：100-108.

第三章　心肺运动试验整体功能评估

心肺运动试验(cardiopulmonary exercise testing,CPET)是目前临床上全面整体地检查从静息到运动状态心肺代谢等多系统功能,对整体功能状态进行无创伤评估的唯一临床检测方法。

心肺运动试验的历史已有半个世纪之久,对人体整体整合调控的全面综合理解是正确解读运动心肺检查的前提。我们必须始终坚持"以人为本",用联系的、整体的、全面的观点来理解以心肺代谢等为主体的人体功能联合一体化自主调控的复杂过程,任何将呼吸、血液循环、神经体液、代谢等系统功能机械片面地割裂开来的观点和看法都会对心肺运动检查结果的判读带来干扰,甚至误导。因此,本章在具体介绍心肺运动检查在肺动脉高压的临床应用之前,必须先对我们用近20年刚完成,已经于2015年全文以中文专刊发表于《中国应用生理学杂志》的"生命整体整合调控-整体整合生理学医学"新理论体系做一简单概述。

传统(经典)的系统生理学为方便人们的理解和研究,人为地将人体的正常生命活动分解成了呼吸、循环、神经、代谢、血液、内分泌、运动等几大系统。毫无疑问,这套系统理论体系使我们对人体科学的认识有了极大的进步,奠定了现代医学的理论基础,推动了现代医学的发展。但是,同时它在一定程度上也成为医生认识思考正常生命活动和疾病病理生理过程的枷锁。以至于专科医师在诊断一名患者之前,我们不得不首先对病人进行分类,把自己的思维禁锢在一个单系统内,将病人归为呼吸科或循环科等专科病人之后,医生才能在其行医执照所指定的范畴内进行更深入的临床思考。然而,人体本身是紧密联系的有机整体,人体内没有孤立存在的系统,各系统间相互依存、不可分割的联系是人体所固有的(客观存在的),而不是人们主观臆想出来的,当我们反复认真地思考人类正常生命活动和疾病病理生理活动的时候,会发现呈现在我们面前的,其实应该是一幅由各系统间种种联系和相互作用无穷无尽地交织起来的复杂、整体、立体的动态画面,而不仅仅是简单地把患者的病痛归因于心脏或呼吸等某单一系统脏器的器质与功能方面的异常,很显然经典的以单一系统为基础的系统生理学体系已经不能满足医学科学研究和临床医疗服务工作的需要。现代医学也已经认识到传统"生物医学模式"的局限性,把临床工作和科研的重点放在了人体本身,而不再仅仅着眼于对单一系统的异常病理状态的诊断和治疗,以人体生命整体整合调控为基础的整体整合生理学-医学理论与实践必将是现代医学未来的重点发展方向,进而形成和完善整体整合医学体系,用以实现临床医疗服务的数字医学和个体化医学。

本章包括三大部分,第一部分介绍的是整体整合生理学,用于阐述人体在动态过程中的生理学基础原理,此部分是解读心肺运动试验的重要基础和前提。第二部分是对心肺运动试验临床应用一般事项进行介绍,包括实验室条件和设备、主要检测指标及其临床意义。第三部分主要对心肺运动试验在肺动脉高压临床应用,并针对应用过程中所遇到的实际疑难问题进行了解答,由于篇幅所限,本章节没有包含运动心电图解读、动态血压检测等内容。

第一节　生命整体整合调控-整体整合生理学

【概述】

（一）基础概念

人体,即临床医学服务的对象,是一个不可分割的有机整体。每个人体在以呼吸、血液循环、代谢等多系统功能在神经体液调节下和在消化吸收排泄等系统配合之下得到联合一体化自主整体调控,以达到一种动态趋向于平衡而永远没有达到真正平衡的状态,即为生命。而近400年为便于理解所建立起来的传统系统生理学和现代西方医学,则将这一有机整体划分为各自独立的功能系统,在探讨某一系统功能时,会以"假设"其他各系统功能相对稳定为前提（实际上有机整体中并不存在这种假设前提）。传统生理学对呼吸系统的研究角度是以循环系统稳定为前提,这并不符合人体内的真实情况。事实上,如果一个人的呼吸"有病",其循环功能状态也常常是异常的,因此,必须在兼顾循环的基础上解释人体呼吸自主调节机制才是科学的、合理的。

（二）理论与实践

传统的呼吸生理解释呼吸调控的误区包括:①假设血液循环稳定不变或者相对恒定,而没有考虑到呼吸调控信号从肺经过左心到达动脉系统的过程;实际上相对于神经、神经肌肉等的快速信号传递速度,在呼吸调控的一个循环周期中调控信号在血液循环系统中运行时间远远大于其他部分所用的时间,这里却没有进行讨论。②人为地提高或者降低某一或者多个调节因素,而实际上我们正常呼吸仅仅是在极小范围内波动（图3-3-1）,但却没有得到调控机制的解释。

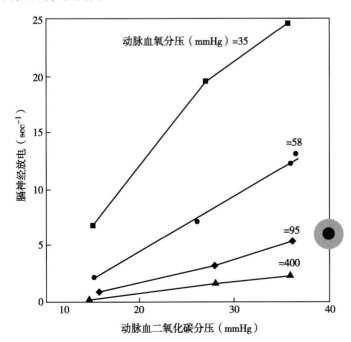

图 3-3-1　传统呼吸调控与生理学呼吸调控的异同

传统呼吸调控主要讨论调控信号被人为地升高和降低时呼吸的改变;而实际上调控信号正常的情况下（围绕黑点的灰色范围）如何实现一吸一呼的周期性转换调控极少涉及（1mmHg = 0.133kPa）

　　而我们这一新的生命整体整合调控-整体整合生理学理论体系恢复了原本真实存在的生命调控的整体性和复杂性本质。在吸收现代生理学和生物学已取得的相关知识的基础之上,成功地将空间和时间这两大要素同时加入生命整体整合调控的分析之中。其区别于传统系统生理学的独特创新之处是:①从根本上解释了人以"B-by-B"方式的呼吸(一呼一吸,周而复始)、血液循环(一舒张一收缩,周而复始)和代谢等生命征象的调控维持机制。②证明在人体生命可调控的多种多样多层次的信号中,能够在全身发挥作用、最原始的始动信号是氧气、二氧化碳($[H+]$)和营养能量物质(三位一体)。其他如 NO、SO、CO 等各类信号多是非初始信号。③更好的解释各种信号在人体之中永远没有稳态的水平,仅仅是连续动态地趋向于平衡;例如,PaO_2 随着吸、呼周期和动脉血压随着心脏的舒张、收缩周期均呈现上升与下降且不同频率交替出现的波浪式变化(图 3-3-2)。④说明以各个解剖结构在人体三维空间为主的异同中,各种信号从产生到通过神经体液的传送以及到达各个效应器之后产

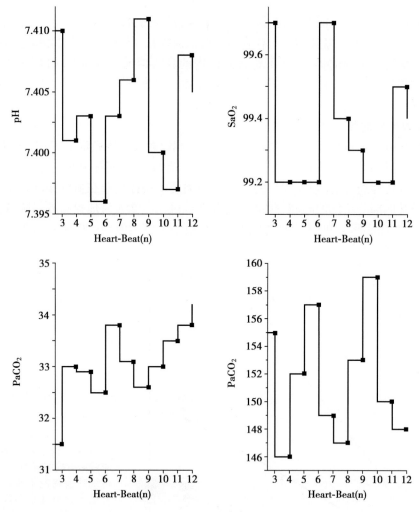

图 3-3-2　人体正常自主呼吸下动脉血液血气分析和氧分压的连续动态变化(非稳态)
动脉穿刺置管病人在正常自主呼吸时通过连续逐搏取血方法,血样进行血气分析,结果表明氧分压(右下角)及血气分析数据的恒定是一个误解。实际上动脉血液氧分压(二氧化碳类似,但反向)正常的情况下并非恒定值,而是随着呼吸节律呈周期性上升和下降(根据孙兴国等数据重新制图,中国应用生理学杂志,2015,31(4):316-321)

生反应和产生反应的时间都不相同;同一信号在不同部位和不同时间均产生不同的效应,而同一部位在同一时间同时接受不同的信号而产生各自不同的效应(图 3-3-3)。⑤强调人体有机整体的一体化调控,在整体整合调控中各个功能系统虽然可以分出主次,但是绝对地排除了某个甚至某些功能系统的相对稳定与不变。⑥证实信号与效应之间关系是非线性时间和空间多重并存复杂相关关系。⑦阐述整体整合之下的分系统功能:虽然否定了各个功能系统独立存在和相对独立调控的可能性,但是限于我们人脑与我们已经受到教育的限制,解释生命调控时继续延用呼吸、血液循环、代谢、神经、消化吸收等系统,进行该系统为主的调控描述。

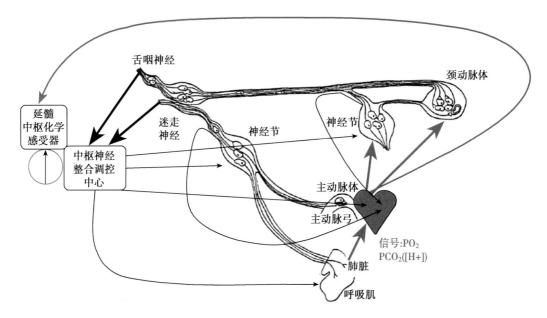

图 3-3-3　呼吸和循环调控经神经和体液的完整环路示意图
无论呼吸还是血液循环的调控环路都包含了调控信号在循环血液中的运行过程(红色)。传统呼吸生理学基本上没有讨论血液循环在呼吸调控中的作用;而实际上呼吸调控信号在循环血液中运行的时间最长(≥2 静息心跳),远远长于信号经神经和神经肌肉传输的时间

【呼吸自主调控的新解释】(图 3-3-4)

1. 主要功能性调控构架　①调控信号:我们首先要以 O_2(为主)、CO_2 和[H^+](为辅)的三位一体信号调控模式。事实上,这个三位一体信号不仅是呼吸系统整合调控的核心,同时也是生命体中呼吸-血液-循环-代谢等功能系统整合调控的核心。该信号在静脉血液中呈现稳定状态,没有明显波动,然而,当血液经过肺脏进行气体交换之后,由于血液离开肺泡-毛细血管时间的不同,动脉血液中的 O_2、CO_2 和[H^+]信号出现了明显的波动性变化:PaO_2,$PaCO_2$ 和[H^+]以其而出现的上升和下降的连续动态波浪(CO_2 和 O_2 变化方式相同但方向相反)。②化学感受器的分布空间和感受反应时间各异:感受器包括存在于颈动脉体和主动脉弓上的快反应外周化学感受器和存在于延髓背侧的延迟(慢)反应中枢化学感受器。③同一个时间段的化学信号通过外周(快反应)和中枢(慢反应)的化学感受器以不同的时相分别到达中枢复杂的整合结构并同时对下次呼吸进行调控。

2. 一次呼吸呼气时 PO_2 逐渐降低(PCO 和[H^+]反向变化)的信号是下一次呼吸吸气出

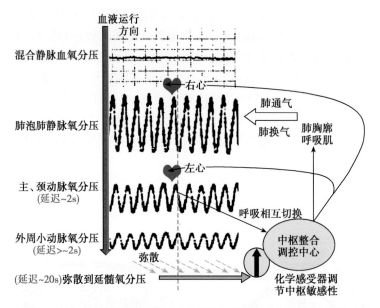

图 3-3-4　氧气在呼吸循环调控环路中不同部位的异同和时相位移示意图
调控信号氧气和二氧化碳在静脉端基本水平恒定；经肺气体交换后在肺静脉氧分压(二氧化碳反向)波幅最大；主动脉弓和颈等大动脉次之；小动脉再次；毛细血管动脉端更低；组织波幅很小近于水平

现的始发信号；一次呼吸吸气时 PO_2 逐渐升高(PCO 和[H^+]反向变化)的信号是本次吸气终止(转入呼气)的始发信号；这样周而复始地实现一吸一呼的动作。

3. 正常呼吸节律和频率的最重要决定因素是心血管系统功能，即心血管系统将肺泡中 PO_2 逐渐升高和降低(PCO 和[H^+]反向变化)的信号通过离开肺毛细血管的血液运送到动脉外周化学感受器的时相推移来确定呼吸节律和频率。亦即肺-动脉循环时间。

4. 呼吸幅度(深度)的调控模式　由 2,3 通过外周快反应化学感受器为主实现的呼吸幅度调控遵循"弱-弱""强-强"，"快-快""慢-慢"和"中-中"方式由本次呼吸诱发下一次呼吸。

5. 上述呼吸调控是非稳态的，趋于动态恒稳的呼吸模式需要慢反应中枢化学感受器与快反应外周化学感受器相互协同而实现。

为便于理解较为复杂的系统神经系统调控呼吸和循环的工作模式而采用简单的"音响系统调控模式"类比之(详见神经系统在呼吸循环调控中的模式段)。

【血液循环和呼吸(心肺)联合一体化调控的新理论及其证据】

(一) 新理论

1. 氧气为血液循环的自主调控核心　血液循环的首要目的，与呼吸系统的目的相同，是向耗氧组织运送其所需要的氧气，这一过程中机体必然有相应的信号(氧气为主体，CO2和[H^+]三位一体)系统对血液循环功能进行调控，与同时被调控的呼吸系统达到呼吸和血液循环两者的完美匹配，从而使机体的氧气需/控动态平衡得以实现。由此完全符合了中医学的"血为气之母，气为血之帅"理念。

2. 心肺调控的相互联系　与血压和心率调节相关的压力感受器、上传下传神经及其调控中枢(所谓的延髓背侧)系统与呼吸化学感受器和调控系统相互重叠、互为辅助。法国心血管医生 Corneille Jean François Heymans(1892—1968),1938 年就是研究心血管压力感受器以发现颈动脉体化学感受器而获得诺贝尔奖,提示压力(物理)和化学感应体系在生物体内的紧密关系。

3. 心肺调控体系的重合　压力感受器和化学感受器的分布位置、向中枢神经系统上传的纤维通路及延髓对呼吸和循环的调控区在结构位置上完美重合。

4. 肺泡内氧分压(与 CO_2 和[H^+]三位一体)在伴随吸气、呼气过程中逐渐地上升和下降通过对肺循环的血管张力/阻力进行直接和或间接的调节控制从而达到或实现对体循环(血流、血压、心率)的调控。由此可以对收缩压、心率和自主神经系统张力三个变异性(varilibility)都随着呼吸节律而改变的发生机制进行合理的解释(图3-3-5)。

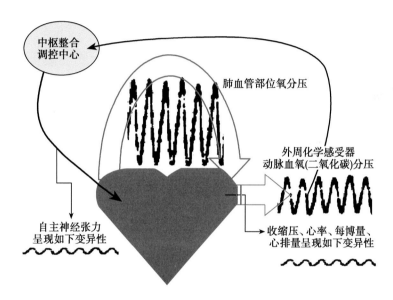

图 3-3-5　正常人循环指标变异性跟随呼吸节律的发生机制示意图

右、左心之间的肺循环血管及其阻力因为肺泡内氧分压随吸呼周期性变化,调节右左心之间的容量平衡,而导致到达左心室的回心血液容量呈现相同周期的增加和减少,以 Starling 定律表现出每搏量、心排量、心率和收缩压的变异性。此外,动脉血氧(二氧化碳[H^+])分压随吸呼周期性变化经外周化学感受器而直接和间接地影响自主神经张力,表现出变异性

5. 阐述出生后呼吸出现导致心血管结构和功能上的巨大改变的机制。

6. 以氧气供需平衡和能量代谢来解释运动过程中的血流再分布和肌肉局部血流量高达 30~40 倍的增加。

7. 血液循环功能在呼吸(呼吸循环整合)调控中的作用　①左心室的"混合室"效应和射血分数对呼吸调控信号(PO_2,PCO_2 和[H^+]三位一体的动态变化幅度)的影响(图3-3-6)。②每搏量的影响与神经系统在呼吸调控中的作用模式。③心率/呼吸频率的匹配比值(简称比率 4~8:1)的优化机制。

(二) 心肺联合调控的临床证据

1. 心脏衰竭病人发生不稳定性呼吸(C-S 呼吸,即 Oscilatory Pattern)模式的临床机制

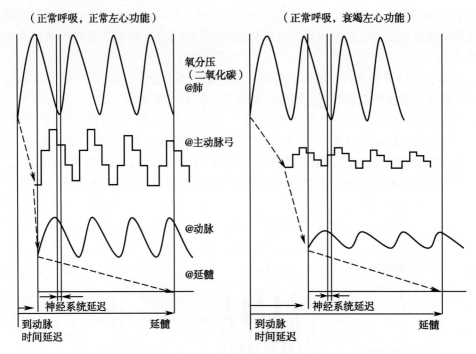

图 3-3-6　理论上的左心室的"混合室"效应示意图

首先以正常呼吸为前提,左心室每搏量和射血分数对氧分压(二氧化碳分压[H^+])"W"波形信号跨左心室转送的影响。左侧以正常每搏量 100ml,射血分数 75% 计算;右侧以心衰每搏量 50ml,射血分数 25% 计算。同样的呼吸肺部波形,与正常相比,通过了衰竭的心脏用以触发下次呼吸的动脉氧分压波形幅度明显降低,即触发信号变弱;时间越长

(图 3-3-7)　①左心室射血分数和每搏量的降低导致血液中呼吸调控信号传输衰减(幅度)。②肺通气(体动脉)与延髓调控信号的时相错位,幅度衰减和时相错位结合起来诱发出异常的潮式呼吸模式。

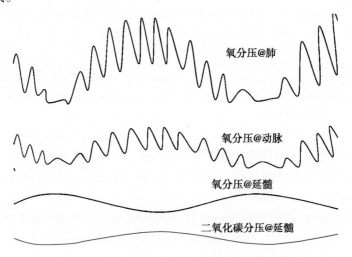

图 3-3-7　左心衰病人表现潮式呼吸的机制示意图

用心衰左心室"混合室"效应使动脉端触发信号变弱和延迟;延髓中枢化学感受器逐渐周期性弱-强交替,且与肺通气和动脉氧分压的强-弱交替呈现明显的时相错位。两者结合来解释潮式呼吸的发生机制

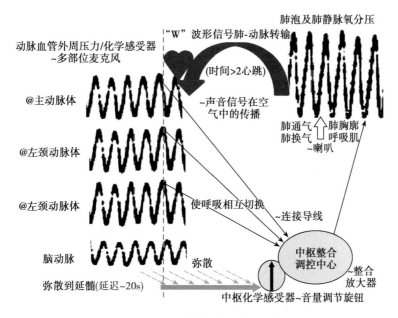

图 3-3-8　音响系统简化类比呼吸调控环路
其中神经系统和血液循环所扮演的作用不同,神经系统部分相当于电信
号在线路中的传送,速度快,时间短;血液循环部分相当于声波在空气中
的传送,速度慢,时间长

2. 心血管病人易于表现出睡眠呼吸障碍综合征。

3. 肺源性心脏病　初始原发于发展的疾病长期得不到有效的纠正从而表现出继发性的心脏病。

总之,人体整体其系统之间的有机一体化功能是绝对没法以系统区分开来的,中医学就是秉承这样的理念;心肺系统的重要性就在于人体代谢需求和内环境稳定都是直接通过心肺协同完成,缺失其中任何一个环节生命必然终止,也即心肺一起共同完成生命"灵"气之运输。所以如果坚持"专家"理念仅在单一系统内研究探讨呼吸或者血液循环等的调控机制,我们肯定不能得到全面正确的答案。

【神经系统在呼吸循环调控过程中的作用模式——"音响系统调控模式"简化类比】

为了充分了解人体心肺联合调控机制,我们首先必须要正确理解以氧气为核心(与 CO_2 和[H^+]三位一体)的调控信号在体液中并不是水平信号。其在进入肺脏之后经过循环的血液被带到不同部位感受器时的时相和作用方式不同,在通过中枢神经系统整合之后而对心肺功能发挥的调控也不同。为便于理解极为复杂的有机整体中神经体液系统调控呼吸和循环的工作模式而采用简单的"音响系统调控模式"类比之(图 3-3-8):①由肺通气产生经循环血液带入循环系统的波浪式信号比作喇叭或者讲话产生的声波信号;②多处外周化学感受器和压力感受器们比作能够感受声波的麦克风分布/放置在不同的部位,它们可以将以不同时相信号分别收集上传;③中枢神经系统相当于音量放大器调控系统;④中枢化学感受器作用相当于音量调节器的调控旋钮,而对中枢整合的传入/传出进行平衡调控。⑤呼吸肌胸廓肺共同扮演喇叭(效应器)的角色。

由此基本上可以解释为什么 HR、SV、SBP、CO 及自主张力变异性的节律完全与此时的呼吸节律相同。由于呼吸的吸气(呼吸肌收缩)-呼气(呼吸肌舒张)交替转换和心脏的收缩-

舒张交替转换模式相同,收缩压-舒张压交替转换的压力波浪信号与上述血液中气体分压波浪信号极为相似只是其中的波动频率快了 $4 \sim 8$ 倍,这样可以部分地解释压力波浪信号对心脏收缩-舒张转换调节和控制的机制。

【其他系统在生命整体整合调控过程中的作用】

在人体所有系统中,除上述系统的整合调控外,还有其他系统的一体化调控,比如消化吸收排泄、泌尿等系统对生命功能稳定和生命过程延续也需要其功能正常和稳定。只是其他系统功能对生命功能稳定的影响,从作用时相上看要比呼吸血液循环神经代谢等系统要明显的长许多,因此我们重点讨论心肺代谢等功能对一体化调控机制。

而以呼吸血液循环代谢等为主的多系统功能活动在神经体液调节下在整体一体化联合调控研究得到开展,会使我国在生命科学和临床医学领先于西方各国独立自主地将这一全新概念上的"整体整合生物学-生理学-病理生理学-医学"完整理论体系创立起来,使世界对生命和各种生理功能整合的发生发展、调节控制的认知得到突破性进展,会对人体生长发育、衰老、健康和亚健康,各种疾病的预防、诊、治、评估和预后提供正确的理论依据,继之创立"整体整合医学""数字医学"和"个体化医学"的新理论体系,更新提高"运动生理学/医学""睡眠生理学/医学""高原生理学/医学"和"康复医学"理论知识,并可能有望实现真正意义上的"中西医结合"——即在传统中医整体论指导下的现代医学实践,使国人的健康保护和疾病防治得到更为有利的支持,并以期使生命真谛的探索有所突破,使我国科学研究和健康服务的水平真正领先于世界。

【整体整合生理学在临床医学中应用例证】

在正确理解"整体整合生理学-医学"的精髓和核心,以氧气需求-供应平衡为纲的呼吸、血液循环、神经、代谢等系统联合一体化调控体系的基础之上,要花大力气和更多时间重点开展直接联系整体生理学基础的两种改变代谢状态的临床功能性检测方法:心肺运动试验与运动康复和睡眠监测试验。

(一) 心肺运动试验与运动康复医学

首先在静息状态下测定人体的肺功能,继之在连续动态监测记录进出气流、O_2、CO_2、全导联心电图、袖带无创血压、脉搏氧饱和度、甚至动脉和/或静脉置管直接测定血压及抽取血液样本以分析血液中的气体和各种化学成分,从静息状态($\geqslant 3min$),无功率负荷热身运动($\geqslant 3min$),根据性别年龄和功能状态等选择 $10 \sim 50W/min$ 的功率递增速率进行症状限制性最大负荷运动至运动受限,并继续记录 $\geqslant 5min$ 的恢复情况。心肺运动试验应该就是以个体的呼吸、血液循环和代谢系统联合完成的一个氧气代谢为核心的整体生理学,只要耐心细致地正确判读就可以为呼吸系统、血液循环系统和代谢系统等为主的人体整体功能状态得到科学的评估,从而达到区分健康、亚健康和疾病的目的。仅临床医学而言,可以为上述主要系统疾病的诊断、病情状态和功能状态、治疗效果的客观评估和疾病预后的预测提供科学的客观依据。在对心肺运动正确解读下,还可以制订合理运动康复处方,使心肺、代谢、肥胖等病人配合药物手术器械等治疗达到最优化的治疗方案,而得到最佳治疗效果。正确指导下的运动康复已经是现代医学中重要组成部分,是唯一有大利而无害的治疗方法。

(二) 睡眠呼吸异常/暂停及睡眠实验

睡眠实验检查记录的指标很多,但最有意义的核心信息就是睡眠中呼吸低通气所致的缺氧。睡眠呼吸异常/暂停的疾病从肥胖、鼻咽喉、声门、气道、肺、心血管病、神经肌肉、中枢神经等除了呼吸系统之外还包括心血管、脑血管、内分泌、五官、泌尿生殖、小儿及老年等学科而诱发；反过来睡眠呼吸异常/暂停又可以使上述系统的病变和损伤加剧，形成一个恶性循环。

目前多学科联手对于心肺运动试验、运动康复治疗、睡眠呼吸异常/暂停进行研究和探索已经是大势所趋，比如 AHA/ACC、ATS/ACCP、ECS、ERS、EHS 及 IDF 等学科组织都为此形成各种不同的"共识"或者"指南"，各方面专家虽然认识到整合的重要性和必要性并开始了许多初步的整合和合作，但也充分体现了其各自专业领域的差异和不同，为此传统的系统生理学对人体生理功能一体化调控的误读和医学科学过度和片面分科的危害也更加暴露无遗。

生命整体中调控：整体整合生理学-医学新理论体系正是因应现代医学发展和进步的需求而创立产生的，是时代需要的产物。

第二节　心肺运动试验临床应用实施概述

【心肺运动试验实验室条件要求和设备】

（一）心肺运动试验实验室要求

1. 对环境的要求　运动实验室应有较大的房间面积，不仅要容纳运动试验相关的各类检查设备、急救设备设施及药品，还要为患者和工作人员留有足够大的活动和治疗空间，应保证通畅的急救通道以及应急出口。实验室应该具有良好的采光和通风，环境整洁，有温度和湿度控制系统。实验室温度一般控制在 20～22℃，相对湿度50% 左右。因实验室合适的温度、湿度、气压对自动心肺运动测试仪等医疗设备的正常运转、患者舒适和实验结果的评定具有重要的作用。且实验室的环境应相对安静，以减少环境对患者的干扰。

房间布置要温馨舒适，可在患者运动时所面对的墙面上悬挂风景画等图片，使患者在较轻松的状态下完成检查。检查台应备有毛巾、计时器等物品。并对患者的隐私进行有效地保护（譬如配置拉帘）。

在运动实验室内（或等待处）应悬挂运动试验方法学介绍、试验的目的，适应证和禁忌证、注意事项等，使患者理解并积极配合完成实验。在室内的墙面上悬挂大小适中、字迹清晰的"自我感觉用力评分法"，即"Borg 记分表"，以便准确的评估患者的主观用力程度。

2. 人员配置　运动试验应包含以下成员：临床执业医师、医师助理或技术员、护士，可酌情配备运动训练师。所有人员均需经过专业训练和心肺复苏培训，能应对检查过程中突发的紧急情况，并能按照应急流程操作，对患者进行基础、高级的生命支持施救。

（二）心肺运动试验设备选择

1. 运动测力设备　从临床应用角度看电磁负荷功率自行车用于心肺运动试验明显优于运动平板，应当考虑为首选。功率自行车有精确的功率输出；安全性高，如出现受试者不能耐受的情况，可以自行终止运动，也可避免倒地引起严重外伤；少年、老人、身体虚弱及心衰四级患者也适合开展。功率自行车踏车运动试验心电图、血压和血氧测量较少干扰，特别是对于是以氧气需求-供应动态失衡为特征的缺血心血管疾病早期诊断和诊断精确度更为有利；身体动度小还比较利于测定气体交换和呼吸功能。缺点是下肢力量不够或者活动受限者较难完成测试。活动平板运动负荷试验虽然测得的最大心肌摄氧量高于踏车试验（约

10%)。但却没有实际功率,只能从理论上根据体重、速度和斜率推算出功率估计值,受试者主观的干扰作用多(如抓不抓扶手),且运动中心电图、血压和血氧测量干扰较大,影响判断,特别是容易误导心肌缺血判断。

(1) 活动平板(跑台):活动平板应该由电驱动并能根据患者体重调整运动方案,最大承重可达 157.5kg。同时应该有一个较宽的速度调节范围,从 1mph 到 8mph(mph:每小时 1 英里)。高度可调节从 0 度到20%的坡度。平板至少 127cm 长,40.64cm 宽,为安全起见,前部应该有扶手,两侧有保护装置。紧急停止按钮应该醒目并能够在患者要求停止时迅速起到作用。活动平板的代谢当量可以通过速率和坡度按照公式计算求得。

(2) 自行车踏车:作为平板运动试验的补充一般对如下病人可选用:有关节炎的患者,有外周血栓性疾病的患者,或神经系统疾病使下肢运动受限等情况。在欧洲常用作标准试验。踏车试验设备比较便宜,也能够通过记录运动的分级来量化评定运动试验的结果。

(3) 上臂测力计:上臂运动试验测定对如下患者可选用:被诊断为下肢血栓性静脉炎的患者,或有下肢活动障碍的患者,或者有神经异常导致下肢运动障碍的患者等。对于经常以上半身运动为主的患者进行上臂运动试验测定也是比较好的方式。上臂运动试验测定可以通过主动和被动的机械测功方式进行分级评定,但对冠心病的诊断价值尚有争议。

2. 气体分析及肺功能仪　现代计算机代谢测定系统使准确评估肺通气肺换气成为可能,使用此设备能够准确评估心肺功能,因此设备最佳选择是能同时具备全套标准静态肺功能测定选项的设备。除能够测定的最大运动量或亚极量时的耗氧量外,其他的一些变量如肺活量和 CO_2 产生比,正常潮气量末时 CO_2 压力以及摄氧率等这些未能测定的变量在诊断和分析时也是非常有价值的。肺通气和肺换气经常性的被用于临床心肺功能研究,尤其在进行运动试验时进行肺功能的评定,其价值更大。

受试者通常使用咬口器和鼻夹来保证所有吸入和呼出气体都经流量计进入气体分析器。临床上也有使用面罩代替咬口器的,但是本人不建议这样做,主要有两个原因:①咬口器的死腔容积远小于面罩。一般而言,咬口器的死腔约为 50ml,而面罩约为 200ml,考虑到鼻腔本身也有约 50ml,当我们用鼻夹封闭鼻腔之后咬口器的死腔就几乎可以忽略不计,这样就更能真实地反映实际的肺通气状态。②咬口器的气流方式更加合理。由于人体面部轮廓的原因,面罩中口鼻的呼出气流形成湍流,不利于流量计对气流的计算,而咬口器的气道短直,直接与流量计相对,呼出气形成层流更有利于气流的测定。

3. 心电图记录仪　对运动试验中运动阶段和恢复阶段的心脏节律、心率的监测,以及对缺血心电图改变的正确识别,选用符合要求标准的心电图仪器是必须的。选购大型的心电监测计算机应该能够准确反映 ST 段的改变,并且能够及时的比较前后的心电数据。12 导或 3 导的运动心电监测分析系统是十分必要的,而 12 导心电能够提供更多的信息(推荐)。12 导心电记录仪能更好地区分部分特殊的心律失常:如区分室性心律失常还是室上性心律失常。有时 ST 段的改变仅孤立的出现于一个导联,如下壁导联,这时 12 导心电监测仪要优于 3 导的心电监护仪。尤其需要注意的是在进行运动试验前行静息 12 导心电图是必需的。运动伪差的甄别对计算机的要求更高,患者皮肤的准备,电极的良好接触,电极导线的恰当固定是获得良好稳定图像的关键。

4. 血压监测仪　在运动检查过程中检查人员手测血压是一种简单易行的监测血压的方法。目前有许多自动血压检测仪,但这些仪器价格昂贵,且在高强度运动中测量的数值有可能不准确,尤其是对舒张压的测量。因此如果在试验中常规应用自动血压监测仪,应在使用前进行校对,并对检查中出现的异常血压变化,检查人员应进行手动测量血压复查。血压计及其袖带应保持整洁,每次应用后均应使用消毒剂擦洗,并备有不同型号的袖带以便于检查。

5. 脉搏氧饱和度仪　无创伤推算动脉血氧饱和度仪器。

6. 动静脉血管通路的开放,压力测定装置,血液气体分析及血液化学生化物质分析测定仪器。可以根据需要配置。

(三) 心肺运动试验设备系统定标

1. 功率自行车负荷输出功率定标　目前各个心肺运动试验设备系统生产厂家定标都明确要求对功率自行车的输出功率分别定标。由于功率自行车输出功率具有相当高的稳定性,一般在设备安装调试完成后没有明确重复定标的时间要求,但是只要功率自行车进行搬动等则需要重复定标。临床上反复大量的运动测试则需要进行年度定标。注意:机械输出功率的标定还需要正常人氧耗量程度来进行功能匹配确定(详见下面正常人定标)。

2. 气流、氧气和二氧化碳气体浓度的单项分别反复定标　目前各个心肺运动试验设备系统生产厂家的气流、氧气和二氧化碳测定采样频率多在 50 ~ 200Hz 范围,气流、O_2 和 CO_2分析装置的稳定性都不是很高且精准测定寿命有限,都明确要求至少每天对气流、氧气和二氧化碳气体浓度的单项分别定标。气流定标一般使用3L 容量的注射筒按照缓慢、较慢、中、较快和快共五(或者三)个不同的速度分别抽/推而得到相同的约等于3L 的读数来定标。氧气和二氧化碳气体浓度的单项定标分别采用两点式标定:①参考气(含 0.00% CO_2 和21.00% O_2 的氮气平衡混合气)。②定标气(含 5.00% CO_2 和 10.00% ~ 15.00% O_2 的氮气平衡混合气)。国内各实验室多数没有购买参考气标准品而以房间内空气做参考,一般海平面一个大气压下良好通风房间 CO_2 为0% ~ 0.04%,O_2 为 20.93%,因此对实验室房间大小和通风情况要求都相对要高一些,如果房间较小,人员/病人拥挤则务必购买参考气。气流、氧气和二氧化碳分别定标的频率生产厂家多建议 1 ~ 2 次/天。笔者所在实验室一直采用 1次/天试验来保证测定精确度。

3. 心肺运动试验系统气体交换综合定标-代谢模拟器定标　自从 Beaver 1973 年首次介绍计算机基础之上的每次呼吸(B-by-B)肺通气肺换气计算系统问世以来,对于气流、氧气和二氧化碳测定的要求则不仅局限于精确度的准确,同时还对氧气和二氧化碳对应于气流的时间延迟提出了更高的要求;若上述单项分别定标就不能保证气体交换测定的精确度,因此Huszczuk、Whipp 和 Wasserman 自20世纪80 年代末期开始设计一种代谢模拟器来对心肺运动系统的分钟通气量、氧耗量和二氧化碳排出量进行全面整合测定精确度的评估,自此 20余年来我们 Harbor-UCLA 心肺运动实验室一直坚持每天必须通过代谢模拟器定标之后才进行心肺运动试验,期间共计发现 40 余次单项分别定标通过之后的系统错误,经过维修处理系统,避免了垃圾/错误数据的收集。每天必须通过代谢模拟器定标。基本工作原理就是用20.93% CO_2 或者 21.00% CO_2 氮气平衡的标准气体按照高、中、低的流速向可以调控通气频率和潮气量的机械通气泵中供气,心肺运动气体交换测定系统连接到机械通气泵的进出口测到的每分钟通气量=频率×潮气量,氧耗量和二氧化碳排出量都=供气量×21.00%,二氧化碳排出量和氧耗量的比值=1.00。

4. 心肺运动试验系统综合定标-正常人测定定标　从实验室工作的正常人较为固定地选择为心肺运动试验者。一般分别选择两种不同的运动方案进行测试:①普通的功率递增最大极限运动。②无氧阈之下的一或者两阶梯恒定功率运动(0W/(0 ~ 6)min+50W/(6 ~

12）min，20W/（0～6）min+70W/（6～12）min，或者0W/（0～6）min+30W/（6～12）min+60W/（12～18）min）。恒定功率运动阶梯后3分钟平均氧耗量的差值除以功率的差值应该约等于10ml/（min·W），和极限最大氧耗量与既往试验的结果非常相近，表明心肺运动气体交换系统工作正常。一般重复正常人标定的间隔应该在1～2周，不能超过一个月。

（四）建立心肺运动试验严格的质量控制体系，为临床服务和医学科研提供客观定量的科学依据

1. 首先对国家心血管病中心各个心肺运动试验进行严格的四级定标规定，并对定标结果通过网络对社会公众公开发布，并逐步实现对全国所有心肺运动试验系统提供全面和严格的质量控制服务，并将质量控制信息公开地发布以供国家医疗管理系统、医生和他人参考。

2. 标准统一的规范化心肺运动试验操作及实验数据的分析与判读，使我国心肺运动试验的能够领先于世界，为临床医疗和医学科研提供值得信赖的客观定量功能性测定依据。

【心肺运动试验检测指标及其意义】（表3-3-1）

表3-3-1　临床常用检测指标及其生理学意义一览表

测定指标	生理学功能和意义
WR	运动负荷功率，单位（watt）
HR	心率，即每分钟心跳次数，单位（次/分）
SBP，DBP，MAP	动脉收缩压，动脉舒张压，平均动脉压，单位（mmHg）
HRR	心率储备（Heart rate reserve），$HRR=$最大HR预计值$-HR_{Max}$
SV和CO	每搏心输出量和每分钟心排出量，$CO=SV\times HR$
QRS和·S-T	心电图QRS波群，S-T段变化，S-T段升高或者压低主要提示心肌氧气供需不平衡（即心肌缺血/缺氧）
$\dot{V}E$	每分钟通气量，$\dot{V}E=V_T\times B_f$，单位（L/min）
VT和Bf	潮气量，指运动过程中每次呼出/吸入的气量，单位（L）；呼吸频率（Breath frequency），限制性通气功能障碍的患者的肺容积受限，因此$\dot{V}E$的上升主要由B_f完成，可以高达40次/分以上
T_{ex}/T_{tot}	呼气时间/呼吸总时间的比值，阻塞性通气功能障碍的患者的该比值明显增加
BR	呼吸储备（breath reserve），$BR=MVV-\dot{V}E_{Max}$
MVV，IC和VC	最大自主通气量（maximal voluntary ventilation），单位L/min，是评价静息条件下最大肺通气能力的主要指标，建议使用实测值，仅在患者无法配合的情况下，可以使用$MVV=FEV_1\times40$进行估测；深吸气量（inspiratory capacity），单位L，平静呼气后所能达到的最大吸气量，限制性通气功能障碍患者在运动峰值时，V_T可无限接近IC；肺活量（Volume capacity），单位L，最大呼气后用力呼气所能达到的最大气量
$\dot{V}O_2$	每分钟摄氧量，$\dot{V}O_2=CO\times C_{(A-V)}O_2$（动–静脉氧含量差），可以无创反映CO变化，单位（L/min或者ml/min）
$\dot{V}CO_2$	每分钟二氧化碳排出量，单位（L/min或者ml/min）

测定指标	生理学功能和意义
RER	呼吸交换率(即 $\dot{V}CO_2/\dot{V}O_2$ 比值)
Peak $\dot{V}O_2$	峰值摄氧量,受试者最大运动时的 $\dot{V}O_2$ 值,最大摄氧量($\dot{V}O_{2Max}$)的代替,单位(L/min,ml/min/kg,% pred)
AT	无氧阈(Anaerobic Threshold),出现乳酸酸中毒前所能达到的最大 $\dot{V}O_2$,标准测定方法为 V-slop 法,是重要的反应运动耐力的亚极量指标,单位(L/min,ml/min/kg,% pred)
$\Delta\dot{V}O_2/\Delta WR$	摄氧量/功率斜率,反映人体摄氧能力和做功的匹配关系,正常人平均为 10(ml/min/W)
$\dot{V}O_2/HR$	氧脉搏, $\dot{V}O_2/HR=SV\times C_{(A-V)}O_2$ (动-静脉氧含量差),可以无创反映 SV 变化,单位(ml/beat)
OUE	摄氧效率(oxygenuptake efficiency,即 $\dot{V}O_2/\dot{V}E$),在 AT 之前附近达到最大值并出现明显平台,对循环系统相对于呼吸系统的摄氧/运氧功能障碍的诊断和评估有重要作用,单位(ml/L)
OUEP	摄氧效率峰值平台(oxygenuptake efficiencyplateau),是评估循环功能的重要指标,常用单位(ml/L 或者% pred)
$\dot{V}E/\dot{V}CO_2$	通气二氧化碳排出效率(又称二氧化碳通气当量),在 AT 之后达到最低点并保持不变直至通气代偿点,是评估肺换气功能的重要指标
Lowest $\dot{V}E/\dot{V}CO_2$	通气效率最小值,是评估换气功能的重要指标,常用单位(比值,或者% pred)
$\dot{V}E/\dot{V}O_2$	通气氧气摄取效率(又称氧气通气当量),在 AT 达到最低值并出现明显平台,对呼吸系统相对于循环系统的摄氧/运氧功能障碍的诊断和评估有重要作用
SpO_2	脉搏氧饱和度,正常情况下代表动脉血氧饱和度,单位(%)
$P_{ET}O_2$	潮气末氧分压,单位(mmHg)
$P_{ET}CO_2$	潮气末二氧化碳分压,单位(mmHg)
MRT	平均反应时间(Mean response time),指恒定功率运动实验中,自运动开始 $\dot{V}O_2$ 呈单指数增长关系,对整个反应曲线进行单指数拟合,指数的时间常数(63% 时的 $\dot{V}O_2$)即定义为平均反应时间。单位(s)

(一) 峰值摄氧量(peak $\dot{V}O_2$)

正常人的 peak $\dot{V}O_2$ 随年龄、性别、躯体大小、体重、日常活动水平和运动类型的不同而不同。peak $\dot{V}O_2$ 随年龄的增长而下降,在 Astrand 等的一项纵向研究中发现,性别和年龄是两个最重要的影响因素。当体重和运动水平被校正后,女性的 peak $\dot{V}O_2$ 约为男性的 77%。Astrand 等报道称,18 例女学生和 17 例同等身材男生相较,前者的 peak $\dot{V}O_2$ 较后者低 17%。日常活动水平与 peak $\dot{V}O_2$ 密切相关,酷爱运动的人的 peak $\dot{V}O_2$ 下降速度明显降低。即使是短时间的运动锻炼都能使 peak $\dot{V}O_2$ 增加 15% ~25%。运动类型是 peak $\dot{V}O_2$ 的一项重要决定因素。臂式测功计由于参与的肌群较少且达到的最大功率较低,所以其 peak $\dot{V}O_2$ 约为腿部踏车运动的 70%,而腿部踏车运动的 peak $\dot{V}O_2$ 约为平板运动可达到的最大值的 89% ~95%。

（二）无氧阈（AT）

这是心肺运动试验中最重要的亚极量运动指标之一。随着负荷功率不断增加，由于氧供不足导致有氧代谢再生 ATP 的方式不能满足机体对能量的需求，无氧代谢将代偿有氧代谢的不足，从而使乳酸及乳酸/丙酮酸比值（L/P）升高，此时的 VO_2 被定义为无氧阈。测定方法包括：①在 VCO_2-VO_2 关系曲线中，V 突然增加时的 VO_2，这是最常用的标准方法，被称为 V-slope 法；②在 VE/VO_2 增加而 VE/VCO_2 不变时刻的 VO_2；③在 $PETO_2$ 增加而 $PETCO_2$ 不变时刻的 VO_2。另外，AT 占 peak $\dot{V}O_2$ 的比例约为 53%～65%，女性的 AT/peak $\dot{V}O_2$ 较男性高，都随着年龄的升高而升高。

（三）氧脉搏（$\dot{V}O_2$/HR）

氧脉搏等于动静脉血氧含量差（$C_{(A-V)}O_2$）和每搏输出量（SV）的乘积。动静脉血氧含量差依赖于可利用的血红蛋白量、肺部血流氧合和外周组织的氧摄取能力。在任一设定功率下的峰值氧脉搏预计值，都取决于个体的躯体大小、性别、年龄、健康程度和血红蛋白浓度。踏车运动中的峰值氧脉搏预计值的正常波动范围很大：7 岁小孩均值约为 5ml/（beat·min），150cm 的 70 岁女性为 8ml/（beat·min），190cm 的 30 岁男性为 17ml/（beat·min）。服用 β 受体阻滞剂的患者，由于心率增加受限，他们的 Peak $\dot{V}O_2$/kg 的实测值可能明显高于预计值。

（四）摄氧量与功率的关系（$\Delta \dot{V}O_2/\Delta WR$）

负荷递增试验开始之后，功率递增的最初阶段 VO_2 并不能线性增加，这一延迟在计算 $\Delta \dot{V}O_2/\Delta WR$ 必须排除在外，其正常一般为 0.75 分钟。计算公式为 $\Delta \dot{V}O_2/\Delta WR=$（峰值 VO_2-热身期 VO_2）/[（T-0.75）×S]，其中 T 代表递增运动时间，S 代表功率递增（W/min）的斜率。$\Delta \dot{V}O_2/\Delta WR$ 随功率增加的斜率、受试者心血管的功能状态和试验的持续时间不同而存在较小的差异。一项研究中，10 例正常青年男性均接受心肺运动测试，分别行 15 分钟左右运动方案和 5 分钟左右方案（递增功率为 60W/min）（递增功率为 15W/min），前者得出的 $\Delta \dot{V}O_2/\Delta WR$ 较后者更高[（11.2±0.15）ml/（min×W）VS（8.8±0.15）ml/（min×W）]。由于在较长时间的运动测试（功率递增更慢）中，运动能量所耗氧大部分来自大气，小部分来自于体内的氧储备，因此 $\Delta \dot{V}O_2/\Delta WR$ 的值稍高。后继研究发现，中等强度运动负荷时，不同性别健康青年的 $\Delta \dot{V}O_2/\Delta WR$ 平均为 10.3ml/（min×W），波动范围很小，因此该值可以作为判断心肺功能紊乱的敏感指标。造成 $\Delta \dot{V}O_2/\Delta WR$ 下降的原因有很多，如肌肉摄氧能力降低、肌肉血流量受限和心排量降低等。

（五）通气有效性（$\dot{V}E/\dot{V}CO_2$）

传统呼吸生理学认为，通气功能与 CO_2 排出的关系较之与 O_2 摄取的关系更加密切，所以用单位 CO_2 排出所需要的通气量作为评价呼吸功能的指标，但是，通过前面整体生理学的介绍我们应该已经明白，无论是在呼吸还是循环中，O_2 都扮演着最为重要的作用，CO_2 和 H^+ 尽管也很重要，但它们绝不是最重要的。我们之所以推荐 $\dot{V}E/\dot{V}CO_2$ 作为通气有效性的指标是因为 $\dot{V}E/\dot{V}CO_2$ 在无氧阈之后有一个很长的平台期，这个平台值既是最低值（Lowest $\dot{V}E/\dot{V}CO_2$），稳定性和重复性很好，而且与 AT 时刻的 $\dot{V}E/\dot{V}CO_2$ 有很高的一致性（Lowest $\dot{V}E/\dot{V}CO_2$ VS $\dot{V}E/\dot{V}CO_2$ @ AT，r＝0.99，SD＝0.45，$P<0.0001$）。另外，低于呼吸代偿点（VCP）之前的 VE（BTPS）与 VCO_2（ATPS）之间的斜率（VE-VCO_2 斜率）也是反映通气效率的一个传统指标，但是与 Lowest $\dot{V}E/\dot{V}CO_2$ 相比，它的变异性较大，而稳定性较差。因此，我们

推荐 Lowest $\dot{V}E/\dot{V}CO_2$ 作为评价通气效率的主要指标。

（六）摄氧有效性（$\dot{V}O_2/\dot{V}E$）

机体摄取氧气完成生命活动和新陈代谢是呼吸循环的核心功能。我们通过 $\dot{V}O_2$ 与单位 $\dot{V}E$ 的比值来评价摄氧效率。传统方法中,通过对 $\dot{V}E$ 进行对数转化,可以使 $\dot{V}O_2$ 与 $\dot{V}E$ 间关系变为线性,其线性的斜率称之为摄氧效率斜率(OUES),对循环功能障碍有诊断和评估价值。$\dot{V}O_2$ 与 $\dot{V}E$ 之间的关系是非线性的,$\dot{V}O_2/\dot{V}E$ 在无氧阈附近可以达到最大值,且形成稳定的峰值平台,称之为摄氧效率平台(oxygen uptake efficiency plateau,OUEP),它与 AT 时刻的 $\dot{V}O_2/\dot{V}E$(OUE@AT)有高度相关性。我们发现,OUEP 的可重复性最好、变异性最小、方便计算,因此,我们推荐 OUEP 作为摄氧效率的主要指标,对诊断和评估循环功能状态具有十分重要的临床意义。

（七）呼吸交换率（respiratory exchange ratio,RER）

$\dot{V}CO_2$ 与 $\dot{V}O_2$ 的比值称之为 RER,在正常安静的状态下,它与呼吸商(respiratory quotient,RQ)近似相等,是由能量代谢物质的种类决定的。RQ 是用在描述组织细胞水平上的气体代谢,RQ=1 说明主要的代谢底物是糖类,如果是与脂肪(RQ=0.7)和蛋白质(RQ=0.8)的混合物,则 RQ<1。但是临床上测定 RQ 很困难,可以用心肺运动试验测得的 RER 近似反映 RQ。但是,除了代谢底物外,乳酸酸中毒或过度通气也可以造成 RQ>1,这是由于 CO_2 和 O_2 在血液中的溶解度曲线不同造成的。有心脏科医生建议 RER>1.2 作为终止运动的指征或达到最大运动耐力的标志,这其实是错误的。如果是呼吸功能受限的患者,在 RER 较低甚至低于 1 时就可能达到了自身的最大运动极限,相反,如果是训练有素的运动员,其 RER 可能达到 1.4 甚至更高,以 1.2 为终止运动指征的话显然是不对的。

（八）潮气末二氧化碳/氧分压（$P_{ET}CO_2/P_{ET}O_2$）

静息时 $P_{ET}CO_2$ 和 P_aCO_2 差距并不大,但是随着运动强度和通气量增大,$P_{ET}CO_2$ 和 P_aCO_2 的差值越来越大。一项针对 10 例正常青年男性的研究发现,$P_{(a-ET)}CO_2$ 值在静息时约为+2.5mmHg,在峰值运动时降至-4mmHg。事实上,在超过 115W 负荷功率时,$P_{ET}CO_2$ 总是大于 P_aCO_2 的,其差值大于 2mmHg。虽然正常人的 P_aCO_2 不能通过 $P_{ET}CO_2$ 准确预测,但是测定 $P_{ET}CO_2$ 对判断 P_aCO_2 趋势还是有一定帮助的。需要引起注意的是,对于阻塞性通气功能障碍的患者,由于 CO_2 排除受限,导致 $P_{(a-ET)}CO_2$ 值在峰值运动时有可能是正的,气道阻塞越严重,$P_{ET}CO_2$ 的增大趋势越不明显。$P_{ET}O_2$ 的变化趋势与 $P_{ET}CO_2$ 大致相反。

（九）平均反应时间（MRT）

$\dot{V}O_2$ 在运动中的动力学反应有 3 个时相。I 相的特征为运动开始时 $\dot{V}O_2$ 即刻增加,持续 15 秒左右,这是由于运动开始时每搏量和心率的增加导致的肺血流突然增大。II 相的 $\dot{V}O_2$ 从运动开始大约 15 秒后持续到 3 分钟左右,它反映了细胞呼吸增长的时期。如果运动强度低于 AT,则健康青年受试者大约在 3 分钟时出现稳态。III 相反映的是 $\dot{V}O_2$ 稳态的开始,若运动强度在 AT 以上,$\dot{V}O_2$ 的增高速率与乳酸的增高速率强度相关。结合 I 相和 II 相的 $\dot{V}O_2$ 动力学特征,假定从运动开始 $\dot{V}O_2$ 呈单指数增长关系,对整个反应曲线进行单指数拟合,指数的时间常数(63% 时的 $\dot{V}O_2$)即定义为平均反应时间(mean response time,MRT)。从整体整合生理学——心肺一体化自主调控来解释,我认为正确的解释应该是 I 相反应就是仅仅有快反应的外周化学感受器开始起效人体心肺等系统对运动反应;II 相反应就是在仅有快反应的外周化学感受器基础之上,慢反应的中枢化学感受器也开始起效参与,由快、慢两种感受器共同参与整合调控下人体心肺等系统对运动反应；Ⅲ相反应则是运动强度超过 AT 以上代谢酸性产物逐渐增加而出现的复合反应。

（十）通气功能及其运动中的反应

运动过程中呼吸反应的模式不是一成不变的。运动过程中 $\dot{V}_E$ 的增加由潮气量 VT 和呼吸频率 Bf 两部分组成。一般而言，正常人在低运动强度时是以 V_T 升高为主，无氧阈附近当 V_T 接近最大时，$\dot{V}_E$ 进一步增加主要依靠 B_f 升高，因此，B_f 与 V_T 呈曲线关系。我们发现有部分正常人在低运动强度时就以 B_f 升高为主，继而随运动强度增加 V_T 逐渐升高，这种呼吸模式较为少见。运动过程中正常人的最大 V_T 一般不会超过 70% IC，B_f 低于 50 次/分，但是限制性通气功能障碍患者的 V_T 可能接近 100% IC，B_f 超过 50 次/分，提示 IC 可能限制了 V_T 的增加。另外，阻塞性通气功能障碍患者的吸气时间/呼气时间明显降低，单次呼吸时间不能随运动强度增加而缩短，因而 B_f 增加受限，最大通气量 Max $\dot{V}_E$ 降低。两种通气功能障碍类型患者的呼吸储备都明显下降。我们将呼吸储备定义为在运动过程中达到的最大通气量 Max $\dot{V}_E$ 与最大自主通气量之间的差值（MVV–Max $\dot{V}_E$）或在 MVV 中所占比例（MVV–Max $\dot{V}_E$）/MVV，代表的是理论上肺通气功能的最大代偿能力，正常人的（MVV–Max $\dot{V}_E$）/MVV 在 20% ~ 50% 之间，（MVV–Max $\dot{V}_E$）平均值为（38.1±22）L/min，当低于 11L/min 时提示存在通气功能受限。在严重阻塞性通气功能障碍患者中，（MVV–Max $\dot{V}_E$）甚至可能小于零。我们建议 MVV 应该使用实测值，而不是由 FEV1 估测。

（十一）心电图、血压、心率及其运动中的反应

运动过程中观察气体交换有助于更好的解释心电图。运动时心肌氧需求较静息时更大，更容易发现潜在的心肌缺血，由于心肌氧供需失衡，引起乳酸堆积，心肌细胞离子通道通透性改变，氧供不足部位的膜电位复极速率下降，ST-T 波发生改变，此时若 $\Delta\dot{V}O_2/\Delta WR$ 下降、$\Delta\dot{V}O_2/HR$ 曲线斜率变缓和 HR 反常增高等，有助于确诊不典型的异常心电图表现。另外，运动刺激心率不断加快，舒张期缩短，冠脉灌注不足较静息时更明显，因此心肺运动试验具有早期诊断意义。而且运动中异位搏动（如室性期前收缩）异常频繁的出现也提示心肌氧供需失衡，但是，我们也发现有些人静息时偶发的异位搏动不具有病理意义，它会随着运动负荷增加而减少或消失，同时 $\dot{V}O_2$、$\dot{V}CO_2$ 等曲线无异常表现。此外，心肌氧供需失衡可以在心肺运动试验中直观的测定，$\dot{V}O_2$ 曲线的异常变化较心电图更加敏感，两者结合可明显提高诊断心肌缺血/心肌氧供需不平衡的准确性和敏感性。需要指出的是，我们并不建议把达到预计最大心率作为终止运动的指征，因为预计最大心率的变异性很大，而且容易受到心理、药物等多方面因素的影响，所以在患者能够耐受的前提下，即使超过最大预计心率我们也应该鼓励患者尽力达到其运动峰值。同样，我们也不建议将动脉收缩压>200mmHg 和舒张压>120mmHg 作为终止运动的指征。在立位踏车时，交感神经兴奋，心输出量增加，非运动肌肉血管收缩导致血流阻力升高，血压升高，血流重新分布，大量血液积聚在下肢，此时，包括心、脑在内的主要脏器均处于相对"供血不足"状态，因此担心运动引起的暂时性血压升高对靶器官的损害是不科学的。相反，如果随运动负荷升高而血压不升反降则应该引起高度重视，密切观察，避免不良反应的发生。

（十二）脉搏氧饱和度

正常情况下代表动脉血氧饱和度，是一种广泛应用的无创伤动脉血氧饱和度。但是由于受到脉搏波强弱、外周循环状态等影响，运动中外周血管正常产生收缩，从而影响脉搏氧饱和度代表动脉血氧饱和度的精确度和可信度。读数仅供参考，根据临床需要可以考虑直接抽取动脉血测定动脉血气。

【心肺运动试验的临床应用范围、适应证和禁忌证】

（一）禁忌证

首先需要明确一点是,适度的非极限运动心肺运动试验没有绝对的禁忌证。症状限制性极限心肺运动试验,出于安全的目的,①绝对禁忌证:急性心肌梗死(2天内);未控制的伴有临床症状或血流动力学障碍的心律失常;高危不稳定型心绞痛;有症状的严重主动脉狭窄;临床未控制的心力衰竭;急性肺栓塞或肺梗死急性心肌炎或心包炎;急性主动脉夹层分离。②相对禁忌证:冠状动脉左主干狭窄;中度狭窄的瓣膜性心脏病;血清电解质紊乱;严重高血压(静息状态收缩压>200mmHg和/或舒张压>110mmHg);快速性心律失常或缓慢性心律失常;肥厚型心肌病或其他流出道梗阻性心脏病;精神或体力障碍而不能进行运动试验;高度房室传导阻滞。

（二）提前终止运动的指征

出于安全的目的,在病人还没有达到症状限制出现下列危险征象中的一或者多个时可以考虑提前终止运动:①头晕、眼花或者眩晕等中枢神经系统症状;②运动中血压不升反而下降超过基础收缩血压>10mmHg;③心电图出现病理性Q波或者严重心律失常如多源频发的室性心律失常;④严重过高血压反应(血压升高虽系正常代偿反应,但收缩压>300mmHg可以考虑停止)。

（三）适应证

心肺运动试验作为人体整体生理学客观定量功能测定的唯一方法适用于所有正常人和各种疾病患者。心肺运动试验的临床适用范围非常广泛,针对呼吸疾病、心血管疾病、代谢及神经系统等疾病,心肺运动试验数据信息可以为诊断与鉴别诊断、疾病严重程度评估、危险分层与疾病管理、药物器械手术等治疗效果评估、运动康复和预后预测提供客观定量的依据。下面我们以肺动脉高压为例,对心肺运动的临床应用进行比较深入的探讨。

【常见问题及解决和优化方案】

为了全面正确的推广心肺运动试验,我们还必须选择临床适用、简便易行的优化实施方案,制定严格的质量控制体系和心肺运动数据分析基本要求和原则。优化实施方案如下:

（一）心肺运动试验优化方案

目前临床上应用最多的检查方案是在负荷功率自行车上进行症状限制性的功率递增运动试验。该运动方案包括静息状态(≥3min),无功率负荷热身运动(≥3min),根据性别年龄和功能状态等选择10~50W/min的功率递增速率,令受试者进行负荷运动直至出现运动受限,并继续记录≥5分钟的恢复情况(图3-3-9)。我们选择合适负荷功率递增幅度的目的是将总运动时间控制在10分钟以内。如果功率增幅过低,则可能会导致受试者不明原因终止运动,而且由于疲劳过度以至不能重复试验。如果功率增幅过大,则运动时间过短,必要时可以稍作休息后重复试验。由于患者在运动过程中说话会对数据造成很大干扰,因此试验前与受试者的沟通十分必要。如技术人员可以与其约定拇指向下表示无法继续坚持,并示意不适(疼痛)部位。通常,在安全的前提下,技术人员和医生应鼓励受试者尽可能坚持运动直至极限,强调达到最大运动水平的重要性。运动结束移开咬口器之后,医生应立即以非诱导的方式询问患者终止运动的原因,用于评价患者运动受限症状的意义。值得注意的是,恢复期早期应嘱患者继续做无负荷缓慢踏车至少20秒,以免剧烈运动突然终止时出现血压

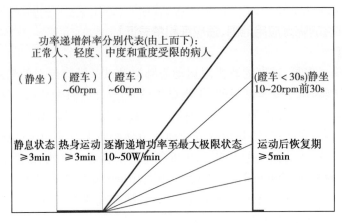

图 3-3-9　心肺运动试验规范化操作实施优化方案示意图

标准心肺运动试验方案在静态肺功能、心电图完成之后，分别在静息
≥3min、每分钟 60 转速的无负荷热身≥3min、逐渐递增功率负荷到症
状限制性最大极限运动、继之恢复≥5min 连续动态测定各项功能指
标的变化数据

骤降和头部不适。该检查方案已经满足大多数临床检查的需要，它是我们所推荐的适合绝大多数医院和科研机构开展运动心肺检查要求的检查方案。另外还有几种方案可用于特殊目的的检查，以下简单说明以供选择。

恒定功率运动试验方案主要用于确定最大摄氧量（$\dot{V}O_{2Max}$）、MRT 和 AT，其诱发支气管痉挛的成功率更高，也可用于评估颈动脉体在运动性过度通气的作用。它的主要缺点是所需时间较长，需要花费医生、技师和患者很多的精力，使人精疲力竭。平板试验已广泛应用于临床监测心肌缺血，与运动中气体交换相结合能更好地检查心肺功能。

（二）运动平板方案

我们虽然并不主张选择运动平板方式，但是如果运动实验室只有运动平板，那么仅推荐新 Harbor-UCLA 方案，其他运动方案都有相当明显的缺陷，仅供参考和备选。

1. 新 Harbor-UCLA 方案　3 分钟静息，3 分钟热身（0%，最低速度），根据 VO₂ 线性递增斜率计算推出功率斜率和速度的非线性每分钟递增速率，从而在临床试验中得到较好的 VO₂ 反应曲线，我们认为这是目前最佳的平板运动方案。

2. Bruce 方案　前 9 分钟以 1.7mph 速度步行，初始梯度为 0，每 3 分钟增加 5% 直至10%，之后每 3 分钟梯度递增 2%，速度递增 0.8mph，直至达到梯度 18% 和速度 5mph，然后速度每分钟递增 0.5mph 直至运动结束。虽然该方案是目前心血管病学使用最多的，但是，我们认为每 3 分钟递增功率的方案是最不值得提倡的。

3. Ellestad 方案　包括 7 个阶段，速度递增，依次为 1.7、3、4、5、6、7 和 8mph，前 4 个阶段的梯度为 10%，持续时间分别为 3、2、2 和 3 分钟，最后 3 个阶段的梯度为 15%，持续时间均为 2 分钟。

4. Naughton 方案　包括 10 个运动时段，相邻运动时段间均有 3 分钟用于休息，前 3 个时段梯度为 0，速度依次为 1mph、1.5mph 和 2mph，然后第 4、5 时段速度保持 2mph 不变，梯度依次为 3.5% 和 7%，最后 5 个时段速度均为 3mph，梯度递增依次为 5%、7.5%、10%、12.5% 和 15%。

5. Astrand 方案　速度保持在 5mph，3 分钟 0 级运动后，梯度每 2 分钟增加 2.5%。

6. Ballke 方案　第 1 分钟梯度为 0 级,第 2 分钟为 2%,然后每分钟增加 1%,速度始终保持在 3.3mph。

7. 旧 Harbor-UCLA 方案　先以舒适速度步行 3 分钟后,选择适当恒定速率(每分钟增加 1%、2% 或 3%)递增梯度,以保证受试者在大约 10 分钟内达到其 Peak VO_2。

(三)　心肺运动检查及气体交换为主的数据(心电图、血压、血气、肺功能等另述)分析的基本要求和原则

心肺运动试验在仰卧位记录静态心电图后,全面测定肺容量、肺通气和肺换气等静态肺功能;继之在连续动态监测记录进出气流、O_2、CO_2、全导联心电图、袖带无创血压、脉搏氧饱和度、甚至根据需要动脉和/或静脉置管直接测定血压及抽取血液样本(以分析血液中的气体和各种化学成分)从静息-热身-极限运动-恢复各功能状态的连续动态数据和其二次、三次计算数据,共同组成了能够反映病人整体生理学功能状态和基本信息的收集整理,如何正确分析处理目前临床上最为繁杂、能同时反映整体和心肺等多系统功能是我们临床应用的重要一环。

1. 每次呼吸(breath-by-breath)为基础的原始数据首先需要每秒(s-by-s)数据切割　目前各专业心肺运动系统生产厂家存储的基本原始数据都是每次呼吸(breath-by-breath)为基础的,而以 50～200Hz 频率的初始监测数据都没有存储记录下来。由于每次呼吸的时间跨度和呼吸幅度都不一致,且多数生产厂家(仅少数软件除外)基本上没有在分析计算软件中计算时间平均值时首先进行每秒数据切割。因此,应当牢记首先将每次呼吸原始数据进行每秒数据切割然后再进行任何需要的单位时间平均值计算。

2. 不同目的、不同状态的数据需要进行不同时间周期的平均计算　从优化临床应用的角度出发,各主要指标的静息状态值平均其最后 120 秒;热身状态值平均其最后 30 秒;最大极限运动状态值平均其最后 30 秒。各指标在无氧阈(AT)状态时的值则基本上以 10 秒值为准;$PETCO_2$@ AT 和 VE/VCO_2@ AT 则平均 AT 及之后的 60 秒,即 AT 点及之后 50 秒值的平均;但 $PETO_2$@ AT 和 VE/VO_2@ AT 则平均 AT 及之前的 60 秒值,即 AT 点及之前 50 秒值的平均。VE/VCO_2 最低值则选 90 秒移动平均值的最小数值;氧气吸收通气有效性峰值(OUEP),即 VO_2/VE 最大值,则选 90 秒移动平均值的最大数值。VE 对 VCO_2 的斜率则选择从运动开始至通气代偿点(VCP)数据通过(Y=a+bX)线性回归分析得出(b),但应当特别注意截距(a)的大小及其对 b 可能的影响。

(四)　正常人预计值计算公式的选择和 % 预计值

心肺代谢各主要功能与个体的年龄、性别、身高、体重和运动方式等有着密切的相关关系,因此为我们进行正常值计算提供了根据。我们体会 Harbor-UCLA 以办公室工作人员和海港码头工人(非重体力劳动者)为人群得出的计算预计公式比较适合于临床疾病诊断和功能整体评估(KW 等 2011)。近年热点指标 OUEP(EJAP2012 和 Chest2012),VE/VCO_2 最低值、VE/VCO_2@ AT 值及 VE 对 VCO_2 的斜率(AJRCCM2002)的预计公式主要是病人发表的参考资料。由于整个心肺运动开展很少,国人正常值还没有比较合适的参考文献,希望大家共同努力尽早建立起国人预计值。

(五)　心肺运动数据的基本图示

用心肺运动试验的 10 秒平均数据选择最重要的指标按新 9 图(图 3-3-10～图 3-3-12)展示,以便于对各指标运动中的反应方式进行直观的判读。此外,将 V 对 VCO_2 相等标尺放大到整页图(图 3-3-13),以便于用 45° 线和三角板进行 AT 值的直观测定。

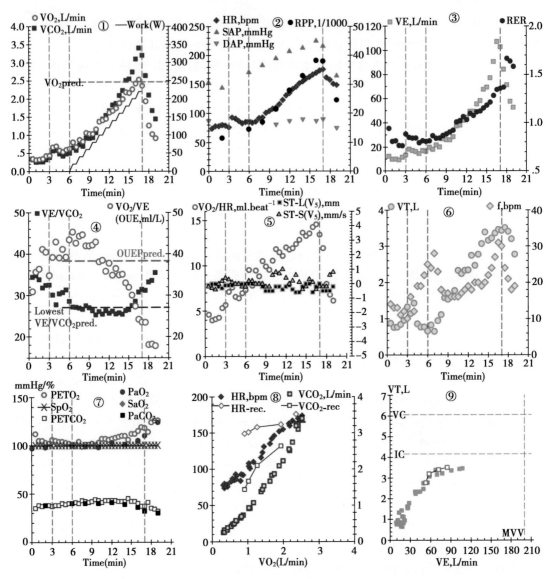

图3-3-10 中国医学科学院阜外医院 Harbor-UCLA 数据新9图：正常人带动脉血气分析指标的症状限制性最大极限运动试验

自从 2011 年，我们设计出 Harbor-UCLA2011 年版本新9图，开始临床试用。新9图的第①～⑦图都以时间为"X"轴，分别以摄氧量、二氧化碳排出量、功率、心率、收缩压、舒张压、心率收缩压乘积、分钟通气量、呼吸交换比、二氧化碳通气效率、摄氧效率、氧脉搏、V_5 导联 ST 段水平和 V_5 导联 ST 段斜率、潮气量、呼吸频率、呼气末氧分压、呼气末二氧化碳分压和血氧饱和度 18 个指标，以及动脉氧分压、动脉氧饱和度和动脉二氧化碳分压 3 个血气指标为"Y"轴作图。其中都有 3 条纵行虚线依次分别代表静息、热身、功率递增运动和恢复期的分割线。此外，第①和④图中水平虚线分别代表最大摄氧量（红色）、摄氧效率平台（红色）和二氧化碳通气效率最低值（蓝色）的预计值。第⑧图摄氧量（X）对心率和二氧化碳排出量（Y）作图；"+"表示前两者最大预计值的相交点。第⑨图为分钟通气量（X）对潮气量（Y），纵行虚线为实测最大通气量，2 条水平虚线分别为深吸气量和肺活量。为了与动脉取血时间相对应，心肺运动试验数据采用 30s 平均值。该志愿者因为下肢无力（leg fatigue）而停运动

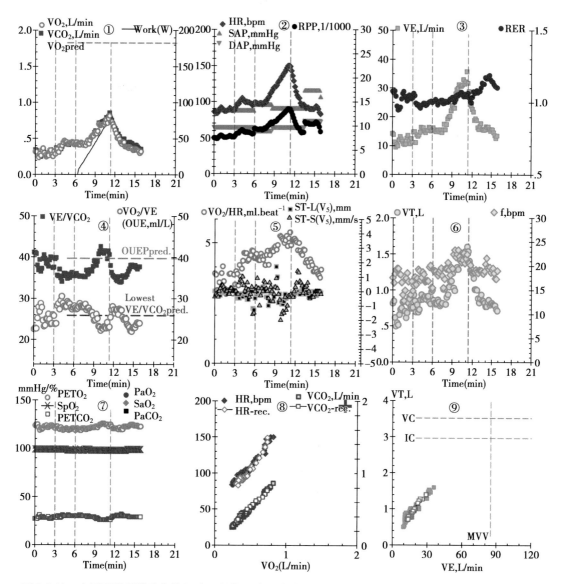

图 3-3-11 中国医学科学院阜外医院无创伤心肺运动试验数据新 9 图：重度心力衰竭病人完全无创的症状限制性最大极限运动试验结果图示

基本内容详见图 3-3-10。与图 3-3-10 不同的是完全无创心肺运动试验数据的第⑦图没有有创动脉血气分析指标，以及心肺运动试验数据采用 10s 平均值。该患者因为无力和气短（fatigue，shortness of breathing）而停运动

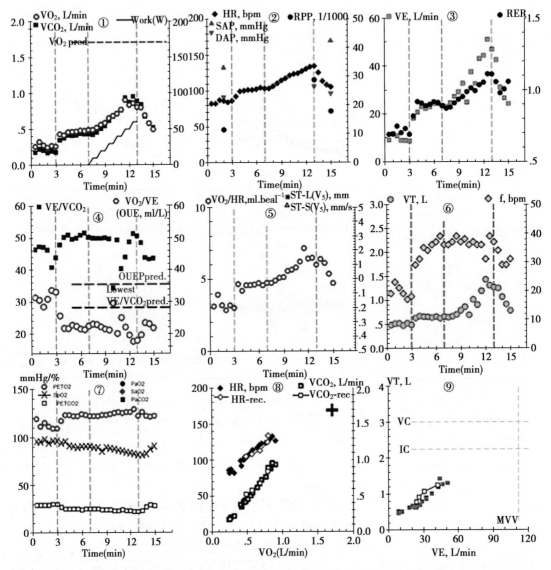

图 3-3-12 中国医学科学院阜外医院无创伤心肺运动试验数据新 9 图：重度肺动脉高压右心衰竭病人完全无创的症状限制性最大极限运动试验结果图示

基本内容详见图 3-3-10。与图 3-3-10 不同的是完全无创心肺运动试验数据的第⑦图没有有创动脉血气分析指标，以及心肺运动试验数据采用 10s 平均值。该患者因为气短和双腿无力（shortness of breathing, leg fatigue）而停运动。注意，患者运动开始摄氧通气效率和呼气末二氧化碳分压突然显著地下降，血氧饱和度逐渐地下降，二氧化碳通气效率和呼气末氧分压突然显著地，呼吸交换比突然显著地升高到 1.0 水平；运动停止之后迅速地反向改变，表明运动期间心内右向左分流（参见 Sun XG, et al. Circulation. 2002, 105：54-60）

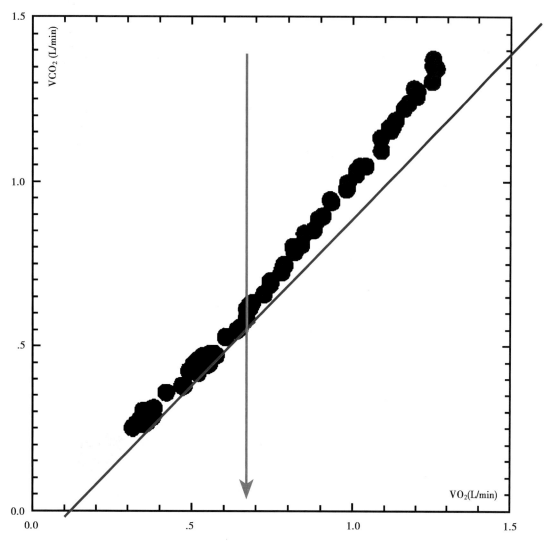

图 3-3-13　心肺运动试验 AT 值测定示意图

在 $\dot{V}CO_2$-$\dot{V}O_2$ 关系曲线中,$\dot{V}CO_2$ 突然增加时的 VO_2,这是最常用的标准方法,被称为 V-slope 法,相同的小图新 9 图中的图⑤只是测定无氧阈值不需要恢复期数据。特别注意:无论显示器还是打印到纸上,"X"轴与"Y"轴必须标尺相同,长度相等。此外,新 9 图中的图④在摄氧通气效率(OUE = $\dot{V}O_2$/$\dot{V}$)开始下降而 $\dot{V}$e/$\dot{V}CO_2$ 不变时刻的 $\dot{V}O_2$;或者,图⑦在 PETO_2 增加而 PETCO_2 不变时刻的 VO_2 均可以作为辅助佐证。

（六）心肺运动数据的基本表格展示

依据心肺运动试验收集信息的 10 秒平均值选择主要的指标列表以供数据的查阅（图 3-3-14）。另外还可以将各主要指标在不同状态（如上述静息、热身、AT、极限等）的平均值归纳为测定指标功能状态简表。

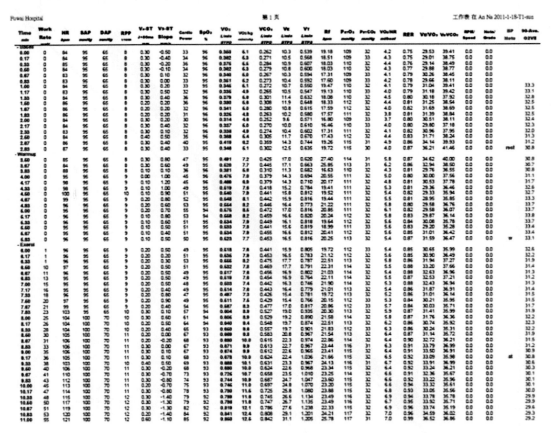

图 3-3-14 心肺运动试验收集信息的 10s 平均值选择主要的指标列表第一页

（七）心肺运动数据分析的最基本临床应用报告要点

首先要对静态肺功能、静态+运动心电图和血压进行判读。然后对心肺运动是否达到最大静息状态和病人努力程度进行描述，病人不能继续运动的主、次要原因是什么和如果医生因安全因素停止运动要注明，如果能够判明病人运动受限主要是因何（心肺代谢等）系统可以提出建议，最后给予最大氧耗量和 AT 的测定值和% 预计值来作为客观定量的功能评估。当然根据整体生理学/整体病理生理学/整体医学新理论体系对心肺运动试验数据而进行的耗时、详尽和复杂的多系统功能整体评估判读则另文讨论之。

第三节 心肺运动在肺动脉高压整体功能评估方面的临床应用

【肺动脉高压的"早"早期诊断】

临床上肺动脉高压患者的首发症状多为疲劳、活动后气促等非特异性表现，患者来就诊时往往已经比较严重了,如何早期诊断这类患者、及时阻断渐进性病程是肺动脉高压疾病临床的一大难题。目前,静态功能性检查是早期筛查肺动脉高压的重要手段。但是,患者早期在静息状态下多无明显不适症状,且静息状态功能检查也常为阴性反应。如果不予及时干预,患者的活动耐力下降和劳力性气促是呈进行性加重的。心肺运动试验可以在"早"早期发现这类患者的运动能力减退和气体交换异常,及其随着时间动态变化的趋势。我们发现,心肺运动试验可以发现仅在运动中出现肺动脉高压的患者的气体交换异常,这部分患者中有人在若干年后发展为了静息肺动脉高压,由于心肺运动试验异常表现早于静态心电图、心脏超声等常规早期筛查手段,因此可能为这类患者的"早"早期诊断提供可靠的临床依据。

【诊断与鉴别诊断:区分左心衰和右心衰】

临床上多种疾病并存的患者并不罕见,如心脏疾病(冠心病、高血压等)和肺部疾病(如肺动脉高压、COPD 等)同时存在,这类患者到晚期阶段的共同表现都是心力衰竭。鉴别诊断左心衰和右心衰是临床实践中常见的疑点和难点,但两者在运动试验中的表现有着明显差异。震荡呼吸是左心衰患者在运动过程中最常见的异常气体交换模式。震荡呼吸即陈-施呼吸,在九图上表现为 $\dot{V}O_2$、$\dot{V}CO_2$、$\dot{V}E$ 的波动性变化。震荡呼吸联合其他心肺运动指标可以为心衰患者的预后提供可靠的参考依据。右向左分流现象是右心衰患者常见的心肺运动异常。右向左分流在九图上的表现为呼吸交换率(RER)、$\dot{V}E/\dot{V}CO_2$、$\dot{V}E/\dot{V}O_2$ 和 $P_{ET}O_2$ 的突然升高,$P_{ET}CO_2$ 突然降低。Sun 等证实,这种方法确定右向左分流的敏感性、特异性均在 95% 以上。后继研究进一步证实,右向左分流现象联合 Lowest $\dot{V}E/\dot{V}CO_2$ 升高强烈提示肺动脉高压患者预后不良。

【肺动脉高压功能受限严重程度客观定量分级】

目前对肺动脉高压疾病的功能受限严重程度评估的检查方法包括 NYHA(纽约心脏协会)分级、6 分钟步行试验、运动平板试验、心肺运动试验、肺功能以及肺动脉压力高度等。首先肺动脉高压病人肺动脉压力的高度反映疾病严重程度显著地受到病人是否失代偿影响。也即在肺动脉高压压力上升期压力增高说明阻力增大,但心脏尚能够代偿性的提高做功升高压力克服阻力来维持血液流动供应的平衡;而失代偿期压力的降低,不仅不是疾病的好转,反而是疾病严重恶化的表现。NYHA 分级带有很强的主观色彩,医生的个人经验和患者的自我体验存在较大差异导致评估结果的变异性较大;6 分钟步行试验结果受到医生的鼓励和对终止运动指征的判断的直接影响;运动平板试验不能直接测定摄氧量;肺功能减退和患者的运动耐力降低并不平行,直接用肺功能结果预测运动耐力存在很大风险。心肺运动试验不仅可以直接测定 Peak $\dot{V}O_2$/kg 和功率,而且还能全面监测运动过程中的气体交换和血氧饱和度。心肺运动试验对疾病严重程度进行客观定量分级的常用指标是 Peak $\dot{V}O_2$/kg 和 AT,根据是其占预计值的百分比。除此以外,最新研究证实,震荡呼吸、通气效率(Lowest $\dot{V}_E/\dot{V}CO_2$)和摄氧效率(Max $\dot{V}O_2/\dot{V}E$)也是很可靠的预测心衰患者生存期的独立预测因子,如果联合其他指标,则 OR 值明显增高。对于肺动脉高压患者而言,右向左分流现象也是独立的风险预测因子

【心衰严重程度、死亡/存活预后的预测和心脏、肺脏及心肺联合移植选择】

NYHA 分级系统是目前临床上常用的心衰严重程度的评估方法,它根据患者的自我感觉的活动水平分为 4 级(Ⅰ~Ⅳ级)。Matsumura 等发现 NYHA 分级与 AT 和 Peak $\dot{V}O_2$/kg 的相关性很好,提示患者的自觉症状与机体摄氧能力是密切相关的。然而,值得注意的是,在同一 NYHA 级别的 Peak $\dot{V}O_2$/kg 和 AT 值的波动范围非常大。这种现象可能是由于患者

对症状的感受不同和医师对患者所述症状严重程度解释的不同而引起的。正是由于 NYHA 分级的主观性和变异性,以 Peak $\dot{V}O_2/kg$ 和 AT 为基础的评估系统被认为更加客观合理。根据 Peak $\dot{V}O_2/kg$ 的下降程度而建立的 A～D 分级系统已被国际社会认可。后续研究发现,该分级方法如果加入性别、年龄及体表面积校正后可能更加理想。其中,与 NYHA 分级或射血分数相比,Peak $\dot{V}O_2$ 占预计值的百分比是预计生存期的良好独立预测指标。此外,心肺运动试验也为优先选择心脏移植患者方面提供了重要指标。Mancini 等的一项前瞻性研究中,将拟作心脏移植的患者分为三组:Peak $\dot{V}O_2>14ml/(min\times kg)$,Peak $\dot{V}O_2<14ml/(min\times kg)$ 接受心脏移植,Peak $\dot{V}O_2<14ml/(min\times kg)$ 但由于心脏以外的原因而未接受手术。如果 Peak $\dot{V}O_2>14ml/(min\times kg)$,医学干预(药物)下的 1 年生存率为 94%;如果 Peak $\dot{V}O_2<14ml/(min\times kg)$,其 1 年存活率为 70%。Osada 等研究发现,当 Peak $\dot{V}O_2<14ml/(min\times kg)$ 并收缩压不能达到 120mmHg,其 3 年生存率从 83% 降至 55%。Myers 等报道了对 644 例慢性心衰的患者超过 10 年的研究结果。结果发现,Peak $\dot{V}O_2$ 优于右心导管术提供的数据、运动时间和其他常规临床指标,因此,当需要评估心衰程度和决定优先选择心脏移植患者的时候,都应该直接测定 $\dot{V}O_2$。1993 年 Bethesda 心脏移植研讨会列出了心脏移植的适应证,"达到无氧代谢时,Peak $\dot{V}O_2<10ml/(min\times kg)$"是选择适合心脏移植的首要标准。但是,当患者用力不够或检测人员过早终止试验时,Peak $\dot{V}O_2$ 可能会被低估,故对亚极量运动功能指标的研究也受到了重视。研究证实,AT、$\dot{V}E/\dot{V}CO_2$ 斜率、Lowest $\dot{V}E/\dot{V}CO_2$ 和 Max $\dot{V}O_2/\dot{V}E$ 都可以用于心衰患者的风险分层和评估预后。Gitt 等对 223 例患者的一项队列研究表明,Peak $\dot{V}O_2<14ml/(min\times kg)$,$AT<11ml/(min\times kg)$,$\dot{V}E/\dot{V}CO_2$ 斜率大于 35 时,患者存在高风险。S 我们最新研究证实,Lowest $\dot{V}E/\dot{V}CO_2$ 和 Max $\dot{V}O_2/\dot{V}E$ 是不依赖于患者努力程度的亚极量指标,对心衰患者的早期死亡率有着很好的预测作用,具有良好的应用前景。

【指导肺动脉高压病人运动康复治疗的处方制订】

耐力运动锻炼无论是对正常人还是肺动脉高压右心衰患者都是有益的。运动训练方案,即运动处方是康复锻炼最重要的组成部分。心肺运动试验是评价运动训练与康复效果关系的唯一检查手段,可以揭示患者或正常人由运动刺激所引起的生理变化,避免不合理的运动方案造成的不良反应。AT 以上的运动训练可以增加肌肉和线粒体数量,增加对儿茶酚胺类物质的敏感性,降低心脏负荷,降低乳酸生成,改善通气需求,但 AT 以下的运动不能达到理想的康复目标。运动训练对肺动脉高压患者的治疗作用已被广泛接受。经心肺运动试验客观定量评估显示,我们对药物治疗下病情稳定的肺动脉高压病人训练后,肺动脉高压患者运动耐量增加,设定运动强度下的通气需求降低,生活质量提高。另外,对于心脏衰竭病患者而言,AT 点的运动负荷也是安全有效的,既不会产生明显的乳酸酸中毒,心脏负荷不至于过重,而且在该强度下患者可以坚持锻炼更长时间。

【客观定量评估各种药物、器械和手术对肺动脉高压的治疗效果】

心肺运动已被广泛用于手术、介入、药物等疗效的客观定量评估。以评估西地那非对肺动脉高压疗效为例。我们将 28 名肺动脉高压患者分为西地那非治疗组和对照组。所有患者均接受华法林和利尿剂治疗,治疗组中的 14 名患者在接受西地那非治疗前-后均进行心肺运动试验,结果发现,治疗前 Peak $\dot{V}O_2$、peak $\dot{V}O_2/HR$、$\dot{V}E/\dot{V}CO_2$ 斜率和 $P_{ET}CO_2$ 分别为 (0.84 ± 0.1)L/min,(6.1 ± 0.7)ml/beat,(49 ± 2) 和 (26 ± 1.5)mmHg,治疗后较对照组明显改善,分别为 (0.91 ± 0.1)L/min,(6.8 ± 0.8)ml/beat,(43 ± 2) 和 (30 ± 1.9)($P=0.012,0.008,0.008$ 和 0.0002)。另外,我们经药物和运动训练有效治疗后,肺动脉高压患者的运动耐力、通气效率等指标均能得到有效改善,而且早于肺功能和肺动脉压力的改变。

【肺动脉高压病人麻醉手术危险性评估和病人围术期管理】

在 CPET 的应用中,围术期的风险评估已成为人们广泛关注的一个课题,特别是在心肺功能已经严重受限的肺动脉高压病人。心肺运动试验,尤其是 Peak $\dot{V}O_2/kg$ 和 AT 的测定,对于手术患者风险分层具有十分重要的作用,尤其是针对那些静息状态下被评估为心肺功能正常的患者。对于那些怀疑有心肺疾病(尤其是心脏病)的患者,在术前都应该接受心肺运动试验,选择良好运动心肺功能的患者可以明显降低手术风险和术后并发症发病率。Older 等经过对大型腹部手术的老年患者的心肺运动试验进行回顾性分析,证明 AT 对确定术后并发症发病率至关重要。该试验包括 187 例年龄大于 60 岁的老年患者,AT 平均值为$(12.4\pm2.7)ml/(min \cdot kg)$。结果发现,AT 低于 $11ml/(min \cdot kg)$ 的患者(占总体 30%)的术后心血管并发症的死亡率为 18% 。相对应的是,AT 高于 $11ml/(min \cdot kg)$ 的患者的术后心血管并发症的死亡率仅为 0.8% ,尤其是对于心电图有明显心肌缺血征象的患者,如果合并AT 高于 $11ml/(min \cdot kg)$,其死亡率高达 42% 。低 AT 病人麻醉手术围术期心源性死亡和并发症发生率明显增高;如果需要手术建议术后病人进入监护病房。

【肺动脉高压病人运动危险性评估和高危人群健康管理】

肺动脉高压是以年轻女性为主体人群的一种严重疾病状态,对于某些患者还要结婚、过性生活、妊娠、生产等严重影响心肺功能的活动,为此在心肺运动中严密监测可以发现高危现象,继而提出预防措施,以减少病人在生活、工作和家中猝死或者加重病情的可能。心肺运动试验作为一项敏感的、全面的、经济的无创性检查是现阶段临床医生可利用的最好的高危疾病监测手段。不同功能障碍类型的高危疾患的异常气体交换都具有明显特征。在运动中出现的异常功能反应一般都早于静息状态,任何造成功能障碍的疾病都会造成 Peak$\dot{V}O_2$、AT 和 $\Delta \dot{V}O_2/\Delta WR$ 等指标的异常,而且这些指标对于病程进展都非常敏感。故对肺动脉高压高危人群定期进行无创伤性的心肺运动测定是十分必要的。

目前,医学对肺动脉高压疾病和健康的认识已经不仅仅局限于肺动脉压力、血生化指标、影像学检查等无异常,对亚健康的评估和及时干预逐渐受到重视。人体亚健康应排除器质性病变,疲乏无力、食欲缺乏等临床表现,多与心肺功能状态下降有关,常规实验室检查难以发现其异常,而心肺运动试验是客观评估机体功能状态的重要工具。心肺运动试验不仅可以评估亚健康人群的心肺功能,还能发现潜在的病理生理改变,是亚健康和健康预防评估的重要工具。目前,我们正在筹建远程人体功能学健康信息管理中心,心肺运动试验是重要的组成部分,将为国家制定全民健康管理政策提供客观依据。

【本章小结】

1. 生命整体整合调控-整体整合生理学医学是心肺运动的生理学基础 心肺运动试验的完成者是整体是人,传统系统生理学将呼吸、循环、神经、代谢、血液、内分泌、运动等几大系统功能及其调控各自分离独立描述,只有用联系、整体、全面观点建立的生命整体整合调控-整体整合生理学医学新理论体系才可以比较正确地解释心肺代谢等为主体的人体功能联合一体化自主调控的复杂过程。

2. 心肺运动试验临床应用实施概述 从心肺运动实验室基本工作条件要求、设备、保证安全需要的急救设备药品及工作人员;心肺运动设备系统的各种精确定标包括系统设定的不同速度下的容量定标和氧气二氧化碳浓度定标以及系统设定之外的代谢模拟器定标和正常人定标;以及基本心肺运动试验的适应证和禁忌证、临床实施的优化运动方案,功率自行车和运动平板优缺点比较,每呼吸原始实验数据先行每秒分切、再按需进行 10 秒、30 秒、60 秒或者 90 秒平均计算分析,以 10 秒数据完成新版 9 图(Sun-国家心血管病中心新 9 图)、单页无氧阈测定图和主要数据总结表,从整体整合生理学医学角度把病人看作整体的解读原则,为心肺运动试验的临床实施提供基本知识。

3. 心肺运动试验在肺动脉高压功能评价方面的应用价值　心肺运动试验可以发现仅在出现肺动脉高压患者运动中特异的气体交换异常,因此可能为这类患者选择有创导管压力检查以便于为早期诊断提供依据。运动中某些特异性体交换异常用于左右心衰鉴别诊断,如波浪式呼吸为左心衰,而右向左分流气体交换表现为右心衰。心肺运动试验功能指标用于肺动脉高压功能受限严重程度客观定量分级,心衰病情严重程度、死亡/存活预后的预测和心脏、肺脏及心肺联合移植选择;根据心肺运动试验无氧阈、通气代偿点、最大耗氧量等指标正确地指导肺动脉高压病人运动康复治疗的处方制定;心肺运动试验功能指标用于客观定量评估各种药物、器械和手术对肺动脉高压的治疗效果;用于肺动脉高压病人麻醉手术危险性评估和指导病人围术期管理;肺动脉高压病人运动危险性评估和高危人群健康管理等方面具有较高的临床应用价值。

（孙兴国）

参 考 文 献

1. 孙兴国.整体整合生理学医学新理论体系:人体功能一体化自主调控. 中国循环杂志,2013,28(2):88-92.

2. 孙兴国.心肺运动试验在临床心血管病学中的应用价值和前景. 中华心血管病杂志,2014,42(4):347-351.

3. 孙兴国,王桂芝,吕婧,等.摄氧和二氧化碳排出通气效率是反映循环功能的指标. 中华心血管病杂志,2014,42(12):1022-1028.

4. 孙兴国,胡大一.心肺运动试验的实验室和设备要求及其临床实施难点的质量控制. 中华心血管病杂志,2014,42(10):817-821.

5. 孙兴国.生命整体调控新理论体系概论与心肺运动试验-以心肺代谢等功能一体化自主调控为主轴的整体整合生理学医学. 医学与哲学(人文社会医学版),2013,34(3):22-27.

6. 谭晓越,孙兴国.从心肺运动的应用价值看医学整体整合的需求. 医学与哲学,2013,34(5):28-31.

7. Tan X,Yang W,Guo J,et al. Usefulness of decrease in oxygen uptake efficiency to identify gas exchange abnormality in patients with idiopathic pulmonary arterial hypertension. PLoS One,2014,9(6):e98889.

8. 谭晓越,杨文兰,郭建,等.摄氧效率降低在诊断特发性肺动脉高压气体交换异常时的作用. 中华结核和呼吸杂志,2015,38(4):278.

9. 卢志南,黄洁,孙兴国,等.终末期慢性心力衰竭患者运动中摄氧通气效率指标的临床应用. 中华心血管病杂志,2015,43(1):44-50.

10. 卢志南,孙兴国,胡盛寿,等.应用峰值摄氧量、N 末端 B 型利钠肽原和超声心动图评估慢性心力衰竭患者心功能的比较. 中华心血管病杂志,2015,43(3):206-211.

11. Sun XG. Rehabilitation Practice Patterns for Patients with Heart Failure. Heart Failure Clinics,2015,11(1):95-104.

12. Yao Y,Sun XG,Zheng Z,et al. Better parameters of ventilation-CO_2 output relationship predict death in CHF patients. 中国应用生理学杂志,2015(06):508-516.

13. Guo J,Shi X,Yang W,et al. Exercise Physiology and Pulmonary Hemodynamic Abnormality in PH Patients with Exercise Induced Venous-To-Systemic Shunt. PLOS ONE,2015,10(4):e121690.

14. 孙兴国.服务于人的生命科学和医学工作者必须坚持整体观.中国应用生理学杂志,2015,31(04): 289-294.

15. 孙兴国.整体整合生理学医学新理论体系概论Ⅰ:呼吸调控新视野.中国应用生理学杂志,2015,31 (04):295-301.

16. 孙兴国.整体整合生理学医学新理论体系概论Ⅱ:循环调控新视野.中国应用生理学杂志,2015,31 (04):302-307.

17. 孙兴国.整体整合生理学医学新理论体系概论Ⅲ:呼吸循环代谢一体化调控环路中神经体液作用模式. 中国应用生理学杂志,2015,31(04):308-315.

18. 孙兴国,姚优修,李军,等.人体动脉血气信号波浪式变化及连续动脉逐搏取血血气分析方法的建立.中 国应用生理学杂志,2015,31(04):316-321.

19. 姚优修,孙兴国,李军,等.心衰患者动脉血气波浪式变化及其幅度降低的初步实验证据.中国应用生理 学杂志,2015,31(04):322-325.

20. 孙兴国,Mao S,Budoff MJ,et al.建立正常人肺血管容量的无创精确测量方法的初步报告.中国应用生理 学杂志,2015,31(04):326-329.

21. 谢思欣,孙兴国,王芙蓉,等.心源性睡眠呼吸异常:心衰患者睡眠期间陈-施呼吸机制探讨的初步报告. 中国应用生理学杂志,2015,31(04):329-331.

22. 卢志南,孙兴国,Mao S,et al.正常人左心室功能指标的参考值及其预计公式的初步研究报告.中国应用 生理学杂志,2015,31(04):332-336.

23. 孙兴国,Mao S,Budoff MJ,et al.正常人每搏输出量与肺静脉血管容量和左心房容量的相关关系的探讨. 中国应用生理学杂志,2015,31(04):337-340.

24. 尹希,孙兴国,Stringer WW,et al.代谢、血液碱化和纯氧影响呼吸调控的人体实验研究Ⅰ:运动试验.中 国应用生理学杂志,2015,31(04):341-344.

25. 孙兴国,Stringer WW,尹希,等.代谢、血液碱化和纯氧影响呼吸调控的人体实验研究Ⅱ:血液碱化后运 动试验.中国应用生理学杂志,2015,31(04):345-348.

26. 孙兴国,Stringer WW,尹希,等.代谢、血液碱化和纯氧影响呼吸调控的人体实验研究Ⅲ:血液碱化后纯 氧运动试验.中国应用生理学杂志,2015,31(04):349-352.

27. 孙兴国.从整体整合生理学医学新理论看弥散功能-D_LCO解读中的误区.中国应用生理学杂志,2015, 31(04):353-356.

28. 谭晓越,孙兴国,胡盛寿,等.重度左心衰患者弥散功能降低的临床研究报告.中国应用生理学杂志, 2015,31(04):357-360.

29. 孙兴国.心肺运动试验的规范化操作要求和难点-数据分析图示与判读原则.中国应用生理学杂志, 2015,31(04):361-365.

30. 张雪梅,孙兴国,Agostoni P,et al.心源性运动呼吸异常:心衰患者运动期间波浪式呼吸的临床观察.中 国应用生理学杂志,2015,31(04):365-368.

31. 孙兴国.更为强化心肺代谢等整体功能的心肺运动试验新9图图解.中国应用生理学杂志,2015,31 (04):369-373.

32. 刘艳玲,孙兴国,高华,等.心肺运动指导个体化心衰患者康复的初步总结报告.中国应用生理学杂志, 2015,31(04):374-377.

33. 郑宏超,丁跃有,孙兴国,等.经皮冠状动脉腔内血管成形术改变稳定性冠心病患者整体功能的临床研 究.中国应用生理学杂志,2015,31(04):378-382.

34. 吴浩,孙兴国,顾文超,等.功率自行车下肢亚极量运动对慢性阻塞性肺疾病康复影响的临床报告.中国 应用生理学杂志,2015,31(04):382-384.

35. 孙兴国,郭志勇,刘方,等.心肺运动试验评估心脏瓣膜置换术治疗心脏瓣膜疾病患者整体功能变化的 临床研究.中国全科医学,2016(17):2038-2045.

36. 孙兴国,Curtis H,刘方,等.心肺运动试验评价食管癌患者化疗后整体功能变化的临床研究.中国全科医学,2016(17):2046-2052.

37. 郭志勇,孙兴国,刘方,等.心肺运动试验评估胸腔闭式引流术治疗胸腔积液患者整体功能变化的临床研究.中国全科医学,2016,19(17):2053-2060.

38. 张振英,孙兴国,席家宁,等.心肺运动试验在慢性心力衰竭患者高强度个体化运动康复处方制定和运动康复效果评估中的作用研究.中国全科医学,2016,19(17):2061-2067.

39. 王萌,王古岩,孙兴国.心肺运动试验评估麻醉手术危险性的研究进展.中国全科医学,2016,19(23):2869-2872.

40. 张振英,孙兴国,席家宁.心肺运动试验整体功能检测在慢性心力衰竭患者心脏运动康复中的应用研究进展.中国全科医学,2016,19(35):4295-4301.

41. 张振英,孙兴国,席家宁,等.心肺运动试验制定运动强度对慢性心力衰竭患者心脏运动康复治疗效果影响的临床研究.中国全科医学,2016,19(35):4302-4309.

42. 尚广配,孙兴国,谭晓越,等.重度心力衰竭患者心肺运动试验安全性和可行性分析.中国全科医学,2016,19(35):4310-4315.

43. 葛万刚,孙兴国,刘艳玲,等.心肺运动试验精准制定个体化适度强度运动康复处方治疗高血压的疗效研究.中国全科医学,2016,19(35):4316-4322.

44. 吴浩,孙兴国,顾文超,等.心肺运动试验计算个体化目标心率指导男性慢性阻塞性肺疾病患者运动康复的效果观察.中国全科医学,2016,19(35):4323-4327.

45. 杨洁,侯翠红,刘周英,等.心电图异常对预测扩张型心肌病致慢性心力衰竭患者的预后意义.中国循环杂志,2016,31(3):218-222.

46. 代雅琪,孙兴国,Stringer WW,等.心肺运动终止试验血压值的标准设定探讨.中国医药导报,2016(29):94-98.

47. 孙兴国,庞军.非 ST 抬高急性冠脉综合征危险分层.心电图与循环,2013,32(5):358-363,372.

48. 宁亮,孙兴国.心肺运动试验在临床医学领域的应用.中国全科医学杂志,2013,16(11):3898-3902.

49. 谭晓越,孙兴国.从心肺运动应用价值看医学整合的需求.医学与哲学(人文社会医学版).2013,34(3):28-32.

50. 唐毅,罗勤,柳志红,等.摄氧效率斜率预测特发性肺动脉高压预后[J].中国循环杂志,2017,32(4):367-371.

51. 罗莉红,殷跃辉.肺动脉高压治疗新进展[J].心血管病学进展,2015,36(2):165-169.

52. 高伟,顾红,胡大一,等.2015 年先天性心脏病相关性肺动脉高压诊治中国专家共识[J].中国介入心脏病学杂志,2015,23(2):61-69.

53. 王益波,马改改,陈安,等.特发性肺动脉高压发病机制的新进展[J].中国循环杂志,2015,30(6):605-607.

54. 张国富,刘宏宇.肺动脉高压治疗的进展[J].中国胸心血管外科临床杂志,2015,22(12):1157-1162.

55. 姚芳,刘锦铭,许齐,等.慢性阻塞性肺疾病伴肺动脉高压对运动中气体交换的影响[J].心肺血管病杂志,2016,35(5):348-351.

56. 杨生岳,戴胜归,黄宁侠.肺动脉高压的肺功能改变及临床预后的评估[J].中华肺部疾病杂志(电子版),2016,9(3):239-243.

57. 丁新芳.肺动脉高压对 COPD 患者运动耐力及通气有效性的影响[J].疾病监测与控制,2016,10(7):581-582.

58. 孙兴国.呼吸调控机制新视野-人体生命多系统功能一体化自主调控理论.中华医学信息导报,2013,28(24):18.

59. 孙兴国.肺功能报告与解读.中国医学论坛报,2013,呼吸与内分泌专版:A5-6.

60. Hansen JE. Pulmonary function testing and interpretation. Jaypee Brothers Medical Publisher,2011.

61. Sun XG, Hansen JE, Beshai JF, et al. Oscillatory Breathing and Exercise Gas Exchange Abnormalities Prognosticate Early Mortality and Morbidity in Heart Failure. J Am Coll Cardiol, 2010, 55: 1814-1823.

62. SunXG, Hansen JE, Stringer WW. Oxygen uptake efficiency plateau (OUEP) best predicts early death in heart failure. Chest, 2012, 141 (5): 1284-1294.

63. Wasserman K, Stringer WW, Sun XG, et al. Wasserman K ed. Cardiopulmonary exercise testing and cardiovascular health. Armonk, NY: Futura Publishing Company, 2002: p1-25.

64. Wasserman K, Hansen J, Sue D, et al. Principles of Exercise Testing and Interpretation. Philadelphia: Lippincott Williams & Wilkins, 2011.

65. Wasserman K, Sun XG, Hansen JE. Effect of biventricular pacing on the exercise pathophysiology of heart failure. Chest, 2007, 132 (1): 250-261.

66. Sun XG, Hansen JE, Oudiz RJ, et al. Exercise pathophysiology in patients with primary pulmonary hypertension. Circulation, 2001, 104: 429-435.

67. Sun XG, Hansen JE, Oudiz R, et al. Pulmonary function in primary pulmonary hypertension patients. J Am Coll Cardiol, 2003, 41: 1028-1035.

68. Sun XG, Hansen JE, Stringer WW. Oxygen uptake efficiency plateau (OUEP): Physiology and reference value. Eur J Appl Physiol, 2012, 112: 919-928.

69. Hansen JE, Sun XG, Stringer WW. A useful, innovative, and visual method to quantify heart failure. J Am Heart Assoc, 2012, 26 (1): 1138-1149.

70. Ting H, Sun XG, Chuang ML, et al. Anoninvasive assessment of pulmonary perfusion abnormality in patients with primary pulmonary hypertension. Chest, 2001, 119 (3): 824-832.

71. Sun XG, Hansen JE, Oudiz RJ, et al. Gas exchange detection of exercise-induced right-to-left shunt in patients with primary pulmonary hypertension. Circulation, 2002, 105: 54-60.

72. Wasserman K, Sun XG, Hansen JE. Effect of biventricular pacing on the exercise pathophysiology of heart failure. Chest, 2007, 132 (1): 250-261.

73. Hansen JE, Sun XG, Yasunobu Y, et al. Reproducibility of Cardiopulmonary Exercise Gas Exchange Parameters in Patients with Pulmonary Arterial Hypertension. Chest, 2004, 126: 816-824.

74. Oudiz RJ, Barst RJ, Hansen JE, et al. Cardiopulmonary exercise testing and six-minute walk correlations in pulmonary arterial hypertension. Am J Cardiol, 2006, 97 (1): 123-126.

75. OudizRJ, Roveran GL, Sun XG, et al. Effect of Sildenafil on Ventilatory Efficiency and Exercise Tolerance in Pulmonary Hypertension. Eur J Heart Fail, 2007, 9: 917-921.

76. Wasserman K, Beaver W, Sun XG et al. Regulation of arterial H+ during exercise. Respir Physiol Neurobiol, 2011, 178 (2): 191-195.

77. Sun XG, Hansen JE, Garatachea N, et al. Ventilatory efficiency during exercise in healthy subjects. Am J Respir Crit Care Med, 2002, 166: 1343-1348.

78. Chuang ML, Sun XG, Ting H, et al. Muscle deoxygenation linked to work rate. Med Sci Sports Exerc, 2002, 34 (10): 1614-1623.

79. Hansen JE, Sun XG, Yasunobu Y, et al. Reproducibility of Cardiopulmonary Exercise Gas Exchange Parameters in Patients with Pulmonary Arterial Hypertension. Chest, 2004, 126: 816-824.

80. Sun XG, Hansen JE, Ting H, et al. Comparison of exercise cardiac output by the Fick principle using O_2 and CO_2. Chest, 2000, 118: 631-640.

81. Sun XG, Hansen JE, Stringer WW, et al. Carbon dioxide pressure-concentration relationship in arterial and mixed venous blood during exercise. J Appl Physiol, 2001, 90: 1798-1810.

82. Hightower CE, Riedel BJ, Feig BW, et al. A pilot study evaluating predictors of postoperative outcomes after major abdominal surgery: Physiological capacity compared with the ASA physical status classification system. Br J

Anaesth,2010,104(4):465-471.

83. Yang-Ting SH,Sun XG,John SC,et al. Effects of pulmonary vasodilator therapy on ventilatory efficiency in adults with Eisenmenger syndrome. Congenital Heart Diseases,2011,6(2):139-146.

84. Sun XG. Cardio-Pulmonary Coupling I:Ejection Fraction Effects on Initiator Signals of NextBreathing. FASEB J,2012,26(1):(suppl)1148.12.

85. Sun XG. Cardio-Pulmonary Coupling II:Reduced Stroke Volume Effects on Time Phaseof Signals' Combination at Integrative Site in CNS. FASEB J,2012,26(1):(suppl) 1148.13.

86. Sun XG. The integrative model of nervous system for new theory of control and regulation of breathing. FASEB J,2012,26:(suppl)LB798.

87. Sun XG,Guo ZY. New theory of breathing control:a complex model integrates multi-systems. FASEB J,2011, 25:(suppl)LB634.

88. Sun XG,Guo ZY. Decreased magnitudes of arterial O_2 and CO_2 oscillation explain cheyne-stokes periodic breathing pattern in heart failure patients. FASEB J,2011,25:(suppl)847.24.

89. Sun XG. A New Theory(Dynamic Model) of Circulatory Control. The Journal of Ningxia Medical University, 2011(Suppl):21.

90. Sun XG. A Dynamic Model Integrates Multi-systems for Breathing Control. Honolulu:Chest/ACCP 2011 conference,2011.

91. Sun XG,Stringer WW. Circulatory effects on breath:Left ventricle function affects on damping of breathing control signals. Honolulu:Chest/ACCP 2011 conference,2011.

92. Sun XG. Breathing control mechanism I:The trigger of next breath. Respirology,2011,16(Suppl.2):289.

93. Sun XG. Breathing control mechanism II:The original generator of breath rhythm. Respirology,2011,16(Suppl. 2):289.

94. Sun XG. Breathing control mechanism III:The integrative mechanism of CNS on breathing control(and circulation control). Respirology,2011,16(Suppl.2):241.

95. Sun XG. Breathing control mechanism IV:New mechanism of Obstructive Sleep Apnea. Respirology,2011,16 (Suppl.2):242-243.

96. Sun XG. Breathing control mechanism V:Why Sleep Apnea appears in patient with Cardiovascular Diseases? Respirology,2011,16(Suppl.2):243.

97. Sun XG. Integrated circulation and respiration in physiology and medicine I:Why we changed our circulatory structure and function after birth. APS Conference,2012.

98. Sun XG. Integrated circulation and respiration in physiology and medicine II:Why variations of HR,SBP and anatomic tone follow respiratory rhythm. APS Conference,2012.

99. Sun XG. Integrated circulation and respiration in physiology and medicine III:Why HF patients appear oscillatory breathing during sleep and exercise. APS Conference,2012.

100. Sun XG. Integrated circulation and respiration in physiology and medicine IV:Why and how body blood flow redistribution during exercise? APS Conference,2012.

101. Sun XG. Integrated circulation and respiration in physiology and medicine V:Why and how to increase the Cardiac Output(CO) during exercise? APS Conference,2012.

第四章 肺动脉高压的右心超声与运动负荷超声心动图

肺动脉高压(pulmonary hypertension,PH)是一个血流动力学概念,即肺动脉压力超过一定界值,导致病理生理紊乱的一种状态,可以是一种独立的疾病,也可以是心肺系统疾病的并发症,也可以是一种临床综合征。其诊断标准是:海平面、静息状态下,"金标准"右心导管检查肺动脉平均压(mean pulmonary arterial pressure,PAPm)≥25mmHg。PAPm 静息状态下正常值范围:(14±3)mmHg,正常值上限为 20mmHg。但其中 PAPm 在 21~24mmHg 之间的临床意义仍未能明确。2015 年 ESC/ESR 肺动脉高压的诊断和治疗指南中,将其分为 5 大类,通常所说的动脉型肺动脉高压(pulmonary arterial hypertension,PAH)是指肺动脉高压(PH)的一类,其血流动力学上为毛细血管前 PH,是指肺小楔压(PAWP)≤15mmHg,肺血管阻力(PVR)>3Wood Units(WU),同时排除其他毛细血管前 PH,如肺部疾病,慢性血栓栓塞性肺动脉高压或其他少见疾病引起的 PH。

虽然肺动脉高压具有多种病因,但其发展过程中肺动脉收缩压增高均会导致血流动力学及心脏病结构(尤其是右心系统)病理生理的改变,最终出现右心功能衰竭。临床中依赖有创检查"金标准"右心导管检查术来确诊肺动脉高压,其具有一定操作复杂及风险性,根据2015 年 ESC/ESR 肺动脉高压的诊断和治疗指南,超声心动图是疑诊 PH 时的首选无创性检查(推荐级别Ⅰ,证据水平 C)。

目前采用 M 型、二维及多普勒超声心动图可在肺动脉高压诊断、治疗、预后中提供很多重要信息,可测量肺动脉收缩压、肺动脉平均压、肺血管阻力等,亦可评估肺动脉高压对右心系统损害的严重程度,还有助于区别左心系统、心肌病、高血压心脏病等其他分类的肺动脉高压。

第一节 M 型及二维超声心动图

M 型(M mode echocardiography)具有非常高的时间分辨率,可以记录取样线上心脏病结构的细微运动。心脏的收缩舒张运动使心脏的各层组织和探头之间的距离发生改变,从而呈现心动周期中心脏各层组织结构的活动曲线。二维超声心动图(two-dimension echocardiography)是显示心脏结构及运动的高分辨率图像,可获得心脏详细的解剖和功能信息。其中M 型超声是建立在二维超声图像的基础上观察,当存在 PH 时,M 型及二维超声心动图检查时发现以下特征:

1. 右心房扩大、房间隔膨向左心。
2. 右心室室壁肥厚及心腔扩大。

3. 室间隔变平坦,呈"D"字形及"矛盾运动"。

4. 肺动脉瓣 M 型"α"波缩小或消失,收缩中期关闭呈"W"或"V"形。

5. 肺动脉内径增宽。

现就上述 M 型及二维超声心动图改变做逐一详细阐述。

(一) 右心房扩大、房间隔膨向左心房

由于右心房、右心室、肺动脉均属于右心系统且相互连通。当肺动脉高压时,肺动脉压力的升高可导致右心房的扩大及压力升高,在没有房间隔缺损的情况下,右心房压力的增高可导致房间隔膨向左心房侧。在心尖四腔心切面心室收缩末期测量右心房内径及面积,当右心房上下径>53mm,左右径>44mm,面积>18cm² 提示右心房增大(图 3-4-1),是肺动脉高压时右心系统负荷过重的表现之一。当合并心包积液时提示肺动脉高压危险评估中危 ~ 高危(图 3-4-2,表 3-4-1)。

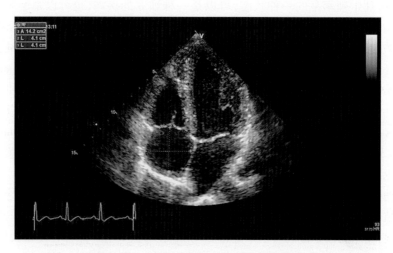

图 3-4-1　右房上下径、左右径及右房面积

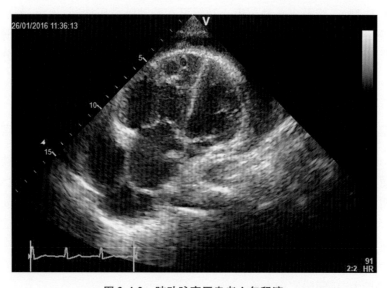

图 3-4-2　肺动脉高压患者心包积液

表 3-4-1 肺动脉高压危险评估(其中涉及超声心动图部分)

预后评估(估计的1年死亡率)	低危<5%	中危 5%~10%	高危>10%
超声心动图表现	RA 面积<18cm² 无心包积液	RA 面积<18~26cm² 无或少量心包积液	RA 面积>26cm² 心包积液

注:此表为肺动脉高压危险评估超声心动图部分,如需完整评估,需结合其他临床指标及相关影响因素

(二) 右心室室壁肥厚及心腔扩大

在胸骨旁左室长轴切面,M 型心室波群及二维超声可见有右心室室壁增厚(图 3-4-3),右室前后径增宽(图 3-4-4)。在剑突下切面舒张末期腱索水平测量右心室壁厚度,当右心室壁厚度>5mm 时,提示右心室容量或压力负荷过重导致心肌肥厚。当肺动脉高压严重时,可观察到右心室明显增大,右心室/左心室比值>1.0。

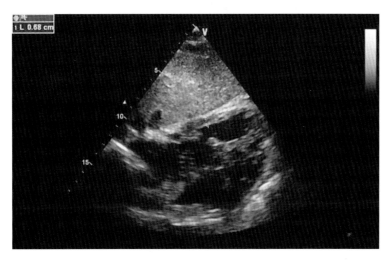

图 3-4-3 右室壁增厚

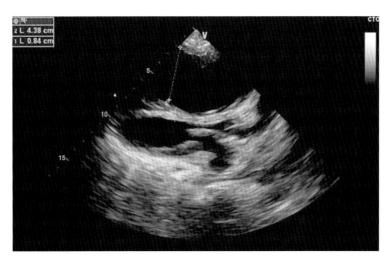

图 3-4-4 右室前后径增宽

（三）室间隔变平坦，呈"D"字形及"矛盾运动"

在正常心内结构中，左室短轴切面二尖瓣腱索水平呈圆形（图 3-4-5）。当肺动脉高压状态时，右室容量或压力负荷增大，挤压室间隔运动，使室间隔运动幅度低平，在二维超声中呈"D"字形，表现为室间隔与左室后壁同向运动。当偏心指数（eccentricity index）：左室短轴二尖瓣腱索水平，左室前壁后壁距离/左室室间隔侧壁距离>1.1 时，提示右室负荷过重，需注意肺动脉高压可能（图 3-4-6）。

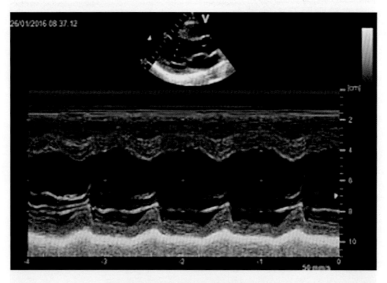

图 3-4-5　正常左心室室壁 M 型

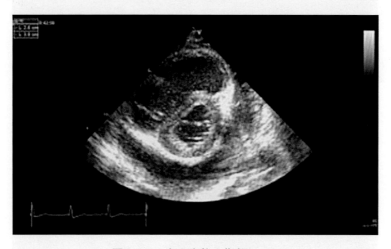

图 3-4-6　左心室偏心指数>1.19

M 型超声心室波群可观察到室间隔舒张期向左心室侧的反常运动，即"矛盾运动"（图 3-4-7）。但当右心室容量负荷和压力负荷不同状态时，"矛盾运动"所出现的时段会有所不同。当右心室容量负荷严重时，舒张期右心室与左心室相比，随着舒张期右心室腔的充盈，右心室容量负荷逐渐挤压室间隔，表现为舒张中晚期的运动幅度低平，而收缩期时由于右心室容量负荷解除，室间隔恢复正常的运动曲度。而当右心室压力负荷时，则表现为收缩期和舒张早中期室间隔曲度向左心室侧运动。

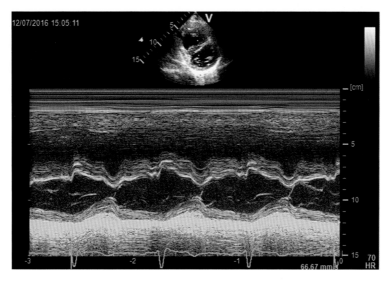

图 3-4-7　肺动脉高压时,右心室压力负荷时,室间隔呈矛盾运动

（四）肺动脉瓣 M 型"α"波缩小或消失,收缩中期关闭,呈"W"或"V"形

在肺动脉压力正常时,肺动脉瓣 M 型在舒张晚期可见"α"波（房波）,瓣膜关闭点平滑
（图 3-4-8）。而当肺动脉高压时,肺动脉瓣 M 型的"α"缩小或消失,并可见收缩中期肺动脉
关闭产生的"W"形或"V"波（图 3-4-9）。

（五）肺动脉内径增宽

随着肺动脉压力的升高,肺动脉内径可出现不同程度扩张,肺动脉主干内径测量位于肺
动脉瓣上 1cm 处,当肺动脉主干内径>25mm 时需考虑肺动脉高压的可能（图 3-4-10）。

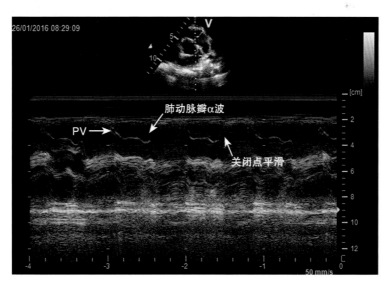

图 3-4-8　正常肺动脉瓣 M 型

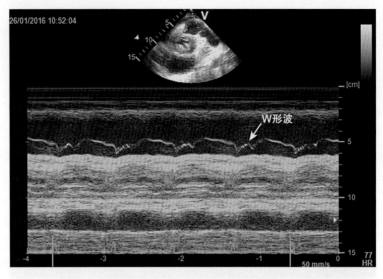

图 3-4-9 肺动脉高压时,肺动脉瓣收缩中期呈"W"形

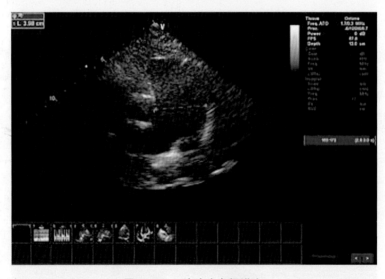

图 3-4-10 肺动脉内径增宽

第二节 多普勒超声心动图

多普勒超声心动图主要是在二维超声的基础上,可以判断心脏及血管内血流的方向、性质、流速、时相、压差等,能够对心内异常血流途径和结构进行评估判断,是目前血流信息无创检查中非常重要的影像学技术。主要包括:彩色多普勒血流显像(color Doppler flow imaging,CDFI)和频谱多普勒(spectral Doppler),其中频谱多普勒主要包括脉冲多普勒(pulse wave Doppler)和连续多普勒(continue wave Doppler)。

在肺动脉高压患者中,多普勒超声心动图可以观察 PH 对心脏血流动力学的变化及结构的影响,并通过测量三尖瓣反流速度、肺动脉反流速度和右室流出道血流度等发现肺动脉高压的存在,估测肺动脉压力、肺血管阻力,是肺动脉高压诊断中重要、不可缺少的无创检查方法。

1. 三尖瓣反流速度等方法估测肺动脉压力及右房压估测。

2. 肺动脉瓣反流频谱特征及估测肺动脉收缩压、舒张压、平均压。

3. 肺动脉频谱下降支收缩中期"W"形切迹。

4. 右心室流出道血流加速时间缩短。

5. 肺血管阻力。

6. 肝静脉血流。

现就上述多普勒超声心动图改变做逐一详细阐述。

（一）三尖瓣反流速度等方法估测肺动脉压力及右房压估测

1. 三尖瓣反流速度估测肺动脉压力及右房压估测　在肺动脉高压患者中,往往会伴有三尖瓣反流(图3-4-11)。通常在胸骨旁流入道切面或心尖四腔心切面采用连续多普勒来测定三尖瓣反流速度,应用多普勒效应原理及简化伯努利(Bernouli)方程,可以将心腔内的血流信号转化成压力阶差,从而判断心腔内压力水平(图3-4-12)。

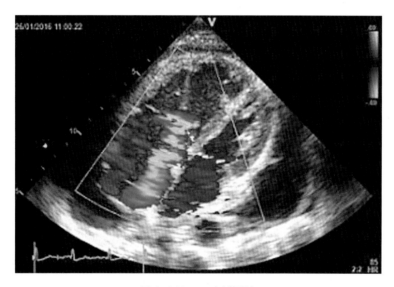

图 3-4-11　三尖瓣反流

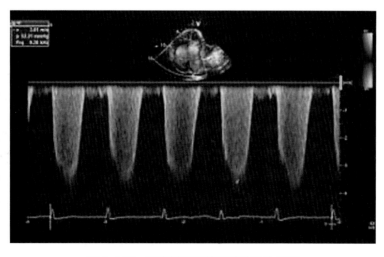

图 3-4-12　三尖瓣反流估测肺动脉收缩压

简化伯努利（Bernouli）方程：$\triangle P = 4 \times V^2 \, mmHg$

注：此公式为简化版，根据临床情况，Bernouli 方程对流加速度、流体加速度和黏性摩擦可以忽略不计。$\triangle P$ 为经过固定孔径的压力阶差，V 为峰值血流速度

由于三尖瓣反流是反映右心室右心房之间的压力差，因此应用 Bernouli 方程可计算出右心室与右心房的收缩压的差值，$\triangle P = 4 \times V^2 = RVSP - RAP$，即 $RVSP = 4 \times TRV^2 + RAP$，在没有右室流出道梗阻及肺动脉瓣狭窄的情况下，肺动脉收缩压就等于右心室收缩压：$PASP = RVSP = 4 \times TRV^2 + RAP$；当 TRV 为 2.8m/s 时，假设右房压力为 5mmHg，则 $PASP = 4 \times 2.8^2 + 5 \approx 36mmHg$，因此当 TRV>2.8m/s 时需注意排除肺动脉高压的可能（表 3-4-2）。

注：PASP：pulmonary artery systole pressure，肺动脉收缩压；RVSP：right ventricular systole pressure，右心室收缩压；RAP：right atrial pressure，右心房压；TRV：the peak tricuspid regurgitation velocity，三尖瓣反流速度

表 3-4-2　具有 PH 可疑症状的患者超声心动图发现 PH 的可能性

TRV（m/s）	是否存在其他支持 PH 的超声表现	超声心动图发现 PH 的可能性
≤2.8 或测不出	否	低
≤2.8 或测不出	是	中
2.9～3.4	否	
2.9～3.4	是	高
>3.4	否	

存在不足之处：

（1）三尖瓣反流速度明显增加时，注意排除右室流出道和肺动脉是否存在梗阻情况。

（2）计算肺动脉压力，是与三尖瓣的反流速度有关，而不是三尖瓣反流量，且测量三尖瓣反流速度时最好在呼气末屏气时获得。

（3）控制多普勒增益，如果增益过高，容易高估三尖瓣反流速度。

（4）当微量或少量三尖瓣反流时，连续多普勒无法测量三尖瓣反流速度，可利用震荡生理盐水行声学造影，增强三尖瓣反流信号。

在应用 Bernouli 方程计算肺动脉收缩压时，还涉及右心房压力的估测。右心房压力的是反映右心系统血流动力学重要指标，由于右心房与下腔静脉相连通，右心房压力的升高可以传到至下腔静脉，导致下腔静脉内径的扩张及塌陷率的减少。因此可以通过下腔静脉的内径及塌陷率对右心房压力的估测（图 3-4-13，图 3-4-14，表 3-4-3）。下腔静脉内径测量位

表 3-4-3　下腔静脉估测右房压力

下腔静脉内径	塌陷率	估测右房压力
≤2.1cm	>50%	0～5[3]mmHg
≤2.1cm	<50%	5～10[8]mmHg
>2.1cm	>50%	
>2.1cm	<50%	10～20[15]mmHg

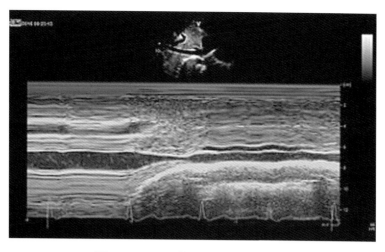

图 3-4-13　下腔静脉内径塌陷率>50%

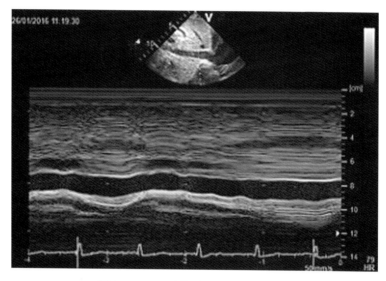

图 3-4-14　下腔静脉内径塌陷率<50%

置：距右房入口 1cm 处，吸气末和呼气末两个径线。

2. 室水平分流方法估测肺动脉收缩压　当存在室水平分流的患者中，运用以上 Bermouli 方程可以获得左右心室的压力阶差，△P = LVSP−RVSP，当右室流出道、左室流出道及主动脉无梗阻或狭窄等情况下，LVSP = BASP，RVSP = PASP，因此 PASP = BASP − △P = BASP-4×Vmax^2

注：Vmax：分流峰值速度；LVSP：left ventricular systolic pressure，左心室收缩压；RVSP：right ventricular systolic pressure，右心室收缩压；BASP：brachial artery systole pressure，肱动脉收缩压

3. 大动脉水平分流计算法　当存在大动脉水平分流：如动脉导管未闭时，经过动脉导管未闭两端压力阶差△P = AOSP−PASP，当无右室流出道、主动脉流出道及主动脉无梗阻或狭窄等情况下，AOSP = BASP，PASP = RVSP，即可获得△P = BASP−RVSP，因此 PASP = RVSP =

$$BASP-\triangle P=BASP-4\times Vmax^2$$

注：Vmax：分流峰值速度；AOSP：Aortic systolic pressure，主动脉收缩压

（二）肺动脉瓣反流速度

肺动脉瓣反流是舒张期肺动脉压力与右心室之间的压差形成的。当舒张末期时，右心房与右心室压力是基本相等的，肺动脉瓣反流的舒张末速度即为肺动脉与右心室舒张末压力阶差。两者之间的压力阶差$\triangle P=PAEDP-RVEDP$，$RVEDP=RAP$，因此

肺动脉舒张末压力 $PAEDP=4\times PREDV^2+RAP$

注：PAEDP：pulmonary artery end-diastolic pressure，肺动脉舒张末压力；RVEDP：right ventricular end-diastolic pressure，右心室舒张末压；PREDV：pulmonary regurgitation end-diastolic velocity，肺动脉瓣反流时舒张末速度）

当肺动脉收缩压及肺动脉舒张末压已知情况下，可以通过以下公式计算肺动脉平均压：$mPAP=PAEDP+1/3(PASP-PAEDP)$。亦有研究表明可以使用公式：肺动脉平均压 $mPAP=4\times PR$ 峰值速度^2+RAP。例如，当肺动脉瓣舒张早期反流速度为 2.2m/s 时，应用以上公式可以得出 $mPAP=4\times2.2^2+5\approx25mmHg$，因此，肺动脉瓣舒张早期反流速度>2.2m/s 需注意是否存在肺动脉高压（图 3-4-15）。

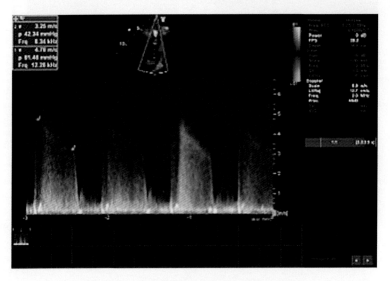

图 3-4-15　肺动脉瓣反流估测 mPAP、PAEDP

mPAP：mean pulmonary artery pressure，肺动脉平均压；PAEDP：pulmonary artery end-diastolic pressure，肺动脉舒张末压力

由于肺动脉反流是肺动脉与右心室之间压力差形成的，当肺动脉压力仍未明显升高时，右心房收缩会降低肺动脉与右心室之间的压力阶差，导致肺动脉瓣反流频谱产生特征性的"下陷"改变（图 3-4-16）。而在肺动脉压明显升高时，右心房明显增大，收缩功能受损，右心房收缩时无法改变肺动脉与右心室之间的压力差。因此，重度肺动脉高压时，肺动脉瓣反流频谱无明显的下陷改变（图 3-4-17）。

（三）肺动脉频谱下降支收缩中期"W"形切迹

在大动脉短轴切面将脉冲多普勒 PW 取样容积置于肺动脉瓣上 1cm 处，可探测肺动脉血流频谱，呈窄带负向单峰，基本对称圆钝频谱曲线，上升支频谱较窄，下降支频谱较宽（图

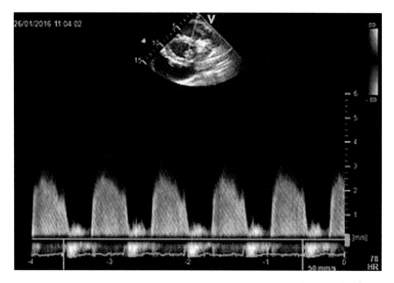

图 3-4-16　正常或轻度肺动脉高压时可见肺动脉瓣反流"下陷"特征

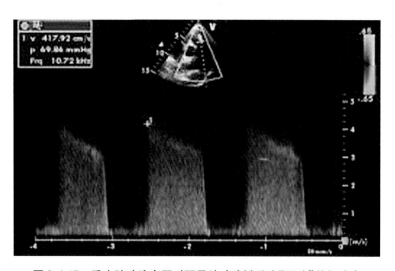

图 3-4-17　重度肺动脉高压时可见肺动脉瓣反流"下陷"特征消失

3-4-18）。当肺动脉高压时,肺动脉频谱持续时间缩短,血流加速度时间缩短,射血时间缩短,AT/DT 或 AT/ET 比值减小。可在肺动脉频谱下降支处观察收缩中期"W"形切迹(图 3-4-19）。（AT:acceleration time,加速时间;DT:deceleration time,减速时间;ET:ejection time,射血时间）

（四）右心室流出道血流加速时间（AcT）缩短

在大动脉短轴切面将脉冲多普勒 PW 取样容积置于肺动脉瓣下,可探测右心室流出道血流频谱,类似肺动脉频谱表现。右心室流出道血流频谱加速时间（AcT）测量时从血流频谱起点至顶峰的时间,正常值范围:≥120ms(图 3-4-20）,当肺动脉高压时,右心室流出道血流加速度时间缩短,当<105m/s 时提示肺动脉高压存在。根据目前研究成果,可采用 Mahan 回归方程可以估测肺动脉评估压 mPAP = 79 - (0.45×AcT),由于 AcT 依赖于心率和心排血量,当容量负荷增加(如房间隔缺损)时,在肺动脉压力升高情况下,亦有可能出现 AcT 正常

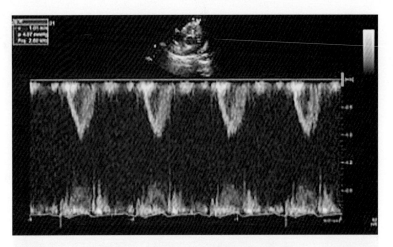

图 3-4-18　正常肺动脉血流频谱

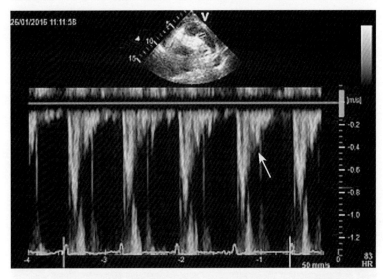

图 3-4-19　肺动脉频谱下降支处观察收缩中期"W"形切迹

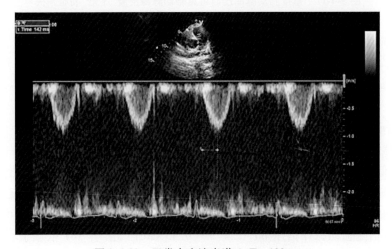

图 3-4-20　正常右室流出道 AcT ≥ 120ms

表现,因此 AcT 计算 mPAP 公式适用于心率 60 ～ 100 次/分或难以获得肺动脉瓣反流的情况。当超出此范围,需使用心率进行校正 AcT。

(五) 肺血管阻力

肺动脉压力的升高时是否就一定意味着肺血管病变? 答案是不一定。从公式(△P = 血流量×血管阻力)中可以观察到压力的升高不仅可能是血管阻力增加,也可能涉及血流量的增加。因此明确肺血管阻力是诊断肺动脉高压中重要的一项血流动力学指标。肺血管阻力 PVR 可以明确肺动脉高压是由于容量负荷过重导致还是肺血管病变导致,从而判断肺动脉高压的严重程度。

通常情况下,肺血管阻力是通过"金标准"心导管获得,PVR = (mPAP−PAWP)/CO。一些研究机构致力于采用多普勒超声心动图评估肺血管阻力,指南推荐的方法主要是应用三尖瓣反流速度(TRV)及右室流出道血流的时间速度积分(TVI)进行计算(图 3-4-21,图 3-4-22)。公式:$PVR = 10 \times (TRV/TVI_{ROVT}) + 0.16$。

注:PVR:pulmonary vascular resistance,肺血管阻力;mPAP:mean pulmonary artery pressure,肺动脉平均压;PAWP:pulmonary artery wedge pressure,肺毛细血管楔压;CO:cardiac output,心排血量

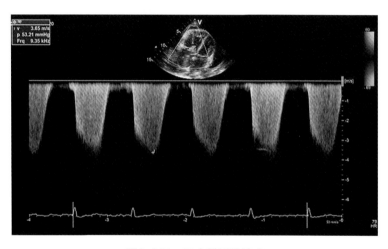

图 3-4-21 三尖瓣反流速度

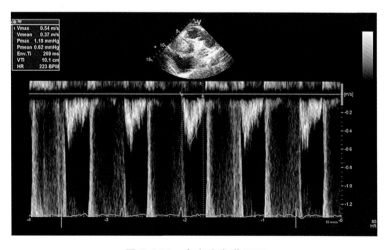

图 3-4-22 右室流出道 TVI

目前多普勒测 PVR 并未常规应用于临床,当肺血管阻力>8 Wood U 时,采用以上公式计算 PVR 可靠性差,建议采用右心导管测量。而且多普勒计算 PVR 容易受到心排血量的影响,心排血量的增高可能会导致 PVR 的高估,心排血量的减少则会导致 PVR 的低估。因此,如果临床需使用 PVR 指导肺动脉高压患者的治疗,建议采用右心导管术为准。

(六) 肝静脉逆向血流

肝静脉血流速度是在剑突下切面将取样容积置于肝静脉内获得,在肺动脉高压时可以提高重要的血流动力学参考信息,反映右心房压力、容积及顺应性。正常情况下,肝静脉血流频谱主要是由四种成分组成:收缩期前向血流(S)、舒张期前向血流(D)、收缩期逆向血流(SR)和舒张期逆向血流(DR),其中 S>D,且无明显逆向血流。当三尖瓣反流严重、右心房压力明显增加、肺动脉高压状态时,肝静脉收缩期血流速度减低而舒张期速度增加,部分情况可见收缩期和舒张期明显的逆向血流(图 3-4-23,图 3-4-24)。

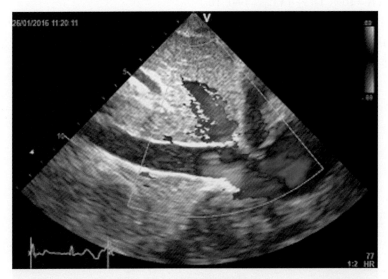

图 3-4-23　肝静脉逆向血流

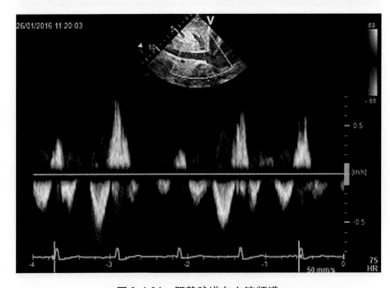

图 3-4-24　肝静脉逆向血流频谱

根据 2015 年 ESC/ESR 肺动脉高压的诊断与治疗指南,目前 PH 的临床分类为:1 类动脉型肺动脉高压;2 类左心疾病相关性肺动脉高压;3 类肺疾病和/或缺氧导致的肺动脉高压;4 类慢性血栓栓塞性肺动脉高压及其他肺动脉阻塞疾病;5 类机制不明和/或多因素所致肺动脉高压。

(一) 1 类动脉型肺动脉高压

在此类肺动脉高压分类中,常见于特发性肺动脉高压、结缔组织病相关肺动脉高压、先天性心脏病相关肺动脉高压等。在血流动力学中主要表现为毛细血管前肺动脉高压,mPAP ≥25mmHg,PAWP≤15mmHg。在欧美国家肺动脉高压构成比方面,特发性 PAH 约占 46%,结缔组织相关性肺动脉高压约占 20%,先天性心脏病相关性肺动脉高压约占 10%。而在我们国内临床中以先天性心脏病相关性肺动脉高压居多。

特发性肺动脉高压、结缔组织患者超声心动图中表现,主要以上述肺动脉高压超声表现为主,如三尖瓣反流估测肺动脉收缩压升高、右心系统增大,主肺动脉增宽等。而先天性心脏病相关性肺动脉高压中,则可以观察到存在房间隔缺损、室间隔缺损、动脉导管未闭、单心室等复杂性先天性心脏病(图 3-4-25 ~ 图 3-4-29)。

(二) 2 类左心疾病相关性肺动脉高压

在此类肺动脉高压分类中,主要是由左心室或左心房充盈压增高导致,常见于左心系统收缩舒张障碍、心脏病瓣膜病,先天性/获得性肺静脉狭窄等。各种左心疾病终末期可出现慢性心力衰竭,其发病率为 1.5% ~2.0% 心脏病瓣膜病中,常见二尖瓣狭窄导致左心房压力明显升高,导致在血流动力学中主要表现为毛细血管前肺动脉高压,mPAP≥25mmHg,PAWP >15mmHg。在右心系统出现肺动脉高压的超声表现(图 3-4-30 ~ 图 3-4-33)。

肺静脉狭窄大多数为先天性,但随着心电生理导管消融的发展,偶尔亦可见获得性肺静脉狭窄,如心房纤颤、心房扑动等房性心律失常射频消融术后。在超声心动图中可观察肺静脉口的高速血流,二维超声因图像质量关系,难以直接观察到肺静脉的真正狭窄,需辅助采用食管超声或心腔内超声心动图检查。

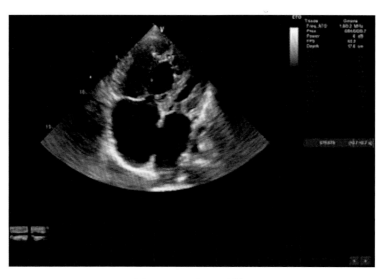

图 3-4-25　房间隔缺损

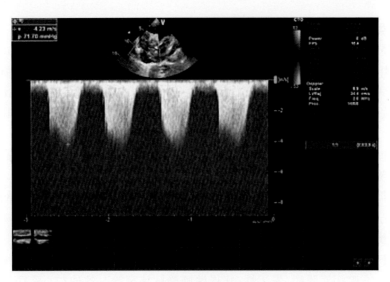

图 3-4-26 房间隔缺损时肺动脉高压

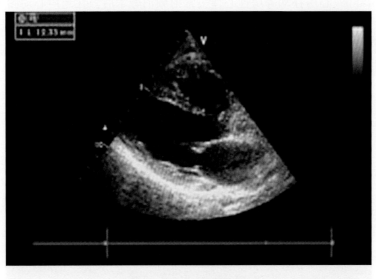

图 3-4-27 室间隔缺损

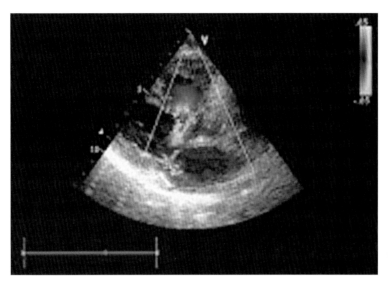

图 3-4-28 室间隔缺损右向左分流

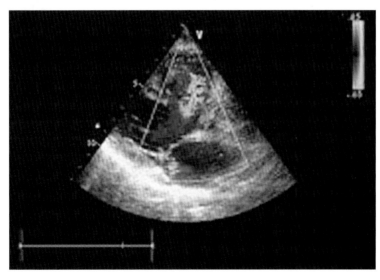

图 3-4-29 室间隔缺损左向右分流

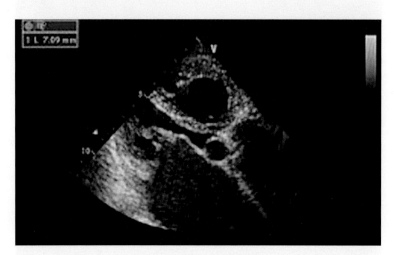

图 3-4-30　二尖瓣狭窄

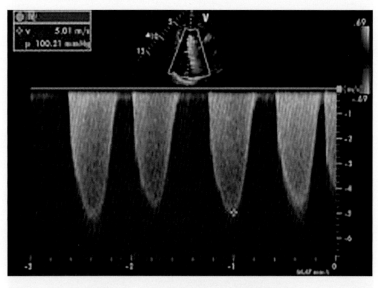

图 3-4-31　二尖瓣狭窄合并肺动脉高压

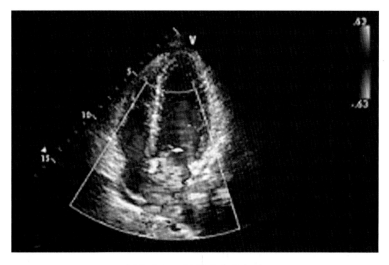

图 3-4-32 肺静脉血流加速

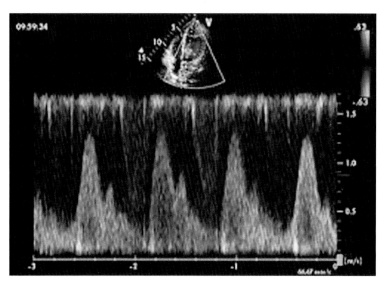

图 3-4-33 肺静脉血流加速频谱

（三）3 类肺疾病和/或缺氧导致的肺动脉高压

此分类肺动脉高压常见于慢性阻塞性肺疾病、间质性肺病、肺发育不良等。血流动力学中主要表现为毛细血管前肺动脉高压，mPAP≥25mmHg，PAWP≤15mmHg。由于各种肺部疾病残气量增多，往往超声心动图透声窗质量差，影响肺动脉收缩压的估测。尤其是胸骨旁声窗切面，在心尖四腔心切面或剑突下切面相对较好。

长期肺疾病导致肺动脉高压的患者中，超声心动图可见右心室收缩功能不全，右心室扩张继而导致三尖瓣环的扩张及乳头肌排列紊乱，出现三尖瓣关闭不全。三尖瓣关闭不全导致右心室容量负荷加重，从而出现右心室扩张→三尖瓣扩张、反流加重→右心室容量和压力负荷增加→右心室扩张、功能受损的循环状态。对于此分类患者，超声心动图上表现主要同上述指标，如右心室扩大、右心室肥厚及肺动脉收缩压等指标评估其肺动脉高压情况。

（四）4 类慢性血栓栓塞性肺动脉高压及其他肺动脉阻塞疾病

此分类肺动脉高压中,主要常见于慢性血栓栓塞性肺动脉高压。血流动力学中主要表现为毛细血管前肺动脉高压,mPAP≥25mmHg,PAWP≤15mmHg。慢性血栓栓塞性肺动脉高压中,常常继发于术后或长期卧床患者下肢深静脉血栓形成有关,也可见于卵圆孔未闭反向血栓,右心室心肌梗死、心房颤动心腔内附壁血栓。亦可见于产科羊水栓塞、外伤导致的脂肪栓塞等情况。在超声心动图上表现为主肺动脉及左右肺动脉内径增宽,部分患者中可见肺动脉内可探及等回声或强回声血栓样回声,尤其以右肺动脉血栓栓塞多见。肺动脉压力升高,右心室扩张,右室壁增厚、右心衰竭等(图 3-4-34,图 3-4-35)。

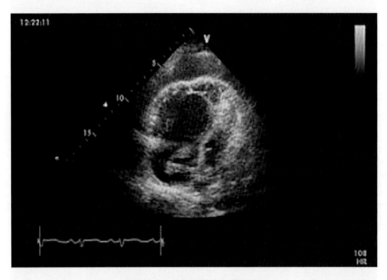

图 3-4-34　卵圆孔位置血栓

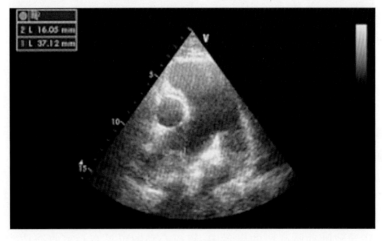

图 3-4-35　肺动脉血栓

（五）5 类机制不明和/或多因素所致肺动脉高压

此分类肺动脉高压患者在超声心动图中除上述肺动脉高压表现外,无明显特异性,部分甲状腺疾病、慢性肾衰竭等患者中,除需注意其肺动脉高压表现,也需注意其心肌回声等其他超声表现。

第三节　运动负荷超声心动图

1981 年 Maurer 与 Nanda 发明了活动平板运动超声心动图,奠定了负荷超声的基础。20 世纪 80 年代中期,Feigenbaum 等首先才采用数字图像技术提取储存、分析超声图像,通过电影回放逐图分析负荷图像,提高了负荷超声的准确性。

一般在运动负荷状态下,心肺疾病患者由于心肺系统的病变导致机体无法在负荷增加时相应增加正常或生理需求,从而出现心肺临床症状。在正常肺循环中,由于其高容量、低阻力特征的存在,运动负荷状态时,循环血容量的增加并不会导致阻力的明显升高。在毛细血管前 PH 分类中,尤其是第一类,主要是由于累及直径<500μm 的小肺动脉,出现中膜肥厚、内膜向心性或偏心性增殖和纤维化。在肺血管病变早期呈临床无表现状态,只有当肺动脉微循环受损>50% 时,肺循环无法适应运动负荷的导致的变化,从而表现出肺动脉压力或肺血管阻力的升高。因此,存在 mPAP 在正常人群和早期肺血管病变患者中并无明显差别,常规超声心动图在属于静息状态下检查,无法发现肺血管的早期病变,从而错过早期诊断、早期治疗的最佳时机。

因此,运动负荷超声应用生理性干预手段,增加心脏负荷,并用超声心动图检测静息状态和负荷状态的心肺系统反应,从而对其相应的心肺系统生理及病理状态作出判断。目前运动负荷超声心动图方法包括活动平板运动试验、仰卧位踏车试验与直立位踏车试验。

运动负荷超声心动图流程(以仰卧位踏车试验为例)(图 3-4-36,图 3-4-37)

一般采用仰卧位踏车检查床(Model ergoselect 1000. Ergoline,GmbH,Germany);检查过程中主要分为三个阶段:静止期、运动期、恢复期。

(1)告知患者检查必要性及相关风险,检查前签署知情同意书。

(2)记录患者基本信息:性别、年龄、身高、体重;是否合并其他疾病,服用药物治疗史/手术史相关病史。

(3)禁忌证:中重度瓣膜病;房颤、房扑或严重心律失常;已知冠状动脉疾病;血流动力学不稳定;左心室射血分数<50%;严重高血压(收缩压≥220mmHg,舒张压≥12mmHg);先

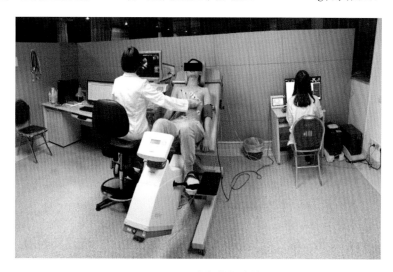

图 3-4-36　运动负荷超声检查

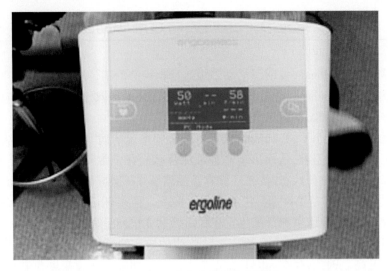

图 3-4-37　踏车功率及转速监测

天性心脏病;间质性肺病(用力肺活量<7%);存在运动功能障碍/精神异常;已知妊娠状态;不能或不愿意配合的病人。

（4）静止期、运动期:采用仰卧位踏车运动负荷方式,运动方案:休息 3 分钟,热身 3 分钟,运动起始负荷量 25 瓦(W),每 2 分钟递增一级 25W,转速 55~65 转/分钟。

（5）运动终点:①达次级量心率(目标心率＝80% 最大心率,最大心率＝220－年龄);②达最大运动量;③收缩压≥220mmHg,舒张压≥120mmHg;④临床症状受限等双下肢疲乏、胸闷、胸痛;⑤出现心电图 ST-T 改变或心律失常事件。

（6）恢复期:停止运动后平静休息恢复 5 分钟。(检查全程监测:记录心率、血压、12 导联心电图、末梢血氧饱和度。)

（7）超声心动图采集:静止期,运动负荷峰值期,停止运动恢复期(运动后 3 分钟)。

（8）观察指标:三尖瓣环组织多普勒收缩期峰值速度 S'、三尖瓣瓣环收缩期 M 型位移(TAPSE)、右室面积变化分数(RVFAC)、肺动脉收缩压(PASP)和肺动脉平均压(mPAP)、下腔静脉内径(IVC),左室射血分数(LVEF)、并根据左室流出道内径及左室流出道血流时间速度积分计算心排血量(CO)。

由于运动负荷超声心动图在 2015 年 ESC/ESR 肺动脉高压的诊断和治疗指南中的位置依然未能明确,但目前的国外小样本量的回顾性、前瞻性研究中提出运动超声对早期肺血管病变的诊断具有重要意义。同时研究亦证明运动负荷超声是安全、有效等,较静息超声更能客观反映患者实际生活中机体生理功能真实改变,揭示静态超声所不能发现的问题。

虽然目前研究报告正常人群运动肺动脉收缩压<45mmHg,但 Bossone 等研究发现运动员的三尖瓣反流较健康人群稍高,状态良好的运动员在运动时收缩压可达到 60mmHg。Christian Nagel 等在 76 例系统性硬化病(SSc)患者中,通过将应用仰卧位踏车运动负荷超声与右心导管比较,静息状态时,超声诊断肺动脉高压的敏感性 72.7% 和特异性 88.2%。运动负荷状态时,超声诊断肺动脉高压的敏感性 95.2% 和特异性 84.9%。Castelain 等在特发性肺动脉高压患者中采用运动负荷超声评估依前列醇治疗效果,使用药物治疗后虽然 mPAP 和 CO 无明显变化,但 mPAP/CO 的压力-流量曲线斜率较治疗前减少,说明治疗患者治疗后运动耐受量改善。亦可以说明在运动负荷后心排血量的大幅度增加并未导致肺血管阻力的

同比例增加,使用 mPAP/CO 比单纯采用 PVR 评估肺动脉高压更合适,更能体现真正的肺血管阻力状态。Argiento P 等在 25 例健康人群中应用仰卧位踏车运动负荷超声心动图测量运动状态时肺循环肺动脉平均压(14±3)mmHg 增加至(30±7)mmHg,肺动脉平均压/心排血量的斜率为(1.37±0.65)mmHg/(min·L),肺血管扩张性 α 为(0.017±0.018)mmHg 与既往有创操作血流动力学研究结果一致,证明运动负荷超声可应用于肺循环状态的评估,并能有效反映肺血管阻力的变化。亦有研究学者 Kusunose K 等在 6 分钟步行负荷超声预测结缔组织病患者罹患肺动脉高压中,证明△mPAP/△CO>3.3mmHg/(L·mi)能有效预测患者罹患肺动脉高压的发生。

运动负荷超声不仅可以应用于肺动脉高压早期诊断中,亦可以应用于对肺动脉高压患者右心功能的评估中,Ana Rita ALmeida 等应用运动负荷超声评估和比较健康人群于肺动脉高压患者的右心室储备功能中,采用三尖瓣环组织多普勒收缩期速度(S-wave)、三尖瓣环收缩期位移(TAPSE)、右室面积变化分数(RVFAC),证明肺动脉高压患者右心储备功能下降或无储备功能。

虽然运动负荷超声是潜在的、简单的、有效的诊断早期肺血管病变的检查技术,应用于早期肺血管病诊断的呼声日益增强,但目前缺乏正常生理范围的统一标准,仍然缺少有效的大样本的数据支持,如运动负荷时三尖瓣反流速度的正常范围如何?年龄、性别、体重等是否存在影响?采用何种指标更能有效、准确评估 PVR 的真实状态?虽然众多研究者运动负荷超声成果已经向前迈出了很重要的一步,但存在很多不确定,需将来能有更多大样本量多中心的临床研究进行支持。

【本章小结】

虽然肺动脉高压具有多种病因,但其发展的过程中肺动脉收缩压增高均会导致的血流动力学及心脏病结构(尤其是右心系统)病理生理的改变,最终出现右心功能衰竭,超声心动图是疑诊 PH 时的首选无创性检查。目前采用 M 型、二维及多普勒超声心动图可在肺动脉高压诊断、治疗、预后中提供很多重要信息,可测量肺动脉收缩压、肺动脉平均压、肺血管阻力等,亦可评估肺动脉高压对右心系统损害的严重程度,还有助于区别左心系统、心肌病、高血压心脏病等其他分类的肺动脉高压。运动负荷超声是潜在的、简单的、有效的诊断早期肺血管病变的检查技术,不仅可以应用早期诊断肺动脉高压中,亦可以应用于对肺动脉高压患者右心功能的评估中,但目前仍缺乏正常生理范围的统一标准和有效的大样本的数据支持。

(李贺智 费洪文 张曹进)

参 考 文 献

1. Galie N,Humbert M,Vachiery J L,et al. 2015 ESC/ERS Guidelines for the Diagnosis and Treatment of Pulmonary Hypertension. Rev Esp Cardiol(Engl Ed),2016,69(2):177.

2. Weyman A E,Dillon J C,Feigenbaum H,et al. Echocardiographic patterns of pulmonic valve motion with pulmonary hypertension. Circulation,1974,50(5):905-910.

3. Currie P J,Seward J B,Chan K L,et al. Continuous wave Doppler determination of right ventricular pressure:a simultaneous Doppler-catheterization study in 127 patients. J Am CollCardiol,1985,6(4):750-756.

4. Yock P G,Popp R L. Noninvasive estimation of right ventricular systolic pressure by Doppler ultrasound in patients with tricuspid regurgitation. Circulation,1984,70(4):657-662.

5. Chan K L,Currie P J,Seward J B,et al. Comparison of three Doppler ultrasound methods in the prediction of pulmonary artery pressure. J Am CollCardiol,1987,9(3):549-554.

6. Moreno F L, Hagan A D, Holmen J R, et al. Evaluation of size and dynamics of the inferior vena cava as an index of right-sided cardiac function. Am J Cardiol,1984,53(4):579-985.

7. Kouzu H, Nakatani S, Kyotani S, et al. Noninvasive estimation of pulmonary vascular resistance by Doppler echocardiography in patients with pulmonary arterial hypertension. Am J Cardiol,2009,103(6):872-876.

8. Abbas A E, Fortuin F D, Schiller N B, et al. A simple method for noninvasive estimation of pulmonary vascular resistance. J Am Coll Cardiol,2003,41(6):1021-1027.

9. Horton K D, Meece R W, Hill J C. Assessment of the right ventricle by echocardiography:a primer for cardiac sonographers. J Am Soc Echocardiogr,2009,22(7):776-792;quiz 861-862.

10. Packer D L, Keelan P, Munger T M, et al. Clinical presentation, investigation, and management of pulmonary vein stenosis complicating ablation for atrial fibrillation. Circulation,2005,111(5):546-554.

11. Rodriguez Garcia M A, Iglesias-Garriz I, Corral Fernandez F, et al. [Evaluation of the safety of stress echocardiography in Spain and Portugal]. Rev Esp Cardiol,2001,54(8):941-948.

12. Bossone E, Rubenfire M, Bach D S, et al. Range of tricuspid regurgitation velocity at rest and during exercise in normal adult men:implications for the diagnosis of pulmonary hypertension. J Am Coll Cardiol,1999,33(6):1662-1666.

13. Nagel C, Henn P, Ehlken N, et al. Stress Doppler echocardiography for early detection of systemic sclerosis-associated pulmonary arterial hypertension. Arthritis Res Ther,2015,17:165.

14. Castelain V, Chemla D, Humbert M, et al. Pulmonary artery pressure-flow relations after prostacyclin in primary pulmonary hypertension. Am J Respir Crit Care Med,2002,165(3):338-340.

15. Argiento P, Chesler N, Mule M, et al. Exercise stress echocardiography for the study of the pulmonary circulation. Eur Respir J,2010,35(6):1273-1278.

16. Kusunose K, Yamada H, Hotchi J, et al. Prediction of Future Overt Pulmonary Hypertension by 6-Min Walk Stress Echocardiography in Patients With Connective Tissue Disease. J Am Coll Cardiol, 2015, 66(4):376-384.

17. Otasevic P, Popovic Z, Pratali L, et al. Right vs. left ventricular contractile reserve in one-year prognosis of patients with idiopathic dilated cardiomyopathy:assessment by dobutamine stress echocardiography. Eur J Echocardiogr,2005,6(6):429-434.

第五章 肺动脉高压的CT影像学

　　肺动脉高压(pulmonary hypertension,PH)是一种血流动力学和病理生理状态,其血流动力学诊断标准为:海平面静息状态下,右心导管检测肺动脉平均压≥25mmHg。肺动脉压力进行性升高可导致右心衰竭甚至死亡。

　　CT检查在肺动脉高压的诊断流程中扮演了重要角色,常用的CT检查方法为CT胸部平扫及CT肺动脉造影成像(CT pulmonary angiography,CTPA)。

　　【肺动脉高压的 CTPA 表现】

　　引起肺动脉高压的原因多样,但无论其病理机制如何,肺动脉高压典型的CTPA可表现为:血管征象,心脏征象,肺实质征象。

　　(一) 血管征象

　　肺动脉高压的血管征象主要包括:中心肺动脉增粗,外周肺动脉"剪枝征"(骤然变细),可见肺动脉走行迂曲。

　　1. 中心肺动脉增粗　肺动脉高压的主要血管改变为中心肺动脉增粗(图3-5-1)。在成人中,主肺动脉最宽处直径≥29mm诊断肺动脉高压的阳性预测值>95%,敏感度为87%,特异度达89%。主肺动脉直径超过相邻升主动脉直径诊断肺动脉高压的阳性预测值>95%,

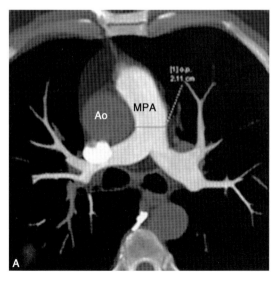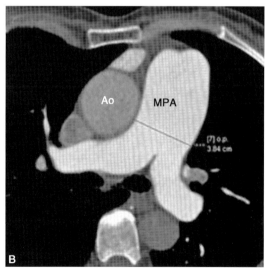

图 3-5-1　中心肺动脉的 CTPA 表现

A. 正常肺动脉,主肺动脉直径<29mm,且主肺动脉直径<相邻升主动脉直径;B. 肺动脉高压,肺动脉增粗,主肺动脉直径>29mm,且大于相邻升主动脉直径。Ao:主动脉,MPA:主肺动脉

特异度>90%。值得注意的是,主肺动脉直径<29mm 并不能排除肺动脉高压。在轻度肺动脉高压患者中,肺动脉可能仅仅轻度扩张。正常段级肺动脉直径与伴行支气管直径相似。在主肺动脉扩张(直径≥29mm)的患者中,三个或以上肺叶的段级肺动脉与伴行支气管直径比值大于等于 1 诊断肺动脉高压的特异度可达 100%。

2. 肺动脉走行迂曲,外周肺动脉"剪枝征"　肺动脉走行迂曲——提示慢性肺动脉高压(图 3-5-2)。

外周肺动脉"剪枝征"——外周肺动脉骤然变细(图 3-5-2)。

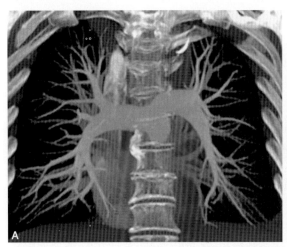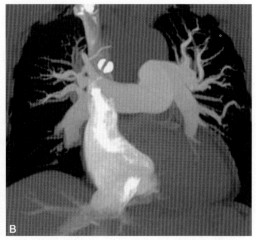

图 3-5-2　外周肺动脉的 CTPA 表现

A. 正常走行的肺动脉;B. 患者女,59 岁,气短 2 年,慢性血栓栓塞性肺动脉高压,心脏超声测量肺动脉收缩压为 110mmHg,CTPA 检查示肺动脉高压征象:中心肺动脉扩张增粗,外周肺动脉走行迂曲,呈"剪枝征"(骤然变细)

(二) 心脏征象

1. 右心室增大,右心室肥厚　于舒张期轴位图像心室最大层面测量左右心室最大横径(图 3-5-3)。正常心脏右心室横径:左心室横径<1。右心室增大者,右心室横径:左心室横径>1,室间隔平直或凸向左心室。右心室增大还可致心脏出现顺钟向转位。

右心室肥厚——右心室壁厚度>4mm(图 3-5-3)。

2. 右心功能不全征象　CTPA 可见右心房、右心室增大,上腔静脉、下腔静脉增粗,肝静脉反流,心包积液,胸腔积液等(图 3-5-4)。

(三) 肺实质征象

1. "马赛克"征　肺动脉栓塞可致其供血区域的肺组织缺血而呈现低灌注。CT 表现为肺野内单发或多发的局灶性密度减低区(低灌注区)与正常肺组织的相对高密度区相间(图 3-5-5)。密度减低区——闭塞肺动脉或肺小动脉病变以远肺实质灌注减低,而不伴气体潴留。密度增高区——邻近肺动脉正常供血区域血流正常或代偿性增加。"马赛克征"为慢性血栓栓塞性肺动脉高压的一个常见表现。特发性肺动脉高压及其他原因导致的肺动脉高压也可有马赛克征。

2. 小叶中心性磨玻璃结节　可见于 7% ~47% 特发性肺动脉高压患者中(图 3-5-6)。对于这类结节的解释包括胆固醇肉芽肿、局灶性丛样动脉病变、体肺侧支血管灌注的细小区域等。肺静脉闭塞病及肺毛细血管瘤病也可有该类结节。肺静脉闭塞病小叶中心结节常伴小叶间隔增厚及胸腔积液。

　　3. 胸膜下实变影　可见于慢性肺栓塞肺梗死者。

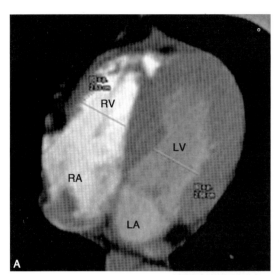
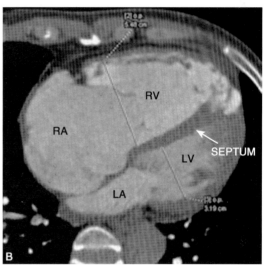
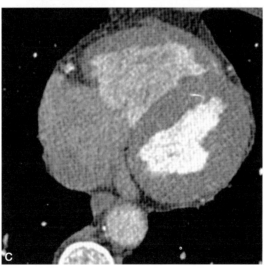

图 3-5-3　心脏的 CTPA 表现

A. 正常心脏,正常心脏右心室横径:左心室横径<1;B. 肺动脉高压,右心增大,右心室横径:左心室横径>1,室间隔凸向左心室,并可见心脏长轴顺钟向转位;C. 慢性血栓栓塞性肺动脉高压,合并陈旧性肺结核,慢性阻塞性肺病,CT 可见右心房、右心室扩大,右心室壁明显肥厚(厚度>4mm)。RA:右心房;RV:右心室,LA:左心房,LV:左心室,SEPTUM-:室间隔

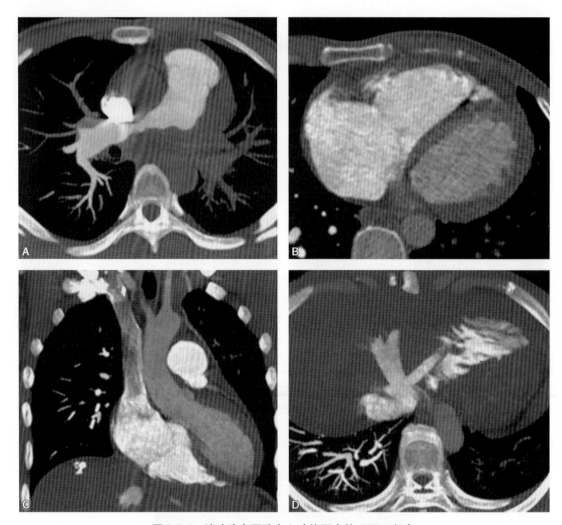

图 3-5-4　肺动脉高压致右心功能不全的 CTPA 征象

患者,女,35 岁,大动脉炎导致肺动脉受累狭窄,继发肺动脉高压。A. 右肺动脉主干受累致管壁增厚并管腔狭窄,左肺动脉受累致闭塞,主肺动脉继发性扩张增粗,主肺动脉直径>邻近升主动脉直径;B. 右心房、右心室增大;C. 上腔静脉增粗;D. 肝静脉反流

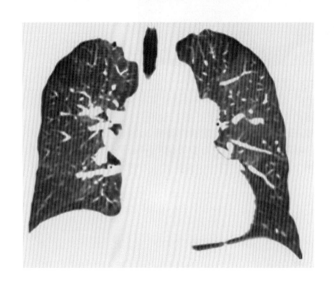

图 3-5-5　"马赛克"征

低密度区域与相对高密度区域相间

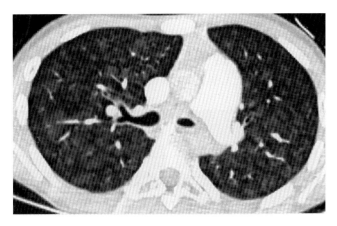

图 3-5-6 小叶中心磨玻璃结节

【肺动脉高压相关疾病的 CT 表现】

导致肺动脉高压的原因多样,可以分为先天性疾病及后天性疾病(图 3-5-7),还有一类病因不明的肺动脉高压——特发性肺动脉高压,在排除各种病因后方能诊断。CT增强扫描对心脏、大血管、肺的解剖结构显示清晰,是这些部位疾病的重要检查手段。CT 检查主要回答两个问题:①是否存在肺动脉高压征象? ②肺动脉高压的病因可能是什么?

CT 诊断主要显示肺循环路径上的解剖形态学改变,有别于临床,因而有必要从形态学角度对于病变累及部位进行分类(图 3-5-7)。

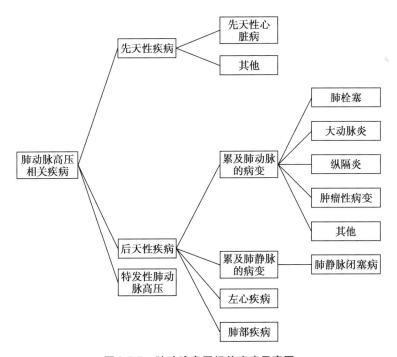

图 3-5-7 肺动脉高压相关疾病示意图

（一）先天性疾病

先天性心脏病相关性肺动脉高压 是指由体-肺分流型先天性心脏病所引起的肺动脉压升高,系毛细血管前型肺动脉高压的一种,血流动力学诊断标准与其他类型肺动脉高压相同。CT 检查有助于发现各种心脏、大血管畸形(图 3-5-8)。

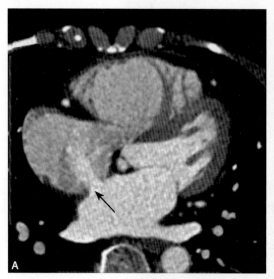
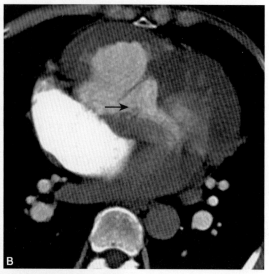
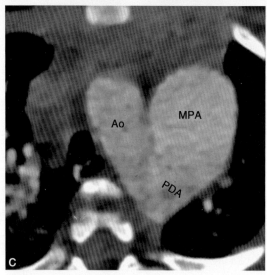

图 3-5-8 先天性心脏病相关性肺动脉高压 CT 表现
A. 房间隔缺损,CT 轴位图像四腔心层面示房间隔连续中断(黑箭),左心房内血液喷射入右心房,右心房、右心室扩大;B. 室间隔缺损,患者男,61 岁,胸闷、气短 14 个月,右心导管检查测量平均肺动脉压 52mmHg,CT 轴位图像四腔心层面示:室间隔连续中断(黑箭),左心室血流入右心室,右心室增大并室壁肥厚;C. 动脉导管未闭,CT 轴位图像示主动脉与主肺动脉之间有一异常交通的动脉导管(PDA)。Ao:升主动脉,PDA:动脉导管,MPA:主肺动脉

（二）累及肺动脉的病变

累及肺动脉的病变可以为肺动脉管壁的病变,如大动脉炎;也可以是管腔内病变,如腔内血栓形成或脂肪、空气等其他栓子栓塞;还可以是外源性压迫,主要是纵隔或肺内的肿瘤

病变。上述病变累及肺动脉导致管腔狭窄,引起血流动力学改变,肺血管重塑,最终导致肺动脉高压。

1. 大动脉炎累及肺动脉　大动脉炎是病因不明的慢性非特异性血管炎,主要累及主动脉及其颈部、腹部分支,也可累及冠状动脉和肺动脉。大动脉炎在亚洲年轻女性中多见,肺动脉累及者可近 50%,通常为疾病晚期表现。当累及肺动脉时,随着病情进展,肺动脉因病变加重而产生狭窄或闭塞,从而导致肺动脉压力增高。

CTPA 表现为(图 3-5-4,图 3-5-9):

(1) 肺动脉壁病变:肺动脉壁增厚,可以有延迟强化,管壁延迟强化提示疾病活动,晚期还可见管壁钙化,但少见。

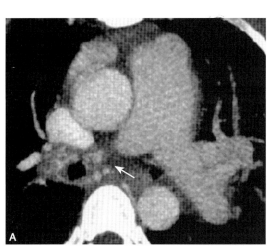
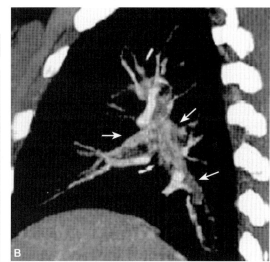
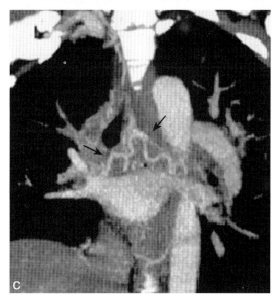

图 3-5-9　大动脉炎的 CTPA 征象

患者女,33 岁,心脏超声测量肺动脉收缩压为 57mmHg;A. CT 轴位图像示右肺动脉主干闭塞(白箭),周围较多细小侧支血管,主肺动脉增粗;B. CT 斜矢状位重建图像示右下叶肺动脉主干及分支(白箭)闭塞;C. CT 冠状位重建图像示肋间动脉及支气管动脉(黑箭)扩张

（2）肺动脉狭窄或闭塞——慢性期,病变进展可致管壁逐步增厚,并致狭窄甚至闭塞。

（3）肺动脉高压表现。

2. 慢性血栓栓塞性肺动脉高压　慢性血栓栓塞性肺动脉高压(chronic thromboembolic pulmonary hypertension,CTEPH)为肺动脉一次或反复血栓栓塞后,栓子不完全溶解,继发肺血管病变,导致肺血管阻力增加,肺动脉压力进行性增高,最终导致右心功能不全。病理学检查可见肺小动脉病变伴不同程度机化和再通的栓子。

CTEPH 的 CTPA 表现(图 3-5-10,图 3-5-11):

（1）肺动脉腔内血栓(图 3-5-10AB;3-5-11A)

血栓——肺动脉管腔内低密度充盈缺损:①完全性——栓子完全充满血管,阻塞主干或叶、段级肺动脉及以远,可见管腔缩窄(血栓收缩所致);②部分性——慢性血栓附着于管壁,逐步机化可导致管壁不规则增厚及管腔狭窄;③部分慢性栓塞灶可以出现钙化。

肺动脉腔内低密度充盈缺损是诊断 CTEPH 的最直接征象。慢性肺栓塞的栓子形态与急性肺栓塞栓子形态不同(表 3-5-1)。

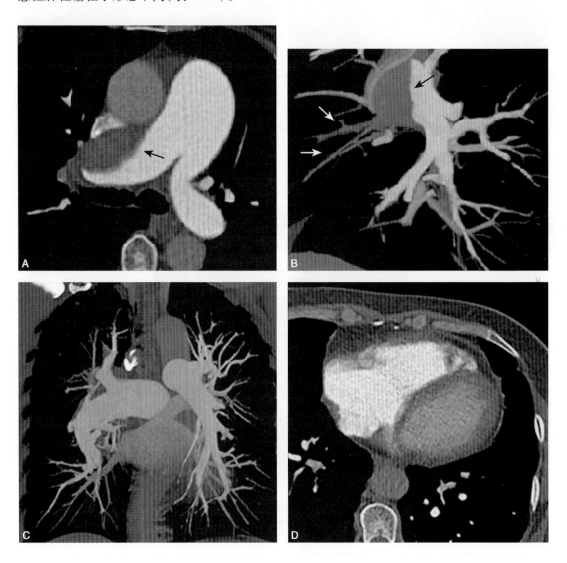

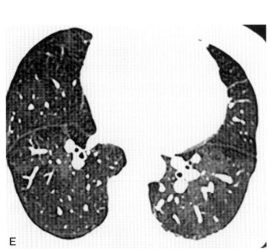
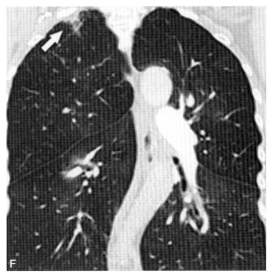

图 3-5-10　慢性血栓栓塞性肺动脉高压的 CTPA 表现

患者女,59 岁,活动后气短 3 年,右心导管检查测量平均肺动脉压 47mmHg;CTPA 检查可见:A. CT 轴位图像示主肺动脉明显增粗,右肺动脉内见低密度附壁血栓(黑箭),与管壁呈钝角;B. CT 斜矢状位重建图像示右肺动脉内不规则低密度附壁血栓(黑箭),右中叶肺动脉及其分支受累管腔完全闭塞,管径变细(白箭);C. CT 冠状位重建图像示外周肺小动脉走行迂曲,呈"剪枝"征;D. CT 轴位图像示右心房、右心室增大,右心室壁略肥厚;E. 肺实质内低灌注区与高灌注形成低密度与高密度相间的"马赛克"征;F. CT 冠状位重建图像示右肺上叶尖段胸膜下楔形密度增高影(白箭),宽基底附着于胸膜,尖端指向肺门——肺梗死瘢痕

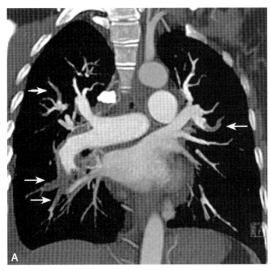
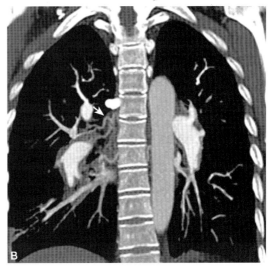

图 3-5-11　慢性血栓栓塞性肺动脉高压的 CTPA 表现

A. CT 冠状位重建图像示右下叶肺动脉及左上叶肺动脉分支内(白箭)低密度充盈缺损,主肺动脉继发性扩张;B. CT 冠状位重建图像示进入右肺的支气管动脉增粗(白箭)

表 3-5-1　慢性肺栓塞与急性肺栓塞栓子形态的比较

栓子形态	慢性肺栓塞	急性肺栓塞
部分性充盈缺损		
中心性	少见	多见,低密度栓子在高密度血管腔内,形成"漂浮征"、"轨道征"、"蜂窝征"
偏心性	血栓长时间附着于管壁,与管壁呈钝角,也可表现为管壁增厚样改变,偶可见钙化	栓子刚附着于管壁,与管壁成锐角
完全性充盈缺损	低密度栓子完全充满血管,闭塞的血管狭窄(血栓收缩所致)	低密度栓子完全充满血管,管腔正常或略增粗

（2）肺动脉高压血管及心脏表现(图 3-5-10C、D,图 3-5-11B):CTPA 可见中心肺动脉增宽,外周肺动脉"剪枝征",肺动脉走行迂曲,右心房、右心室增大,右心室肥厚,下腔静脉反流,支气管动脉扩张,非支气管动脉的体循环侧支动脉形成。

（3）肺实质改变:"马赛克"征——以段或亚段分布为特征(图 3-5-10E)。其他肺实质征象表现为既往肺梗死导致的外周肺实质楔形密度增高影(图 3-5-10F)。

3. 纤维性纵隔炎累及肺动脉　纤维性纵隔炎(fibrosingmediastinitis)是以纵隔慢性炎性反应及纤维组织增生为特点的一类罕见疾病,可以导致纵隔及肺门结构外压改变,可以是弥漫性,也可以是局灶性;可以是特发性,也可以由其他原因所致,包括组织胞浆菌病感染(美国多见)、肺结核、结节病、放射治疗、药物(如异噻唑啉酮)等。

CT 检查可见(图 3-5-12,图 3-5-13):

（1）纵隔炎表现:纵隔和(或)肺门脂肪组织被软组织密度影替代,软组织密度影可以是弥漫性浸润性表现,边界不清楚,也可以是局灶性形成结节或肿块样表现。

（2）肺门结构受压改变:可见不同程度的肺动脉、肺静脉、支气管受压狭窄或闭塞。

（3）肺动脉高压表现——继发于肺动脉狭窄。

（4）其他表现:肺门或纵隔软组织影钙化或淋巴结钙化,双侧支气管壁弥漫性增厚及管腔狭窄。

（5）原发病变的肺实质改变。

4. 肿瘤性病变　CT 检查能够显示肿瘤性病变发生部位,是否累及肺动脉。

肺癌是较常累及肺动脉的恶性肿瘤(图 3-5-14)。CTPA 检查可见纵隔或肺门的肿块,或肺内肿块,包绕或侵犯肺动脉,导致管腔狭窄。

原发性肺动脉肉瘤常累及中心肺动脉,其临床表现与急性或慢性肺栓塞相似。CTPA 表现为腔内的充盈缺损,与血栓相似,但肉瘤表面不光整,呈分叶状,低密度充盈缺损的实质内可见不规则强化,多数单发,位于中心肺动脉时可跨越累及两侧肺动脉主干,但少见双侧段以下分支动脉受累。

（三）累及肺静脉的病变

纤维性纵隔炎、肿瘤等累及肺静脉可以导致肺静脉狭窄、闭塞,纵隔炎、肿瘤性疾病常合并肺动脉狭窄,肺动脉高压常合并肺动脉及肺静脉阻塞的因素。

肺静脉闭塞病和/或肺毛细血管瘤病:肺静脉闭塞病及肺毛细血管瘤病为肺动脉高压罕

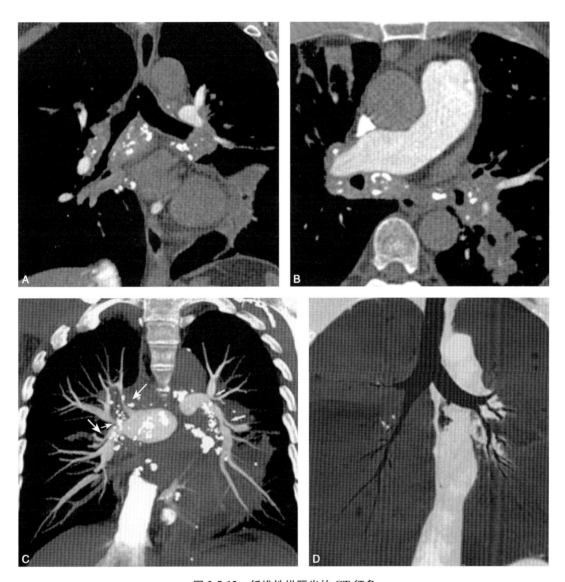

图 3-5-12 纤维性纵隔炎的 CT 征象

患者男,60 岁,咳嗽、咳痰、气短 10 余年,心脏超声检查肺动脉收缩压 52mmHg;A、B:CT 冠状位重建图像及轴位图像示纵隔及双肺门广泛软组织影伴散在点状钙化,主肺动脉增粗;C:CT 冠状位重建图像示双肺动脉分支起始于肺门处不同程度狭窄(白箭);D:CT 冠状位气道重建图像示双侧叶级以下支气管不同程度狭窄甚至闭塞

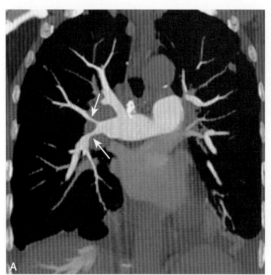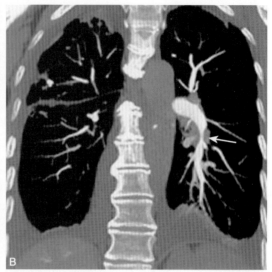

图 3-5-13　纤维性纵隔炎的 CT 征象

患者男,77 岁,进行性气短 1 个月,心脏超声检查测量肺动脉收缩压 70mmHg,CT 冠状位重建图像示可见纵隔及双肺门弥漫软组织影,并包绕压迫双肺门处肺动脉分支不同程度狭窄(白箭)

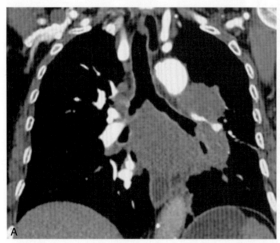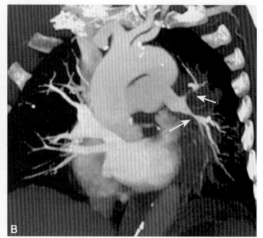

图 3-5-14　肺小细胞癌的 CTPA 征象患者

患者女,77 岁,咳嗽气短 3 个月;A. CT 冠状位重建图像示左肺门及纵隔内隆突下软组织包块,包绕左肺门结构,致左上叶支气管闭塞及左下叶支气管狭窄,B. CT 斜冠状位重建图像示左肺门包块包绕压迫左下叶肺动脉致重度狭窄(白箭)

见原因,常发生于儿童及青年人,其诊断需要活检病理明确。肺静脉闭塞病病理上主要表现为弥漫肺小静脉及其分支纤维组织增生,内膜增厚,管腔狭窄、闭塞。肺毛细血管瘤病病理主要表现为大量薄壁毛细血管增生并浸润肺泡壁、气道、血管、甚至胸膜。但因肺动脉高压患者活检比较危险,所以较少进行。

肺静脉闭塞病与肺毛细血管瘤病影像学表现相似,CT 检查可发现:

(1) 肺动脉高压征象。

(2) 间质性及肺泡性肺水肿:小叶间隔增厚,小叶中心磨玻璃结节影。

(3) 其他:胸腔积液,纵隔淋巴结肿大。

这些征象提示肺静脉闭塞病或肺毛细血管瘤病可能。

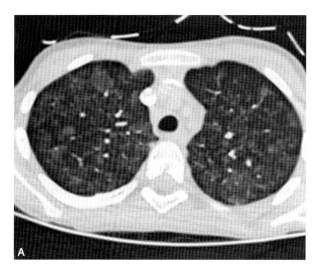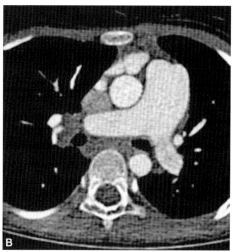

图 3-5-15 肺静脉闭塞病的 CT 征象

患者男性,13 岁,心脏超声测量肺动脉收缩压 87mmHg;A. CT 轴位图像示见双肺野内广泛小叶中心密度增高的磨玻璃影;B. 主肺动脉分叉层面显示主肺动脉控制增粗,提示肺动脉高压

(四) 左心疾病相关性肺动脉高压

左心疾病为肺动脉高压的常见原因。导致肺动脉高压最常见的左心疾病为左心功能不全,其次为左房血栓、左房肿瘤(黏液瘤、肉瘤或转移瘤)。左心房、肺静脉压力增高,逆向传导引起肺动脉压力增高。CT 在左心疾病相关性肺动脉高压的诊断中有重要作用(图 3-5-16)。

(五) 肺部疾病所致的肺动脉高压

肺部疾病是导致肺动脉高压的常见原因。在肺部疾病中,肺动脉高压提示预后不良。最常见的导致肺动脉高压的肺部疾病包括慢性阻塞性肺疾病、间质性肺病及其他弥漫性肺疾病(如结缔组织病、结节病、肺朗格汉斯组织细胞增多症)。CT 检查可发现肺部原发疾病改变,及肺动脉高压征象(图 3-5-17,图 3-5-18)。

(六) 特发性肺动脉高压

特发性肺动脉高压是一种原因不明的肺动脉高压,其组织病理学的改变主要是丛样肺动脉病变(以肌型肺动脉内膜纤维化,中层肥厚为特征),其诊断必须先除外各种引起肺动脉高压的先天或后天获得性病因。

特发性肺动脉高压 CTPA 可见肺动脉扩张,腔内无可见的血栓(图 3-5-19)。其他 CT 发现包括右心增大,心包积液,肺实质"马赛克"征。特发性肺动脉高压的"马赛克"征,表现为血管周围肺实质密度增高,以肺门或外周分布为主,与 CTEPH 段及亚段分布的"马赛克"征不同。

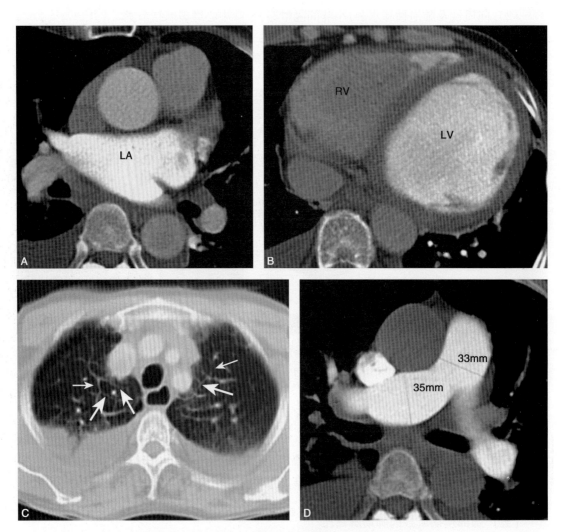

图 3-5-16　左心疾病相关性肺动脉高压心电门控 CT 表现

患者男性,50 岁,扩张型心肌病,左心功能不全,心脏超声测量肺动脉收缩压 66mmHg;A. CT 轴位图像示左房(LA)增大 B. CT 轴位图像示左心室(LV)扩大;C. CT 轴位图像示小叶间隔增厚(白箭),肺实质磨玻璃样密度增高影,提示肺水肿,双侧少量胸腔积液;D. CT 轴位图像示主肺动脉及右肺动脉增粗,提示肺动脉高压

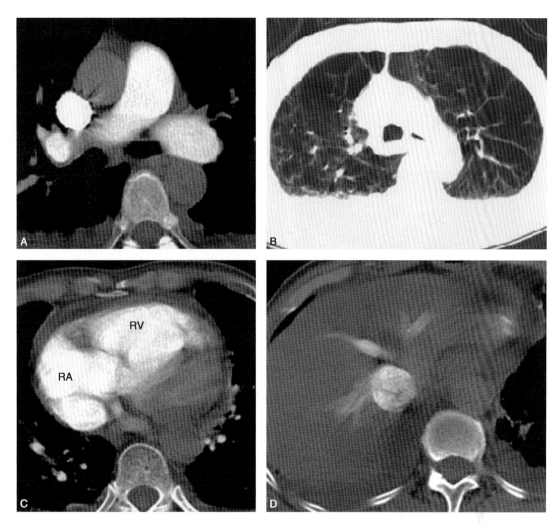

图 3-5-17　慢性阻塞性肺病相关性肺动脉高压的 CT 表现

患者男性,67 岁,心脏超声测量肺动脉收缩压 56mmHg;A. CT 轴位图像示主肺动脉增粗;B. CT 轴位图像示双肺野内多发密度减低区,肺纹理减少并紊乱,提示肺气肿,并见多发肺大疱形成;C. CT 轴位图像示右心房(RA)、右心室(RV)明显增大;D. CT 轴位图像示异常显影的下腔静脉及肝静脉,提示肝静脉反流

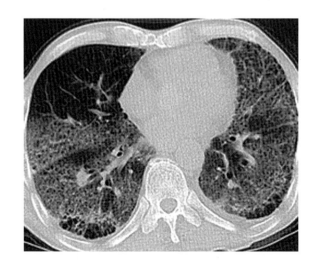

图 3-5-18　间质性肺炎相关性肺动脉高压的 CT 表现

患者男性,71 岁,心脏超声测量肺动脉收缩压 53mmHg;CT 轴位图像示双肺间质明显增厚,呈弥漫性网格状改变

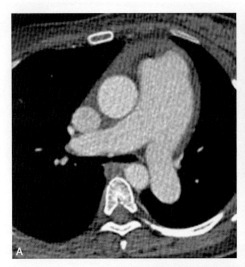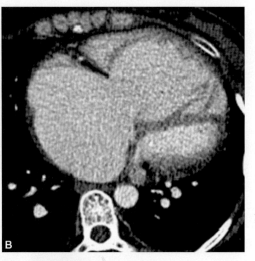

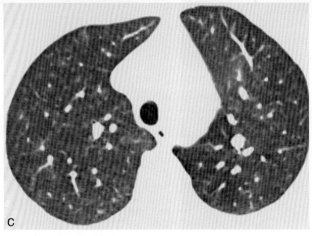

图 3-5-19　特发性肺动脉高压的 CT 征象

患者女性,34 岁,气短 6 年,右心导管检查测量肺动脉收缩压 102mmHg。A. CT 轴位图像示主肺动脉及左右肺动脉主干明显增粗,管腔内未见异常低密度影;B. CT 轴位图像示右心房、右心室明显增大,室间隔向左心室移位,心脏长轴顺钟向转位;C. 双肺可见多发血管周围斑片状密度增高影("马赛克"征)

【本章小结】

肺动脉高压为临床常见的病理生理状态或疾病,导致肺动脉高压的原因多样,其 CT 表现重叠,最终的诊断需要结合临床、组织病理、影像学检查等手段综合分析。肺动脉高压治疗方法因不同原因而异,需要警惕其内在病因,以制订合适的治疗方案。

(郑敏文)

参 考 文 献

1. Galie N, Humbert M, Vachiery JL, et al. 2015 ESC/ERS Guidelines for the diagnosis and treatment of pulmonary hypertension: The Joint Task Force for the Diagnosis and Treatment of Pulmonary Hypertension of the European Society of Cardiology(ESC) and the European Respiratory Society(ERS): Endorsed by: Association for European Paediatric and Congenital Cardiology(AEPC), International Society for Heart and Lung Transplan-

tation(ISHLT). Eur Heart J,2016,37(1):67-119.

2. Barbosa E J,Jr. ,Gupta N K,Torigian D A,et al. Current role of imaging in the diagnosis and management of pulmonary hypertension. AJR Am J Roentgenol,2012,198(6):1320-1331.

3. Castaner E,Gallardo X,Rimola J,et al. Congenital and acquired pulmonary artery anomalies in the adult:radiologic overview. Radiographics,2006,26(2):349-371.

4. Grosse C,Grosse A. CT findings in diseases associated with pulmonary hypertension:a current review. Radiographics,2010,30(7):1753-1777.

5. Jayasekera G,Peacock AJ. Advanced Imaging in Pulmonary Hypertension. Springer International Publishing,2016:199-217.

6. Pena E,Dennie C,Veinot J,et al. Pulmonary hypertension:how the radiologist can help. Radiographics,2012,32(1):9-32.

7. Tsai I C,Tsai W L,Wang K Y,et al. Comprehensive MDCT evaluation of patients with pulmonary hypertension:diagnosing underlying causes with the updated Dana Point 2008 classification. AJR Am J Roentgenol,2011,197(3):W471-481.

第六章 肺动脉高压的心脏磁共振影像学

肺动脉高压是不同原因导致的、以肺动脉压力和肺血管阻力升高为特点的一组病理生理综合征。肺血管阻力增加、肺动脉压力升高,会导致右心室压力负荷持续增大,引起右心室功能进行性下降,甚至影响左心室功能,最终出现心功能衰竭,甚至死亡。早期诊断肺动脉高压并准确、无创地监测右心功能,对于判断其预后及指导治疗均具有重要意义。

心脏磁共振成像(cardiac magnetic resonance,CMR)具有大视野、无辐射、多成像序列、任意平面成像、组织分辨力高等多种特点,结合不断涌现的新技术,能对心脏形态、功能、瓣膜运动、心肌活性及纤维化、心血管血流情况等进行"一站式"检查及评估。CMR 在多种心血管疾病的诊断及预后评估中均发挥着重要的作用,并越来越多地应用于临床及实验研究。

【心脏磁共振技术】

CMR 扫描序列多种多样,随着科学技术不断进展,CMR 新的诊断技术也不断涌现。应用 CMR 评估肺动脉高压的主要序列如下:稳态自由进动序列(steady state free precession,SSFP)、T1 黑血序列、相位对比(phase-contrast, PC)序列、延迟增强(late Gadolinium enhancement,LGE)、T1 mapping、心肌标记成像(tagging)。

稳态自由进动序列亦称为亮血电影序列,其成像基本原理是在心电门控下,将每次心动周期采集的数据按若干期相分段,分别重建心动周期各期相图像,并以电影方式连续放映,显示心脏形态在整个心动周期中的动态变化。其可在长轴、短轴或其他任意方向成像,可以包括2、3 或 4 个心腔,甚至包括整个左心室和右心室。在心室短轴位层面,于心脏收缩末期和舒张末期分别描记 RV 与 LV 心内膜和心外膜(图 3-6-1),根据 Simpson 公式,计算出相应的功能参数。如今,亮血电影序列已成为评价 RV 和 LV 容积、射血分数(ejection fraction, EF)、每搏输出量(stroke volume, SV)、心肌质量(myocardial mass,MM)的金标准。此外,使用电影序列还可以多平面观察心室形态、大小、室壁运动情况及瓣膜的形态、位置、运动等。

T1 黑血序列有高空间分辨率,可以详细显示心脏大血管结构、心腔和心室壁交界的形态细节、心包和纵隔组织等(图 3-6-2)。

相位对比序列是一种既能显示血管解剖结构,又能提供血流方向、血流速度及流量等血流动力学信息的磁共振技术,是进行血流测量的可靠方法。在一个心动周期各个时相描记靶血管轮廓,后处理软件可计算出靶血管横截面积、血流流率、流量、加速时间与射血时间

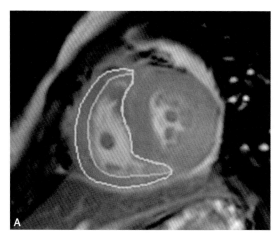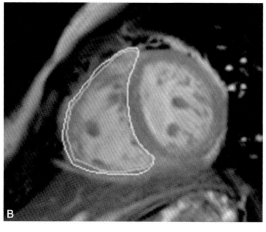

图 3-6-1 心室短轴位层面,于心脏收缩末期(A)和舒张末期(B)分别描记 RV 心内膜和心外膜

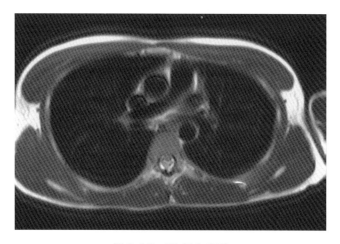

图 3-6-2 T1 黑血序列
横轴位 T1 黑血序列(肺动脉层面)详细显示肺动脉及主动脉结
构、纵隔等

等,并绘制出流量曲线、流率曲线等(图 3-6-3)。以往的相位对比序列为 2D 扫描,随着技术发展,现已出现 4D 磁共振血流成像(简称 4D Flow)新技术。与传统的 2D Flow 相比,4D Flow 同时对三个相互垂直的维度进行编码并获得相位流速编码电影,不仅可以动态三维显示心腔和大中动脉的血流动力学特征,并能准确测量扫描范围内各个位置血流的方向、速度、剪切力等重要参数,对更好的认识和解读正常心血管血流动力学特征及心血管疾病所致血流异常具有潜在应用价值。

延迟增强为注射钆对比剂 10~20 分钟后,采用梯度回波反转恢复序列进行扫描,选用合适的反转时间,正常心肌因对比剂廓清而无强化,梗死心肌、纤维瘢痕、炎症等区域因对比剂滞留而显示为高信号,从而可以评价心肌活性、纤维化等信息。T1 mapping 是评估心肌弥漫性纤维化更为优越的技术,其可以直接对组织的 T1 值进行定量测量,组织 T1 值增高主要与细胞水肿及蛋白沉积等有关。此外,T1 mapping 技术还可以测量细胞外间质容积分数(ECV),ECV 可视为心肌纤维化的生物标志物,可作为延迟增强评估心肌纤维化尤其是弥漫性纤维化的重要补充。

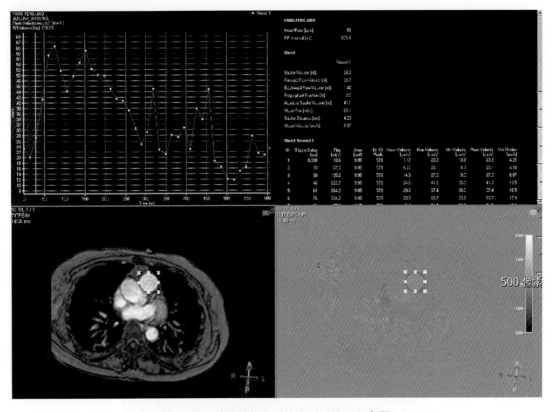

图 3-6-3　肺动脉相位对比序列后处理示意图

Tagging 技术通过观察心动周期各期相标记网格影的运动,可准确地判断心肌局部运动有无异常,评价心脏整体和局部的收缩和舒张功能,并可进行定量分析,测定心肌应变及应变率。

【CMR 诊断肺动脉高压】

肺动脉直径与肺动脉压之间呈线性相关,通过测量主肺动脉的直径及右心室大小可评价肺动脉高压的严重性。CMR 可直接观察并测量主肺动脉及其分支血管管径。肺动脉高压患者肺动脉内压力较高,使主肺动脉逐渐扩张,目前认为主肺动脉直径≥29mm 为异常,但因主肺动脉直径存在性别差异,能否以同一标准(≥29mm)诊断不同性别肺动脉高压还有待商榷。此外,一些研究者用主肺动脉直径与同一层面的升主动脉直径比值来评估肺动脉的扩张,比值>1 诊断为肺动脉高压。

另有一些研究者采用相位对比方法估测肺动脉压力来诊断肺动脉高压。结合肺动脉相位对比法测量的结果与心房、心室几何构型可估测肺毛细血管楔压、平均肺动脉压及肺血管阻力指数,并与右心导管热稀释法测得的结构具有良好的一致性。此外,有研究发现,采用相位对比成像测量得到的主肺动脉涡流持续时间与平均肺动脉压呈明显的线性相关,其诊断肺动脉高压的阈值为≥14.3%。

【CMR 评估肺动脉高压患者右心功能及预后】

肺动脉高压时右心室后负荷增大,右心室重塑,继而引起右心功能障碍。右心功能是影响肺动脉高压患者预后的重要因素。近年来,在肺动脉高压领域,学者们不再是单独关注肺血管本身,而是以右心-肺循环的整体观念探索及评价肺动脉高压。准确评价肺动脉高压患者的右心功能,对指导临床个体化治疗及预后判断具有重要意义。CMR 因其组织对比分辨率高、可清晰定位心内膜、受右心室形态不规则的影响较小及可重复性高,已成为无创性评价右心室结构及功能的"金标准"。

(一)心脏基本形态

肺动脉高压患者多表现为进行性右心房、右心室扩大及肺动脉增宽。心室中部右室与左室直径之比多大于 1。电影序列表现为右心室的收缩功能整体或局部减低,室间隔在舒张充盈早期变平或凸向左心室,在短轴切面,左心室呈"D"形,而右心室由新月形变为圆形(图 3-6-4)。

(二)右心室容量指标及收缩功能

受右心室几何形状影响小,采用 CMR 电影序列可以准确检测肺动脉高压患者的右心室容量指标及射血分数。CMR 检测的右心功能指标可以反映肺动脉高压患者的预后。肺动脉高压患者的右室舒张末期容积指数(RVEDVI)及右室收缩末期容积指数(RVESVI)可增大,右室每搏输出量指数(RVSVI)、右室射血分数

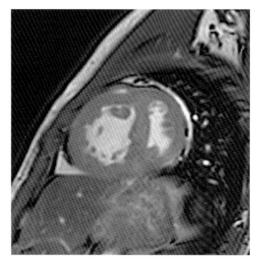

图 3-6-4 心室短轴切面亮血电影序列
心室短轴切面亮血电影序列示肺动脉高压患者室间隔在舒张充盈早期凸向左心室,左心室呈"D"形;尚可观察到右心室心肌肥厚

(RVEF)及左室舒张末期容积指数(LVEDVI)可降低。其中,$RVEDVI>84ml/m^2$、$RVSVI<25ml/m^2$、$LVEDVI<40ml/m^2$、RVEF 降低提示预后较差。此外,CMR 测得的右心室容量指标会随肺动脉高压药物治疗疗效发生一定的改变,故可作为肺动脉高压药物疗效的评价指标之一。

(三)右心室心肌质量指标

CMR 电影序列除可检测右心室容量指标外,还可获得右心室心肌质量,定量分析心肌的肥厚程度。肺动脉高压早期,右心室心肌质量与肺动脉压力呈正相关。心室质量指数(ventricular mass index,VMI)为右心室心肌质量与左心室心肌质量的比值,该指数在肺动脉高压患者中会升高,提示左心室与右心室失去平衡,并且 VMI 与平均肺动脉压及肺血管阻力有较好的相关性。以 VMI=0.56 作为阳性界值,诊断肺动脉高压的阳性预测值和阴性预测值分别为 88%、100%。

(四)右心室舒张功能评估

肺动脉高压患者,右心室长期压力负荷增加,舒张早期右心室充盈时间延长,且舒张功能下降多早于收缩功能下降。对三尖瓣进行相位对比序列扫描,重建出三尖瓣的跨瓣血流曲线,可反映右心室充盈形式,计算快速充盈峰/心房收缩充盈峰(即 E/A),以此反映右心室舒张功能。E/A<1 提示存在右心室舒张功能障碍。有研究表明,PC 法所测得的肺动脉高压患者 E/A 与肺动脉血流动力学参数(肺血管阻力指数、平均肺动脉压)有良好的相关性。

采用 Tagging 技术亦可对右心室的收缩及舒张功能进行评估。肺动脉高压患者右心室

重构使心肌收缩率下降,表现为收缩期峰值应变及舒张早期应变率下降。有研究表明,收缩期峰值应变下降与肺动脉高压严重程度有很好的负相关。另外,应变率下降是舒张功能下降的征象。

（五）心肌活性评估

延迟增强扫描可发现部分肺动脉高压患者右室壁内存在局灶性强化区域。肺动脉高压患者心肌延迟强化的典型位置位于左/右心室交叉点处(图3-6-5),无论是否累及室间隔,强化一般只限于心肌中层,心内膜下未受累。但该部位的心肌延迟强化并非肺动脉高压的特征表现,也可见于其他心肌病变。有研究发现这些延迟强化区域的范围与右心功能相关,在肺动脉高压患者内出现延迟强化提示着预后较差。此外,T1 mapping技术可作为延迟增强评估心肌纤维化的重要补充。

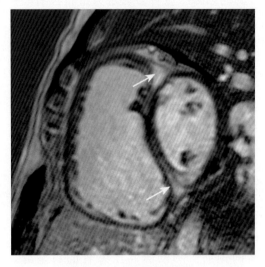

图3-6-5　延迟增强扫描
心室短轴切面延迟增强扫描序列示肺动脉高压患者右心室插入部(左/右心室交叉点处)心肌延迟强化(箭)

【本章小结】

综上所述,总结近年来一些研究,提示肺动脉高压预后不良的参数概括如下:①右心室功能下降(RVEDVI>84ml/m²、RVSVI<25ml/m²,RVEF降低);②右心房增大;③室间隔变平;④左心室LV功能下降(LVEDVI<40ml/m²)或同时伴缺血性心脏病;⑤心肌延迟强化的出现。

CMR在肺动脉高压的评估中有着巨大的潜力,随着技术的发展,CMR在评价右心室功能方面将会表现出越来越明显的优势,在评估疾病严重程度及判断预后方面日益发挥重要作用。

（钟小梅　刘辉）

参 考 文 献

1. Marrone G,Mamone G,Luca A,et al. The role of 1.5T cardiac MRI in the diagnosis,prognosis and management of pulmonary arterial hypertension. Int J Cardiovasc Imaging,2010,26(6):665-681.

2. Stankovic Z,Allen BD,Garcia J,et al. 4D flow imaging with MRI. Cardiovasc Diagn Ther,2014,4(2):173-192.

3. Markl M,Frydrychowicz A,Kozerke S,et al. 4D flow MRI. J Magn Reson Imaging,2012,36(5):1015-1036.

4. Teraoka K,Hirano M,Ookubo H,et al. Delayed contrast enhancement of MRI in hypertrophic cardiomyopathy. Magn Reson Imaging,2004,22(2):155-161.

5. Yin G,He GJ,Zhao SH. Cardiovascular magnetic resonance imaging:Part Ⅲ —The clinical applications of cardiovascular magnetic resonance. Chin J Magn Reson Imaging,2013,4(6):450-458.

6. Harrild DM,Han Y,Geva T,et al. Comparison of cardiac MRI tissue tracking and myocardial tagging for assessment of regional ventricular strain. Int J Cardiovasc Imaging,2012,8(28):2009-2018.

7. Lange TJ,Dornia C,Stiefel J,et al. Increased pulmonary artery diameter on chest computed tomography can predict borderline pulmonary hypertension. Pulm Circ,2013,3(2):363-368.

8.　Corson N, Armato SG, Labby ZE, et al. CT-based pulmonary artery measurements for the assessment of pulmonary hypertension. Acad Radiol, 2014, 21(4): 523-530.

9.　Swift AJ, Rajaram S, Hurdman J, et al. Noninvasive estimation of PA pressure, flow, and resistance with CMR imaging: derivation and prospective validation study from the ASPIRE registry. JACC Cardiovasc Imaging, 2013, 6 (10): 1036-1047.

10.　Reiter G, Reiter U, Kovacs G, et al. Blood flow vortices along the main pulmonary artery measured with MR imaging for diagnosis of pulmonary hypertension. Radiology, 2015, 275(1): 71-79.

11.　Alunni JP, Degano B, Arnaud C, et al. Cardiac MRI in pulmonary artery hypertension: correlations between morphological and functional parameters and invasivemeasurements. Eur Radiol. 2010, 20(5): 1149-1159.

12.　vanWolferen SA, Marcus JT, Boonstra A, et al. Prognostic value of right ventricular mass, volume, and function in idiopathic pulmonary arterial hypertension. European Heart Journal, 2007, 28(10): 1250-1257.

13.　Hagger D, Condliffe R, Woodhouse N, et al. Ventricular mass index correlates with pulmonary artery pressure and predicts survival in suspected systemicsclerosis-associated pulmonary arterial hypertension. Rheumatology, 2009, 48(9): 1137-1142.

14.　Alimni J, Degano B, Arnaud C, et al. Cardiac MRI in pulmonary artery hypertension: correlations between morphological and functional parameters andinvasive measurements. Eur Radiol, 2010, 20(5): 1149-1159.

15.　Chin K, Kim N, Rubin L. The right ventricle in pulmonary hypertension. Coron Artery Dis, 2005, 16(1): 13-18.

16.　Puwanant S, Park M, Popović ZB, et al. Ventricular geometry, strain, and rotational mechanics in pulmonary hypertension. Circulation, 2010, 121(2): 259-266.

17.　Freed BH, Gomberg-Maitland M, Chandra S, et al. Late gadolinium enhancement cardiovascular magnetic resonance predicts clinical worsening in patients with pulmonary hypertension. J Cardiovasc Magn Reson, 2012, 14: 11.

第七章 慢性肺源性心脏病

肺源性心脏病(cor pulmonale)是由支气管-肺组织、肺血管或胸廓病变引起肺组织结构和功能异常,造成肺血管阻力增加,肺动脉压力增高,使右心扩大、肥厚、伴或不伴右心衰竭。肺源性心脏病最终发生右心衰竭,表现为心输出量下降[CI<2.5L/(min·m^2)]和右室充盈压升高(RAP>8mmHg)。临床表现为低血压或肝、肾、胃肠道等多脏器的功能障碍甚至衰竭。肺源性心脏病分急性和慢性两类,本节重点阐述慢性肺源性心脏病。

【流行病学】

慢性肺源性心脏病目前国内外均缺少流行病学数据。我国仅有北方局部地区的流行病学资料。我国北方局部地区的流行病学数据表明肺心病在 COPD 患者中的发病率为18.92%,占 40 岁以上人口的 1.72%。肺心病患者的平均年龄为(55.12±11.84)岁,男性占89.2%,远远高于女性。研究发现随着年龄的增加肺心病在调查人群中的发病率显著增加,其中 70~79 岁老年患者,肺心病患病率达到 55.24%。COPD 患者肺功能越差,肺心病发病率越高,其中肺功能Ⅳ级发生肺心病的比率高达 33.33%。我国有关 COPD 的注册登记研究未来有希望提供完整的肺心病流行病学数据。

【病因】

慢性肺源性心脏病根据原发病的不同可分为以下四类:

1. 慢性支气管、肺部疾病最常见。慢性阻塞性肺疾病(COPD)是我国肺心病最主要的病因。其他如支气管哮喘、重症肺结核、支气管扩张、尘肺、间质性肺疾病等,晚期也可继发慢性肺心病。

2. 严重的胸廓畸形,如严重的脊椎后、侧凸,脊椎结核,胸廓成形术,严重的胸膜肥厚。

3. 肺血管病变,肺栓塞,肺动脉高压,先天性或继发性肺动脉狭窄和肺血管内外的肿瘤阻塞与压迫等。

4. 其他神经肌肉疾病,如脊髓灰质炎、肌营养不良和肥胖伴肺通气不足,睡眠呼吸障碍等。

【发病机制和病理生理改变】

(一) 肺血管阻力增高

肺血管阻力增高导致肺动脉高压和右心室后负荷增加是慢性肺源性心脏病的始发因素。多种原因可导致肺血管阻力升高。

1. 肺小动脉病变 特发性肺动脉高压(IPAH)病变多累及肺小动脉(直径<500μm)。病变肺小动脉特征性改变为中膜增厚、内膜增生和纤维化改变(向心性或偏心性),血管周围炎性渗出增加引起外膜增厚,复合病变(丛样、扩张性损害)以及血栓形成。而肺静脉多不受

影响。肺血管阻力(PVR)增加与多种机制相关,包括血管收缩、增生及阻塞性血管壁重构、炎症、血栓形成。

2. 慢性缺氧与肺血管床破坏　慢性缺氧和肺血管床的破坏(肺实质损失和肺纤维化)是慢性肺部疾病引起 PVR 增加的主要机制。肺泡缺氧导致肺小动脉和毛细血管前动脉迅速收缩,以维持正常的通气/血流比(V/Q),进而降低对动脉血氧饱和度的影响。慢性缺氧引起肺血管重构的特征性病理改变有肺小动脉肌化,肌性小动脉中膜肥厚以及内膜增厚和纤维弹性组织增生。慢性肺疾病引起 PVR 增加的另一常见原因是肺血管床的破坏。COPD 患者正常肺泡组织丢失导致肺气肿,以致肺血管床减少。ILD 患者肺间质纤维化和炎症浸润导致肺血管床的破坏和小血管受压。血管消失多见于成纤维细胞聚集区域和蜂窝肺组织区。

3. 肺动脉血栓形成与机化　CTEPH 的肺血管阻力升高与肺动脉血栓形成与机化密切相关。机化血栓阻塞肺动脉血管(从主干至亚段水平)可直接导致肺血管阻力升高,其次是由于远端未阻塞的肺动脉血管发生重构。CTEPH 患者的内膜肥厚见于所有病例,包括多种胶原蛋白沉积、含铁血黄素沉积、动脉粥样硬化和钙化。内膜病变提示肺动脉内膜剥脱术是有效治疗。CTEPH 的远端小动脉病变与 IPAH 并无二致,远端未被血栓物质阻塞的肺小动脉血管床血流量的增加和由此产生的剪切应力导致肺血管重构。因此,不能手术的 CTEPH 患者接受 PAH 药物治疗后有效。

4. 其他　多种原因所致肺血管阻力升高,血液学疾病(如:慢性溶血性贫血、骨髓增殖异常和脾切除等)、系统性疾病(如:结节病、肺组织细胞增多症和淋巴管肌瘤病等)、代谢性疾病(如:糖原贮积病,戈谢病和甲状腺疾病等)、肺肿瘤栓塞性微血管病、纤维性纵隔炎、慢性肾衰(有/无透析)和节段性肺动脉高压等可通过多种机制导致肺血管狭窄、肺血管重构和肺血管床的减少,从而导致肺血管阻力升高和肺动脉高压。

(二) 右心衰竭

右心室为相对薄壁的月牙形结构,适于将血液射入低压、低阻和高顺应性的肺循环。肺血管阻力升高使得右心后负荷显著增加,导致右室压力升高和右室肥厚,继而右心功能不全或右心衰竭,是慢性肺源性心脏病最常见的死亡原因。诱发或加重右心衰竭的病因包括感染、贫血、手术、妊娠、治疗依从性差和心律失常等。临床识别和治疗这些诱发因素对于控制右心衰至关重要。右室肥厚和衰竭可显著影响左室功能,降低左室心输出量,从而导致氧输送的下降:①肺血流量减少导致左室充盈减少。②右室扩大可导致左室充盈下降,因为右室压力升高和容量负荷过大可使室间隔向左位移,右室收缩的撞击作用可导致左室充盈受影响。③右室增大导致心包压力升高也会进一步降低左室充盈。④右室容量负荷增加可以矛盾性地导致左室充盈减少。相反,右室容量减少(使用利尿剂),可以通过降低心包压力和减少室间隔左侧移位而改善左室充盈和心输出量。⑤右室过度充盈极易导致右室和左室发生恶性的心动过速和快速性心律失常,从而进一步减少左室充盈和每搏输出量。

(三) 其他脏器损害

1. 冠状动脉灌注不足　右心室质量增加、右室收缩压及舒张压升高引起冠状动脉灌注不足,右心室缺血,临床上即表现为胸痛。当肺动脉主干增宽时压迫左主冠状动脉,引起左心室缺血。心输出量严重受限及脑供血不足可导致患者晕厥,多见于劳力时和劳力后。心肌受牵拉和心肌缺血可导致 BNP、NT-pro-BNP 和肌钙蛋白升高。

2. 内脏低灌注与淤血　右心衰竭导致多脏器低灌注和体循环淤血,最终导致多脏器功能衰竭。胃肠道灌注减少，导致肠道正常屏障功能的缺失和细菌的移位，是导致此类患者死亡的常见并发症。肝脏灌注减少会影响肝功能，导致肝转氨酶和胆红素升高，甚至造成肝功能衰竭。肾脏低灌注通常表现为血清肌酐升高、血清钠和碳酸氢盐下降，甚至导致肾衰竭。组织低灌注和氧合下降会导致血清乳酸盐的升高。

【临床表现】

（一）原发疾病的临床表现

由于慢性肺源性心脏病的病因多种多样，因此临床表现也各不相同。慢性咳嗽、咳痰伴胸闷、气短的患者应考虑肺部疾病；反复自发性鼻出血、体表皮肤毛细血管扩张往往提示遗传性出血性毛细血管扩张症。皮疹、面部红斑、黏膜溃疡、关节肿胀、畸形、外周血管杂音等是结缔组织病的征象。肩胛部收缩期血管杂音往往提示肺动脉狭窄或慢性血栓栓塞性肺动脉高压。双肺下野闻及血管杂音提示肺动静脉瘘。

（二）肺动脉高压的临床表现

最常见的症状有活动后气短和乏力，重度肺动脉高压患者表现为胸痛、晕厥、咯血和心悸等。PAH 的体征很轻微，常被忽视。常见体征有肺动脉瓣第 2 心音（P2）亢进、分裂，反映肺动脉压力增高。肺动脉明显扩张时可出现肺动脉瓣关闭不全的舒张早期反流性杂音。右心室扩张时胸骨左缘第 4 肋间闻及右房室瓣全收缩期反流性杂音，吸气时增强。

（三）右心衰竭的临床表现

右心衰竭患者常见嗜睡，低血压，颈静脉怒张和周围性发绀等。体循环淤血导致双下肢水肿、腹胀和腹水等，查体可见肝浊音界下降，肝大伴压痛，肝颈静脉反流阳性。内脏低灌注导致尿量减少和肢端发冷等。气短往往标志慢性肺源性心脏病患者出现右心功能不全。而当发生晕厥或黑矇时，则往往标志患者心输出量已经明显下降。三尖瓣区出现收缩期杂音或剑突下示心脏搏动，提示有右心室肥大。

【诊断】

（一）诊断相关检查

1. 血气分析 慢性肺源性心脏病合并右心衰通常有低氧血症，严重者出现呼吸衰竭。根据原发病的不同，可合并高碳酸血症。

2. 胸部 X 线诊断（图 3-7-1） ①右下肺动脉干扩张，其横径≥15mm；其横径与气管横径之比值≥1.07。②肺动脉段凸出，高度≥3mm。③中心肺动脉扩张与外周分支纤细两者形成鲜明对比，呈"残根状"。④右前斜位圆锥部凸出，高度≥7mm。⑤右心室增大（结合不同体位判断），正位片示心尖圆隆上翘。以上 5 项标准，具有 1 项即可诊断肺心病。

3. 心电图检查慢性肺源性心脏病的判断标准 ①额面平均电轴≥+90°。②$V_1 R/S≥1$。③重度顺钟向转位 $V_5 R/S≤1$。

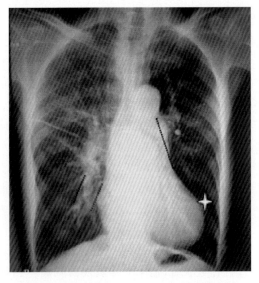

图 3-7-1 慢性肺源性心脏病胸部 X 线正位片
右下肺动脉干增宽伴残根征，肺动脉段凸出和心尖圆隆上翘

④RV1+SV5>1.05mV。⑤aVR R/S 或 R/Q≥1。⑥V_1 ～ V_3 呈现 QS、Qr、qr（须除外心肌梗死）。⑦肺型 P 波（图 3-7-2）：P 波电压≥0.22mv；或电压≥0.2mv，呈尖峰型。具有 1 项即可诊断。

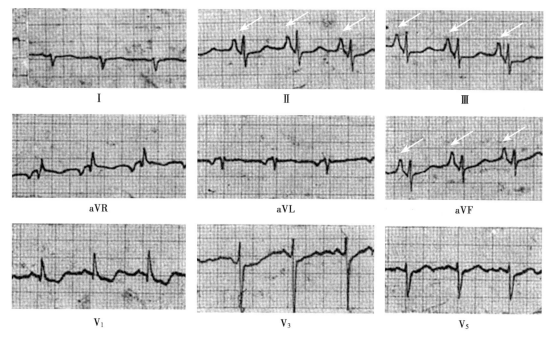

图 3-7-2　慢性肺源性心脏病心电图表现

肺型 P 波（箭头所示，Ⅱ、Ⅲ、aVF≥0.25mV），V_1 R/S≥1，RV_1+SV_5≥1.05mV，重度顺钟向转位 V_5 R/S≤1

4. 超声心动图检查　慢性肺源性心脏病超声心动图检查的判断标准：①右心室流出道内径≥30mm；②右心室内径≥20mm；③右心室前壁的厚度≥5.0mm，或者前壁搏动幅度增强；④左/右心室内径比值<2；⑤右肺动脉内径≥18mm 或肺动脉干≥20mm；⑥右心室流出道/左心房内径比值>1.4；⑦肺动脉瓣曲线出现肺动脉高压征象者（a 波低平或<2mm，有收缩中期关闭征等）。具有上述 2 项条件者即可诊断慢性肺源性心脏病。

超声心动图检查还可用来评估右心功能：①右心室面积变化率（FAC）：FAC＝（舒张末期面积－收缩末期面积）/舒张末期面积×100%，FAC<35%，提示右心室收缩功能不全。②右心室射血分数：<50%，提示右心功能减低。③右心室心肌 Tei 指数：Tei＝（IVRT+IVCT）/ET，>0.4 提示右心功能不全（IVRT：等容舒张时间；IVCT：等容收缩时间；ET：射血时间）。④三尖瓣环运动幅度（TAPSE）：<16mm，表示右心室收缩功能减低。

5. 实验室检查　肾功能不全患者血清肌酐升高，低钠、低碳酸氢盐等；肝功受损时血清转氨酶和胆红素升高；心脏扩大和心肌受损时 BNP、NT-pro-BNP 和肌钙蛋白升高；组织低灌注时血清乳酸盐水平升高。

（二）诊断内容

1. 原发疾病的诊断　包括支气管-肺、肺血管、胸膜和胸廓等各类疾病。

2. 右心损害的诊断　有肺动脉高压、右心室增大、右心功能不全甚至右心衰竭的表现，如气短、发绀、颈静脉怒张、肝肿大压痛、肝颈反流征阳性、双下肢水肿等，并有前述心电图、X线、超声心动图等辅助检查的支持，即可作出诊断。

3. 诱发因素的诊断　识别慢性肺源性心脏病急性发作的多种诱发因素，如过度劳累、感染、贫血和心律失常等。

【鉴别诊断】

慢性肺源性心脏病的病因主要是支气管-肺组织、肺血管与胸膜和胸廓疾病,因此,慢性肺源性心脏病主要应与冠心病、多种左心系统疾病和先天性心脏病相鉴别。

（一）冠心病

冠心病与肺心病均多见于中年以上者,均可出现心脏扩大,心律失常及心力衰竭,两者心脏杂音不明显,肺心病心电图有类似心肌梗死图形,造成诊断的困难,鉴别要点如下:

1. 肺心病患者多有慢阻肺、长期缺氧、肺栓塞等原发病的病史和体征,而无典型心绞痛或心肌梗死表现。

2. 肺心病心电图 ST-T 波改变多不明显,类似心肌梗死图形多发生于肺心病急性发作期,随病情好转这些图形可消失,肺心病也可出现多种心律失常,多在诱因解除后变为正常,即短暂而易变性是其特点,冠心病常有心房颤动及各种传导阻滞,与肺心病相比较恒定而持久。

（二）肺心病伴发冠心病

肺心病伴发冠心病诊断较难,且常漏诊,国外报道肺心病伴冠心病误诊率达8%～38%,漏诊率达12%～26%,因两者合并存在时症状互相掩盖,故不能套用肺心病或冠心病的诊断标准,应结合临床综合诊断,以下几点支持肺心病伴冠心病的诊断:

1. 因长期缺氧及原发病存在　典型心绞痛症状少,如有心前区不适,胸闷加重,服用硝酸甘油 3～5 分钟缓解者。

2. 主动脉瓣第二心音>肺动脉瓣第二心音　心尖 2/6 级以上易变性收缩期杂音,提示乳头肌功能不良。

3. 胸部 X 线示左右室均增大　主动脉弓迂曲,延长,钙化,心脏增大,外形呈主动脉型,主动脉-二尖瓣型及左室大为主的普大型。

4. 心电图改变　心肌梗死图形能排除酷似心肌梗死者,完全性左束支传导阻滞,左前分支传导阻滞和/或双束支传导阻滞者,左心室肥厚或劳损而能除外高血压者,二～三度房室传导阻滞者,电轴重度左偏($<-300°$)而能除外高血压者。

5. 超声心动图示左室后壁运动幅度下降:左室舒缩末期内径差<10mm。

（三）风心病

风心病二尖瓣狭窄可引起肺动脉高压,右心受累,心力衰竭时心肌收缩无力不易听到典型杂音,易与肺心病混淆,肺心病三尖瓣相对关闭不全,心脏顺钟向转位,在原二尖瓣区可闻 2/6～3/6 级吹风性杂音,肺动脉瓣关闭不全在肺动脉瓣区有吹风样舒张期杂音,右室肥大及肺动脉高压易误诊为风心病,鉴别要点:

1. 肺心病多在中年以上发病,而风心病青少年多见。

2. 肺心病有多年呼吸道疾病等基础疾病史,常在呼吸衰竭基础上出现心力衰竭;风心病常有风湿病史,风湿活动及劳累常是心力衰竭诱因。

3. 心力衰竭后肺心病杂音增强,而风心病可减弱。

4. 肺心病常表现右心衰竭,风湿性心脏病常表现左心衰竭。

5. X 线改变　肺心病以右室大为主,风湿性心脏病以左房大为主呈二尖瓣型心脏改变。

6. 血气分析　肺心病常有 PaO_2 下降和 $PaCO_2$ 升高,风湿性心脏病可正常。

7. 心电图　肺心病有肺型 P 波及右室肥大,而风湿性心脏病有二尖瓣型 P 波。

（四）缩窄性心包炎

缩窄性心包炎起病隐匿,临床表现有心悸,气短,发绀,颈静脉怒张,肝大,腹水,心电图低电压与肺心病相似,但无慢阻肺、肺栓塞等病史。脉压变小,胸部 X 线心腰变直,心搏减弱或消失,可见心包钙化,而无肺动脉高压和右心扩大,可与肺心病鉴别。

(五) 原发性心肌病

原发性心肌病心脏扩大,心音弱,房室瓣相对关闭不全所致的杂音及右心衰竭引起的肝大,腹水,下肢水肿与肺心病相似,肺心病有慢阻肺、肺栓塞等病史,X 线有肺动脉高压改变,心电图有电轴右偏及顺钟向转位,而心肌病以心肌广泛损害为特征,超声心动图表现为"大心室,小开口",血气改变不明显,可能有轻度低氧血症。

(六) 先天性心脏病

先天性心脏病艾森曼格综合征以进行性的肺小动脉阻力增高为特征,患者大都有呼吸困难、发绀、活动耐量下降、水肿、眩晕、晕厥和心律失常等右心衰竭的表现。心脏听诊与超声心动图可用于鉴别慢性肺源性心脏病与先心病艾森曼格综合征。

【治疗】

本节重点阐述慢性肺源性心脏病合并右心衰竭患者的处理。此类患者的处理相对复杂且需要一定的专业知识,应在相应的专科中心诊治。积极治疗原发病和纠治导致右心衰的各种诱发因素,精确的液体管理,降低静脉充盈压及维持心输出量是改善此类患者右心功能的主要途径。密切监测动脉血压、尿量、右房压、$ScvO_2$(中心静脉血氧饱和度)或 SvO_2(混合静脉血氧饱和度)在制订治疗策略时很关键。

(一) 重要脏器功能监测与评估

心脏功能以及终末脏器功能的评估在慢性肺源性心脏病右心衰竭患者的处理中至关重要。监测肾脏、肝脏和神经系统功能将提供心脏功能和组织灌注情况。超声心动图可用于急性期检查。入住 ICU 的重度 PH 和右心衰竭患者,可考虑有创检查监测右房(RA)压、左房(LA)压、心输出量和混合静脉血氧饱和度(SvO_2)。最终,成功治疗策略的制订取决于组织氧合状况,而监测 SvO_2 或中心静脉血氧饱和度($ScvO_2$)可部分反映组织氧合情况。应密切监测血浆乳酸水平,乳酸水平升高提示右心衰竭加重。具体的监测内容、监测模式和临床治疗目标见表 3-7-1。

表 3-7-1 重度肺动脉高压的重症患者监测内容

监测内容	监测模式	治疗目标
肾功能	导尿管 血清肌酐	维持肾功能和利尿,通常要求液体负平衡
肝功能	AST、ALT 和胆红素	减轻肝脏淤血;维持肝脏灌注
心功能	中心静脉置管(CVP、$ScvO_2$); 肺动脉导管(RAP、CI、mPAP、PVR、SvO_2); 心脏超声	心输出量的增加和右房压的下降提示心功能的改善; $ScvO_2$>70%;SvO_2>65%; 左室充盈量增加
组织灌注/氧合	乳酸盐	<2.0mmol/L
神经内分泌标志物	脑钠肽(BNP 或 NT-proBNP)	BNP 水平下降
心肌灌注	体循环血压(非侵入性或侵入性); 心电图; 肌钙蛋白	确保足够的体循环舒张压(>60mmHg); 避免或治疗心动过速或快速性心律失常; 改善心肌灌注(肌钙蛋白阴性)

注:ALT=丙氨酸转氨酶;AST=天冬氨酸转氨酶;BNP=脑钠肽;RAP=右房压;LV=左室;mPAP=平均肺动脉压;PVR=肺血管阻力;$ScvO_2$=中心静脉氧饱和度;SvO_2=混合静脉氧饱和度

（二）原发疾病及诱发因素的纠治

积极治疗支气管-肺组织病变，胸廓畸形或运动障碍，特发性肺动脉高压与血栓栓塞性肺动脉高压等原发疾病。积极寻找并治疗感染、贫血和心律失常等右心衰竭急性加重的诱发因素。注意排除急性肺栓塞，心肌梗死和其他疾病。

（三）右心衰竭的治疗

1. **精细的液体管理**　此类患者的液体管理通常比较困难，因为血容量不足和血容量过多都可以对血压、脏器灌注和心功能产生不利影响。大多数情况下右心衰竭与液体超负荷有关，因此维持液体负平衡是成功治疗的关键。然而，液体移除会使已经较低的心输出量更低，因此会进一步损害终末脏器的功能。因此需要寻找一个有利患者的最佳平衡点。

可通过以下指标判断右心容量负荷：①左室偏心指数（EI）：舒张期 EI>1，容量负荷过重；若舒张期和收缩期 EI 均>1 则为压力负荷过大。②压力测定指标：CVP>PCWP；PCWP 的 V 波增大，且 a/v<1 提示容量负荷过大。

2. **降低右心室后负荷**　除了肺部疾病等所致慢性肺源性心脏病以外，特发性肺动脉高压和慢性血栓栓塞性肺动脉高压患者应用选择性肺血管扩张药物降低右心室后负荷是逆转右心衰竭最重要的干预措施之一。静脉注射前列环素类似物（依前列醇、曲前列腺素、伊洛前列素）是初始治疗的首选。一旦患者病情稳定，则可以口服 ERA 和 PDE-5 抑制剂单独或联合前列环素类似物继续治疗。对于静脉用药导致低血压的患者，可使用吸入性血管扩张剂如一氧化氮或伊洛前列素。口服药物，通常不推荐作为初始治疗。非选择性血管扩张剂如钙通道阻滞剂可以导致严重的体循环低血压，故应避免用于右心衰竭患者。

3. **改善心输出量**　右室收缩功能衰竭导致心输出量显著下降。β_1-受体激动剂多巴酚丁胺能增强心肌收缩力并降低右室及左室的后负荷，因此成为治疗右心衰竭的首选正性肌力药物。备选正性肌力药物包括左西孟旦或 PDE-5 抑制剂，需注意此类药物可进一步加重体循环低血压。改善心输出量的治疗目标为 $SCVO_2>70\%$，$SvO_2>65\%$，$CI>2.0L/(min \cdot m^2)$。

4. **维持体循环血压**　重度右心衰竭可导致严重而持久的低血压，尤其是感染导致体循环血管阻力降低的患者，可加用去甲肾上腺素。去甲肾上腺素是一种缩血管药物，可激活 α_1 和 β_1 肾上腺素能受体。较大剂量去甲肾上腺素的潜在不良反应是升高肺血管阻力。血管加压素是去甲肾上腺素的一个替代药物，它可以收缩体循环血管同时又舒张肺血管。治疗目标要求维持体循环血压不小于 90/60mmHg。

5. **肺移植与体外生命支持技术（ECLS）**　尽管慢性肺源性心脏病的内科治疗取得了极大进步，但是肺或心肺移植（H/LTx）仍然是治疗进展性尤其是难治性右心衰竭患者的重要手段。对于需要 ICU 治疗的慢性肺源性心脏病右心衰竭患者，符合以下 3 项条件可考虑肺移植：①最优化的内科治疗仍不能改善患者的右心衰竭。②具备心肺移植的客观条件，取决于心肺移植团队的技术条件，当地的器官分配制度和器官获得的难易程度。③心肺移植前可获得体外生命支持技术桥接治疗。维持心输出量和防止继发的脏器衰竭是桥接治疗的主要目标。此类患者的 ECLS 桥接治疗措施主要包括静脉-动脉体外膜肺氧合（v/a ECMO）和无泵肺辅助装置 PA-LA 植入术。植入 PA-LA 装置比植入 v/a ECMO 更复杂。但是 PA-LA 装置不需要血泵且病人可自由活动。此外，这项技术可以恢复左心室功能，避免了移植后并发症的发生。

6. **伦理考量和临终关怀**　理想情况下，患者的预后、移植的可能性和患者有关临终关怀的要求等问题都需要患者、家属和医护人员在宁静的氛围中讨论。终末期慢性肺源性心脏病患者在所有治疗手段都用尽时,需要在恰当的时候与患者及其亲属讨论进一步治疗的局限性。这就意味着如果病人预后很差,则不建议住 ICU 治疗。在这种情况下,正如其他疾病的终末期患者一样,提供舒适的环境和缓解症状是治疗的主要目标。新的治疗技术如 ECLS 带来了希望,但同时又带来了新的伦理困境。目前 ECLS 主要用于移植的桥接治疗,ECLS 也可用于可逆因素诱发的右心衰竭患者康复的桥接治疗。如果没有移植的前景,ECLS 最终会失败,那么是否与何时结束 ECLS 治疗将是艰难的决策。

【预后】

慢性肺源性心脏病常反复急性加重,随着肺功能的损害病情逐渐加重,多数预后不良,病死率约在 10% ~15% 左右,但经积极治疗可以延长寿命,提高病人生活质量。

【预防】

早期诊断与治疗可以引起慢性肺源性心脏病的支气管-肺、肺血管、胸廓和胸膜等各类疾病。积极防治原发病的诱发因素,如戒烟以及避免呼吸道感染,有害气体的吸入,粉尘作业和有害药物、毒物的接触等。积极识别和治疗慢性肺源性心脏病的多种诱发因素,如过度劳累、感染、贫血和心律失常等。

【本章小结】

支气管-肺组织、肺血管或胸廓病变引起肺组织结构和功能异常,造成肺血管阻力增加,肺动脉压力升高,继而出现右心功能不全,甚至右心衰竭,最终发展为慢性肺源性心脏病。慢性肺源性心脏病的诊断包括原发疾病的诊断,右心损害的诊断和诱发因素的诊断。慢性肺源性心脏病的治疗主要包括原发疾病的治疗,识别和治疗潜在的可导致右心衰竭的诱发因素,严密监测各项指标,个体化的液体管理,减轻右心后负荷,必要时使用强心药/血管活性药物以维持心输出量和有效的体循环灌注压。有条件患者可考虑肺移植,肺移植患者的桥接治疗可采用体外生命支持技术。

（李圣青）

参 考 文 献

1. Emmanuel. WCHRONIC COR PULMONALE. Heart,2003,89;225-230.

2. Shujaat A,Minkin R,Eden E. Pulmonary hypertension and chronic cor pulmonale in COPD. Int J Chron Obstruct Pulmon Dis,2007,2(3):273-282.

3. Kholdani CA,Fares WH. Management of Right Heart Failure in the Intensive Care Unit. Clin Chest Med,2015,36(3):511-520.

4. Naeije R,Manes A. The right ventricle in pulmonary arterial hypertension. Eur Respir Rev,2014,23(134):476-487.

第八章 特发性肺动脉高压

　　特发性肺动脉高压是不明原因所致的肺小动脉(直径<500μm)病变。特征性病理改变为肺小动脉中膜增厚,内膜增生和纤维化改变,血管周围炎性渗出引起外膜增厚,丛样损害以及原位血栓形成。而肺静脉多不受影响。上述病理改变导致肺动脉高压和肺血管阻力升高,逐渐导致右心室肥厚、扩大、功能不全直至右心衰竭,最终发展为慢性肺源性心脏病和多脏器功能损害。患者临床表现为头晕、气短、胸痛,严重者出现咯血和晕厥。

　　【流行病学】

　　目前我们我国尚无 IPAH 的发病率与患病率的统计数据,已有数据多来自西方国家。法国 IPAH 的发病率与患病率分别为 1.0 例/百万人口和 5.9 例/百万人口;美国 IPAH 的发病率为 0.9 例/百万人口;西班牙 IPAH 的发病率与患病率分别为 1.2 例/百万人口和 4.6 例/百万人口;英国 IPAH 的发病率与患病率分别为 1.1 例/百万人口与 6.6 例/百万人口。中国 IPAH 的平均发病年龄为 38 岁,70% 为女性患者,66% 在确诊时为 WHO 功能分级Ⅲ/Ⅳ级患者。美国 IPAH 的平均发病年龄为 50 岁,83% 为女性患者,55% 在确诊时为 WHO 功能分级Ⅲ/Ⅳ级患者。欧盟国家 IPAH 的平均发病年龄为 65 岁,60% 为女性患者,91% 在确诊时为WHO 功能分级Ⅲ/Ⅳ级患者。

　　【病因与发病机制】

　　PAH 肺血管阻力(PVR)增加与多种机制相关,包括肺小动脉血管收缩、增生及阻塞性血管壁重构、炎症和原位血栓形成等。过度的血管收缩可使平滑肌细胞膜上的钾离子通道功能及表达受影响,从而引起血管内皮功能障碍。内皮功能障碍进一步导致血管舒张、抗增殖物质(如 NO、前列环素)的产生长期受损,同时伴有如血栓素 A_2、内皮素等缩血管和促进血管平滑肌增殖相关物质的过度释放。其余舒张血管及抗增殖物质如血管活性肠肽的血浆水平降低也被证明与 PAH 相关。上述多种异常引起血管张力增加、促进血管重构,这一过程有多种细胞参与,包括炎症细胞、平滑肌细胞及成纤维细胞。此外,外膜的细胞外基质生成增加,包括胶原蛋白、弹性蛋白,纤维黏连蛋白和黏蛋白等。炎症细胞和血小板可能在 IPAH 中有着重要作用(通过 5-羟色胺途径)。IPAH 患者存在血栓形成倾向,血栓可以存在于远端的肺小动脉和近端的弹性肺动脉。上述多种机制最终导致肺血管阻力升高和肺动脉高压,使得右心后负荷逐渐增加,导致右心室肥厚、扩大、功能不全直至右心衰竭,最终发展为慢性肺源性心脏病和多脏器功能损害。

　　【临床表现】

　　(一)症状

　　早期多表现为疲乏、无力和呼吸困难,与心排出量下降,肺通气/血流比例失调有关。由

216

于右心肥厚、右心压力升高、心肌耗氧量增加和心输出量的减少,导致冠脉供血减少,心肌缺血引发胸痛。当心输出量进一步减少,导致脑供血不足时,可引起头晕甚至晕厥。常于活动后出现。重度 IPAH 患者通常会出现咯血,多为痰中带血,少有大咯血。出现右心衰竭时表现为嗜睡,低血压,颈静脉怒张和周围性发绀等。体循环淤血导致双下肢水肿、腹胀和腹水等。

（二）体征

早期有典型的肺动脉高压体征,晚期出现右心衰竭的各项体征。

【辅助检查】

（一）实验室检查

特发性肺动脉高压(IPAH)的正确诊断需做以下实验室检查:血、尿、粪便常规、肝肾功能、蛋白、血糖、血脂、肝炎病毒系列、艾滋病、血沉、C-反应蛋白、类风湿因子、甲状腺功能指标、自身抗体和 ANCA 等。上述检查用于排除继发于肝炎、艾滋病、结缔组织病、甲状腺疾病、代谢性疾病和肺小血管炎所致肺动脉高压。

（二）心电图

表现为右心肥厚和电轴右偏。

（三）影像学检查

胸部 X 线检查与胸部薄层 CT 扫描提示肺动脉高压与右心肥厚。另外可用于排除第三大类肺部疾病所致肺动脉高压,也可用于排除纤维性纵隔炎、结节病、肺小血管炎等部分第五大类肺动脉高压。胸部薄层 CT 扫描还可用于排查 PVOD。

（四）超声心动图

超声心动图检查提示有肺动脉高压的征象,三尖瓣反流峰流速通常超过 2.8m/s。另外可用于排除先心病相关性肺动脉高压与第二大类肺动脉高压。

（五）腹部超声

腹部超声用于筛查门静脉高压合并肺动脉高压的患者。

（六）肺功能测定

IPAH 可表现为呼气中期流速下降(MEF50 可下降至 50% ~61% 预计值),弥散功能轻、中度下降(一般为 40% ~80% 预计值),而肺总量和残气量往往正常。肺功能的测定主要用于排除第三大类肺动脉高压。

（七）睡眠呼吸监测

睡眠呼吸监测用于除外阻塞性睡眠呼吸障碍的患者。

（八）血气分析

重度 IPAH 患者动脉血气分析通常表现为低氧血症,甚至是 I 型呼吸衰竭,伴有过度通气所致的 $PaCO_2$ 下降。II 型呼衰患者需要考虑第三大类肺动脉高压的可能。

（九）肺通气/灌注显像

肺通气/灌注显像主要用于筛查 CTEPH 患者。

（十）右心导管检查及急性肺血管反应试验

IPAH 的血流动力学特点为 mPAP≥25mmHg,PAWP≤15mmHg,是毛细血管前肺动脉高压。IPAH 患者均要求做急性肺血管反应试验,阳性患者可口服最大耐受剂量的 CCBs。右心导管检查还可用于排除部分少见类型先天性心脏病患者。

【诊断与鉴别诊断】

（一）肺动脉高压的鉴别诊断

有胸痛、气短、头晕甚至咯血的患者，怀疑合并肺动脉高压时，应行超声心动图检查。如果超声心动图提示 PH 高度或中度可能时，需结合病史、家族史、症状、体征、ECG、胸片、肺功能检查，必要时做动脉血气分析和夜间血氧饱和度监测以及胸部 HRCT 来排除家族遗产性 PAH 与第 2 大类和第 3 大类 PH。若不存在左心或肺脏疾病，应行 V/Q 肺扫描，以排除 CTEPH。V/Q 肺扫描阴性患者，可通过一系列实验室检查排除继发于肝炎、艾滋病、结缔组织病、甲状腺疾病、代谢性疾病和肺小血管炎所致肺动脉高压。经过上述系列筛查仍未找到病因者，可诊断为特发性肺动脉高压。

（二）肺动脉高压的确诊

右心导管检查符合毛细血管前肺动脉高压的血流动力学特点，需做急性肺血管反应试验以判断能否口服 CCBs。

（三）肺动脉高压的风险评估

根据疾病的进展速度，右心衰竭的临床表现，晕厥史，WHO 肺动脉高压功能分级，6MWD，心肺运动试验，NT-proBNP 水平，和影像（心脏超声，心脏磁共振）检查结果将 IPAH 患者分为低危、中危和高危，以指导下一步的治疗。

【治疗】

1. IPAH 患者建议起始接受一般治疗，必要时采用支持疗法。

2. 急性肺血管反应试验阳性使用高剂量的 CCBs（逐渐加量）。CCBs 疗效不明显的患者应采用血管反应试验阴性患者的治疗方案，使用选择性肺血管扩张药物。

3. 急性肺血管反应试验阴性使用选择性肺血管扩张药物。低/中危患者可初始单药治疗或初始联合口服治疗。高危患者要求初始联合治疗，需包括静脉使用前列环素类似物。如果临床疗效不满意，可序贯两药联合或序贯三药联合治疗。

4. 疗效判断病情稳定且状态满意患者无需调整治疗方案，定期随访即可；病情稳定、状态欠满意的患者，需进一步评估并重新制订方案；病情不稳定且恶化患者，需要强化治疗、改善右心功能。当最大联合用药仍无法取得满意疗效时，可以考虑肺移植和/或房间隔造瘘术。

【预后】

在 1992 年之前，IPAH 的治疗仅有一般支持治疗。美国 NIH 的统计数据表明患者的 1 年、3 年和 5 年生存率仅为 68.2%、46.9% 和 35.6%。随着 1992 年首个选择性肺血管扩张药物依前列醇进入临床应用，IPAH 患者的预后极大改善。美国 REVEAL 注册登记研究的数据表明 IPAH 患者的 1 年、3 年和 5 年生存率上升为 90.5%、74.5% 和 64.5%。随着人们对 IPAH 认识的提高，早期筛查与诊断发现更多 WHO 功能分级早期的患者以及新型药物的不断研发和临床应用，未来 IPAH 的预后还会得到极大改善。

【本章小结】

特发性肺动脉高压的诊断需除外所有可导致肺动脉高压的已知病因。IPAH 患者须做右心导管检查及急性肺血管反应试验以明确诊断和指导药物选择。IPAH 的血流动力学特点为 PAPm≥25mmHg，PAWP≤15mmHg，是毛细血管前肺动脉高压。IPAH 患者均要求做急性肺血管反应试验,阳性患者可口服最大耐受剂量的CCBs,阴性患者可根据WHO功能分级合理使用选择性肺血管扩张药物。当最大联合用药仍无法取得满意疗效时,可以考虑肺移植和/或房间隔造瘘术。

（李圣青）

参 考 文 献

1. Galie N,Humbert M,Vachiery J L,et al. 2015 ESC/ERS Guidelines for the diagnosis and treatment of pulmonary hypertension:The Joint Task Force for the Diagnosis and Treatment of Pulmonary Hypertension of the European Society of Cardiology (ESC) and the European Respiratory Society (ERS):Endorsed by:Association for European Paediatric and Congenital Cardiology (AEPC),International Society for Heart and Lung Transplantation (ISHLT). Eur Heart J,2016,37(1):67-119.

2. 王辰.肺动脉高压.北京:人民卫生出版社,2015.

3. 荆志成.2010年中国肺高血压诊治指南.中国医学前沿杂志(电子版),2011,3(2):62-81.

4. Xin Jiang,Zhi-Cheng Jing. Epidemiology of Pulmonary Arterial Hypertension. Curr Hypertens Rep,2013,15:638-649.

5. McLaughlin VV,Gaine SP,Howard LS,et al. Treatment goals of pulmonary hypertension. J Am Coll Cardiol,2013,62(25):73-81.

病例 **10** 特发性肺动脉高压合并咯血

【病史简介】

患者,男,14岁,主因"气短2年,加重1周"入院。患者2010年无明显诱因出现活动后气短,伴咳嗽、咳痰,并发生2次晕厥,每次持续约1分钟,可自行转醒。在当地医院以"癫痫"给予治疗,疗效不佳。气短进行性加重,稍活动后即感气短明显。1周前受凉后气短明显加重,静息时亦感气短,不能平卧休息,伴咳嗽、咳黄痰,伴痰中带血,偶有整口血。

既往史:体质一般,无特殊病史。个人史、家族史无特殊。

体格检查:T 36.5℃,P 96次/分,BP 100/60mmHg,R 20次/分;口唇轻度发绀;双肺呼吸音清,未闻及干湿性啰音;心浊音界扩大,P2>A2;双下肢无水肿。

辅助检查:血气分析:pH 7.466,PO_2 54.3mmHg,PCO_2 24.5mmHg。

血常规:WBC 11.85×10^9/L,N 66.5%,RBC 4.66×10^{12}/L,Hb 148g/L,PLT 227×10^9/L。

心肌损伤指标:Pro-BNP 1692pg/ml(<125pg/ml);肌钙蛋白 I 0.06ng/ml(0~0.04ng/ml);肌酸激酶同工酶质量(CK-MB)5.0ng/ml(0.3~0.4ng/ml);Mb 23.2ng/ml(0~70ng/ml)。

心脏超声:心动过速,重度肺动脉高压(收缩压约为113mmHg),右房、右室大,左室受压变小。

6分钟步行试验:150m。

CTPA检查:提示肺动脉增宽,各级肺动脉管腔未见明显充盈缺损。(图3-8-1)

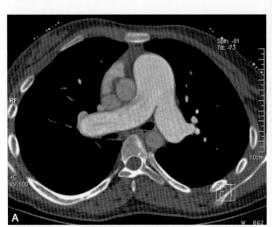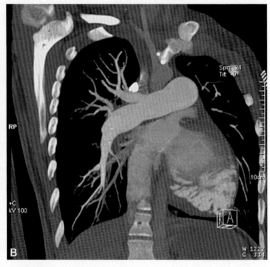

图 3-8-1　CTPA 检查
提示肺动脉增宽(A)；各级肺动脉管腔未见充盈缺损(B)

初步诊断：

1. 肺动脉高压
   　　WHO 肺动脉高压功能分级Ⅳ级
   　　Ⅰ型呼吸衰竭
2. 肺部感染

【病例解析】

[问题1] 该患者目前诊断哪一类肺动脉高压？

肺动脉高压分为五大类，因此还需进一步查明病因，明确分类。

肺动脉高压分类筛查：

上述已有检查已基本排除第二大类和第三大类肺动脉高压。

肺通气/灌注扫描：基本排除肺栓塞可能。

筛查易栓症系列：蛋白 S、蛋白 C，抗心磷脂抗体，同型半胱氨酸，抗凝血酶Ⅲ、凝血因子系列基本正常。

腹部超声大致正常。

实验室检查：血常规基本正常，血沉 7mm/h。肝炎系列、HIV 均阴性，自身抗体、ANCA 系列、风湿系列、类风湿因子均正常。甲功五项均正常。在排除所有可能引起肺动脉压升高的继发性因素后，该患者诊断为特发性肺动脉高压(IPAH)（注：受条件所限未能进行相关基因检测）。

[问题2] IPAH 确诊和未来的药物选择还需做哪些检查？

IPAH 确诊金标准为右心漂浮导管检查，急性肺血管扩张试验可以帮助明确 CCBs 类药物的适应证。表 3-8-1 详细列出该患者右心导管检查结果。万他维做急性肺血管扩张试验为阴性。至此，该患者 IPAH 诊断明确，且不宜使用 CCBs 类药物。

表 3-8-1 右心漂浮导管检查结果

参数	结果	参考值	参数	结果	参考值
BSA(m²)	1.52	–	CI(L/min/m²)	1.8	2.5~4.0
Weight(Kg)	49	–	CO(L/min)	2.7	4.0~8.0
Hight(cm)	164	–	PVR(dyn·sec/cm⁵)	1925.9	<250
HR(次/分)	94	60~100	PVRI(dyn·sec/cm⁵)	2888.9	255~285
NBP(mmHg)	100/60	90~140/60~90	SVR(dyn·sec/cm⁵)	2044	800~1200
MAP(mmHg)	75	70~105	SVRI(dyn·sec/cm⁵)	3098	1970~2390
SpO₂(%)	100	95~100	RVSV(ml)	29	60~100
CVP(mmHg)	6	2~6	RVSVI(ml/b/m²)	19	35~60
PCWP(mmHg)	8	6~12	RVSWI(g·m/m²/b)	17	5~10
PAP(mmHg)	102/57	15~25/8~15	LVSWI(g·m/m²/b)	17	50~62
MPAP(mmHg)	73	10~20	RVEDV(ml)	482	100~160
RVEF(%)	6	40~60	RVEDVI(ml/m²)	317	60~100
			RVESV(ml)	453	50~100
			RVESVI(ml/m²)	298	30~60

[问题 3] 下一步如何治疗?

综合患者所有检查结果,最后诊断特发性肺动脉高压(高危),WHO 肺动脉高压功能分级Ⅳ级,且合并Ⅰ型呼吸衰竭和反复咯血、晕厥史。患者病情危重,预计 1 年死亡率超过 10%。因此,在基础治疗和支持治疗基础上,初始选择靶向药物联合治疗。

【治疗】

1. 强心、利尿、营养心肌治疗。

2. 华法林抗凝治疗。

3. 波生坦,62.5mg 口服,2 次/日,4 周后调整为 125mg 口服,2 次/日。

4. 伊洛前列素,10μg 雾化吸入,4 次/日。

【随访】

治疗 6 周后复查:

血气分析:pH 7.412,PO₂ 75.5mmHg,PCO₂ 26.8mmHg。

心脏超声:心动过速,肺动脉高压(收缩压约为 71mmHg),右心房、右心室较前明显缩小,左心室较前有扩大。

6 分钟步行试验:375m,较前显著提高。

治疗 3 个月后复查:

血气分析:pH 7.46,PO₂ 77mmHg,PCO₂ 29mmHg。

6 分钟步行试验:406m,仍有改善。

NT-proBNP:509pg/ml(<125pg/ml)

右心漂浮导管复查结果提示各项指标均较治疗前显著改善,见表3-8-2。

表3-8-2 靶向治疗3个月后复查右心导管数据

参数	结果	参考值	参数	结果	参考值
BSA(m²)	1.62	–	CI(L/min/m²)	2.22	2.5~4.0
Weight(kg)	56	–	CO(L/min)	3.6	4.0~8.0
Hight(cm)	167	–	PVR(dyn·sec/cm⁵)	1133.3	<250
HR(次/分)	76	60~100	PVRI(dyn·sec/cm⁵)	1837.8	255~285
NBP(mmHg)	99/67	90~140/60~90	SVR(dyn·sec/cm⁵)	1935	800~1200
MAP(mmHg)	75	70~105	SVRI(dyn·sec/cm⁵)	3144	1970~2390
SpO₂(%)	100	95~100	RVSV(ml)	37	60~100
SvO₂(%)	53.8	60~80	RVSVI(ml/m²/b)	36	35~60
CVP(mmHg)	6	2~6	RVSWI(g·m/m²/b)	23	5~10
PCWP(mmHg)	8	6~12	LVSWI(g·m/m²/b)	21	50~62
PAP(mmHg)	82/48	15~25/8~15	RVEDV(ml)	505	100~160
MPAP(mmHg)	59	10~20	RVEDVI(ml/m²)	311	60~100
RVEF(%)	7.3	40~60	RVESV(ml)	468	50~100
			RVESVI(ml/m²)	288	30~60

【病例点评】

1. 青少年出现不明原因的气短、咯血伴晕厥,要警惕肺动脉高压可能。青少年肺动脉高压大多为遗传性、代谢性或特发性肺动脉高压,需要全面的分类诊断筛查。

2. 特发性肺动脉高压患者需做右心导管检查和急性肺血管扩张试验,以明确诊断和筛选适合CCBs类药物的患者。

3. WHO肺动脉高压功能分级Ⅲ/Ⅳ级的高危患者初始治疗需要重拳出击,初始联合治疗部分患者可以获得满意效果。

(韩新鹏 李圣青)

病例 11 特发性肺动脉高压

【病史简介】

患者,男,40岁,主因"胸闷、活动后气短2年,加重2个月"入院。患者2年前无明显诱因出现胸闷、气短,以活动后气短为主。无明显咳嗽、咳痰,无咯血、心悸等伴随症状,就诊于当地医院。外院检查提示:肺功能、胸部CT未见异常,曾给予解痉、平喘等对症治疗,无显效,且气短呈进行性加重。为进一步诊治,就诊我院。

入院查体:T 36.6℃,P 83 次/分,R 20 次/分,BP 120/80mmHg,步入病房。精神欠佳,全身浅表淋巴结未触及肿大,口唇无发绀,颈静脉怒张,双肺呼吸音粗糙,未闻及干湿性啰音。心率 83 次/分,律齐,P2>A2,肝、脾肋下未触及,肝、肾区无叩击痛,移动性浊音阴性,双下肢轻度可凹性水肿。

既往史:已婚、有吸烟史 20 年。无肺部基础病史,1996 年诊断甲亢,2000 年行"甲状腺大部切除术"。

实验室检查和辅助检查:

血常规:白细胞 $6.54×10^9/L$,中性粒细胞比例 0.551,血红蛋白 211g/L,血小板 $1.21×10^{11}/L$

血凝:D-二聚体:0.83mg/L FEU

血气分析(未吸氧):pH 7.44,PaO_2 51.4mmHg,PCO_2 26.5mmHg,HCO_3^- 17.6mmol/L,SO_2 87%

胸部 CT 检查:双肺野清晰,肺纹理整齐,纵隔未见肿大淋巴结,肺动脉主干增宽(图 3-8-2)

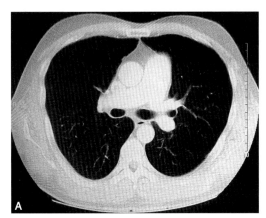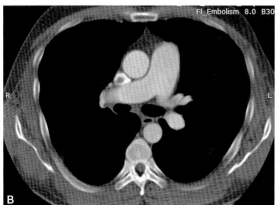

图 3-8-2 胸部 CT
提示双肺野未见明显异常(A);纵隔未见肿大淋巴结,肺动脉主干增宽(B)

初步诊断:

1. 气短待查

    Ⅰ型呼衰

2. 慢性肺源性心脏病?

3. 甲状腺功能亢进术后

【病例解析】

[问题 1] 气短原因是什么?

患者以渐进性气短为主诉。可导致气短的呼吸系统疾病可以是肺实质、肺间质和肺血管的病变。为了明确患者气短原因,我们进一步做了以下检查:

肺功能:提示肺通气功能正常,RV、RV/TLC 正常,弥散功能重度降低。见表 3-8-3。

表 3-8-3　肺功能检查结果

肺功能参数	预计值	实测值	百分比(%)
VC(L)	2.81	2.84	100.8
FEV1(L)	3.32	3.43	103.6
FEV1/FVC	83.9	77.63	92.5
DLco SB	9.33	3.45	37.0

　　肺动脉 CTA 检查:主肺动脉略增宽,双肺动脉主干及各分支未见明确的低密度充盈缺损影,右心房、右心室增大。提示肺动脉高压和右心系统损害可能(图 3-8-3)。

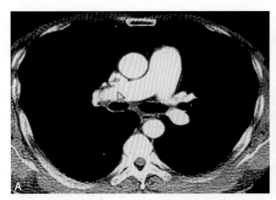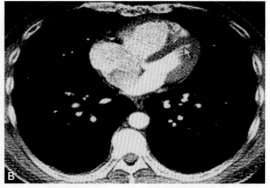

图 3-8-3　肺动脉 CTA

提示主肺动脉略增宽,最大宽径 3.5cm,双肺动脉主干及各分支走行自然,管腔充盈良好,未见明确的低密度充盈缺损影(A);右心房、右心室增大(B)

　　心电图:窦性心动过速,Ⅱ/Ⅲ/aVF/V$_4$/V$_5$ ST 段下移≤0.05mV,T 波低平。

　　心脏超声:右心房 43mm,右心室 34mm,左心室 25/40,25/40,72/82mm,EF 66%。左室舒张功能减低,收缩功能正常。三尖瓣反流,肺动脉高压(收缩压约为 93mmHg)。

　　心肌损伤四项:Pro-BNP:906.10pg/ml;肌钙蛋白 I:0.03ng/ml;肌红蛋白:41.1ng/ml。

　　综合上述检查结果,可基本排除肺实质与肺间质病变。

　　修正诊断:

1. 肺动脉高压

　　　WHO 肺动脉高压功能分级Ⅱ级

　　　Ⅰ型呼吸衰竭。

2. 慢性肺源性心脏病

3. 甲状腺功能亢进术后

[问题 2]　患者肺动脉高压应属于哪一类? 有可能是继发于甲状腺病变的第五大类肺动脉高压吗?

　　为了明确患者肺动脉高压的分类我们做了以下筛查:

　　肺通气/灌注扫描:排除肺栓塞可能(图 3-8-4)。

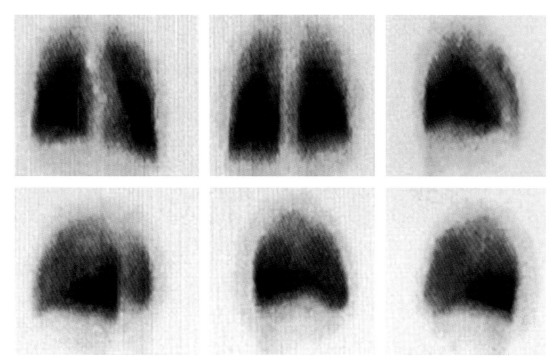

图 3-8-4　肺通气/灌注扫描
示双肺血流灌注未见明显异常,排除肺栓塞可能

腹部 B 超:肝、胆、胰、脾、双肾未见异常。

实验室检查:自身抗体系列阴性;风湿系列阴性;血 ANCA 阴性;HIV 抗体阴性;肿瘤系列:CEA、AFP、TPA、CA125、F-PSA/T-PSA 均阴性;抗心磷脂抗体:0.46。

为排除继发于甲状腺病变的肺动脉高压,我们做了甲状腺功能检查(表 3-8-4),未见异常。甲状腺 B 超示甲状腺部分切除,残余甲状腺回声未见明显异常,考虑甲状腺大部切除术后病情稳定。

表 3-8-4　甲功五项检查结果

T_3	2.44mmol/L
fT_3	4.45pmol/L
T_4	116.0mmol/L
fT_4	15.59pmol/L
TSH	14.79μIU/ml

患者右心导管检查结果符合第一大类动脉型肺动脉高压(表 3-8-5),急性肺血管扩张试验阴性。

表3-8-5　右心导管检查结果

参数	结果	参数	结果
BSA(m^2)	1.69	PVR(dyn·sec/cm^5)	885
Weight(kg)	67	PVRI(dyn·sec/cm^5)	1545
Hight(cm)	166	SVR(dyn·sec/cm^5)	1986
HR(次/分)	81	SVRI(dyn·sec/cm^5)	2467
MPAP(mmHg)	47	SV(ml)	50
MAP(mmHg)	103	SVI(ml/m^2/b)	29
PCWP(mmHg)	2	LVSWI(g·m/m^2)	40
CI(L/min/m^2)	2.3	RVWI(kg·m/m^2)	18
CO(L/min)	4.1		

综合分析上述检查结果考虑特发性肺动脉高压(注:受条件所限未能进行相关基因检测)。

[问题3]　肺动脉高压危险分层评估如何?

右心超声:右心房43mm,右心室34mm,FAC 24%(参考值>35%),右心室 Tei 指数0.55(参考值<0.5),VE/VA:0.43 E/e:6.3(Ⅰ级松弛性),EI(S/D):2.4/2.1。右房、右室大,重度肺动脉高压(收缩压约93mmHg)。

血清学指标:Pro-BNP:906.10pg/ml↑,肌钙蛋白Ⅰ:0.03ng/ml,肌红蛋白:41.10ng/ml。

内脏灌注指标:血肌酐136μmol/L,钠142.7mmol/L。

内脏淤血指标:转氨酶、胆红素结果正常。

消化道症状:食纳差。

6分钟步行试验:351m,占预计值:55.85%。

WHO 肺动脉高压功能分级:Ⅱ级

综合判断为肺动脉高压中危,预计1年死亡率5%~10%。

目前患者诊断已基本明确。最后诊断:

1. 特发性肺动脉高压(中危)

　　WHO 肺动脉高压功能分级Ⅱ级

　　Ⅰ型呼吸衰竭

2. 慢性肺源性心脏病

3. 甲状腺功能亢进术后

【治疗】

1. 吸氧。

2. 波生坦初始剂量为62.5mg,2次/日,连用4周后加量至125mg,2次/日维持治疗。

3. 地高辛片0.125mg/日。

4. 氢氯噻嗪片25mg 2次/日,螺内酯片20mg 2次/日,间断静脉推注呋塞米,控制24小时出入量,维持适当的液体负平衡。

5. 华法林抗凝治疗,维持 INR 在 2～3 之间。

【随访】

1. 治疗 3 个月后临床症状明显改善,日常活动不受影响,无气短、胸闷症状。WHO 肺动脉高压功能分级为 I 级。

2. 复查血气分析(未吸氧)　氧分压 81.2mmHg(住院期间:鼻导管吸氧情况 2L/min 氧分压 77.1mmHg)。

3. 肝功能 ALT 44IU/L,AST 38IU/L。

4. 六分钟步行试验(7 圈×60m)+34m＝454m(治疗前 351m);试验过程中 Borg 呼吸困难评分 1～2 分。

5. 右心超声　右心房 41mm(43),右心室 31mm,FAC 42%(参考值>35%,入院检查为 24%),右心室 Tei 指数 0.28(参考值<0.5),VE/VA:1.89,E/e:5.67,EI(S/D):1.25/1.17。右房、右室大,重度肺动脉高压(收缩压约 57mmHg,治疗前收缩压约 93mmHg)。

6. 血清学指标　Pro-BNP:17.2pg/ml,肌钙蛋白 I:0.019ng/ml,肌红蛋白:71.6ng/ml。

7. 内脏灌注指标　血肌酐:81μmol/L,钠:142.7mmol/L。

8. 内脏淤血指标　转氨酶、胆红素结果正常。

9. 复查右心漂浮导管结果较用药前明显改善,见表 3-8-6。

表 3-8-6　右心漂浮导管复查结果

参数	结果	参数	结果
BSA(m^2)	1.69	PVR(dyn·sec/cm^5)	507
Weight(kg)	67	PVRI(dyn·sec/cm^5)	856.83
Hight(cm)	166	SVR(dyn·sec/cm^5)	883
HR(次/分)	85	SVRI(dyn·sec/cm^5)	1548
MPAP(mmHg)	36	SV(ml)	98
MAP(mmHg)	87	SVI(ml/b/m^2)	56
PCWP(mmHg)	2	LVSWI(g·m/m^2)	–
CI(L/min/m^2)	4.4	RVWI(kg·m/m^2)	25
CO(L/min)	7.7		

【病例点评】

1. 患者以渐进性胸闷、气短为主要表现,排除肺实质与肺间质病变后,需考虑肺血管病变的可能。

2. 患者初次诊断为 WHO 肺动脉高压功能分级 Ⅱ 级,早期采用降肺动脉压靶向药物治疗可获得满意效果。

(房丽颖　李圣青)

第九章 结缔组织病相关性肺动脉高压

肺动脉高压(PH)的定义是指静息状态下通过右心导管测量的平均肺动脉压(mPAP)≥25mmHg。引起肺动脉高压的原因多种多样,如果得不到控制,都会引起右室舒张收缩功能障碍,最终导致右心功能衰竭。过去几十年来,随着对PH的认识不断深入,其分类也多次变更。最早的分类是原发性或继发性,简单但无法区分不同原因引起的PH。1998年世界PH论坛将其分为5类,包括:第1类,肺动脉高压;第2类,继发于左心疾病的PH;第3类,慢性肺脏疾病或缺氧引起的PH;第4类,慢性血栓栓塞性PH;第5类,多因素机制不明的PH。目前最新的PH分类标准是2013年在法国举办的第五届世界肺动脉高压会议制定的NICE标准。

动脉型肺动脉高压(PAH)是PH的一个亚型,以肺动脉(中小动脉)重塑为特点。其定义依然要符合静息状态下通过右心导管测量的平均肺动脉压(mPAP)≥25mmHg,此外还要包括肺动脉嵌楔压≤15mmHg,肺血管阻力≥3个Wood单位。病理上以肺动脉内膜及中膜的偏心性闭塞为特点,局部主要由平滑肌细胞和肌纤维母细胞构成;以"丛样病变"为标志,特指由杂乱无序的内皮细胞形成的假同道。

结缔组织病相关性肺动脉高压(CTD-PAH)泛指由于结缔组织病继发的肺动脉高压。几乎所有CTD都可能合并PAH,国外研究提示最常见的CTD-PAH是硬皮病引起。而国内研究SLE-PAH更为常见,其他较为常见的易引起PAH的疾病包括混合性结缔组织病MCTD(mixed connective tissue disease)、多发性肌炎/皮肌炎PM/DM、系统性硬化pSS,类风湿关节炎RA及未分型结缔组织病UCTD。CTD-PAH较IPAH及其他类型的PAH更为特殊而复杂,预后也更差。PAH靶向治疗之前,PAH1年生存率为69%,5年生存率为38%。近年来,CTD-PAH的临床和基础研究已成为国内外风湿病领域关注的热点。由于系统性硬化及系统性红斑狼疮是最易出现肺动脉高压的结缔组织病,相关研究也最多,本章主要以两种CTD疾病阐述CTD-PAH的流行病学、发病机制、诊断及治疗等。

【流行病学】

CTD-PAH一般占PAH的15%~30%,目前已有包括法国、美国、欧洲及中国的多个国家或地区的多项多中心注册研究。这些研究提示。西方国家的研究显示引起PAH的常见CTD依次为硬皮病、系统性红斑狼疮、混合性结缔组织病,其中REVEAL研究提示SSc-PAH占CTD-PAH的62.3%,英国的数据提示SSc占74%。澳大利亚研究显示SSc占94.9%。在中国系统性红斑狼疮研究协作组(CSTAR)的注册研究中SLE-PAH患病率为3.8%。PAH可以继发于多种明确诊断的CTD,包括系统性硬化病SSc、混合性结缔组织病(MCTD)、系统性红斑狼疮(SLE)、类风湿关节炎(RA)、原发性干燥综合征(pSS)、白塞病(BD)等多种疾病,不同 CTD 并发 PAH 的概率各不相同。以北京协和医院为例,SSc 为 13.6%、SLE 为 3.6%、pSS 为 5.2%、MCTD 为 4.8%。该院住院 PAH 患者中,CTD-PAH 占总数的 31.1%。

SSc 在所有结缔组织病中最易合并肺动脉高压。普通人群中系统性硬化的发病率在英国是 80 例/百万,在美国是 240 例/百万。一项基于右心导管的前瞻性试验得出的系统性硬化患者出现 PAH 的比例是 7.8% ~12%,另一项 Meta 分析的结果是 9%。

系统性红斑狼疮中肺动脉高压的患病率报道不一,有研究根据不同的诊断方法估计其患病率为 2% ~43%。中国系统性红斑狼疮研究协作组(CSTAR)的注册研究发现 SLE-PAH 患病率为 3.8%。以超声心动图作为诊断依据的研究,明显容易高估肺循环压力。尽管在英国,狼疮的患病率至少是硬皮病的 3 倍,但是在英国国家注册数据库中狼疮合并肺动脉高压的数量只占硬皮病合并肺动脉高压的 11%,提示 SLE-PAH 的真实患病率可能不足 1%。一项近期的前瞻性研究发现 245 名狼疮患者中,因肺脏或左心疾病导致 PH 者占 5%,而无一例 PAH。SLE-PAH 较 SSc-PAH 年龄更小,低肺通气(DLco)更低,在英国,SLE-PAH 的 3 年存活率为 74%,高于硬皮病的 47%。

CTD-PAH 不仅仅见于上述疾病。抗合成酶综合征是以肌炎、肺间质疾病以及抗 tRNA 合成酶抗体(最常见的是抗 Jo-1 抗体)为特征,最近的一项基于右心导管的法国研究显示其患病率为 7.9%,大多数患者为毛细血管前肺动脉高压合并有肺间质疾病,3 年存活率为 58%。MCTD 合并 PAH 约为 2%。印度一项研究称 RA 中患 PAH 的比例在 10.6%,土耳其报道称 40 例类风湿关节炎患者中经超声心动图发现 PASP 大于 30mmHg 的有 10 例,占 27.5%,47 例干燥综合征患者中超声心动图发现 PASP 大于 30mmHg 的有 11 例,占 23.4%,甚至强直性脊柱炎和成人 Still 病也有合并 PAH 的报道。此外某些治疗结缔组织病的药物如来氟米特是否有引起肺动脉高压的可能尚需进一步观察。

【危险因素】

过去认为,硬皮病患者合并 PAH 的危险因素包括局限性硬皮病、病史超过 5 年,DLco 下降,抗着丝点抗体阳性。一项新近研究显示局限性硬皮病起病的患者 55% 小于 5 年出现 PAH,但在弥漫性硬皮病中并不少见。气体弥散功能降低在 SSc-PAH 中很常见,一般在诊断 PAH4 年半前,DLco 就降到 52%,而无 PAH 患者的 DLco 平均为 80%。除了与抗着丝点抗体有关外,也有报道提示抗 RNA 聚合酶Ⅲ和抗 Th/To 抗体也与 PAH 相关。我国系统性红斑狼疮研究发现,心包炎、胸膜炎及抗 RNP 抗体阳性与 PAH 相关,疾病的活动度及血管病变均与 PAH 的发生有关,需要积极治疗改善预后。

【病理和病理生理】

CTD 发病机制复杂,引起 PAH 的病理生理过程各有不同。以系统性硬化为例。SSc-PAH 以肺血管内膜增生、中膜肥厚,外膜纤维化为特征。葱样病变较少。近来研究提示肺静脉受累比例较高。内皮因子基因多态性增加。肺血管动脉壁可见巨噬细胞和白细胞浸润。与多种自身抗体相关,如抗着丝点抗体、抗 SCL-70 抗体、抗 RNA 聚合酶Ⅲ抗体及抗 Th/To 抗体,但具体机制尚不清楚。其他升高的抗体还有抗内皮因素受体 A 抗体和抗血管收缩素受体 1 抗体。早期的血管改变包括内皮细胞间的裂隙,细胞的凋亡,内皮细胞活化并表达细胞黏附分子,炎性细胞募集、促凝状态血管内膜增生外膜纤维化导致小血管重塑。这些血管损害所涉及的范围如肺脏、肾脏、心脏等决定了硬皮病患者的预后。可溶性血管细胞黏附分子 1(sVCAM-1)上升反映了血管内皮的损伤。循环血管内皮生长因子(VEGF)上升及血管生成因子的出现反映了异常的血管分布。异常的血管新生及 VEGF 上调是该病的重要等特点,因此理论上也成为了重要的治疗靶点。80%以上的家族性特发性肺动脉高压及25%的特发性肺动脉高压(偶发)会出现骨形成蛋白受体2(BMPR2)的多态性改变。还有一些其他被认为参与PAH病理的候选基因。激活素受体样激酶1(ALK1)基因多态性,另一个转化生长因子受体家族成员在遗传性毛细血管扩张症及肺动脉高压中也有报道。但是,在2个关于SSc-PAH的队列研究中并未发现BMPR2的突变。

最近,内皮糖蛋白基因(ENG)多态性与SSc-PAH之间的关联被确定。Wipff等证实SSc-PAH患者的6bINS等位基因与对照组或有硬皮病但无PAH患者相比频率明显较低。内皮糖蛋白,一种主要存在于人体血管内皮细胞的同源二聚体膜糖蛋白,是TGF-β受体复合物的一部分。ENG多态性在硬皮病患者的功能及意义仍有待明确。因此,有足够的数据支持系统性硬化存在一定遗传基础。但是,除了这里提到的几个例子,有关的硬皮病-PAH相关的发病机制和预后不良的基因还没有被确定。

【临床表现】

(一)　结缔组织病的表现

结缔组织病是泛指结缔组织受累的疾病,包括红斑狼疮、类风湿关节炎、硬皮病、皮肌炎、结节性多动脉炎、韦格纳肉芽肿、巨细胞动脉炎及干燥综合征等。美国风湿病学会1982年修订的风湿病分类中,结缔组织病还可包括变应性血管炎、贝赫切特综合征、结节性非化脓性发热性脂膜炎等。结缔组织病具有某些临床、病理学及免疫学方面的共同特征,如多系统受累(即皮肤、关节、肌肉、心、肾、造血系统、中枢神经等可同时受累),病程长,病情复杂,可伴发热、关节痛、血管炎、血沉增快、γ球蛋白增高等。结缔组织病具有某些临床、病理学及免疫学方面的共同点,如多系统受累(即皮肤、关节、肌肉、心、肾、造血系统、中枢神经等可同时受累),病程长,病情复杂,可伴发热、关节痛、血管炎、血沉增快、γ球蛋白增高等;但又各具有特征性的表现。

(二)　肺动脉高压的表现

肺动脉高压的症状是非特异的,早期可无症状,随病情进展可有如下表现:呼吸困难,疲劳、乏力、运动耐量减低,晕厥,心绞痛或胸痛,咯血,声音嘶哑,右心功能不全的临床表现。其中最早出现,也最常见的是进行性活动后气短,病情严重的在休息时也可出现。关注结缔组织病患者是否有活动后胸闷气短,对于早期诊断具有重要意义。

【诊断】

结缔组织病合并肺动脉高压的诊断非常复杂,PH发病率和死亡率显著升高,因此亟须尽早发现及时治疗。PH的拟诊和确诊可以包括不同阶段:PH的筛查、明确PH诊断、明确PH的类型、评估疾病的活动度、判断PH的病因。经胸超声心动图(TTE)是筛查PH必不可少非侵入性检查。超声心动图,可以用于计算肺动脉收缩压,评估右心室的大小和功能,评估三尖瓣环位移(TAPSE,反映右室收缩功能),评估瓣膜功能,是否存在瓣膜狭窄或关闭不全,所有的心腔的功能及大小,明确心包积液的有无及多少。用TTE诊断PH比磁共振成像(MRI)和肺功能检查(肺功能)具有更高的敏感性(82%)和特异性(69%)。但将TTE联合其他非侵入性检查是否可以提高诊断PH的准确性仍需要进一步研究。

鉴于PAH在SSc的患病率相对较高,提倡对其积极筛查,有研究显示通过早期筛查而诊断的SSc-PAH比那些有明显症状才诊断的患者病情更轻、存活率更高。目前欧洲呼吸学会ERS/欧洲心脏病学会ESC的指南建议是对SSc患者每年做一次超声心动筛查。Mukerjee研究发现,DLco低于55%更容易出现PH,但超声心动所得到的肺动脉压或DLco都没有明确的阈值能排除 PH。近年来的多中心 DETECT 研究对来自北美、欧洲和亚洲的 62 个有经验的国际多中心的有 PAH 风险的 SSc 患者(SSc 病史>3 年,肺脏一氧化碳弥散功能<60%)研究,形成了临床实用的 2 步诊断方法,第一步有 6 个简单的指标决定是否进行心脏超声,第二步,第一步预测评分和 2 个超声的指标决定患者是否行 RHC。DETECT 流程较欧洲心脏病学会/欧洲呼吸协会(ESC/ERS)指南提高了推荐 62% 的患者行 RHC 转诊率(从 40% 到 62%),降低了漏诊率(从 29% 到 4%)。但由于其入组条件的限定和测量指标的差异,其在临床实际应用的价值尚需进一步评估。确诊 PH 的金标准是右心脏导管检查(RHC),RHC 还可以用于与其他类型的 PH 相鉴别。右心导管检查能够肺动脉压力、肺毛细血管楔压(PCWP)、心输出量,肺血管阻力(PVR)等。由于其能精确测定 PH 血流动力学参数,并进行血管反应试验,所以在制订治疗方案及预后评估上也有重要意义。它可以测定 PH 的严重程度,及其对右心脏功能的影响。右心导管检查(RHC)是确诊 PAH 的金标准,更是鉴别诊断、制订治疗方案的重要手段。RHC 测定的主要指标包括右心房压、肺动脉压、混合静脉血氧饱和度(SvO_2)、肺动脉楔压、心输出量、肺血管阻力。CTD 患者 PAH 的确诊依然要按照 RHC 检查的血流动力学指标:在海平面静息状态下时,平均肺动脉压(mPAP)≥25mmHg,肺动脉楔压≤15mmHg,肺血管阻力>3WU、而心输出量正常或下降。CTD 患者经首次 RHC 确诊了 PAH 后,同时推荐进行急性血管反应试验。急性血管反应是筛选肺血管痉挛等可逆因素的有效手段,AVC 结果阳性的患者可尝试先应用钙通道阻滞剂(CCBs)治疗并每 3 个月密切随访,一部分患者可能获得病情改善。目前在我国推荐 AVC 的药物为雾化吸入伊洛前列素,阳性标准为:mPAP 下降≥10mmHg,且 mPAP≤40mmHg,同时 CO 增加或不变。

【鉴别诊断】

结缔组织病合并肺动脉高压的诊断包括本病及 PAH 的诊断。值得注意的是此外还应注意合并其他类型的肺动脉高压的可能,如系统性红斑狼疮可能合并抗磷脂综合征并引起血栓栓塞性肺动脉高压。

CTD-PAH 在确诊时仍需注意与可能出现 PAH 与其他类别 PH 鉴别。以 SLE-PAH 为例,应注意鉴别:①WHO 推荐的肺动脉高压分类第 2 类 PH:如 SLE 可合并瓣膜病变(如无菌性心内膜炎、二尖瓣或主动脉瓣大量反流)、心肌病变可导致左心疾病引起的肺动脉高压,在 TTE 筛查 PAH 时多能明确提示,而 RHC 测定的 PAWP>15mmHg 是重要的鉴别指标。②WHO推荐的肺动脉高压分类第 3 类 PH:如 SLE 合并肺间质病变或淋巴细胞细支气管炎时可导致肺部疾病引起的 PH,在肺功能筛查 PAH 时出现通气功能障碍提示此类肺动脉高压,进一步行肺部高分辨 CT 多能明确,需要注意的是 RHC 测定 PAWP≤15mmHg 不能将此类 PH 与 PAH 鉴别。③WHO 推荐的肺动脉高压分类第 4 类 PH:如 SLE 继发抗磷脂综合征(APS)时可导致慢性血栓栓塞性 PH(CTEPH),同样 RHC 测定 PAWP≤15mmHg 不能与 PAH 相鉴别,因此在首次确诊 SLE-PAH 时,尤其是存在抗磷脂抗体时(无论是否能确诊 APS),推荐采用肺通气灌注扫描(V/Q)进行筛查,如 V/Q 阴性可除外 CTEPH,而 CT 肺动脉成像(CTPA)或肺动脉造影阴性均不能作为除外 CTEPH 的检查。④其他:如 SLE 也可合并肺动脉狭窄、肺静脉闭塞病等特殊情况,但临床非常少见。由此可见,临床上 CTD 患者的病情复杂,更需要多科协作明确诊断。

【随访】

部分结缔组织可能发生进展演变而成为另一种或合并其他结缔组织病。例如:未分化结缔组织病可能逐渐发展成具体的某一种结缔组织病,混合性结缔组织病可能发展成为硬皮病病,类风湿关节炎可能合并干燥综合征。所以对此类患者的早期诊断以及定期随访同等重要。

CTD-PAH 患者随诊的目的,旨在针对 CTD 患者 PAH 确诊、评估并制订综合治疗方案后,评判疗效以实现最短时间内的双重达标。而针对已达标患者的随诊则注重评判病情反复或临床恶化(WHO 功能分级增加或持续Ⅳ级无改善,6MWD 较基线下降>15%,需要增加 PAH 靶向治疗药物或静脉利尿剂,需行房间隔造口或肺移植,住院或死亡),以及时调整治疗方案,实现持续达标。

CTD-PAH 患者随诊间隔在未达标或病情尚未稳定时应为 1~3 个月,在已双重达标时应为 3~6 个月,临床恶化应随时就诊。CTD-PAH 作为高危患者,应避免缺氧条件的旅行(如高原、飞行),同时应携带伊洛前列素作为备用急救药物。不建议 CTD-PAH 的患者妊娠,必须严格避孕。

【治疗】

CTD-PAH 治疗的终极目标即最大程度地改善患者的预后,提高患者的生活质量。短期目标就是延缓临床恶化的时间(time to clinical worsening,TTCW),推荐双重达标:①CTD 病情缓解:如系统性红斑狼疮,以 SLEDAI<4 分,BILAG 各系统评分为 C/D/E 级及 PGA<1 分表示 SLE 病情处于临床缓解状态。②PAH 的临床达标,需满足以下所有标准才能定义为临床达标:临床方面没有右室功能衰竭的表现、无晕厥发作,功能方面 WHO 心功能稳定在Ⅰ~Ⅱ级、6MWD>380~440m,血清学方面 BNP<50pg/ml 或 NT-proBNP<300pg/ml(正常或接近正常),影像学方面(TTE 或 CMR)提示右室结构及功能正常或接近正常(如 CMR 测定的右室射血分数>50%),心肺运动测试方面最大耗氧量>15ml/min/kg,RHC 方面 RAP<8mmHg 和 CI≥2.5L/(min·m^2)。特别需强调的是:要避免仅凭肺动脉压力的变化判断治疗是否达标,因为压力受肺循环阻力和右心功能的共同影响,终末期 PAH 患者的肺动脉压力的下降有可能是病情进展的标志。

结缔组织病的治疗十分重要,对改善和稳定 PAH 的病情至关重要。虽然没有很好的 RCT 数据,但仅使用免疫抑制剂就可以很好的改善 SLE 及 MCTD 合并的 PAH。以 SLE 为例,具体的治疗方案需根据 SLE 病情是否活动及 PAH 是否达标来确定:①SLE 活动而 PAH 未达标:通常需要积极的诱导缓解治疗,即大剂量糖皮质激素(对于病程短进展迅速者,甚至可考虑糖皮质激素冲击治疗),免疫抑制剂可考虑环磷酰胺(CTX)、霉酚酸酯(MMF)等作用较强的药物。②SLE 缓解且 PAH 已达标:通常仅需要维持缓解治疗,即小剂量糖皮质激素,免疫抑制剂选择可长期应用的吗替麦考酚酯(MMF)、硫唑嘌呤(AZA)、甲氨蝶呤(MTX)或羟氯喹(HCQ)等。③SLE 活动而 PAH 已达标:应兼顾 SLE 其他受累系统的病情,由风湿科医师决定,通常需要适度的巩固缓解治疗,即中到大剂量糖皮质激素,免疫抑制剂可考虑 CTX、MMF 或 AZA 等作用较强的药物。④SLE 缓解而 PAH 未达标:这是临床最为困难的选择,通常在 SLE 的维持缓解治疗的基础上加强 PAH 的靶向治疗(如靶向联合治疗),如果 PAH 病情仍无改善或进展则需要考虑积极的 SLE 诱导缓解治疗。

CTD-PAH 针对 PAH 的治疗亦十分重要,分为一般治疗、肺血管扩张治疗和其他治疗。一般治疗包括:重视感染对病情加重的危害(平衡免疫抑制治疗的强度,定期预防性注射流感疫苗/肺炎疫苗)、严格避孕、运动指导、吸氧、利尿、抗凝、强心;针对所有 CTD-PAH 未达标的患者,一般治疗是针对 PAH 的基础治疗,如 PAH 已持续达标则可考虑逐渐减停相关治疗。肺血管扩张治疗包括:①钙离子拮抗剂(CCBs):只有 AVC 阳性的特发性肺动脉高压患者才可能从 CCBs 治疗中获益,而 AVC 阳性的 SLE-PAH 患者接受 CCBs 治疗获益情况不明确;如应用 CCBs 需每 3 个月评估治疗反应,对疗效不佳的患者应逐渐减量至停用。②靶向治疗:作为 PAH 治疗的最新进展,极大改善了此类患者的预后,包括内皮素受体拮抗剂(E-RAs)、前列腺环素类似物(PGs)、5 型磷酸二酯酶抑制剂(PDE-5i)和鸟甘酸环化酶激动剂,除作用于肺血管平滑肌细胞抑制收缩外,亦有拮抗平滑肌细胞增殖的作用,可单独或联合治疗未达标的 CTD-PAH 患者。目前在我国有 PAH 注册适应证的药物虽然只有波生坦(全可利)、安立生坦(凡瑞克)、伊洛前列素(万他维)和曲前列尼尔(瑞莫杜林),但 PDE-5i 治疗 PAH 已在国内广泛使用,疗效可靠、价格相对低廉且不良反应少。其他治疗包括:肺移植术(目前倾向于经充分联合 PAH 靶向药物治疗仍反应不佳患者应尽早考虑此手术)和球囊扩张房间隔造瘘术(作为 PAH 患者的姑息性治疗手段或肺移植前的过渡性治疗措施)。

【预后】

PAH 是影响 CTD 预后的一个重要因素。近年来国际上关于 SSc-PAH 存活率的相关研究提示:英国国家注册研究显示 1 年和 3 年的存活率分别为 78% 和 47%;REVEAL 研究纳入了 399 例患者,1 年存活率为 82%;ASPIRE 注册研究纳入了 156 例患者,3 年存活率为 52%;法国注册研究 1 年及 3 年存活率分别为 90% 和 56%;PHAROs 注册研究纳入了 131 例患者,1 年及 3 年存活率分别为 93% 和 75%。Lefevre 等通过 Meta 分析显示,1 年及 3 年存活率分别为 81% 和 52% 使用 PAH 靶向治疗后,SSc-PAH 的预后是否得到改善尚存在争议。有研究称过去十年 SSc-PAH 的存活率并未得到明显改善,虽然靶向药物的使用,改善了 IPAH,硬皮病肺动脉高压似乎并未从中获得更大的益处。

SLE 死亡患者中 PAH 占 13.8%,仅次于肾脏、血液和中枢神经系统受累,研究显示 SLE-PAH 1 年生存率为 78%~93%,3 年生存率为 47%~75%,较大的差别是由于纳入病人的心功能状态不一致。年龄、男性、DLco、心功能评价、肺血管阻力、肺容量、心搏量及预期肾小球滤过率均可能与预后相关。

此外,pSS 死亡患者中 PAH 占 33%,仅次于肺纤维化及血液系统受累,PAH 是 pSS 死亡的高危因素。

【本章小结】

多种 CTD 都可以合并肺动脉高压,PAH 是结缔组织病严重并发症,是 CTD 相关死亡的重要原因。CTD-PAH 是最常见的肺动脉高压类型。近年来 CTD-PAH 表型及特点的研究进展较快,不仅明确了其不同于 IPAH,更明确了不同 CTD 所引起的 PAH 也各有特点。众多流行病学研究,包括几项大型国际注册研究,提供了重要的信息。然而,值得注意的是虽然靶向药物极大地改善了 IPAH 的预后,CTD-PAH 特别是 SSc-PAH 的预后似乎并没有得到明显改善。SSc-PAH 预后依然很差,可能是因为潜在的肺动脉血管病变、右室功能、多系统损害,包括肺脏和心肌等。早期筛查有可能在一定程度上发现早期病人,进行干预从而改善预后。对于 PAH 患者,如果有皮疹、关节痛、脱发、多项自身抗体阳性,需要考虑 CTD,对于 CTD 患者要注意不明显的活动后呼吸困难,虽然不建议无症状患者定期检查心脏超声,但建立规范的早期筛查路径至关重要。加强 CTD-PAH 发病机制的深入研究有望提供新的有效治疗。

(贾俊峰)

参 考 文 献

1. Simonneau G, Gatzoulis MA, Adatia I, et al. Updated clinical classification of pulmonary hypertension. J Am Coll Cardiol, 2013, 62(25 Suppl): D34-41.

2. 曾小峰. 结缔组织病相关肺动脉高压——风湿病的新挑战. 中华风湿病学杂志,2010,14(2):73-75.

3. Hao YJ,Jiang X,Zhou W,et al. Connective tissue disease-associated pulmonary arterial hypertension in Chinese patients. Eur Respir J,2014,44(4):963-972.

4. Sung YK,Chung L. Connective tissue disease-associated pulmonary arterial hypertension. Rheum Dis Clin North Am,2015,41(2):295-313.

5. Li M,Zhang W,Leng X,et al. Chinese SLE Treatment and Research group (CSTAR) registry:I. Major clinical characteristics of Chinese patients with systemic lupus erythematosus. Lupus,2013,22(11):1192-1199.

6. Allcock RJ,Forrest I,Corris PA,et al. A study of the prevalence of systemic sclerosis in northeast England. Rheumatology (Oxford),2004,43(5):596-602.

7. Mayes MD,Lacey JV Jr,Beebe-Dimmer J,et al. Prevalence,incidence,survival,and disease characteristics of systemic sclerosis in a large US population. Arthritis Rheum,2003,48(8):2246-2255.

8. Hachulla E,Gressin V,Guillevin L,et al. Early detection of pulmonary arterial hypertension in systemic sclerosis:a French nationwide prospective multicenter study. Arthritis Rheum,2005,52(12):3792-3800.

9. Avouac J,Airo P,Meune C,et al. Prevalence of pulmonary hypertension in systemic sclerosis in European Caucasians and metaanalysis of 5 studies. J Rheumatol,2010,37(11):2290-2298.

10. Winslow TM,Ossipov MA,Fazio GP,et al. Five-year follow-up study of the prevalence and progression of pulmonary hypertension in systemic lupus erythematosus. Am Heart J,1995,129(3):510-515.

11. Cefle A,Inanc M,Sayarlioglu M,et al. Pulmonary hypertension in systemic lupus erythematosus:relationship with antiphospholipid antibodies and severe disease outcome. Rheumatol Int,2011,31(2):183-189.

12. Danchenko N,Satia JA,Anthony MS. Epidemiology of systemic lupus erythematosus:a comparison of worldwide disease burden. Lupus,2006,15(5):308-318.

13. Condliffe R,Kiely DG,Peacock AJ,et al. Connective tissue disease-associated pulmonary arterial hypertension in the modern treatment era. Am J Respir Crit Care Med,2009,179(2):151-157.

14. Ruiz-Irastorza G,Garmendia M,Villar I,et al. Pulmonary hypertension in systemic lupus erythematosus:prevalence,predictors and diagnostic strategy. Autoimmun Rev,2013,12(3):410-415.

15. Chung L,Domsic RT,Lingala B,et al. Survival and predictors of mortality in systemic sclerosis-associated pulmonary arterial hypertension:outcomes from the pulmonary hypertension assessment and recognition of outcomes in scleroderma registry. Arthritis Care Res (Hoboken),2014,66(3):489-495.

16. Hervier B,Meyer A,Dieval C,et al. Pulmonary hypertension in antisynthetase syndrome:prevalence,aetiology and survival. Eur Respir J. 2013,42(5):1271-1282.

17. Gunnarsson R,Andreassen AK,Molberg O,et al. Prevalence of pulmonary hypertension in an unselected,mixed connective tissue disease cohort:results of a nationwide,Norwegian cross-sectional multicentre study and review of current literature. Rheumatology (Oxford). 2013,52(7):1208-1213.

18. Shariff N,Kumar A,Narang R,et al. A study of pulmonary arterial hypertension in patients with rheumatoid arthritis. Int J Cardiol,2007,115(1):75-76.

19. Kobak S,Kalkan S,Kirilmaz B,et al. Pulmonary Arterial Hypertension in Patients with Primary Sjogren's Syndrome. Autoimmune Dis,2014,2014:710401.

20. Hung YM,Cheng CC,Wann SR,et al. Ankylosing spondylitis associated with pulmonary arterial hypertension. Intern Med,2015,54(4):431-434.

21. Thakare M,Habibi S,Agrawal S,et al. Pulmonary arterial hypertension complicating adult-onset Still's disease. Clin Rheumatol,2013,32 Suppl 1:S1-2.

22. Alvarez PA,Saad AK,Flagel S,et al. Leflunomide-induced pulmonary hypertension in a young woman with rheumatoid arthritis:a case report. Cardiovasc Toxicol,2012,12(2):180-183.

23. Steen V,Medsger TA Jr. Predictors of isolated pulmonary hypertension in patients with systemic sclerosis and

limited cutaneous involvement. Arthritis Rheum,2003,48(2):516-522.

24. Hassoun PM. Therapies for scleroderma-related pulmonary arterial hypertension. Expert Rev Respir Med,2009, 3(2):187-196.

25. Campo A,Mathai SC,Le PJ,et al. Hemodynamic predictors of survival in scleroderma-related pulmonary arterial hypertension. Am J Respir Crit Care Med,2010,182(2):252-260.

26. Chung L,Liu J,Parsons L,et al. Characterization of connective tissue disease-associated pulmonary arterial hypertension from REVEAL:identifying systemic sclerosis as a unique phenotype. Chest, 2010, 138 (6): 1383-1394.

27. Hachulla E,Launay D,Mouthon L,et al. Is pulmonary arterial hypertension really a late complication of systemic sclerosis. Chest,2009;136(5):1211-9.

28. Nihtyanova SI,Tang EC,Coghlan JG,et al. Improved survival in systemic sclerosis is associated with better ascertainment of internal organ disease:a retrospective cohort study. QJM,2010,103(2):109-115.

29. Becker O,Kill A,Kutsche M,et al. Vascular receptor autoantibodies in pulmonary arterial hypertension associated with systemic sclerosis. Am J Respir Crit Care Med,2014,190(7):808-817.

30. Chang B,Schachna L,White B,et al. Natural history of mild-moderate pulmonary hypertension and the risk factors for severe pulmonary hypertension in scleroderma. J Rheumatol,2006,33(2):269-274.

31. Koenig M,Dieude M,Senecal JL. Predictive value of antinuclear autoantibodies:the lessons of the systemic sclerosis autoantibodies. Autoimmun Rev,2008,7(8):588-593.

32. Li M,Wang Q,Zhao J,et al. Chinese SLE Treatment and Research group (CSTAR) registry:II. Prevalence and risk factors of pulmonary arterial hypertension in Chinese patients with systemic lupus erythematosus. Lupus, 2014,23(10):1085-1091.

33. Mathai SC,Hassoun PM. Pulmonary arterial hypertension in connective tissue diseases. Heart Fail Clin,2012,8 (3):413-425.

34. Condliffe R,Howard LS. Connective tissue disease-associated pulmonary arterial hypertension,F1000Prime Rep. 2015,7:06.

35. 国家风湿病数据中心,中国系统性红斑狼疮研究协作组. 中国成人系统性红斑狼疮相关肺动脉高压诊治共识. 中华内科杂志,2015,54(1):81-86.

36. Galie N,Hoeper MM,Humbert M,et al. Guidelines for the diagnosis and treatment of pulmonary hypertension: the Task Force for the Diagnosis and Treatment of Pulmonary Hypertension of the European Society of Cardiology (ESC) and the European Respiratory Society (ERS),endorsed by the International Society of Heart and Lung Transplantation (ISHLT). Eur Heart J,2009,30(20):2493-2537.

37. Humbert M,Yaici A,de Groote P,et al. Screening for pulmonary arterial hypertension in patients with systemic sclerosis:clinical characteristics at diagnosis and long-term survival. Arthritis Rheum, 2011, 63 (11): 3522-3530.

38. Mukerjee D,St GD,Knight C,et al. Echocardiography and pulmonary function as screening tests for pulmonary arterial hypertension in systemic sclerosis. Rheumatology (Oxford),2004,43(4):461-466.

39. Dhala A. Pulmonary arterial hypertension in systemic lupus erythematosus:current status and future direction. Clin Dev Immunol,2012,2012:854-941.

40. Jais X,Launay D,Yaici A,et al. Immunosuppressive therapy in lupus-and mixed connective tissue disease-associated pulmonary arterial hypertension:a retrospective analysis of twenty-three cases. Arthritis Rheum,2008,58 (2):521-531.

41. Sanchez O,Sitbon O,Jais X,et al. Immunosuppressive therapy in connective tissue diseases-associated pulmonary arterial hypertension,Chest. 2006,130(1):182-189.

42. Jing ZC,Yu ZX,Shen JY,et al. Vardenafil in pulmonary arterial hypertension:a randomized,double-blind,pla-

cebo-controlled study. Am J Respir Crit Care Med,2011,183(12):1723-1729.

43. Hurdman J,Condliffe R,Elliot CA,et al. ASPIRE registry:assessing the Spectrum of Pulmonary hypertension Identified at a REferral centre. Eur Respir J,2012,39(4):945-955.

44. Launay D,Sitbon O,Hachulla E,et al. Survival in systemic sclerosis-associated pulmonary arterial hypertension in the modern management era. Ann Rheum Dis,2013,72(12):1940-1946.

45. Lefevre G,Dauchet L,Hachulla E,et al. Survival and prognostic factors in systemic sclerosis-associated pulmonary hypertension:a systematic review and meta-analysis. Arthritis Rheum,2013,65(9):2412-2423.

46. Lefevre G,Dauchet L,Hachulla E,et al. Survival and prognostic factors in systemic sclerosis-associated pulmonary hypertension:A systematic review and meta-analysis. LID-10. 1002/art. 38029［doi］. Arthritis Rheum. 2013,65(9):2412-2423.

47. Koh ET,Lee P,Gladman DD,et al. Pulmonary hypertension in systemic sclerosis:an analysis of 17 patients. Br J Rheumatol,1996,35(10):989-993.

48. Rubenfire M,Huffman MD,Krishnan S,Seibold JR,Schiopu E,McLaughlin VV. Survival in systemic sclerosis with pulmonary arterial hypertension has not improved in the modern era. Chest,2013,144(4):1282-1290.

49. 费允云,张奉春. 系统性红斑狼疮患者死亡原因分析. 中华风湿病学杂志,2008,12(3):187-191.

50. 曾小峰,吴敏,李明佳,等. 原发性干燥综合征死亡原因及相关因素分析. 中华风湿病学杂志,1999,(04):222-223.

病例 *12* 硬皮病并发肺动脉高压

【病史简介】

患者,女,61 岁,主因"活动后气短一个月,加重一周"入院。患者入院前 3 月无诱因活动后气短,伴有双下肢水肿。在当地医院给予抗感染,利尿治疗,症状稍减轻后出院。1 周前,劳累后再次出现活动后气短,入住我院免疫科行心脏彩超提示左、右肺动脉远端可见暗淡回声充填,肺动脉高压,右心房、右心室大。

入院查体:T 36.6℃,P 83 次/分,R 20 次/分,BP 90/60mmHg,扶入病房,精神欠佳,全身多处紫红色皮损,四肢末梢皮肤温度降低,皮肤、口唇干燥,手部、足部皮肤增厚,变硬。浅表淋巴结未触及肿大,口唇轻度发绀,颈静脉充盈,双肺呼吸音粗糙,未闻及干、湿性啰音,心率 83 次/分,律齐,P2>A2,肝、脾肋下未触及,肝、肾区无叩击痛,移动性浊音阴性。双下肢轻度可凹性水肿。

既往史:已婚,育子女 3 个,均体健。患者双手雷诺现象 20 余年,双手,双足皮肤损害 10余年,1 个月前我院临床免疫科确诊为"硬皮病"。

入院初步诊断:

1. 硬皮病

  动脉型肺动脉高压

  WHO 肺动脉高压功能分级Ⅲ级

  低氧血症

2. 慢性肺源性心脏病

【病例解析】

[问题1] 患者能简单归为结缔组织病继发肺动脉高压吗?

为了明确患者肺动脉高压的分类以及是否合并其他原因所致肺动脉高压,我们进行了一系列的病因筛查。

实验室检查和辅助检查：

术前感染四项：正常，除外肝炎与 HIV。

甲状腺功能检查：正常。

血清肿瘤标志物：CEA、AFP、CA-125、CA-199 均正常。

血气分析（未吸氧）：pH 7.44，PaO_2 62.9mmHg，PCO_2 26.5mmHg，HCO_3^- 17.6 mmol/L，SO_2 91%。

肺功能：肺通气功能正常，RV、RV/TLC 正常，弥散功能重度降低（DLco 下降至预计值的 35%）。

腹部 B 超：肝脏及门静脉未见异常。

肺动脉 CTA：肺动脉主干增宽，余肺动脉分支走行自然，未见低密度充盈缺损。右心房、心室明显增大（图 3-9-1）。

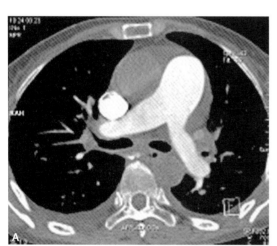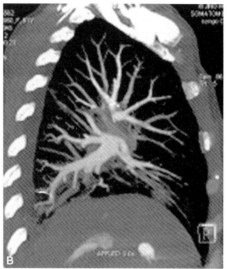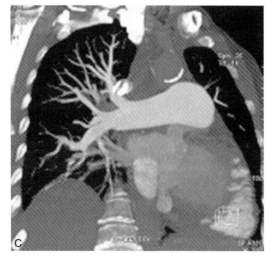

图 3-9-1　肺动脉 CTA
肺动脉主干增宽，纵隔软组织影(A)；双肺动脉走行自然，未见明显充盈缺损(B,C)

肺通气/灌注扫描:灌注与通气匹配,肺栓塞可能性小。

综合上述检查结果,患者可确诊硬皮病所致肺动脉高压。

[问题2] 如何进一步评估病情?

右心导管检查既是诊断肺动脉高压的金标准,也是病情评估的重要检查项目(表3-9-1)。急性肺血管扩张试验可用于判断CCBs的适应人群,此患者结果为阴性,不适用CCBs药物。

表3-9-1 右心漂浮导管检查结果

参数	结果	参数	结果
BSA(m^2)	1.50	CI(L/min/m^2)	2.6
Weight(kg)	50	CO(L/min)	3.9
Hight(cm)	165	PVR(dyn·sec/cm^5)	605
HR(次/分)	89	PVRI(dyn·sec/cm^5)	912
NBP(mmHg)	109/64	SVR(dyn·sec/cm^5)	1236
SpO$_2$(%)	91	SVRI(dyn·sec/cm^5)	1955
CVP(mmHg)	8	SV(ml)	56
PAP(mmHg)	59/26	SVI(ml/b/m^2)	39
MPAP(mmHg)	36	SvO$_2$(%)	68
MAP(mmHg)	69	LVSWI(g·m/m^2)	32
PCWP(mmHg)	6	RVWI(kg·m/m^2)	14

六分钟步行试验:230m。

心肌损伤四项:pro-BNP 3227pg/ml,TropI 0.02ng/ml,CTnI 0.02ng/ml,Mb 43.50ng/ml。

综合分析上述检查结果,患者属于肺动脉高压中危患者,预计1年死亡率5%~10%。

目前患者诊断已基本明确。最后诊断:

1. 硬皮病

    动脉型肺动脉高压(中危)

    WHO肺动脉高压功能分级Ⅲ级

    低氧血症

2. 慢性肺源性心脏病

【治疗】

1. 持续氧疗。

2. 地高辛片125μg,1次/日。

3. 氢氯噻嗪片25mg,1次/日,螺内酯20mg,1次/日。

4. 低分子肝素及华法林抗凝治疗。

5. 营养心肌等治疗。

6. 波生坦 62.5mg,2 次/日,4 周后改为 125mg,2 次/日治疗。

7. 继续醋酸泼尼松 30mg,1 次/日,环磷酰胺片 50mg,1 次/日治疗。

【随访】

1 个月后,气短症状减轻,仍有乏力。

六分钟步行试验:290m。

复查血气分析:PO$_2$ 70mmHg。

2 个半月后,因劳累受凉后出现肺部感染,外院治疗无效死亡。

【病例点评】

1. 此病人患硬皮病多年,但未明确诊断,在我院就诊时出现严重并发症肺动脉高压。为改善患者预后,对于硬皮病等结缔组织病要做到早诊断、早治疗;对于继发的肺动脉高压也要做到常规筛查,早诊断、早治疗。

2. 硬皮病发展致心,肺受累,预后极差。病人多因心力衰竭、肺动脉高压或感染死亡。

3. 此患者经靶向降肺动脉压治疗后初期反应良好,但患者长期口服糖皮质激素和免疫抑制剂,继发感染后不易控制,诱发心力衰竭,导致死亡。

(喻永萍　李圣青)

病例 *13*　干燥综合征并发肺动脉高压

【病史简介】

患者,女,65 岁,主因"活动后气短 8 年,加重 4 天"入院。患者 8 年前无明显诱因出现活动后气短。咳嗽、咳痰不明显,未予重视。气短逐渐加重,时有双下肢水肿,无头晕、胸痛、发热、胸痛、咯血等。外院胸部 CT 示双肺下叶近胸膜处密度增高影。在外院曾给予抗凝、解痉、平喘等对症治疗,效果不佳,气短呈进行性加重。为进一步诊治,就诊我院。

入院查体:T 36.5℃,P 72 次/分,R 16 次/分,BP 120/60mmHg,步入病房,精神差,全身浅表淋巴结未触及肿大,口唇明显发绀,颈静脉充盈,双肺呼吸音粗糙,未闻及干、湿性啰音,心率 72 次/分,律齐,肝、脾肋下未触及,肝、肾区无叩击痛,移动性浊音阴性,双下肢无水肿,四肢末梢遇冷变青紫。

既往史:已婚、无吸烟、饮酒史。无手术、外伤史。否认心、肺基础疾病史。

实验室检查和辅助检查:

血常规:白细胞 6.14×10^9/L,中性粒细胞比例 0.801,血红蛋白 137g/L,血小板 116×10^9/L

D-二聚体:14.25mg/L FEU↑

血气分析(未吸氧):pH 7.44,PaO$_2$ 61.9mmHg,PCO$_2$ 30.6mmHg,HCO$_3^-$ 20.3mmol/L,SO$_2$% 90.8%。

肺功能检查:轻度限制性通气功能障碍,RV、RV/TLC 正常,弥散功能重度降低(表 3-9-2)。

表 3-9-2　肺功能参数

肺功能参数	预计值	实测值	百分比（%）
VC（L）	2.57	1.94	75.4
FEV1（L）	2.06	1.16	56.5
FEV1/FVC	76.75	75.45	98.3
DLco SB	7.08	2.2	31.1

初步诊断:间质性肺病? 低氧血症

【病例解析】

[问题1]　何种原因导致患者肺功能弥散重度降低?

患者老年女性,既往有慢性呼吸困难病史。肺功能检查未见明显通气功能障碍,反而以弥散功能下降为著。本次发病偶有咳嗽、咳痰。虽然血常规未见明显异常,但外院 CT 报告双肺下叶近胸膜处密度增高影。因此需复查胸部 CT 明确病变性质。

复查胸部 CT 提示双肺下叶近胸膜处密度增高影,支气管通畅,纵隔内未见肿大淋巴结(图 3-9-2)。肺实质与肺间质病变不足以解释重度的弥散降低和呼吸困难,因此我们进一步做了肺动脉 CTA 检查以明确肺血管病变。

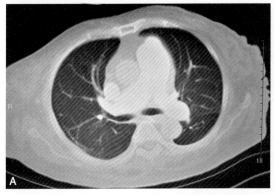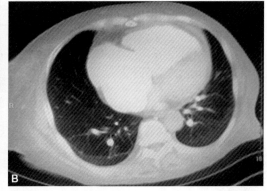

图 3-9-2　胸部 CT

示双肺下叶近胸膜处淡薄网格影(A,B);心影显著扩大(B)

肺血管 CTA 提示肺动脉高压征象,无肺栓塞证据(图 3-9-3)。为了验证肺动脉高压诊断,我们进一步做了心电图、心肌损伤四项和心脏 B 超检查。

心电图示心肌缺血表现(图 3-9-4)。

心肌损伤四项:Pro-BNP:2415pg/ml↑;肌钙蛋白 I:0.89ng/ml;肌红蛋白:36.2ng/ml。

心脏超声:右心房 59mm↑,右心室 44mm↑,左心室(前后、左右、长径)24/36、24/36、52/62mm,EF 63%;左室舒张迟缓,收缩功能正常。三尖瓣反流(大量),估测肺动脉高压(收缩压约为 72mmHg)。

至此,可明确患者重度弥散降低和呼吸困难系肺动脉高压所致。

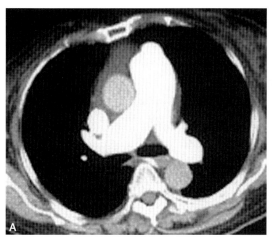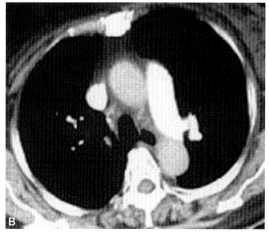

图 3-9-3 肺动脉 CTA
示肺动脉主干增宽,各肺动脉分支未见充盈缺损,右心系统扩大

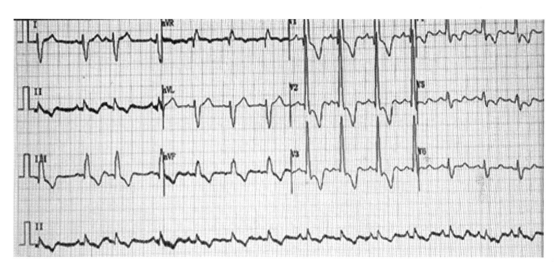

图 3-9-4 心电图
提示窦性心律,Ⅱ/Ⅲ/aVF/V$_2$-V$_5$ T 波倒置

[问题 2] 患者属于哪一类肺动脉高压?

为明确肺动脉高压的分类我们做了以下筛查:

凝血因子全套:凝血因子Ⅱ48.5%,凝血因子Ⅶ33.3%,凝血因子Ⅷ 196.2%↑凝血因子Ⅸ 65.8%,凝血因子Ⅺ 47.3%。

抗凝血酶Ⅲ57.4g/L↓,蛋白 S 43.5%↓,蛋白 C 40.1% ↓。

同型半胱氨酸:13.62μmol/L。

抗心磷脂抗体:0.41IU/ml。

术前感染四项:肝炎、HIV 抗体均阴性。

肿瘤系列:CEA、AFP、TPA、CA125,F-PSA/T-PSA 均阴性。

自身抗体系列:

抗核抗体(1:100):阳性;抗核抗体(1:320):阳性;抗核抗体(1:1000):阳性;抗核抗

（1:3200）：阳性；抗干燥综合征抗体 A：阳性；抗 U1-nRNP 抗体：阳性；抗 Ro-52 抗体：阳性；抗线粒体抗体 M2：阳性。

风湿系列：阴性。

血 ANCA：阴性。

术前感染四项：正常，除外肝炎与 HIV。

甲功五项：正常（表 3-9-3）。

表 3-9-3　甲功五项检查结果

参数	结果
T_3	0.700mmol/L
fT_3	1.81pmol/L
T_4	65.79mmol/L
fT_4	10.58pmol/L
TSH	3.000μIU/ml

肺通气/灌注扫描：双肺通气/血流灌注显像匹配，基本排除肺栓塞；双肺尖血流灌注增高，考虑肺动脉高压。

腹部 B 超：肝脏及门静脉未见异常。

下肢血管超声：右侧小腿肌静脉内径增宽伴血栓形成（不完全充填型）；左侧小腿肌静脉内径增宽，血流速度减低。

唇腺活检：腺体萎缩，腺体大量淋巴细胞浸润，符合干燥综合征表现。

患者系老年女性，有雷诺现象多年，伴有口干、舌干、无苔等表现，结合实验室检查和唇腺活检结果，经免疫科会诊后诊断为结缔组织病干燥综合征，继发性肺动脉高压，并且右心系统功能性改变，出现慢性肺源性心脏病。结缔组织病患者多有高凝状态，伴随凝血指标异常，下肢出现深静脉血栓。

[问题 3] 肺动脉高压右心衰竭的评估？

确诊、评估肺动脉高压和下一步的药物选择和治疗方案制订需行右心漂浮导管检查（表3-9-4）、右心超声、内脏低灌注指标和内脏淤血指标等检查。

表 3-9-4　右心导管及急性肺血管扩张试验

参数	结果	参数	结果
BSA(m^2)	1.58	CI(L/min/m^2)	1.6
Weight(kg)	59	CO(L/min)	2.5
Hight(cm)	156	PVR(dyn·sec/cm^5)	994
HR(次/分)	82	PVRI(dyn·sec/cm^5)	1571
NBP(mmHg)	122/87	SVR(dyn·sec/cm^5)	2885

续表

参数	结果	参数	结果
SpO$_2$(%)	96	SVRI(dyn·sec/cm^5)	4562
CVP(mmHg)	3	SV(ml)	30
PAP(mmHg)	60/23	SVI(ml/b/m^2)	19
MPAP(mmHg)	35	SvO$_2$(%)	70
MAP(mmHg)	93	LVSWI(g·m/m^2)	23
PCWP(mmHg)	4	RVWI(kg·m/m^2)	8

急性肺血管扩张试验:阴性

右心超声:右心房 59mm,右心室 44mm,FAC 25%(参考值>35%)

右心室 Tei 指数 0.76(参考值<0.5)

VE/VA:2.1E/e:5.6(Ⅰ级松弛性)

EI(S/D):1.22/1.14

右心房、右心室大,肺动脉高压(估测收缩压约 72mmHg)

WHO 肺动脉高压功能分级:Ⅳ级

最后诊断:

1. 结缔组织病,干燥综合征
2. 继发性动脉型肺动脉高压(高危)

　　WHO 肺动脉高压功能分级Ⅳ级

　　低氧血症

3. 慢性肺源性心脏病
4. 下肢深静脉血栓栓塞症
5. 易栓症

　　抗凝血酶Ⅲ、Ⅷ因子升高,蛋白 C、S 下降

【治疗】

1. 吸氧。
2. 地高辛片　0.125mg 1 次/日。
3. 利尿剂　氢氯噻嗪片 25mg 2 次/日,螺内酯片 20mg 2 次/日,氯化钾缓释片 0.5mg,3 次/日,控制每日出量大于入量约 200ml。
4. 抗凝　华法林 1.25mg 1 次/日,检测血凝,动态调整剂量使 INR 达到 2~3 之间。
5. 皮下注射曲前列尼尔,由 1.25ng/(kg·min)起始,逐渐加量至 15ng/(kg·min)。

治疗 7 天后胸闷、气短症状逐步缓解,食欲改善,仍感乏力。复查 NT-proBNP:1255pg/ml(治疗前 2415pg/ml)。病情好转出院。

【随访】

3 个月后随访:临床症状明显改善,日常活动不受影响,无气短、胸闷症状。

肝功能:ALT 24IU/L,AST 25IU/L。

血清学指标:NT-proBNP:677pg/ml,肌钙蛋白 I:0.019ng/ml,肌红蛋白:41.3ng/ml。

【病例点评】

1. 患者以呼吸困难为主要表现,多种肺部疾病均可导致上述症状,在排除肺实质与肺间质病变后,应积极排查肺血管疾病。

2. CTD-PAH 是我国第三位常见肺动脉高压类型。初步诊断肺动脉高压的患者均应系统做病因筛查,以明确肺动脉高压的分类。

3. 结缔组织病通常合并高凝状态,此类患者应积极做易栓症筛查和 VTE 排查,以免漏诊。

（屈硕瑶　李圣青）

第十章 先天性心脏病相关性 肺动脉高压

先天性心脏病(congenital heart disease,CHD)的发生率为0.7%~0.8%,是引起动脉型肺动脉高压(pulmonary arterial hypertension,PAH)最常见的原因之一。最常见的先天性心脏病,如动脉导管未闭、房间隔缺损、室间隔缺损,经过介入或外科手术治疗后,原则上可以终生治愈。但如果患者选择治疗的时机不恰当,引起肺动脉高压,可能会失去手术根治的时机,甚至病情加重无法逆转。肺动脉高压是先天性心脏病最常见的并发症之一,成人CHD患者中PAH患病率约为5%~10%,并呈现出伴随年龄增长,CHD相关性PAH(PAH associ-ated with CHD,PAH-CHD)患病率呈增高趋势。

【PAH-CHD 的定义及诊断标准】

PAH-CHD是指由体-肺分流型CHD引起的肺动脉高压,从属于肺动脉高压新型分类的第一类,即动脉型肺动脉高压。一般成年人肺动脉收缩压>30mmHg(1mmHg=0.133kPa),舒张压>15mmHg,平均压>20mmHg称为肺动脉高压。与其他类型PAH不同,在PAH-CHD患者中,根据肺动脉压绝对值来判定肺动脉高压的程度是不妥当的,肺/体循环压力比值(pulmonary-to-systemic pressure ratio,Pp/Ps)和阻力比值(pulmonary-to-systemic vascular resis-tance ratio,Rp/Rs)更能反映PAH-CHD严重程度,更具有科学意义。PAH-CHD的分级见表3-10-1。

表 3-10-1 先天性心脏病相关性肺动脉高压分级

项目	正常	轻度	中度	重度
肺动脉收缩压(mmHg)	15~30	31~45	46~70	>70
肺动脉平均压(mmHg)	10~20	26~40	41~55	>55
肺血管阻力(dyn·s·cm^{-5})	≤250	251~560	561~800	>800
肺/体循环压力比值	≤0.3	0.31~0.45	0.46~0.75	>0.75
肺/体循环阻力比值	≤0.3	0.31~0.45	0.46~0.75	>0.75

【PAH-CHD 的临床分类与分期】

(一) PAH-CHD 的临床分类

2008年达纳PAH大会上做了新的修订和改进,PAH-CHD临床分为四类:艾森曼格综合征(Eisenmenger's syndrome,ES)、PAH合并体-肺分流、PAH合并小型CHD和术后PAH(表3-10-2)。

表 3-10-2　先天性心脏病相关性肺动脉高压临床分类

分类	临床表现
ES	大型缺损引起的体-肺分流,伴有肺血管阻力升高,出现逆向或双向分流,表现为发绀、红细胞增多和多器官受累等症状
PAH 合并体肺分流	肺血管阻力增高,但仍存在体-肺分流,静息状态下无发绀
PAH 合并小型 CHD	存在小型缺损,但 PAH 严重,临床表现与特发性 PAH 相似
术后 PAH	先天性心血管畸形已手术矫正,无显著残余分流,但术后即刻、数月或数年再次出现 PAH

注:小缺损指通过超声心动图进行评价缺损的直径,室间隔缺损<1cm,房间隔缺损<2cm

(二) PAH-CHD 的分期

根据体-肺分流程度,将 PAH-CHD 分为动力型和阻力型二期。动力型 PAH 期:患者存在 PAH,但肺血管尚未发生严重病变,关闭缺损之后 PAP 可降至正常。阻力型 PAH 期:肺血管已发生不可逆病变,关闭缺损后,患者 PAP 不能降至正常,或反而升高而出现术后持续性 PAH。根据 2010 年欧洲心脏病学会(ESC)成人 CHD 管理指南,以肺/体循环血流量比值(Qp/Qs)>1.5 作为区分动力型和阻力型 PAH 标准,即 PAP 显著升高同时 Qp/Qs<1.5 提示患者已进入阻力型 PAH 期。

【先天性心脏病与肺血管发育】

先天性心脏缺损的存在对患儿肺血管生长发育影响极大,心脏缺损引起胎儿肺血流改变者,患儿出生时肺血管形态结构即有明显改变。引起胎儿肺血流减少的心脏缺损,如室间隔完整的肺动脉闭锁,肺动脉在大小、数量和肌性化程度等方面均降低,而血管平滑肌在肺外带的发育正常。引起胎儿肺血流增加的心脏缺损,如完全性肺静脉畸形引流,肺动脉大小和数量可能正常,但肌性化程度增加,血管平滑肌明显延伸到肺外带。仅在出生后引起明显血流动力学改变的心脏缺损(如室间隔缺损),肺血流异常会影响胎儿循环向成人循环的转变。肺血流增多的先天性心脏缺损,肺动脉高压出现的概率和严重程度与缺损的性质有关。15% 非限制性、大室间隔缺损的婴幼儿,肺血管阻力在后期会进行性升高。如在 2 岁内闭合室间隔缺损,肺血管改变可恢复;如手术太晚,肺血管改变不可复,肺动脉压力会不断升高,活动常会导致肺动脉压力和肺血管阻力异常增高。然而,继发性房间隔缺损的患者,30 岁前不会出现肺动脉高压。室间隔完整的大动脉转位患儿,仅 8% 会出现严重肺动脉高压;合并室间隔缺损或动脉导管未闭的患儿,40% 在 1 岁内出现肺动脉高压。肺血流不受限的大动脉共干患儿,生后第二年即引起肺血管阻力持续升高。体-肺分流术也可引起肺动脉高压,特别是 Waterston 分流(降主动脉到右肺动脉)或 Potts 分流(降主动脉到左肺动脉),术后 5 年肺动脉高压的发生率为 30%。

【PAH-CHD 的病理生理】

先天性心脏病因体-肺分流会引起肺动脉高压,其主要病理生理特征是体循环中的血液转移至肺循环,这将导致肺循环血量明显增多,肺血管床始终处于充血状态,从而引起肺动脉压升高,这种由于充血而引起的肺动脉高压称为动力性肺动脉高压。在这个阶段,只要及时矫治心脏畸形,消除左向右分流,肺循环血量必将恢复正常,肺动脉高压亦可随之降低。但是,如果先心病未得到及时有效的矫治,肺血管在长期充血的影响下,会逐渐增生、变厚、硬化,失去正常应有的弹性;肺循环压力亦将进行性升高,从而由动力性演变为器质性肺动脉高压,当发展至一定程度时,肺动脉高压就将不可逆转;即使此时矫正了心脏畸形,肺动脉压也无法再降低了,这时候就到了艾森曼格综合症的阶段。PAH 的直接后果表现在两方面:①肺血减少。随着肺动脉压的持续升高,体循环与肺循环间的压力阶差逐步缩小,经过先天性异常通道的分流量亦将逐步减少,由原来的左向右分流,发展至双向分流,其至"右向左分流"(由肺循环流入体循环)。同时,肺血管本身病变的发展,也必然导致肺血管容量的降低,晚期时患者的肺循环血量将明显低于常人,从而引起严重的缺氧症状。②右心功能不全。肺动脉压上升,意味着肺循环的阻力随之升高,心脏的负担亦将越来越大,终将导致右心功能不全。

肺动脉高压患者的定量组织学资料显示,其血管病理改变主要表现为内膜向心性(洋葱皮样损害)或离心性肥厚、再生性血栓形成和肿瘤样丛状增生,所有这些导致肺小动脉腔闭塞,与平滑肌细胞从中层向内膜下浸润或血细胞浸润到血管壁有关。PAH 患者肺血管内膜增厚性改变,主要见于肺动脉和直径小于 $200\mu m$ 的肺小动脉,直径大于 $400\mu m$ 的肺小动脉不多见。Heath 和 Edwards 将肺血管病理改变分为 6 级:Ⅰ级肺小动脉肌层肥厚,合并肺动脉高压的先心病患者,可在生后数周内出现肺动脉中层平滑肌肥厚,可能是这类患者肺血管收缩功能增强的原因,肺动脉压恢复正常后,肥厚的中层平滑肌也可逆转恢复正常;Ⅱ级可见到肺小动脉肌层肥厚和细胞内膜增生;Ⅲ级内膜纤维化形成板层样改变,有时可见到早期弥漫性血管扩张;Ⅳ级可见到中层变薄和弥漫性扩张,局部丛样病变形成;Ⅴ级进一步扩张(血管瘤样病变,肥厚的肌性肺动脉静脉样分支),肺小动脉内膜和中层广泛纤维化,含铁血黄素沉着;Ⅵ级出现坏死性动脉炎。一般认为Ⅰ~Ⅱ级属可逆性病变,Ⅲ级为临界状态,Ⅳ~Ⅵ级均属不可逆性病变。

【PAH-CHD 的临床表现】

（一）临床症状

先心病继发肺动脉高压的临床症状和体征是可变的,与心脏缺损的情况、患者的年龄、修补的情况以及分流的程度和方向等有关。肺动脉高压一般的全身症状是非特异性的,包括活动后气短、乏力、心悸、胸痛、咯血、晕厥,以及双下肢水肿、腹胀等,晚期可出现右心衰竭相关症状和猝死。在艾森曼格综合征的患者,发绀和杵状指是常见的临床表现。肺动脉高压长期缺氧还可导致血色素升高、血黏滞度增大,患者易发生血栓形成,导致肺动脉栓塞。

（二）临床体征

PAH-CHD 早期右心室扩张、肺动脉区收缩早期喷射音和第二心音(P2)增强,随着 PAH进展,P2 亢进,原有 CHD 杂音逐渐消失,代之以三尖瓣或肺动脉瓣因关闭不全而反流的杂音。先心病肺动脉高压发展到艾森曼格综合征的体征包括发绀、杵状变等。

【PAH-CHD 的辅助检查】

（一）常规实验室检查

检查应包括全血计数和生化(包括电解质、尿素氮、肌酸酐、肝功能、尿酸、转铁蛋白或血清铁蛋白等)。艾森曼格综合征的患者中铁缺乏比较常见,而且可能是多因素导致的。在所有患者中红细胞的过度生成导致铁储藏的消耗,而月经过多,胃肠道失血,限制食物的摄入或吸收不良也可能是其中的原因。

（二）心电图

可以用来评估心脏节律和显示心房扩张、心室肥大。早期心电图可正常,阻力型 PAH期典型表现为右心室肥厚与劳损,可伴右心房增大。室间隔缺损和动脉导管未闭患者在动力型 PAH 期可表现为左心室肥厚或左、右心室肥厚。

（三）胸部 X 线

先天性心脏病肺动脉高压的典型胸部 X 线表现包括中央肺动脉的扩张，肺动脉段凸出，肺血管影加深，透视下可见肺门"舞蹈"征，晚期中心肺动脉粗大而周围肺血管影纤细，同时右心房和右心室增大。对于 VSD 和 PDA 患者，动力型 PAH 期可见左心室增大或者左、右心室均增大。

（四）多普勒心脏超声

多普勒心脏超声是筛查先心病的首选方法，表现为：①可发现心脏缺损：随着 PAH 的进展，CHD 典型体征逐渐消失，超声心动图有助于发现缺损。②测量心脏各腔室和大动脉直径，判断 PAH 严重程度。③测量三尖瓣和肺动脉瓣反流速度，估测肺动脉压力。④测量缺损分流大小和方向，评估 PAH 严重程度。⑤可测量三尖瓣环收缩期位移、右心室射血分数和右心室心肌运动指数(Tei 指数)，评估右心室功能和患者预后。

（五）计算机断层扫描（CT）

有助于发现各种心脏畸形，判断血管畸形具有独特的优势。

（六）心脏磁共振成像（MRI）

可多角度成像，也可评价右心室质量、体积、功能和血流量，有高度的可重复性，目前认为具有应用价值的 MRI 标志，包括室间隔曲度的改变、右心室射血分数、右心室体积和心脏指数等。

（七）心血管造影

为复杂 CHD 诊断的金标准，可确诊心血管畸形及肺动脉发育情况。

（八）右心导管检查术

目前心导管测压是临床常用的评价肺血管病变的常用技术手段，通过评价肺血管的阻力来了解肺血管病变的程度，判断患者能否手术治疗和预后。PAH-CHD 患者必须同时测量左、右心系统各腔室压力和血氧含量以及肺楔压(pulmonary wedge pressure，PWP)，使用左心房压或左心室舒张末压替代 PWP 与实际值存在差距。通常采用 Fick 法计算心输出量，然后计算 Qp/Qs、肺血管阻力(pulmonary vascular resistance，PVR)、Rp/Rs 等指标。PVR 是国际上衡量手术指征的重要指标，Pp/Ps 和 PVR 指数[PVRI＝PVR×体表面积(Wood U·m²)]也是主要评估指标。一般来说，肺血管阻力越高，则手术风险越大，远期预后也较差。正常的肺血管阻力<3Wood U，当肺阻力升至 6～8Wood U 时，手术风险明显增加，8～10Wood U 时，手术风险大，>10Wood U，一般不考虑手术。肺血管阻力增加到一定程度后，多为不可逆性病理改变，即使手术以后，肺血管阻力也不能降至正常，仍有发生肺动脉高压危象而猝死的风险。

心导管术可以提供一个补充的有创血流动力学数据，并且通过术中面罩给纯氧、吸入 NO、静脉给腺苷或前列环素等药物，确定肺血管床的血管反应性。最近研究显示，肺血管的反应性对成人先心病艾森曼格综合征患者预后判断有重要价值。

（九）急性肺血管反应试验

通过吸入选择性肺血管扩张剂，评价肺血管反应性和病变严重程度，对判断患者预后具有重要作用。对重度 PAH 同时 Qp/Qs≤1.5 的患者建议实施急性肺血管扩张试验。若 PVR 显著升高，即使 Qp/Qs>1.5，也可考虑行急性肺血管扩张试验，以判断患者预后。

1. 急性肺血管扩张试验常用试剂　①一氧化氮(NO)：对体循环无显著影响，2015 年美国心脏病学会基金会(ACCF)/美国心脏协会(AHA)PAH专家共识将NO作为急性肺血管扩张试验首选试剂,推荐浓度为10~80ppm(通常20~40ppm,1ppm=10^{-6}),吸入时间为15分钟。但国内没有医用NO,而且操作复杂。②吸入型伊洛前列素:体重40kg以下患者剂量为25ng/(kg·min),体重40kg以上患者1μg/min,加相等体积生理盐水稀释,吸入10分钟。终止试验指征:①体循环收缩压降至90mmHg以下。②右心房压升高20%~50%,心脏指数减少>10%。③出现无法耐受的不良反应,如恶心、潮红或头痛。研究显示,吸入型伊洛前列素不良反应较少,能选择性降低PAH-CHD患者PVR而对体循环基本无影响,并能改善肺换气功能。

2. 阳性标准　特发性PAH急性肺血管扩张试验阳性标准为平均肺动脉压(mean pulmonary arterial pressure,mPAP)下降幅度≥10mmHg且绝对值降至40mmHg以下,心输出量(cardiac output,CO)不变或者增加。PAH-CHD尚无统一阳性标准,对PAH-CHD而言,急性肺血管扩张试验仅用于预后评估,通常认为吸入NO后PVR下降33%以上,术后出现右心衰竭可能性小。急性肺血管扩张试验也可用于手术预后评估,如试验后血流动力学同时达到以下几项标准,可考虑手术矫治:①PVRI下降20%;②Rp/Rs下降约20%;③试验后PVRI<6 Wood U·m^2;④试验后Rp/Rs<0.3。

(十)　封堵试验

封堵试验是利用封堵器临时关闭缺损,观察血流动力学变化,从而判断其预后的一种方法。待完全阻断分流后观察PAP等血流动力学指标变化,若PAP无显著下降,或患者出现胸痛、心率和血压下降等变化,说明肺血管病变严重,预后差,不宜关闭缺损;反之,说明PAH仍主要依赖左向右分流,预后良好,可以彻底关闭缺损。此法多用于孤立性PDA和ASD患者,由于受解剖条件限制,VSD未见有采用该方法的报道。封堵试验存在一定危险性,有诱发PH危象可能。

【PAH-CHD的治疗】

根据PAH程度决定PAH-CHD治疗方案:对于动力型PAH患者,手术关闭缺损是解决PAH的根本方法,也是阻滞肺动脉压力进一步发展的最佳方式;阻力型PAH可采用靶向药物治疗和心肺联合移植或肺移植联合心脏缺损修补术;对于直接关闭缺损危险性大的"边缘型"PAH患者,可先给予靶向药物治疗或行封堵试验,观察血流动力学变化,然后确定治疗方案。手术治疗仅适用于动力型肺动脉高压期,肺血管总阻力多在10 Wood U以下及肺小动脉阻力正常。如艾森曼格期,肺血管阻力及肺小动力阻力显著升高,患者肺血管表现为不可逆病变,目前为手术绝对禁忌证。以下治疗主要针对阻力型PAH而言。

(一)　基础治疗

主要目的是强心、利尿治疗改善右心功能和防治血栓形成,对肺血管的病变并无作用。

1. 多巴胺和多巴酚丁胺　是治疗重度右心功能衰竭的首选药物,血压偏低首选多巴胺,血压较高首选多巴酚丁胺。两种药物的推荐起始剂量为2μg/(kg·min),逐渐加量至8μg/(kg·min)。

2. 洋地黄类　如地高辛和毛花苷丙,可增强心肌收缩力,改善右心功能,并减慢心率。由于患者右心功能差,肝代谢能力降低,建议采用小剂量给药方式。

3. 利尿剂　减轻右心负荷,推荐小剂量使用。对于发绀患者,若血红蛋白显著升高,不建议长期使用利尿剂。

4. 抗凝药物　主要针对原位血栓,并防止肺动脉血栓形成,常用药物为华法林,建议从小剂量开始使用,逐渐加量,将国际标准化比值(international normalized ratio,INR)维持在1.5~2.5。咯血患者忌用。

5. 氧疗　对于肺动脉高压伴发绀的患者,氧疗是临时的处置并且在一定程度上可以改善患者的状况。

（二）非靶向药物治疗

1. 他汀类　他汀类药物是临床上常用的调脂药物,但其对心血管患者的获益,远远超出单纯降脂作用,而与改善血管内皮功能,抑制平滑肌细胞增殖,抗炎作用以及干扰血小板聚集、凝血、纤溶过程等非调脂作用密切相关。动物实验显示,辛伐他汀能减轻甚至逆转PAH以及肺血管重构,临床研究显示,辛伐他汀可改善 PAH 患者心功能,降低肺动脉压。他汀类药物是成熟的商品药物,长期服用无明显副作用,故可能有较好的应用前景。但无临床证据显示 PAH-CHD 患者可从他汀类药物治疗中获益。

2. 钙通道阻滞剂　研究显示,PAH-CHD 不能从钙通道阻滞剂治疗中获益,2015 最新的PAH 治疗指南也不推荐使用。

3. 血管紧张素转化酶抑制剂(ACEI)　ACEI 能够使血管舒张,还可以缓解肺血管结构重建的形成。但是,ACEI 对不同患者效果不同,如应用不当反而会加重病情。在 CHD 早期,应用使用 ACEI 可以降低异常增高的体循环阻力而不改变肺循环阻力,从而减少左向右分流量,减缓肺动脉高压的形成。但 CHD-PAH 阶段 ACEI 不仅不能减少左向右分流量和改善血流动力学,而且可能会使病情恶化,2015 最新的 PAH 治疗指南也不推荐使用。

（三）靶向药物治疗

肺动脉靶向药物是 PAH-CHD 药物治疗的主要方法,能明显降低肺血管阻力,缓解肺动脉压力,减轻心脏负荷,增加心排出量,逆转肺血管内皮重构。目前主要包括前列环素类似物、磷酸二酯酶抑制剂、内皮素受体拮抗剂及鸟苷酸环化酶激动剂,总体选择原则与其他类型 PAH 相似,强调依据世界卫生组织(WHO)功能分级进行选择。但 PAH-CHD 与其他 PAH 存在显著差别。因此,主要讨论 PAH-CHD 靶向治疗特点与循证依据。

1. 前列环素类似物　包括静脉前列腺环素、依前列醇,吸入性伊洛前列素和口服贝前列素。它可与细胞表面的前列腺受体结合,激活腺苷酸环化酶,引起血管扩张,本类药物可降低肺静脉压、肺血管阻力,改善右心功能,提高患者静脉血氧饱和;可抑制血管平滑肌细胞生长和血小板聚集,提高远期生存率。①依前列醇:静脉应用依前列醇可明显降低 CHD-PAH 患者的肺动脉压力和阻力,长期应用依前列醇治疗纽约心功能分级(NYHA)Ⅲ~Ⅳ级的 PAH 患者,可改善活动能力、血流动力学及生存率,应用依前列醇治疗特发性 PAH 患者,1、2 和 3 年生存率分别为 87.8%、76.3% 和 62.8%。②曲前列尼尔(曲前列环素):是一种长效前列腺 I_2 类似物,作用时间长达 3 小时。美国批准其治疗 NYHA 心功能Ⅱ~Ⅳ级 PAH 患者,欧洲批准其用于 NYHA 心功能Ⅱ~Ⅲ级 PAH 患者。研究显示,皮下注射曲前列尼尔治疗 NYHA 心功能Ⅱ~Ⅲ级的特发性肺动脉高压、PAH-CHD 和结缔组织病相关性 PAH 患者,临床表现均显著改善。③伊洛前列素:伊洛前列素化学性质稳定,雾化吸入后可选择性作用于肺血管,多项临床试验显示吸入伊洛前列环素具有良好的扩张肺动脉平滑肌、降低 PVR 的作用,而体循环血压无变化。推荐剂量为 10~20μg/次,6~9 次/d。雾化吸入伊洛前列素治疗后,PAH 患者 2 年生存率为 91%,高于历史对照人群的预期生存率 63%。治疗 PAH-CHD 耐受性良好,且能改善患者生活质量、右心室功能和运动耐量。④贝前列素:贝前列素口服可改善 PAH 患者活动能力与症状,但血流动力学与心功能分级无显著改善,治疗 PAH

存在争议。既往认为其疗效随用药时间延长而降低,但最近日本有研究显示,口服大剂量贝前列素治疗特发性和结缔组织病相关性 PAH 长期效果良好,但无证据显示 PAH-CHD 可从中获益。

2. 内皮素受体拮抗剂内皮素-1(endothelin-1,ET-1)　通过 ET-A 受体和 ET-B 受体起作用,能扩张肺血管,有效降低肺血管阻力,近年来被推荐为有症状的 PAH 患者治疗药物。目前,双重受体拮抗剂有波生坦和马西替坦两种,而选择性 ET-A 受体拮抗剂仅有安立生坦。①波生坦:成人第 1 个月 62.5mg/次、2 次/d,若无不良反应,则增至 125mg/次、2 次/d,20～40kg 和 10～20kg 体重患者的剂量分别为正常体重成人的 1/2 和 1/4。研究显示,波生坦可改善 ES 患者运动能力和血流动力学,使用 4 年之久,患者运动耐力和生活质量仍呈改善状态。波生坦的主要不良反应为影响肝功能,建议使用本药的患者长期监测肝功能。②安立生坦:对 ET-A 受体拮抗作用较 ET-B 受体强 4000 倍,可以显著改善 PAH 患者血流动力学、生活质量和生存期,对肝功能无显著影响。推荐剂量为 5～10mg/次,1 次/d。③马西替坦:作为双重受体阻滞剂,在减轻肺纤维化,阻断内皮素受体方面显著强于波生坦,而且对胆盐排出泵无阻断作用。欧美国家已批准可用于 PAH 治疗,推荐剂量为 10mg/次,1 次/d。

3. 磷酸二酯酶-5(phosphodiesterase-5,PDE-5)　抑制剂 PDE-5 抑制剂能抑制磷酸二酯酶-5,该酶通过抑制环鸟苷酸(cyclic guanosinemonophosphate,cGMP)分解,增加 NO 含量,进而扩张肺动脉血管,同时抑制平滑肌细胞增殖,降低肺动脉压力。包括西地那非、伐地那非、他达拉非等。①西地那非:多个研究显示,西地那非能改善患者运动能力和血流动力学参数,治疗 PAH-CHD 安全有效。其作用特点是疗效随时间延长而降低,需加大剂量方可维持疗效,但随着剂量加大,不良反应也增多,尤其是 17 岁以下患者。因此,目前欧美国家不推荐采用大剂量方式治疗 PAH。欧洲药监局批准剂量如下:体重>20kg 患者,20mg/次,3 次/d,口服;体重≤20kg 患者,10mg/次,3 次/d,口服。②伐地那非和他达拉非:在 PAH 患者中,伐地那非在初期显示出最大的快速效应,但缺乏像西地那非和他达拉非那样的肺选择性,他达拉非对肺血管的扩张反应最为持久;与西地那非相比,伐地那非和他达拉非并不能提高动脉氧合作用。另一项研究显示他达拉非治疗艾森曼格综合征患者 12 周后同样获益。他达拉非已被美国 FDA 批准用于 PAH 治疗,推荐剂量 40mg/次,1 次/d,口服,但国内多为 10～20mg/d。有研究显示,他达拉非治疗 PAH-CHD 效果良好,且治疗儿童患者同样安全有效。PDE-5 抑制剂不良反应包括头痛、脸红、消化不良和低血压,与硝酸酯类、抗高血压药同时服用可致严重低血压。

4. 鸟苷酸环化酶激动剂　能够直接刺激鸟苷酸环化酶,增强其对低水平 NO 敏感性。目前唯一试剂为利奥西胍(riociguat),对 PAH 和血栓栓塞性 PH 均有效,已获美国 FDA 批准用于 PAH 治疗。治疗开始剂量为 1mg/次,3 次/d,每间隔不短于 2w 的时间增加 0.5mg,直至最大耐受剂量 2.5mg。

5. 联合药物治疗　靶向治疗药物由于作用于不同靶点,联合治疗肺动脉高压应是合理的选择,以发挥药物的最大疗效,降低最小毒性,减少药物剂量。证据比较充分的是,前列环素类与 PDE-5 抑制剂联合应用安全、有效,联合用药方案有吸入依洛前列环素加西地那非有协同作用,波生坦加西地那非或依前列醇加西地那非等联合。联合用药安全性和性价比也有待进一步研究,必须注意药物间潜在的相互作用。PAH-CHD 最新治疗指南见表 3-10-3。

表 3-10-3　分流性先天性心脏病相关 PAH 的治疗建议

治疗建议	分类	证据水平
内皮素受体拮抗剂波生坦适用于与艾森曼格综合征有关的 WHO-FC Ⅲ级的 PAH 患者	Ⅰ	B
其他的内皮素受体拮抗剂,5 型磷酸二酯酶抑制剂和前列腺素应该用于艾森曼格综合征的患者	Ⅱa	C
在没有大咯血的情况下,口服抗凝剂可应用于肺动脉血栓形成或有心衰征象的患者	Ⅱa	C
氧气支持疗法的应用可以使动脉血氧饱和度不断增加并且减少症状	Ⅱa	C
如果血液高黏症状已经存在,当血细胞比容>65% 时,可考虑放血并结合扩容治疗	Ⅱa	C
血浆铁蛋白低的患者可考虑补铁治疗	Ⅱb	C
艾森曼格综合征的患者可以考虑联合治疗	Ⅱb	C
艾森曼格综合征的患者不建议应用 CCB 来治疗	Ⅲ	C

（摘自 2015 欧洲心脏病学会肺动脉高压诊断和治疗指南）

（四）终末期肺动脉高压患者的外科手术治疗

1. 房间隔造口术　卵圆孔未闭的原发性 PAH 患者其寿命较卵圆孔关闭者长,对一些顽固性右心衰竭或反复发作晕厥的 PAH 患者行房间隔造口术,可改善患者临床症状,提高生存率。

2. 移植手术　无论是心肺移植或肺移植加心脏矫形手术,是 PAH-CHD 出现艾森曼格综合征时唯一的潜在治疗方案。然而心肺移植患者的 10 年生存率为 30%～40%,低于艾森曼格综合征患者的 10 年平均生存率,这使得确定移植的最佳时间显得尤为重要。一项回顾性临床研究中发现艾森曼格综合征患者或者等待移植患者中,使用内皮素受体拮抗剂或前列环素类药物治疗的患者平均生存时间为 7～8 年,而未接受靶向药物治疗的患者平均生存时间为 3～4 年。因此,等待移植的患者及时应用前列环素类似物或内皮素受体拮抗剂等靶向治疗药物可获益。

总之,PAH-CHD 治疗的最佳选择当然还是尽早行手术治疗,这样才能有效防止 PAH 的形成,逆转肺血管重构。但对边缘患者的术前评估上还有不少困难,如果不适合手术或术后功能未得到改善,许多患者可采用 PAH 靶向药物治疗。对特殊的顽固性 PAH 患者,肺或心肺联合移植仍是最佳和最后的治疗方法。然而因为先心病肺动脉高压患者的自然生存期远好于特发性或其他原因的肺动脉高压患者,所以具体患者和手术时机的选择是个难题,目前限于症状严重和预测寿命期短的患者。

【常见先心病合并 PAH】

心导管测压是临床常用的评价肺血管病变的常用技术手段,通过评价肺血管的阻力来了解肺血管病变的程度,判断患者能否手术治疗和预后。一般来说,肺血管阻力越高,则手术风险越大,远期预后也较差。正常的肺血管阻力<3Wood U,当肺阻力升至 6～8Wood U 时,手术风险明显增加,8～10Wood U 时,手术风险大,>10Wood U,一般不考虑手术。

（一）房间隔缺损合并 PAH

1. 概述　ASD 患者 PAH 发生率为 16% ~ 18%，男女比例 1∶4，中-重度 PAH 约占 27%，因 PAH 而导致右向左分流者占 6% ~ 13%，出现 ES 概率仅为心室水平和肺动脉水平分流型 CHD 的 1/6。预期寿命 40 ~ 50 岁，从出现症状到死亡时间为 1 ~ 19 年，平均时间 8 年。成人患者中，有 14% 出现 PAH 后呈现进行性发展，即使关闭缺损，也不能阻止 PAH 发展。PAH 与缺损类型、位置、大小和年龄等因素相关。儿童期因 ASD 而出现 PAH 罕见，20 岁以下 PAH 发生率仅 4%，20 ~ 40 岁发生率为 18%，而 40 岁以上发生率高达 40.0% ~ 49.4%。以 40 岁为界限，年轻患者的 PAH 较年老者更为严重。缺损类型和位置对患者是否发展为 PAH 存在显著影响：原发孔型 ASD 患者 PAH 发生率可达 43% ~ 57%；继发孔型 ASD 患者 PAH 发生率差异较大，静脉窦型缺损为 26%，中央型 ASD 为 9%。部分患者 PAH 严重程度与 ASD 大小无关，表现为 PAH 严重而 ASD 偏小，目前更倾向将其归为 IPAH 之中。

2. 外科手术及介入治疗　①ASD 合并高压力低阻力型 PAH，选择介入或手术治疗。②ASD 伴显著三尖瓣反流、房水平双向分流，若 Pp/Ps≤0.8，可考虑试封堵术。完全关闭 ASD 后，若 PAP 下降 25% 以上，而主动脉压力无显著下降，动脉血氧饱和度（SaO$_2$）升高至 94% 以上，三尖瓣反流减轻，可考虑永久关闭 ASD。③ASD 伴左心室腔小，建议使用带孔封堵器实施封堵术。研究显示，采用带孔封堵器不仅可以防止因左心室前负荷突然大量增加而出现急性左心功能不全和心律失常，若术后 PAP 升高，残留小孔还能对此进行有效缓冲，防止 PAP 急剧升高。对于巨大 ASD 采用带孔封堵器封堵术后随访 PAP 恢复正常者，可考虑再使用封堵器将遗留的小孔关闭。术后早期症状改善并不代表患者长期预后良好，中-重度 PAH 患者术后短期内能够存活，PAP 也呈降低趋势，但仅 43.6% 患者可降至 40mmHg 以下，15.4% 患者呈现持续性重度 PAH。

（二）室间隔缺损合并 PAH

1. 概述　VSD 患者 PAH 发生率报道不一致。成年 VSD 患者 PAH 总体发生率达 39%，出现 PAH 但未达到 ES 标准者为 11%，ES 为 28%。10 岁以前 ES 发生率约 10%。是否引起 PAH 取决于缺损大小和肺血管床状态，而非缺损位置。成年 VSD 合并 ES 的患者往往在 30 多岁死亡。已行 VSD 修补术的患者 PAH 总体发生率约 2%，成年患者术后 PAH 发生率约 13%。

2. 外科手术或介入治疗　对于 VSD 患者 PAH，目前建议尽早手术治疗。VSD 合并 PAH，Qp/Qs>1.5 考虑行手术治疗，ES 或运动后 SaO$_2$ 下降，一般不宜手术。VSD 合并 PAH 手术效果与年龄有重要关系，2 岁以下患儿术后常可恢复正常，2 岁以上合并重度 PAH 远期疗效不肯定。

（三）动脉导管未闭合并 PAH

1. 概述　PDA 患者 PAH 发病率显著高于 VSD 和 ASD，若不实施关闭术，除细小型和哑型 PDA 外，几乎均可导致 PAP 升高，ES 发生率可达 50%。

2. 外科手术或介入治疗　对于合并重度 PAH 患者，可采用封堵试验判断肺血管病变程度及手术后 PAH 变化。封堵试验对象为 Qp/Qs>1.5 且股动脉 SaO$_2$>90% 者。多数学者以试封堵后肺动脉收缩压（systolic pulmonary arterial pressure，sPAP）下降超过 30% 为封堵术指标，也有学者认为，若封堵后 sPAP 或 mPAP 降低 20% 或 30mmHg 以上，PVR 下降，而主动脉压力和 SaO$_2$ 无下降或上升，且无全身反应，可进行永久封堵。新近研究显示，以试封堵术后肺/体循环收缩压比值作为判断指标最为可靠,如试封堵术后肺/体循环收缩压比值<0.5,可永久关闭 PDA,术后 PAP 最终将完全恢复正常;反之,如比值>0.5,即使封堵术后 PAP 显著下降,也必然存在术后持续性 PAH。

(四) 复杂先天性心脏病相关性 PAH

1. 概述　复杂先心病约占 CHD 的 30%。PAH 一般见于肺血增多型复杂先心病。由于多合并较大或多水平体-肺分流,PAH 发病年龄早,往往一出生时就存在严重 PAH。PAH 程度除与分流水平、体-肺分流量、分流持续时间等因素相关外,也与病变血流动力学特点密切相关。对于复杂先心病患者,无论是否接受外科手术,PAH 存在与否对患者预后起决定性作用。

2. 外科手术治疗及预后　关键在于适当时机进行手术治疗。对于合并显著分流的复杂先心病,一旦发现,应在体重允许条件下尽早手术,防止发生严重 PAH,最适宜手术年龄为出生后 1～3 个月。肺动脉环缩术(Banding 术)是常用姑息手术方法,适用于新生儿、婴幼儿肺血增加有 PAH 趋势或有显著 PAH,但目前条件不能根治或不适合立即根治者。复杂先心病相关性 PAH 预后较简单分流性 CHD 差,若不早期干预,仅有少数患者能存活至成年。预后与心脏畸形复杂程度和治疗时机密切相关,其中完全性房室间隔缺损、主肺间隔缺损和主动脉弓离断预后较好。

【围术期相关性 PH】

(一) 概述

手术创伤和体外循环会诱发全身炎性反应,导致肺血管内皮细胞受损,血栓素 A2、ET-1 等缩血管的细胞因子增多,PVR 增高,诱发 PAH。合并 PAH 的 CHD 患者术后 ET-1 下降至正常水平需要 48 小时左右。术后早期(<30d)PAP 高于正常,称为术后反应性肺动脉高压(reactive pulmonary hypertension,RPH)。术后 RPH 以及肺动脉高压危象(pulmonary hypertension crisis,PHC)是 CHD 术后早期常见并发症及死亡原因。手术后安静状态时 mPAP≥25mmHg,称为术后 RPH。PHC 是指手术后 PAP 急剧升高,超过体动脉压力,伴有体动脉压力下降,以及 CO 和 SaO_2 显著下降等现象。致命性 PH 及 PH 危象发生率分别为 2.0% 和 0.7%。

(二) 术前高危因素

1. 年龄及病种　婴幼儿的复杂先心病。

2. 临床表现　呼吸道感染减少,伴活动量降低;渐进性青紫,不吸氧时 SaO_2<95%。

3. 辅助检查　胸部 X 线示,心影缩小,肺动脉段突出。心电图示,电轴右偏,右心室肥厚。超声心动图示,心室、心房、大血管水平双向分流,以右向左分流为主。肺小动脉造影示,肺动脉分支管径细且不齐,末梢蜷曲,毛细血管充盈差。心导管检查示,Pp/Ps>0.75,Qp/Qs<1.5,PVR>9 Wood U,PWP<12mmHg。

(三) 预防及治疗

1. 预防方法　术后 RPH 和 PHC 重在预防,预防方法见表 3-10-4。

2. 肺血管扩张剂治疗　肺血管扩张剂对于体-肺分流相关性 PAH,在常规支持治疗的基础上,如何针对不同发病环节使用特异性肺血管扩张剂证据较少,治疗更多取决于专家经验。对于主动脉缩窄、主动脉弓中断合并 VSD 者,由于左心系统发育不良可能性小,术后仍可应用伊洛前列素、NO 等急性肺血管扩张剂。存在肺静脉回流梗阻或左心室功能不全患儿,禁用 NO、伊洛前列素等急性肺血管扩张剂。

表 3-10-4 反应性肺动脉高压和肺动脉高压危象预防措施

推荐	避免
解剖纠治	残余解剖问题
创建或保留心房水平右向左分流	右心衰时心房水平无分流
镇静、止痛	激惹、疼痛
中度过度通气	呼吸性酸中毒
中度碱中毒	代谢性酸中毒
足够的吸入氧浓度	肺泡缺氧
正常的肺容量	肺不张或肺过度膨胀
适应的血细胞比容	血细胞比容过高
正性肌力药物支持	低心排、冠状血管灌注不足
血管扩张剂	血管收缩剂、后负荷增加

【术后迟发性 PAH】
（一）概述

迟发性 PAH 是相对于术后 RPH 而言,这类患者因术前即存在重度 PAH,术后 PAP 并未完全降至正常,经过一段时间后 PAH 再次加重而出现右心衰竭症状。由于术前 PAP 显著升高,即使分流中断后,PAH 导致的肺血管床恶性重构也需要较长一段时间方可逐渐恢复。此外,部分患者术前还可能存在左心功能不全(如大动脉导管未闭),或阻断分流后因负荷增加而出现左心功能不全(如大房间隔缺损)。在这些因素作用下,即使患者为动力型 PAH,术后 PAP 也需要相当长一段时间方可恢复正常。因此,并非所有术后 PAP 升高者均为术后 PAH。对于术后迟发 PAH 如何界定,目前尚未明确,通常以术后 6 个月 mPAP 仍然高于 25mmHg 作为术后迟发 PAH 时间界限。注册研究显示,VSD 关闭术后 PAH 发生率约 2%,继发孔型 ASD 术后发生率约 3%。根据手术方式,迟发性 PAH 可分为两种:①完全矫正术后 PAH,指外科矫治术后 PAH,可在术后即刻、数月或数年后出现,同时没有残余分流或与外科手术相关的后遗症。②不完全矫正术后 PAH,包括功能性单心室行双向腔肺分流术和全腔静脉-肺动脉连接术后。

（二）致病因素

术后迟发性 PAH 可能与手术时机过迟、误判手术可能性、右心室后负荷长期作用导致结构重塑不可逆转,以及肺血管发育情况等有关,有以下两种情形:①术前肺血增多。由于大量左向右分流造成肺血管床阻力增高,出现肺血管收缩和重构。虽然术后心内体-肺分流被阻断后,PAP 可以暂时下降,但个别患者其丛样血管病变无法逆转,甚至在仍然偏高的 PAP 作用下还会再次进展,导致 PAH 恶化。②术前肺血少的发绀型 CHD。由于长期缺乏正常的肺血流灌注,其肺血管床往往发育不良。如肺动脉闭锁患者,虽然其左右肺动脉的发育可以达到根治术标准,但往往存在肺内叶、段动脉缺失,根治术后这种发育欠佳的肺血管床难以容纳突然增加的肺血流而使 PAP 持续偏高,导致节段性 PAH 形成,导致右心室压力很高,甚至被迫将室间隔缺损的补片拆除或开窗。

（三）治疗及预后

先心病术后 PAH 是一个值得警惕的盲区,需要从整体上对其进行综合处理。

1. 要树立 PAH"Treat-Repair-Treat"的概念,即不仅仅要在术前积极降压,而且术后也要密切随访,要和患者家属充分沟通,积极药物治疗。

2. 其次,要制订个体化手术方案,不强求完美,而是通过肺动脉捆绑术、室间隔缺损补片开窗、房坦管道开窗和保留房间隔缺损等手段,使术后肺体循环血流量比(Qp/Qs)达到理想的平衡,从而提高远期存活率。

3. 要充分了解疾病的特点,选择合适的治疗方案。如合并完全肺静脉异位引流的单心室患者往往同时合并心室异构、水平肝和无脾综合征等。即使这类患者肺静脉异位引流被有效矫治,由于其空间因素(心室扭转和脊柱压迫)和病理因素(肺静脉远端发育不良),往往会遗留较高的肺动脉压。因此,即使成功实施全腔肺动脉吻合术,其术后生存率仍极低。对此类患者,双向格林术有可能就是最终的治疗方案,而不是强行去完成房坦术。

4. 先心病术后 PAH 同样是一个具有中国特色的话题,如较多的处于艾森曼格综合征边缘状态的大龄患者、等待房坦手术时间偏长的单心室患者等,因此需要全社会,包括外科、内科医师和患者家属的高度重视。先心病术后若发生持续进展的 PAH,则预后很差,其预期寿命甚至会短于未手术的同类患者。而良好的药物治疗和个体化手术方案可以很好地改善术后 PAH 的预后。

【本章小结】

PAH-CHD 作为 PAH 的一种,却与其他类型 PAH 存在显著差异,主要表现在以下几个方面:①年龄差异较大,其他类型 PAH 多以成人为主,而 PAH-CHD 随年龄增长、畸形矫治时间的拖延而逐渐加重。②发病机制和血流动力学变化独特,系体-肺分流导致肺血管内皮受损所致,发病的早晚,进展的快慢以及预后的好坏与缺损的位置、大小以及病变的复杂程度等多种因素相关。③不同 PAH 阶段,治疗方法不同,早期为动力型 PAH,关闭缺损是关键,而一旦成为阻力型 PAH,关闭缺损反而有害。④由于血流动力学与其他类型 PAH 显著不同,对 PAH 靶向药物的反应也不同,对其他 PAH 反应良好的制剂未必可以直接转用于 CHD-PAH 上。近年来,随着各种 PAH 靶向药物的问世,ES 患者预后显著改善。但目前大部分 PAH 靶向药物研究均以成人和其他类型 PAH 为对象,有关治疗 PAH-CHD 的循证数据相对缺乏,尤其是儿童 PAH-CHD 方面,数据非常有限,今后应在儿童 PAH-CHD 方面加强多中心、大规模临床研究,为靶向药物治疗儿童 PAH-CHD 的效果和安全性提供更多依据。

（郑奇军）

参 考 文 献

1. Galie N,Manes A,Palazzini M,et al. Management of pulmonary arterial hypertension associated with congenital systemic-to-pulmonary shunts and Eisenmenger's syndrome. Drugs,2008,68(8):1049-1066.

2. Diller GP,Gatzoulis MA. Pulmonary vascular disease in adults with congenital heart disease. Circulation,2007,115:1039-1050.

3. Baumgartner H,Bonhoeffer P,De Groot NM,et al. ESC Guidelines for the management of grown-up congenital heart disease (new version 2010). Eur Heart J,2010,31(23):2915-2957.

4. Diller GP,Dimopoulos K,Kafka H,et al. Model of chronic adaptation:right ventricular function in Eisenmenger syndrome. Eur Heart J,2007,9:54-60.

5. McLaughlin VV,Archer SL,Badesch DB,et al. ACCF/AHA 2009 expert consensus document on pulmonary hy-

pertension：a report of the American College of Cardiology Foundation Task Force on Expert Consensus Documents and the American Heart Association：developed in collaboration with the American College of Chest Physicians，American Thoracic Society，Inc，and the Pulmonary Hypertension Association. Circulation，2009，119（16）：2250-2294.

6. Montani D，Savale L，Natali D，et al. Long-term response to calcium-channel blockers in non-idiopathic pulmonary arterial hypertension. Eur Heart J，2010，31（15）：1898-1907.

7. Nishimura T，Faul JL，Berry GJ，et al. Simvastatin attenuatehypertension in rats. Am J Respir Crit Care Med，2002，166（10）：1403-1408.

8. Fernandes SM，Newburger JW，Lang P，et al. Usefulness of epoprostenol therapy in the severely ill adolescent/adult with Eisenmenger physiology. Am J Cardiol，2003，91（5）：632-635.

9. Thomas IC，Glassner-Kolmin C，Gomberg-Maitland M. Long-term effects of continuous prostacyclin therapy in adults with pulmonary hypertension associated with congenital heart disease. Int J Cardiol，2013，168（4）：4117-4121.

10. McIntyre CM，Hanna BD，Rintoul N，et al. Safety of epoprostenol and treprostinil in children less than 12 months of age. Pulm Circ，2013，3：862-869.

11. 朱鲜阳，张端珍. 2015年先天性心脏病相关性肺动脉高压诊治中国专家识. 中国介入心脏病学杂志，2015，23（2）：61-69.

12. Sadushi-Koli IR，Skoro-Sajer N，Zimmer D，et al. Long-term treatment，tolerability，and survival with sub-cutaneous treprostinil for severe pulmonary hypertension. J Heart Lung Transplant，2012，31（7）：735-743.

13. Galiè N，Beghetti M，Gatzoulis MA，et al. Bosentan therapy in patients with Eisenmenger syndrome：a multicenter，double blind，randomized，placebo-controlled study. Circulation，2006，114（1）：48-54.

14. Vis JC，Duffels MG，Mulder P，et al. Prolonged beneficial effect of bosentan treatment and 4-year survival rates in adult patients with pulmonary arterial hypertension associated with congenital heart disease. Int J Cardiol，2013，164（1）：64-69.

15. Condliffe R，Elliot CA，Hurdman J，et al. Ambrisentan therapy in pulmonary hypertension：clinical use and tolerability in a referral centre. Ther Adv Respir Dis，2014，8（3）：71-77.

16. Matamis D，Pampori S，Papathanasiou A，et al. Inhaled NO and sildenafil combination in cardiac surgery patients with out-of proportion pulmonary hypertension：acute effects on postoperative gas exchange and hemodynamics. Circ Heart Fail，2012，5（1）：47-53.

17. Mukhopadhyay S，Nathani S，Yusuf J，et al. Clinical efficacy of phosphodiesterase-5 inhibitor tadalafil in Eisenmenger syndrome—a randomized，placebo-controlled，double-blind crossover study. Congenit Heart Dis，2011，6（5）：424-431.

18. Ghofrani HA，Galiè N，Grimminger F，et al. Riociguat for the treatment of pulmonary arterial hypertension. N Engl J Med，2013，369（4）：330-340.

19. Simonneau G，Rubin LJ，Galiè N，et al. Long-term sildenafil added to intravenous epoprostenol in patients with pulmonary arterial hypertension. J Heart Lung Transplant，2014，33（7）：689-697.

20. 张曹进，黄奕高，黄涛，等. 伊诺前列素联合小剂量他达那非治疗成人先天性心脏病并重度肺动脉高压的单中心、开放、对照研究. 中华心血管病杂志，2014，42（6）：474-480.

21. Attie F，Rosas M，Granados N，et al. Surgical treatment for secundum atrial septal defects in patients＞40 years old：A randomized clinical trial. J Am Coll Cardiol，2001，38（7）：2035-2042.

22. O'Donnell C，Ruygrok PN，Whyte K，et al. Progressive pulmonary hypertension post atrial septal defect device closure early symptomatic improvement may not predict outcome. Heart，Lung and Circulation，2010，19（12）：713-716.

23. Engelfriet PM，Duffels MG，Miller T，et al. Pulmonary arterial hypertension in adults born with a heart septal de-

fect:the Euro Heart Survey on adult congenital heart disease. Heart,2007,93(6):682-687.

24. Yang SI,Chung WJ,Jung SH,et al. Effects of inhaled iloprost on congenital heart disease with Eisenmenger syndrome. Pediatr Cardiol,2012,33(11):744-748.

25. Rosenzweig EB,Barst RJ. Congenital heart disease and pulmonary hypertension:pharmacology and feasibility of late surgery. Prog Cardiovasc Dis,2012,55(5):128-33.

26. Roos-HesselinkJW,Meijbboom FJ,Spitaels SE,et al. Outcome of patients after surgical closure of ventricular septal defect at young age:longitudinal follow-up of 22-34 years. Eur Heart J,2004,25(12):1057-1062.

27. Galiè N,Hoeper MM,Humbert M,et al. Guidelines for the diagnosis and treatment of pulmonary hypertension: the Task Force for the Diagnosis and Treatment of PulmonaryHypertension of the European Society of Cardiology (ESC) and the European Respiratory Society (ERS),endorsed by the International Society of Heart and Lung Transplantation (ISHLT). Eur Heart J,2009,30(20):2493-2537.

28. Barst RJ,Langleben D,Badesch D,et al. Treatment of pulmonary arterial hypertension with the selective endo-thelin-A receptor antagonist sitaxsentan. J Am Coll Cardiol,2006,47(10):2049-2056.

29. Zhang DZ,Zhu XY,Lv B,et al. Trial occlusion to assess the risk of persistent pulmonary arterial hypertension after closure of a large patent ductus arteriosus in adolescents and adults with elevated pulmonary artery pressure. Circ Cardiovasc Interv,2014,7(4):473-481.

30. Beghetti M,Galiè N. Eisenmenger syndrome:a clinical perspective in a new therapeutic era of pulmonary arterial hypertension. J Am Coll Cardiol,2009,53(9):733-740.

31. Simonneau G,Gatzoulis MA,Asatia I,et al. Updated clinical classification of pulmonary hypertension. J Am Coll Cardiol,2013;62(25):34-41.

32. Dimopoulos K,Inuzuka R,Goletto S,et al. Improved survival among patients with Eisenmenger syndrome re-ceiving advanced therapy for pulmonary arterial hypertension. Circulation,2010,121(1):20-25.

33. Manes A,Palazzini M,Leci E,et al. Current era survival of patients with pulmonary arterial hypertension associ-ated with congenital heart disease:a comparison between clinicalsubgroups. Eur Heart J,2014,35(11):716-724.

病例 *14*　房间隔缺损(双向分流型)合并肺动脉高压

【病史简介】

患者,男,44岁。主因"活动后气短4年"于2013年11月12日入院。患者4年前无明显诱因出现活动后气短,以剧烈活动及爬楼时明显,无咳嗽、咳痰,无胸痛,无咯血、晕厥,无心悸等不适。未予以重视。3年前体检时行心脏超声提示右心室增大(具体不详),在我院心脏内科诊断为"肺动脉高压",予以"枸橼酸西地那非"等药物(具体不详)治疗1年,自觉效果不佳,即自行停药。此后上述症状持续存在,但未给予特殊处理。1个月前于我院行心脏超声提示先天性心脏病、房间隔缺损(中央型)、房水平双向分流、以右向左分流为著,肺动脉高压(收缩压72mmHg);血气分析提示氧分压49.2mmHg。

查体:指端末梢、口唇明显发绀;双侧呼吸动度对称一致、语颤对称一致,双肺叩诊呈清音,双肺呼吸音清,左下肺可闻及少许湿啰音;心前区无隆起,心界无扩大,心率75次/分,律齐,P2>A2,胸骨左缘第二肋间隙可闻及收缩期吹风样杂音;余查体未见明显异常。

初步诊断:

1. 先天性心脏病房间隔缺损(双向分流型)

2. 艾森门格综合征

3. 肺动脉高压

WHO 肺动脉高压功能分级Ⅳ级

Ⅰ型呼吸衰竭

【病例解析】

[问题1]　如何评估患者肺动脉高压病情？

依据患者超声心动图结果(右心室增大、肺动脉收缩压 72mmHg)以及相关临床症状,考虑为肺动脉高压,但肺动脉高压诊断的金标准为右心漂浮导管检查,因此该患者还需行右心漂浮导管检查进一步确诊(表 3-10-5)。

表 3-10-5　右心漂浮导管检查结果

参数	结果	参数	结果
BSA(m^2)	2.13	PVRI(dyn·sec/cm^5)	1927
Weight(kg)	95	SVR(dyn·sec/cm^5)	1466
Hight(inches)	178	SVRI(dyn·sec/cm^5)	3123
HR(次/分)	80	SV(ml)	64
SpO_2(%)	91	SVI(ml/b/m^2)	30
MPAP(mmHg)	97	SvO_2(%)	76
PCWP(mmHg)	7	RVP(mmHg)	3
CO(L/min)	5.1	LVSWI(g·m/m^2)	337
CI(L/min/m^2)	2.4	RVWI(kg·m/m^2)	25
PVR(dyn·sec/cm^5)	954		

心肌损伤四项:B 型前脑尿钠肽 2875.9pg/ml↑,肌钙蛋白 I 0.080ng/ml,肌红蛋白 58.9ng/ml,肌酸激酶同工酶 2.9ng/ml。

肝肾功能:转氨酶正常,总胆红素 25.3μmol/L,尿素 10.35mmol/L,肌酐 134μmol/L。

6 分钟步行试验:125m。

WHO 肺动脉高压功能分级:Ⅳ级。

该患者根据右心漂浮导管检查结果,可以确诊为第一大类动脉型肺动脉高压,且为先心病阻力型肺动脉高压,中危组。

[问题2]　患者先心病肺动脉高压诊断明确,是否合并其他原因所致肺动脉高压？

针对此问题我们进一步筛查风湿系列、抗中性粒细胞胞浆抗体(ANCA)、自身抗体系列、甲状腺功能、术前感染四项等结果均为阴性。

肺功能:限制性通气功能障碍(表 3-10-6)。

表 3-10-6 肺功能检查结果

参数	预计值	实测值	百分比%
VC(L)	4.98	3.3	66.3
FEV$_1$(L)	3.89	2.47	63.6
FEV$_1$/FVC	83.24	75.01	90.1

CTPA 检查:未见明确栓塞灶。

腹部超声:未见异常。

目前患者诊断已基本明确。最后诊断:

1. 先天性心脏病房间隔缺损(双向分流型)
2. 艾森门格综合征
3. 肺动脉高压(阻力型、中危)

   WHO 肺动脉高压功能分级Ⅳ级

   Ⅰ型呼吸衰竭

[问题3] 如何制订治疗方案?

由于该患者为先心病阻力型,不宜手术封堵,应采用药物治疗。对于肺动脉高压药物治疗患者首先行急性肺血管扩张试验。如结果为阳性,可选择钙离子拮抗剂治疗,但应定期评估,判断能否继续 CCBs 治疗;如该试验为阴性,则需进行靶向治疗;但对于 WHO 功能分级Ⅳ级的患者,指南不推荐给予 CCBs 治疗。该患者急性肺血管扩张试验为阴性,因此应给予靶向降肺动脉压治疗。

目前降肺动脉压靶向药物多是单药治疗,但很多患者单药治疗不能很好地改善临床症状和预后,因此联合用药是大趋势,尤其是 WHO 功能分级Ⅲ/Ⅳ级患者指南推荐初始联合药物治疗。由于患者前期西地那非治疗效果欠佳,因此,我们针对此患者制订了初始联合治疗方案(前列环素类似物和内皮素受体拮抗剂联合)。

【治疗】

1. 波生坦,62.5mg 口服,2 次/日 4 周后调整为 125mg 口服,2 次/日。
2. 万他维,10μg 雾化吸入,4 次/日。
3. 低分子肝素钙/华法林,抗凝治疗。
4. 强心、营养心肌、利尿治疗。

【随访】

治疗 6 周:

血气分析:pH 7.412,PO$_2$ 75.5mmHg,PCO$_2$ 26.8mmHg。

心脏超声:心动过速,肺动脉高压(收缩压约为 71mmHg),右房、右室大,左室受压变小。

6 分钟步行试验:375m。

治疗 3 个月:

血气分析:pH 7.46,PO$_2$ 77mmHg,PCO$_2$ 29mmHg。

6 分钟步行试验:406m。

Pro-BNP 509pg/ml(<125pg/ml)。

【病例点评】

1. 先心病肺动脉高压需通过右心导管检查明确动力型或阻力型,尽量争取手术封堵机会达到根治的目的,对部分 PVR 临界患者可采用术前/术后靶向降肺动脉压的辅助治疗。

2. 当单药治疗肺动脉高压效果不佳时,因考虑更换药物或联合治疗,不可随意停止治疗。

（韩新鹏　李圣青）

病例 *15*　房间隔缺损（左向右分流型）合并肺动脉高压

【病史简介】

患者,男,68 岁。主因"先心病20 余年,咳嗽、气短1 个月"入院。患者20 年前体检时发现先天性心脏病(房间隔缺损),当时无胸闷、气短,无咳嗽、咳痰等症状,未予特殊处理。1月前受凉后出现咳嗽、咳痰,为白色黏痰,伴活动后气短,无夜间心悸、心前区疼痛,无咯血、盗汗等症状,经抗感染、祛痰及对症治疗效果不佳,为进一步诊治来我院。

入院查体:T 36.5℃,P 80 次/分,R 20 次/分,BP 120/68mmHg,步入病房,精神尚可,全身浅表淋巴结未触及肿大,口唇无发绀,颈静脉怒张,双肺呼吸音粗糙,未闻及干湿性啰音,心率83 次/分,律齐,心音未见异常,胸骨左缘第2、3 肋间可闻及 3/6 级收缩期杂音,传导至心尖区。肝脾肋下未触及,肝、肾区无叩击痛,移动性浊音阴性,双下肢无水肿。

既往史:既往体健,否认高血压、冠心病、糖尿病病史,否认肝炎、结核等传染病病史。

实验室检查和辅助检查:

血常规:白细胞 6.13×10^9/L,中性粒细胞比例 0.537,血红蛋白 164g/L,血小板 239×10^9/L。

心脏超声:先天性心脏病,房间隔缺损(下腔混合型),肺动脉高压(估测收缩压约56mmHg),左室舒张弛缓功能减低,收缩功能正常。彩色血流显示:房水平左向右分流,三尖瓣反流(少量)。

初步诊断:

1. 先天性心脏病
   房间隔缺损(左向右分流)
2. 肺动脉高压
   WHO 肺动脉高压功能分级 Ⅱ 级

【病例解析】

[问题1] 患者此次出现咳嗽、气短加重原因是什么?

患者既往无慢性咳嗽、咳痰病史,无明显活动后气短,但此次新发咳嗽、咳白色痰,伴活动后气短,与慢性肺病及感染性肺病不符,且在外院经抗感染、祛痰及对症治疗效果不佳,考虑患者此次新发咳嗽及活动后气短与肺部疾病无直接关系,可能与先心病肺动脉高压相关。但仍需进一步检查肺功能及心肌损伤四项排查。

心肌损伤四项:B 型前脑尿钠肽 875.9pg/ml↑,肌钙蛋白 I 0.030ng/ml,肌红蛋白 45.9ng/ml,肌酸激酶同工酶 2.5ng/ml;

肝、肾功能:转氨酶正常,总胆红素 23.3μmol/L,尿素 8.35mmol/L,肌酐 124μmol/L;

血气分析(未吸氧):pH 7.436,PaO_2 69.6mmHg,PCO_2 37.5mmHg,SO_2% 94.6%。

肺功能:中度限制性通气功能障碍,弥散功能正常,缓解试验阴性(表 3-10-7)。

表 3-10-7 肺功能检查结果

	预计值	实测值	百分比%
VC(L)	3.88	2.63	67.9
FEV_1(L)	2.89	1.83	63.3
FEV_1/FVC	83.9	69.49	92.7
DLco SB	8.48	8.50	100.3

胸部双能量 CT:双肺灌注尚可,将双肺野平均分为三等份,其肺内灌注碘值与主肺动脉内碘值的相比增强率为:双肺上等份,右上肺 113%,左上肺 91%;双肺中等份,右中肺 118%,右中肺 113%;双肺下等份,右下肺 96%,左下肺 103%;双侧肺动脉内径增宽,主肺动脉内径约 5.0cm,右肺动脉内径约 4.4cm,左肺动脉径约 3.6cm,右房、右室增大,房间隔见连续中断,大小约 3cm,四支肺静脉均汇入左房;双肺动脉未见明确低密度充盈缺损征象;双肺透光度不均匀增加,双侧支气管均走行自然,未见狭窄征象。

综合分析患者临床表现及目前现有检查可基本明确诊断先心病肺动脉高压,此次出现咳嗽、气短加重应归因于先心病肺动脉高压。

[问题 2] 如何进行病情评估?

先心病相关性肺动脉高压的评估目的在于判断肺血管疾病的严重程度,有无手术适应证。

右心功能评估:右心室面积变化率(FAC)40%,右心室 Tei 指数 0.32,右心室舒张功能 VE/VA 0.67,三尖瓣环活动度 18.9mm,左室偏心指数 EI(S/D)1.56/1.43。

右心导管检查:提示为动力型肺动脉高压(表 3-10-8)。

表 3-10-8 右心导管检查报告

参数	结果	参数	结果
BSA(m^2)	1.68	CI(L/min/m^2)	6.9
Weight(kg)	57	PVR(dyn·sec/cm^5)	145
Hight(inches)	173	PVRI(dyn·sec/cm^5)	243
HR(次/分)	83	SVR(dyn·sec/cm^5)	586
NBP(mmHg)	–	SVRI(dyn·sec/cm^5)	984
SpO_2(%)	96	SV(ml)	140
CVP(mmHg)	–	SVI(ml/b/m^2)	83

续表

参数	结果	参数	结果
PAP(mmHg)	43/18	SvO$_2$(%)	–
MPAP(mmHg)	26	RVP(mmHg)	–
MAP(mmHg)	86	LVSWI(g·m/m^2)	92
PCWP(mmHg)	5	RVWI(kg·m/m^2)	28
CO(L/min)	11.6		

临床上将先心病相关性肺动脉高压分为 4 类:①艾森门格综合征。②左向右分流可手术/不可手术类先心病相关性肺动脉高压。③肺动脉高压偶然合并先心病(指小型的心脏缺损合并明显增高的肺血管阻力,通常 VSD<1cm、ASD<2cm,血流动力学表现类似特发性肺动脉高压)。④术后残留肺动脉高压。综合分析该患者属于左向右分流、动力型、可手术患者。

【治疗】

推荐手术封堵。

【病例点评】

1. 患者以咳嗽、气短 1 个月为主诉入院就诊,当无明显肺实质与肺间质病变时应考虑肺血管病的可能。有先心病史者应除外肺动脉高压。

2. 双能量胸部 CT 检查可同时排除肺血管病变及其他呼吸系统疾病。

3. 先心病肺动脉高压患者应首先做右心导管检查明确能否手术封堵,尤其对于左向右分流动力型患者应首选手术治疗。

(陈佩 李圣青)

病例 *16* 室间隔缺损(右向左分流型)合并肺动脉高压

【病史简介】

患者,女,22 岁,主因"咯血 1 次,活动后胸闷、气短 1 个月"入院。患者半月前(孕 26 周)无明显诱因出现突发咯血 1 次,量少,伴胸闷、活动后气短,后行剖宫产。术后仍间断胸闷、气短,咳少量白痰,无咯血。自诉有先心病(室间隔缺损)史。外院胸部 X 线报告右房、右室大,室缺,并肺动脉高压。为进一步诊治,就诊于我院。

入院查体:T 36.5℃,P 70 次/分,R 18 次/分,BP 90/57mmHg,扶入病房,精神差,全身浅表淋巴结未触及肿大,口唇发绀,颈静脉未见怒张,双肺呼吸音清,未闻及干、湿性啰音。心前区无隆起,心尖搏动未见异常,心率 70 次/分,律齐,P2>A2,胸骨左缘 3~4 肋间可闻及收缩期 3/6 级杂音。肝、脾肋下未触及,肝、肾区无叩击痛,移动性浊音阴性,双下肢无水肿。

既往史:已婚,无吸烟、饮酒史。室间隔缺损病史 20 年。

实验室检查与辅助检查:

血常规:白细胞 $5.88 \times 10^9/L$,中性粒细胞比例 0.505,血红蛋白 128g/L,血小板 $265 \times 10^9/L$。

D-二聚体:1.83mg/L FEU↑

降钙素原:0.05ng/ml

血气分析(未吸氧):pH 7.454,PaO_2 35.6mmHg,PCO_2 30.9mmHg,HCO_3^- 21.2mmol/L,$SO_2\%$ 68.7%。

自身抗体系列:阴性;

风湿系列:阴性;

血 ANCA:阴性;

术前感染四项:肝炎及 HIV 抗体阴性。

心脏超声:右心房38mm↑,右心室24mm↑,左心室 30/42、30/42、55/65mm,EF 57%;左室收缩功能正常。三尖瓣反流(少-中量),肺动脉高压(估测收缩压约为108mmHg)↑;室水平双向分流,以右向左分流为主;房水平双向分流;室间隔缺损(膜周型);卵圆孔未闭。

肺通气/灌注扫描提示:双肺血流灌注未见明显异常,排除肺栓塞。

诊断:

1. 先天性心脏病

　　　室间隔缺损(右向左分流)

　　　卵圆孔未闭

2. 艾森门格综合征

3. 肺动脉高压

　　　WHO 肺动脉高压分级Ⅳ级

　　　Ⅰ型呼吸衰竭

4. 剖宫产术后

【病例解析】

【问题】患者肺动脉高压如何评估?

右心超声:右心房38mm,右心室24mm,FAC 29%(参考值>35%),右心室 Tei 指数 0.59(参考值<0.5),VE/VA:1.5E/e:4.4,EI(S/D):1.38/1.26。右心房大,重度肺动脉高压(估测收缩压约108mmHg)。

无内脏低灌注:血肌酐 77μmol/L,钠 138.9mmol/L。

无内脏淤血:转氨酶、胆红素结果正常。

消化道症状:食欲缺乏。

6 分钟步行试验:336 米,占预计值51.17%。

WHO 肺动脉高压功能分级:Ⅳ级。

心肌损伤四项:NT-proBNP:87.68pg/ml;肌钙蛋白 I:0.01ng/ml;肌红蛋白:5.4ng/ml。

右心漂浮导管:动脉型肺动脉高压,属先心病阻力型肺动脉高压(表 3-10-9)。

肺血管扩张试验:阴性。

分析:患者因先天性大面积室间隔缺损导致肺动脉高压,发展至心室水平的右向左分流,艾森门格综合征,右心导管评估为阻力型,不宜手术,应选择药物治疗。患者综合评估为肺动脉高压高危,WHO 肺动脉高压分级Ⅳ级,但由于经济原因,患者选择初始单药治疗。

表 3-10-9 右心导管结果

参数	结果	参数	结果
BSA(m²)	1.43	CI(L/min/m²)	2.4
Weight(kg)	46	CO(L/min)	3.4
Hight(cm)	157	PVR(dyn·sec/cm⁵)	1101
HR(次/分)	92	PVRI(dyn·sec/cm⁵)	1573
NBP(mmHg)	115/74	SVR(dyn·sec/cm⁵)	1874
SpO₂(%)	91	SVRI(dyn·sec/cm⁵)	2678
CVP(mmHg)	11	SV(ml)	37
PAP(mmHg)	79/48	SVI(ml/b/m²)	25
MPAP(mmHg)	58	SvO₂(%)	59
MAP(mmHg)	90	LVSWI(g·m/m²)	28
PCWP(mmHg)	10	RVWI(kg·m/m²)	17

【治疗】

1. 吸氧。

2. 靶向降肺动脉压药物 波生坦初始剂量为 62.5mg,2 次/日;4 周后加量至 125mg,2 次/日。

3. 利尿 氢氯噻嗪片 25mg 1 次/日,螺内酯片 20mg 2 次/日。

4. 辅酶 Q10 片 10mg 3 次/日。

治疗 5 天后胸闷、气短症状逐步缓解,食欲改善,食纳尚可,二便正常。病情好转出院。

【随访】

1. 临床症状改善,无明显胸闷、气短症状,日常活动不受影响。WHO 功能分级 Ⅱ 级。

2. 复查血气分析(未吸氧) 氧分压 61.2mmHg(住院期间:鼻导管吸氧情况 2L/min 时氧分压 77.1mmHg)

3. 肝功能 ALT 44IU/L AST 38IU/L

4. 六分钟步行试验 (5 圈×70m)+61m=411m(治疗前 336m)。试验过程中 Borg 呼吸困难评分 1~2 分。

【病例点评】

1. 患者肺动脉高压为室间隔缺损所致,发展为心室水平右向左分流的艾森门格综合征,已失去手术机会。卵圆孔未闭为继发于肺动脉高压导致右房压力升高,使得卵圆孔重新开放。

2. 先心病是我国肺动脉高压最常见原因,先心病早期手术封堵是防止继发肺动脉高压,改善预后的重要措施。对于不能手术患者,靶向降压治疗可以获得比较好的疗效。

（屈硕瑶 李圣青）

病例 *17*　室间隔缺损(左向右分流型)合并肺动脉高压

【病史简介】

患者,男,43岁。主因"发现心脏杂音43年,胸闷、气短、痰中带血2月余"入院。患者在出生时发现心脏杂音,在当地医院行心脏B超检查提示先天性心脏病、室间隔缺损。因平素无口唇发绀、胸闷、气短及双下肢水肿表现,故未行进一步治疗。于入院前2个月无明显诱因出现活动后胸闷、气短,痰中带血丝表现,就诊于我院门诊,行心脏彩超检查提示先天性心脏病、室间隔缺损(膜周型),主动脉瓣下隔膜样狭窄,主动脉瓣左冠瓣脱垂,全心大,血流提示室水平左向右分流,肺动脉高压(收缩压约为66mmHg),胸部CT提示左肺下叶少许炎症灶,右侧少量胸腔积液,左房、左室大,肺动脉增粗。为进一步诊治,收住我科。

入院查体:T 36.1℃,P 70次/分,R 16次/分,BP 120/80mmHg,步入病房,精神欠佳。全身浅表淋巴结未触及肿大,口唇无发绀,颈静脉怒张,双肺呼吸音清,未闻及干湿性啰音,心率83次/分,律齐,P2>A2,胸骨左缘第3、4肋间可闻及Ⅲ级收缩期吹风样杂音,主动脉瓣听诊区可闻及舒张期杂音,肝脾肋下未触及,肝肾区无叩击痛,移动性浊音阴性,双下肢无水肿。

既往史:否认高血压、心脏病及糖尿病病史,无肺部基础病史。

实验室检查和辅助检查:

血常规:白细胞7.15×10⁹/L,中性粒细胞比例0.466,血红蛋白114g/L,血小板271×10⁹/L。

血凝:D-二聚体:0.69mg/L FEU。

血气分析(未吸氧):pH 7.483,PaO_2 90.1mmHg,PCO_2 23.2mmHg,HCO_3^- 17.0mmol/L,SO_2 96.0%。

初步诊断:

1. 先天性心脏病
   室间隔缺损(膜周型,左向右分流)
2. 肺动脉高压
   WHO肺动脉高压功能分级Ⅲ级

【病例解析】

[问题1]　咯血可否完全归为肺动脉高压所致?是否合并其他原因所致肺动脉高压?

胸部薄层CT:左肺下叶少许条带状高密度影,肺动脉增宽,右侧少量胸腔积液,右心房、右心室大。

肺功能:肺通气功能正常,RV、RV/TLC正常,弥散功能重度降低(表3-10-10)。

表3-10-10　肺功能检查结果

	预计值	实测值	百分比%
VC(L)	2.81	2.84	100.8
FEV₁(L)	3.32	3.43	103.6
FEV₁/FVC	83.9	77.63	92.5
DLco SB	9.33	3.45	37.0

自身抗体系列:阴性。

风湿系列:阴性。

血 ANCA:阴性。

心电图:窦性心动过速,ST 段Ⅱ/Ⅲ/aVF/V₄/V₅下移≤0.05mV,T 波低平。

心脏超声:左心室 43/67、43/67、81/92mm,EF 64%,先天性心脏病、室间隔缺损(膜周型),主动脉瓣下隔膜样狭窄,主动脉瓣左冠瓣脱垂,不排除左右冠瓣赘生物形成并左冠瓣瓣叶穿孔。全心大,血流提示室水平左向右分流,二尖瓣反流(少量),三尖瓣反流(少量),主动脉瓣反流(少量),肺动脉高压(收缩压约为 66mmHg)。

心肌损伤四项:NT-proBNP:2781.0pg/ml,肌钙蛋白 I:0.03ng/ml,肌红蛋白:41.1ng/ml。

肺血管 CTA(图 3-10-1):排除肺栓塞,室间隔缺损,右心系统扩大。

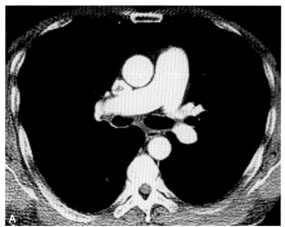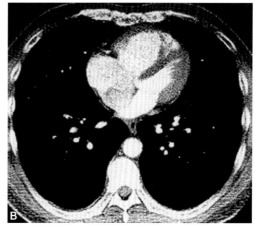

图 3-10-1　肺血管 CTA

双肺动脉未见明确低密度充盈缺损征象,主肺动脉径约 4.1cm,右肺动脉径约 2.8cm,左肺动脉径约 2.7cm(A);右心房、右心室体积增大,室间隔左偏,可疑室间隔连续中断,大小约 8mm(B)

肺通气/灌注扫描:基本排除肺栓塞可能,双侧肺尖显像剂分布增高,多考虑肺动脉高压所致。

腹部 B 超提示:结石性胆囊炎,脾略厚,肝、胰、双肾未见异常。

双下肢深静脉超声:未见异常。

术前感染四项:肝炎及 HIV 抗体阴性。

肿瘤系列:CEA、AFP、TPA、CA125、F-PSA/T-PSA 均阴性。

抗心磷脂抗体:0.46。

甲功五项、肝肾功能均正常。

综合分析:可基本排除支气管扩张、支气管结石、支气管腺瘤、慢性支气管炎等支气管疾病导致的咯血;排除肺寄生虫、肺真菌病、肺结核、肺癌、肺脓肿等肺部疾病导致的咯血;排除血液病(白血病、血小板减少性紫癜、血友病),急性传染病(流行性出血热)、风湿性关节炎、Wegner 肉芽肿、SLE 等疾病导致的咯血;排除二尖瓣狭窄、肺栓塞导致的咯血。目前检查提示患者存在先天性心脏病,室间隔缺损,肺动脉高压,考虑患者咯血为先天性心脏病相关肺动脉高压所致。综合上述检查,未发现其他可导致肺动脉高压的病因,因此诊断为先天性心脏病室间隔缺损并发肺动脉高压。

[问题2] 如何评估肺动脉高压?

右心超声:右心室面积变化率FAC 27%(参考值>35%),右心室Tei指数0.40(参考值<0.5),VE/VA:1.5 E/e:4.4(Ⅰ级松弛性),三尖瓣环活动度24.6(参考值>16mm),EI(S/D):1.29/1.04。

室间隔膜周部可见回声失落,测缺损口大小左室面为10mm,右室面被三尖瓣隔瓣及腱索遮挡,可见两处分流口,测较大一处大小约7mm,彩色血流示:室水平左向右分流。

血清学指标:Pro-BNP:2781.0pg/ml↑,肌钙蛋白Ⅰ:0.03ng/ml,肌红蛋白:41.10ng/ml。

内脏低灌注:血肌酐97μmol/L,钠142.2mmol/L。

内脏淤血:ALT 78IU/L、胆红素结果正常。

消化道症状:食纳尚可。

6分钟步行试验:367m。

右心导管检查:提示动脉型肺动脉高压,动力型,PVR偏高(表3-10-11)。

表3-10-11　右心导管检查

参数	结果	参数	结果
BSA(m²)	1.84	CI(L/min/m²)	2.6
Weight(kg)	76	CO(L/min)	4.9
Hight(cm)	166	PVR(dyn·sec/cm⁵)	775
HR(次/分)	80	PVRI(dyn·sec/cm⁵)	1428
NBP(mmHg)	–	SVR(dyn·sec/cm⁵)	1352
SpO₂(%)	–	SVRI(dyn·sec/cm⁵)	2491
CVP(mmHg)	16	SV(ml)	61
PAP(mmHg)	–	SVI(ml/b/m²)	33
MPAP(mmHg)	54	SvO₂(%)	–
MAP(mmHg)	98	LVSWI(g·m/m²)	41
PCWP(mmHg)	7	RVWI(kg·m/m²)	17

急性肺血管扩张试验:阴性。

综合分析:患者先心病肺动脉高压诊断明确,虽为动力型,但由于PVR较高,术前靶向降肺动脉压治疗可提高手术成功率和减少并发症。

患者诊断已基本明确。最后诊断:

1. 先天性心脏病

　　室间隔缺损(膜周型,左向右分流型)

　　主动脉瓣关闭不全

　　二尖瓣关闭不全

2. 肺动脉高压(动力型、低危)

　　WHO肺动脉高压功能分级Ⅲ级

3. 结石性胆囊炎

【治疗】

1. 强心　左西孟旦、地高辛片(0.125mg,1 次/日)。

2. 利尿　氢氯噻嗪片(25mg,2 次/日)、螺内酯片(20mg,2 次/日),控制 24 小时出入量负平衡。

3. 伊洛前列素靶向降肺动脉压　吸入用伊洛前列素溶液 5μg+灭菌用水 1ml,4 次/日,逐步增加到 10μg+灭菌用水 1ml,4 次/日。

4. 给予极化液等营养心肌治疗。

【随访】

1. 临床症状　明显改善,无咯血。

2. 复查右心超声　FAC 42%(参考值>35%)(24%),右心室 Tei 指数 0.28(参考值<0.5),VE/VA:1.89,E/e:5.67,EI(S/D):1.25/1.17,肺动脉高压降至正常(估测收缩压约 30mmHg)。

3. 血清学指标　Pro-BNP:17.2pg/ml,肌钙蛋白 I:0.019ng/ml,肌红蛋白:71.6ng/ml

4. 内脏低灌注　血肌酐:81μmol/L,钠:142.7mmol/L。

5. 内脏淤血　转氨酶、胆红素结果正常。

患者转至心外科行室间隔修补术治疗。术后恢复良好,无须药物治疗。

【病例点评】

1. 以咯血、气短为主诉的先心病患者应警惕肺动脉高压的可能,应积极行心脏 B 超排查。

2. 对于先心病肺动脉高压 PVR 较高患者,术前靶向降肺动脉压治疗可提高手术成功率和减少并发症。

（房丽颖　张媛媛）

第十一章 左心疾病相关性肺动脉高压

【概述及定义】

左心疾病相关性肺动脉高压(pulmonary hypertension due to left heart disease,PH-LHD)是由左心收缩、舒张功能障碍和/或左心瓣膜病引起的肺动脉高压(pulmonary hypertension,PH),其病理生理学特征为左心充盈压升高,肺静脉回流受阻,肺静脉压力升高,从而继发肺动脉压力升高,属于非动脉型肺动脉高压(non-PAP PH)。在2008年美国Dana Point肺循环高压临床诊断分类中,PH-LDH被归为第二大类。2013年法国NICE第五届国际肺动脉高压会议上增加了先天性/获得性左心流入道/流出道梗阻性疾病、先天性心肌病以及先天性/获得性肺静脉狭窄等病因。

PH-LDH的血流动力学诊断标准为肺动脉平均压(mean pulmonary artery pressure,mPAP)升高≥25mmHg(1mmHg=0.1333kPa),且伴有肺动脉楔压(pulmonary artery wedge pressure,PAWP)>15mmHg,合并心输出量(cardiac output,CO)正常或减少。PH-LDH区别于其他类型PH的最主要特点为PAWP升高,属于毛细血管后PH。根据是否伴有跨肺压[(transpulmonary pressure gradient,TPG),TPG=mPAP-PAWP]和肺血管阻力(pulmonary vascular resistance,PVR)的升高,PH-LHD可进一步分为被动性(passive)和反应性(reactive,或out-of-proportion)PH。被动性PH表现为mPAP和PAWP升高,TPG不变或仅轻微升高(TPG≤12~15mmHg),PVR正常(PVR<2.5~3.0 Wood Units,WUs),提示PH是由左心压力升高逆向传导所致,肺血管结构和功能基本正常。这种情况下针对心力衰竭的治疗(如利尿、扩血管等)可能会使肺动脉压力下降,且靶向药物治疗不适用于这种类型PH。反应性PH,又称混合性PH,表现为mPAP和PAWP升高,TPG明显升高(TPG>12~15mmHg),同时PVR升高(PVR>2.5~3.0WUs),提示肺血管结构和功能已经发生改变。该阶段可能是靶向药物治疗的适应证。由于所有影响mPAP的因素都会影响TPG,如血流量、血管阻力和左心室充盈压等。相比较而言,肺动脉舒张压受其他因素影响较小。因此,舒张压梯度[(diastolic pressure gradient,DPG)=diastolic PAP-mean PAWP]能更好地反映肺血管改变的特征。在正常人群,DPG大约1~3mmHg,在心脏病患者(分流型疾病除外)一般<5mmHg。在一组3107例患者参加的单中心研究中,TPG>12mmHg且DPG>7mmHg的患者预后更差。在另外一组463例患者LVEF<40%的研究中,PVR>3WUs的患者死亡率更高,而TPG是否大于12mmHg对患者预后的影响并无统计学差异。因此,在2015年ESC/ERS肺动脉高压诊疗指南推荐联合DPG和PVR确定PH-LDH的临床分类:DPG<7mmHg且PVR≤3WUs者为毛细血管后相关性PH-LDH,DPG≥7mmHg且PVR>3WUs者为混合型PH-LDH。

【流行病学】

LHD 是 PH 的常见病因之一,PH 也是 LHD 常见而又重要的合并症之一。国外数据显示约 2/3 的慢性心力衰竭患者可能合并 PH。临床常见的导致 PH 的 LHD 包括:左心室收缩性功能障碍(扩张性心肌病及缺血性心肌病等);左心室舒张性功能障碍(高血压病、主动脉扩张性或缩窄性疾病、冠状动脉粥样硬化性心脏病、缩窄性心包炎、肥厚型心肌病及限制型心肌病等);二尖瓣和/或主动脉瓣病变的心脏瓣膜病(二尖瓣狭窄或关闭不全、主动脉瓣狭窄或关闭不全等);左房疾病(如左房黏液瘤或血栓等)以及某些先天性心脏病(如三房心、主动脉缩窄及左心发育不良综合征等)。

根据左心室射血分数正常与否,慢性心衰分为射血分数保留的心衰(heart failure with preserved injection fraction,HFpEF)和射血分数降低的心衰(heart failure with reduced injection fraction,HFrEF),60% 的 HFrEF 患者、40%～70% HFpEF 患者以及高达 100% 的严重左心瓣膜疾病患者均合并肺动脉高压。在 HFpEF 患者中 PH 的发生率和 PH 的严重程度均高于 HFrEF 患者。二尖瓣病变是继发肺动脉高压的常见原因。其中 62% 二尖瓣狭窄患者肺动脉收缩压<50mmHg,33% 肺动脉收缩压为 50～70mmHg,6% 肺动脉收缩压≥80mmHg。

PH-LHD 患者一般临床预后较差,有研究指出肺动脉高压是多种左心疾病患者死亡的独立危险因素。

【发病机制和病理生理】

(一) 发病机制

LHD 出现肺动脉压力增高的机制较为复杂,可能机制为:

1. 肺血管内皮功能障碍 慢性心衰时肺血管内皮受损,一氧化氮合成障碍,引起内皮素增加,进而导致肺动脉压力增高。

2. 静脉血栓 在慢性心衰伴静脉血栓时肺动脉高压发生率为 46.7%,伴肺栓塞时肺动脉高压发生率为 5%～9.1%。该数据可能被低估,尤其致死性肺栓塞。因此,部分患者可出现难以逆转的肺动脉高压。

(二) 病理生理

PH-LHD 的病理生理改变起始于毛细血管后。在病变初期,PVR 和 TPG 正常,左心系统充盈压升高导致压力逆向传导至肺静脉,减轻左心系统充盈压及使用血管扩张剂可逆转 PH。但长期的肺静脉高压可引起淤血性肺动脉重构。随着病情进展,出现 TPG 和 PVR 进行性升高。此时对药物治疗的反应性降低,甚至无反应,故称为无血管反应性或顽固型。向无血管反应性发展是肺血管重构的结果,肺血管的病理改变包括小动脉的肌化、远端肺动脉新生内膜形成和中层肥厚,从而使 PVR 升高,血管因此变得僵硬且对血管扩张剂反应性降低。

【临床表现】

PH-LHD 区别于其他类型 PH 的最大特点为存在左心疾病的临床证据,同时,PH-LHD 患者通常伴有许多心血管疾病及其危险因素,如年龄>65 岁、肥胖、高血压、冠心病、糖尿病及心房颤动等。

(一) 症状

PH-LHD 较特异的症状包括端坐呼吸和夜间阵发性呼吸困难。其他常见症状包括劳力性呼吸困难,右心衰竭及外周水肿。PH-LHD 的劳力性呼吸困难与 PVR 升高,肺血管失去运动条件下的舒张功能相关。

（二）体征

胸片常显示心影增大、肺淤血、胸腔积液和肺水肿。心电图表现包括左房增大、左心室肥厚和心房颤动。肺部高分辨率 CT 常常出现马赛克征和磨玻璃影，符合慢性间质性肺水肿表现。肺功能检查可能表现为限制性通气功能障碍，随着 PAP 和 PVR 升高，出现气体弥散功能障碍。此外，血浆脑利钠肽水平在 PH-LHD 中升高也尤为明显，尤其是在射血分数降低的心衰（HFrEF）患者。

【诊断】

（一）超声心动图

多普勒超声心动图是筛查 PH-LHD 的最常用手段。超声心动图不仅可以直接测量心腔的大小和左心室的收缩功能，还可间接估算左心室充盈压和肺动脉收缩压以及综合评价心脏的收缩和舒张功能。超声心动图可以测定左心室射血分数直接反映左心室收缩功能，因此对于 HFrEF，超声心动图诊断通常较为明确。

但是，对于射血分数保留的心力衰竭（HFpEF），尽管超声心动图可通过测量参数间接反映左心室舒张功能，但难以反映左心室舒张功能实际情况。超声心动图出现左心房增大、心房颤动、特征性二尖瓣血流频谱、肺静脉血流频谱、二尖瓣环组织多普勒信号及左心室肥大时，应该怀疑 HFpEF 可能。此外，超声心动图可以通过测量舒张早期二尖瓣血流速度（E）与二尖瓣环运动速度（E'）比值来反映左心室充盈压。如果 E/E' 比值低于 8，提示左心室充盈压降低；而 E/E' 位于 8~15 之间，则需要通过有创检查进一步评估。

（二）心导管检查

心导管检查是诊断 PH-LHD 的金标准，可以用于区分 PH-LHD 与其他类型 PH。心导管检查可以直接测得 mPAP、PAWP、左室舒张末压（Left heart diastolic blood pressure, LVEDP）和心排量，并通过计算得到 TPG、DPG 和 PVR。PAWP 或 LVEDP>15mmHg 常常表明存在左心舒张功能不全；反之，PAWP 和 LVEDP 正常并不能排除左心室舒张功能不全；因为，在左心负荷降低或使用利尿剂的情况下，PAWP 和 LVEDP 可能正常。因此，在心导管检查过程中常需要进行运动负荷试验。

但对于部分患者，心导管检查很难区分 PH-LHD 和 PAH，尤其是在 PAWP 临界升高（15~18mmHg）的情况下，可能是 PAH 同时合并继发性的 PAWP 增高。在这种情况下，我们需要结合临床特征和超声心动图来区分 PH-LHD 和 PAH。

【治疗】

（一）一般治疗

PH-LHD 尚没有特异性治疗，目前指南推荐以治疗原发左心疾病为主。现有药物治疗（包括利尿剂、血管紧张素转化酶抑制剂、β-受体阻滞剂、奈西立肽等）及手术治疗（冠状动脉血运重建治疗、心室再同步化治疗、左心辅助装置、心脏移植等）可以通过改善左心室功能，降低左心室充盈压，从而降低左心压力被动传导至肺动脉，缓解 PH。

对于瓣膜性心脏病患者，选择合适的瓣膜手术，可以降低肺动脉压力以及改善临床症状。

（二）PH 靶向药物

目前，指南并不推荐对 PH-LHD 患者使用 PH 靶向药物，尚没有大样本的临床随机对照试验证实肺血管扩张药物可以使这类 PH 患者获益。相反，使用肺血管扩张药物可能会降低 PVR，增加右心排血量，从而增加左心前负荷，导致心衰恶化。

1. 前列腺素类　前列环素是一类强烈的肺血管扩张剂，早期研究发现它可以改善 PH-LHD 患者的血流动力学状态。但依前列醇在降低 PAWP 和 PVR，增加 CO 的同时也可导致体循环压力的下降及血浆肾素-血管紧张素-醛固酮系统（RAAS 系统）的激活。一项包含471 例 HFrEF 患者的多中心对照研究（FIRST 研究），认为静脉应用依前列醇尽管可以改善患者的血流动力学状态，但是与死亡趋势增加有关，并且导致试验的提前终止。依前列醇增加病死率的原因可能与其增加肾素释放和交感活性相关。但该试验纳入的研究对象较广泛，不仅包括 PH 患者，可能影响可依前列醇实际临床效果的评价。

2. 内皮素受体拮抗剂　慢性心衰患者的内皮素系统被激活，使血浆内皮素-1（endothelin-1，ET-1）增加，其水平与心衰患者的血流动力学改变密切相关。尽管几项小型的临床研究发现内皮素受体拮抗剂可以改善慢性心衰患者急性期血流动力学状态，但是暂无大规模临床随机对照试验结果证实内皮素受体拮抗剂能使 PH-LHD 患者长期获益。在 ET1拮抗剂波生坦降低心衰患者心脏事件的研究（ENABLE）中，波生坦由于导致体液潴留，从而增加了心衰恶化的风险。在内皮素受体 A 拮抗剂治疗心衰的研究（EARTH）中，达卢生坦并不能改善心室重塑及降低心力衰竭的病死率。此外，在静脉使用 ET1 受体拮抗剂替唑生坦（tezosentan）治疗急性心力衰竭的两项研究中（RITZ-5 和 VERITAs），替唑生坦并不能改善患者症状和降低病死率。尽管这些临床试验的结果不容乐观，但是值得注意的是，这些研究纳入的是心衰患者，而不论是否合并 PH。因此，有些研究者认为 ET1 拮抗剂可能仅对已经发生肺血管重构的反应性 PH 有益。

3. 5-磷酸二酯酶抑制剂　5-磷酸二酯酶抑制剂（phosphodiesterase 5 inhibitors，PDE5I）通过增加细胞内环磷酸鸟苷的水平，促进一氧化氮（NO）的合成，起到扩张肺血管的作用。许多研究表明，PDE5I 在 PH-LHD 的治疗中可能具有一定前景。对于 HFrEF 的心衰患者，PDE5I 在降低右心室后负荷方面起着重要作用，无论单次（25 或 50mg）或长期（75 或150mg/d）口服西地那非均可降低患者的肺动脉收缩压和 PVR，同时对体循环的压力和阻力并没有明显影响。对于使用左心室辅助装置后 PVR 仍高的心衰患者，西地那非可以使 PVR降低 50%，mPAP 降低 30%。同时，西地那非可以改善肺泡-毛细血管膜的气体交换，缓解心衰时肺泡的低氧；所有患者均可耐受口服西地那非，没有出现肺水肿。

对于 HFpEF 患者使用西地那非治疗的结论则存在争议。2011 年 Guazzi 等进行的一项随机对照研究中，共纳入 54 例 HFpEF 合并 PH 的患者，予西地那非治疗 1 年，结果显示西地那非可以降压肺动脉压力，改善右心室收缩功能及左心室舒张功能，且患者耐受良好。但在RELAX 研究中，对于入选的 216 例 HFpEF 患者给予西地那非口服 24 周，主要观察终点为峰值耗氧量改变，结果发现西地那非并不能改善 HFpEF 患者的运动耐量和临床预后。这一差异可能来自于入选人群相关指标的差异。

因此，对于 PH-LHD 患者，目前指南仍不推荐使用靶向药物治疗，仍需要更多的大型、多中心、入排标准严格的临床随机对照研究来揭示靶向药物对于 PH-LHD 患者有效性及安全性。同时，临床研究应更加关注 PH-LHD 患者的临床预后及生存率的改善，而不应单纯以运动耐量及血流动力指标的改善作为临床研究的主要观察终点。

【本章小结】

在 EF 保留或降低的心衰及左心系统瓣膜病的患者中，PH 都是常见的并发症及表现之一，通常提示预后不良。了解 PH-LHD 的诊断、发病机制、所处疾病时期及治疗方法，对于该类患者临床症状的改善及生存率的提高均具有重要意义。在积极治疗原发病的同时，相比其他类型的靶向药物，PDE5I 可能具有更好的临床应用前景，但目前仍没有足够的临床证据支持。今后的研究仍需进一步明确 PH-LHD 发病的机制，探索更多途径的治疗方法。

（张曹进　李晨曦）

参 考 文 献

1. Chatterjee NA, Lewis GD. Characterization of pulmonary hypertension in heart failure using the diastolic pressure gradient: limitations of a solitary measurement. JACC Heart Fail, 2015; 3 (1) :17-21.

2. Thenappan T, Shah SJ, Gomberg-Maitland M, et al. clinical characteristics of pulmonary hypertension in patients with heart failure and preserved ejection fraction. Circ Heart Fail, 2011; 4 (3) :257-265.

3. Miller WL, Grill DE, Borlaug BA, et al. clinical features, hemodynamics, and outcomes of pulmonary hypertension due to chronic heart failure with reduced ejection fraction pulmonary hypertension and heart failure. J Am Coll Cardiol HF, 2013; 1 (4) :290-299.

4. Mario G, Lang MB Zhang YH, et al. Diastolic pulmonary vascular pressure gradient a predictor of prognosis in "out-of-proportion" pulmonary hypertension. Chest, 2013; 143 (3) :758-766.

5. Vachiéry JL, Adir Y, Barberà JA, et al. pulmonary hypertension due to left heart diseases-5th. J Am Coll Cardiol, 2013; 62 (25 Suppl) :D100-108.

6. Moraes DL, Colucci WS, Givertz MM. secondary pulmonary hypertension in chronic heart failure the role of the endothelium in pathophysiology and management. Circulation, 2000; 102 (14) :1718-1723.

7. Fang JC, DeMarco T, Givertz MM, et al. world health organization pulmonary hypertension group 2 pulmonary hypertension due to left heart disease in the adult. J Heart Lung Transplant, 2012; 31 (9) :913-933.

8. Galiè N, Humbert M, Vachiery JC, et al. 2015 ESC/ERS Guidelines for the diagnosis and treatment of pulmonary hypertension. 2015 ESC/ERS Guidelines for the diagnosis and treatment of pulmonary hypertension: The Joint Task Force for the Diagnosis and Treatment of Pulmonary Hypertension of the European Society of Cardiology (ESC) and the European Respiratory Society (ERS): Endorsed by: Association for European Paediatric and Congenital Cardiology (AEPC), International Society for Heart and Lung Transplantation (ISHLT). Eur Heart J, 2016; 37 (1) :67-119.

病例 *18*　左心疾病相关性肺动脉高压

【病史简介】

患者,男,72岁,主因"反复活动后气促10余年,加重1年余"入院。患者10年前起,活动后出现气促,持续3~5分钟,休息或服用"救心丹"后可缓解,每当情绪激动或活动后均可诱发上述症状,不伴出汗、发热、咳嗽、咳痰等,否认有胸闷、胸痛、晕厥等症状。有高血压病史,曾在当地医院诊断为"冠心病",并予以支架植入术,具体治疗措施不详。近1年活动时气促等症状发作频率增加,有阵发性夜间呼吸困难,伴咳嗽、少许白色黏液痰。多次在当地医院按"缺血性心肌病"予以利尿、强心、扩血管及冠心病二级预防治疗。治疗后患者症状能缓解,但易复发,且气促、夜间阵发性呼吸困难逐渐加重,在当地医院对症治疗后未见明显好转。后于我院进一步诊治。当地医院超声心动图提示"升主动脉硬化、主动脉瓣轻度反流、二尖瓣中度反流,左心室后下壁中段、基底段运动不协调,左心房左心室大,肺动脉高压"。

入院查体:T 36.5℃,P 100/分,R 20/分,BP 118/74mmHg,步入病房,精神尚可。自主体位,全身浅表淋巴结未触及肿大,口唇无发绀。颈静脉无明显怒张,双肺呼吸音粗,双下肺可闻及少许细湿啰音。心率100次/分,律齐,心音低钝,各瓣膜区未闻及病理性杂音。腹部平软,无压痛及反跳痛,肝脾肋下未触及,肝肾区无叩击痛,移动性浊音阴性。双下肢轻度凹陷性水肿。

既往史:有高血压病史10年,不规则治疗。吸烟史30余年,已戒烟10年。否认糖尿病史,否认食物药物过敏史。

辅助检查:

血常规:白细胞 $8.26×10^9$/L,中性粒细胞比例 0.717,红细胞 $4.49×10^{12}$/L,血红蛋白 135.5g/L,血小板 $253.5×10^9$/L;

D-二聚体:104μg/L(参考范围:0~324)。

初步诊断:

1. 气促查因:肺动脉高压?

2. 冠状动脉粥样硬化性心脏病　支架植入术后　心功能Ⅲ级

3. 高血压 2 级(很高危)

【病例解析】

[问题 1] 患者气短进行性加重的原因?

患者既往反复活动后气短 10 余年,近 1 年气短加重夜间阵发性呼吸困难,经对症处理后症状能缓解,但近期有加重趋势。结合患者有冠心病、高血压病史,首先需考虑患者存在左心功能不全。患者有咳嗽喝少量白色黏液痰,这既可能是呼吸道感染诱发左心功能下降导致气促加重,也有可能是左心衰竭合并的咳嗽、咳痰症状。入院急查血常规未发现白细胞及中性粒细胞增高,也缺乏呼吸道感染的其他证据,结合肺部少许细湿啰音及下肢凹陷性水肿的特征,故考虑患者气促与左心功能下降有关。因此需要完善相关检查,如 NT-ProBNP、胸片及超声心动图等。

表 3-11-1　常规生化检查

项目名称	结果	单位	参考值
门冬氨酸氨基转移酶	22	U/L	8~40
α-羟丁酸脱氢酶	167	U/L	72~182
肌酸激酶	68	U/L	38~174
肌酸激酶同工酶 MB	7.2	U/L	0~18
肌钙蛋白 I	0.12	ng/ml	<1.5
尿素氮	12.5	mmol/L	2.86~8.2
肌酐	170.7	μmol/L	62~115
N 端-脑利钠肽前体	8029	pg/mL	0~125
总胆固醇	7.23	mmol/L	3.1~5.7
高密度脂蛋白	1.24	mmol/L	1.16~1.42
低密度脂蛋白	5.03	mmol/L	2.7~4.1
甘油三酯	0.78	mmol/L	0.56~1.7
尿酸	852	μmol/L	149~416
总蛋白	55.9	g/L	60~80
白蛋白	34	g/L	35~55

分析:患者实验室检查提示心肌酶在正常范围内,肌钙蛋白轻度增高可能为心力衰竭所致,NT-ProBNP 大幅度升高也说明患者的心功能受到明显影响。血清白蛋白无明显下降,而肾功能受损考虑高血压控制不佳所致,进而导致体内水钠潴留、不利于血压控制达标。再加上患者之前有冠脉介入治疗的病史,血脂控制未达标,这些因素相互影响,互为因果,促使患者心功能不断恶化,临床表现为复发性阵发性夜间呼吸困难、下肢凹陷性水肿等。因此还需

进一步排查。

　　胸片提示:双肺纹理增粗,肺野未见明确实变影。双肺门不大,结构尚清晰。纵隔未见增宽。心影增大,C/T=0.62,左室增大明显,主动脉结增宽,内见条索状高密度钙化影。双侧膈面光滑,双侧肋膈角模糊。胸廓骨骼未见明显异常。

　　超声心动图显示(3-11-1):图A:主动脉瓣反射增强,瓣环瓣叶见强回声斑块,开放尚好,

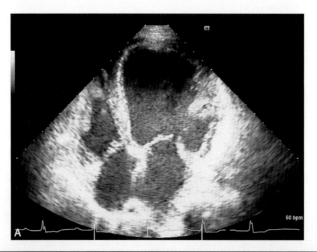

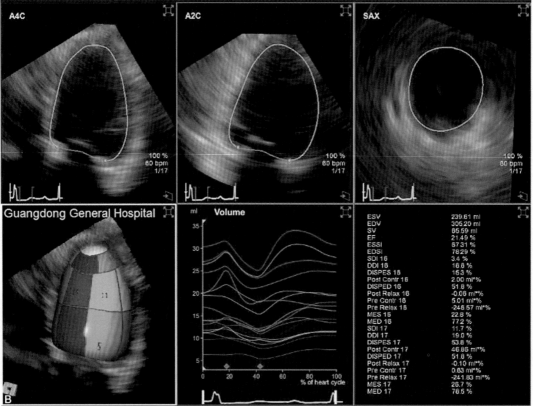

图 3-11-1　超声心动图

符合冠心病超声改变,主动脉瓣退行性变合并反流(中度),二尖瓣反流(中度),三尖瓣反流(轻度),肺动脉高压(中度)

关闭不全。二尖瓣血流频谱呈限制型。全心扩大,以左房、左室扩大为主,左室侧壁、后壁搏动明显减弱,心尖部搏动尚可,未见附壁血栓。左室收缩功能减低,EF27%。心包腔内未见液性暗区图。图B:彩色多普勒显示二尖瓣反流面积 $6.95cm^2$,主动脉瓣反流面积 $5.82cm^2$,三尖瓣反流面积 $2.2cm^2$,估测肺动脉收缩压 76mmHg。

分析:患者胸片提示双侧肋膈角模糊、超声心动图提示 LVEF27%,结合双肺听诊闻及湿啰音及双下肢凹陷性水肿,提示患者存在全心衰。但是患者气促等症状在规律治疗的基础上仍反复出现,并呈进行性加重趋势,应该考虑肺动脉高压在此过程中发挥重要作用。

[问题2] 患者肺动脉压力增高是否为心功能障碍所致?

患者有高血压、冠心病病史,超声心动图提示左心房、左心室扩大,二尖瓣及主动脉瓣反流为左心腔扩大导致瓣环扩张所致的相对性关闭不全。在高血压、冠心病的基础上,二尖瓣与主动脉瓣的中度反流,分别导致左心房和左心室的充盈受限,左心系统的顺应性下降。同时左心室收缩功能减低,说明患者同时存在左心室收缩功能和舒张功能障碍,与二尖瓣、主动脉瓣反流相互影响,导致肺静脉回流受限,进而出现肺循环阻力增高。

[问题3] 肺动脉高压如何明确诊断?

超声心动图在发现心脏结构变化的同时,也是初步诊断肺动脉高压的首选无创检查方法。合并三尖瓣反流且无右心室流出道、肺动脉瓣及肺动脉狭窄的患者,根据三尖瓣反流速度的测量,可以估测右心室收缩压。研究证实超声心动图估测肺动脉压力与心导管测量值具有良好的相关性,但准确性有待提高。究其原因,主要受患者年龄、性别、体表面积、呼吸、及体循环压力等众多因素影响。由于其无创性的优点,目前是肺动脉高压疑诊患者首选的筛查手段,部分患者可以采用运动超声心动图检查,有利于进一步明确诊断。然而,在现有的医疗水平下,需要有创的心导管检查才能从血流动力学方面给予明确诊断。

分析:冠状动脉造影(图 3-11-2)结果提示各分支血管前向血流 TIMI 3 级,患者心力衰竭不是急性心肌缺血所致。血流动力学资料(表 3-11-2)证实肺动脉压力增高的主要原因来自左心系统收缩和舒张功能下降。DPG=7mmHg 及 PVR=12.5WUs 说明肺血管病变累及到毛细血管前肺动脉水平。

表 3-11-2　心导管检查

直接测量数据		间接获得数据	
sPAP(mmHg)	73	CI(L/min/m²)	2.15
dPAP(mmHg)	27	PVR(Wood U)	12.51
mPAP(mmHg)	42	SVR(Wood U)	24.13
RAP(mmHg)	10	Rp/Rs	0.52
PAWP(mmHg)	20	TPG(mmHg)	22
sAP(mmHg)	125	DPG(mmHg)	7
LVEDP(mmHg)	20		

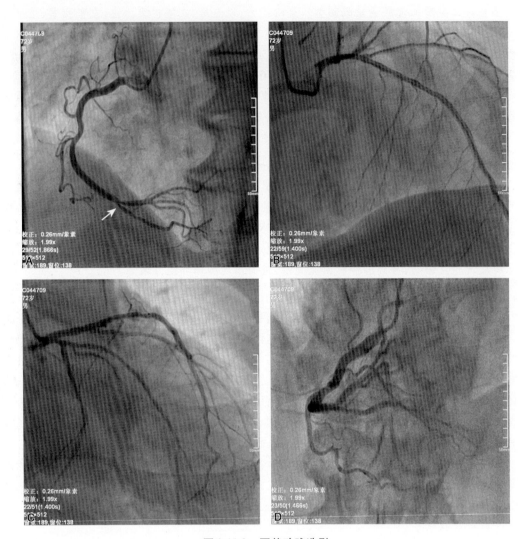

图 3-11-2 冠状动脉造影

左前降支弥漫性狭窄约 30%，左回旋支原支架内无明显狭窄，右冠状动脉局部狭窄约 70%

目前患者诊断已基本明确。最后诊断：

1. 左心疾病相关性肺动脉高压（混合型）

   冠状动脉粥样硬化性心脏病

   三支血管病变

   支架植入术后

2. 心功能 Ⅲ 级

3. 高血压病 2 级（很高危）

[问题4] 目前患者该如何治疗？

由于患者基础病变明确为冠心病及高血压，根据危险分层，给予冠心病二级预防，积极控制血压至达标。目前患者合并有全心衰，在此基础上应积极利尿、强心治疗，严格控制出入量、注意电解质及酸碱平衡，建议低盐低脂饮食。即：阿司匹林 100mg，1 次/d；氯吡格雷 75mg，1 次/d；阿托伐他汀 20mg，1 次/d；酒石酸美托洛尔 6.25mg，2 次/d；呋塞米 20mg，2 次/

d;螺内酯 40mg,1 次/d;地高辛 0.25mg,1 次/d。

【随访】

治疗 3 天后,患者气短症状明显缓解,夜间能平卧入睡。查体:双肺湿啰音消失,双下肢无明显水肿。在前述治疗的基础上加用他达那非 5mg,1 次/d。第 7 天复查 NT-ProBNP 降至 3471pg/ml,超声心动图结果提示:三尖瓣反流减轻,彩色多普通估测肺动脉收缩压降至 60mmHg。给予带药出院,3 个月后门诊复查超声心动图提示肺动脉收缩压 42mmHg。

【病例点评】

1. 患者老年男性,既往有高血压及冠心病介入治疗病史,结合症状、体征和辅助检查结果,由于此次就诊时表现为气促、阵发性夜间呼吸困难等非特异性症状并呈进行性加重,因此首先考虑是左心功能不全,在此基础上考虑肺动脉高压为左室收缩功能和舒张功能障碍所致,因此左心疾病相关性肺动脉高压诊断明确。

2. 左心疾病相关性肺动脉高压的治疗应立足于原发病的治疗,在心力衰竭的症状被控制后,如果肺动脉压力仍不能降低,尤其是混合型左心疾病相关性肺动脉高压的患者可以在严密监测下谨慎口服小剂量靶向治疗药物,谨防急性左心衰发作。

3. 左心疾病相关性肺动脉高压口服降低肺动脉高压的靶向药物首选起效慢、作用缓和的制剂,如 5 磷酸二酯酶抑制剂。避免使用快速起效、作用迅速的靶向药物,以免导致急性左心衰竭。

（张曹进　李晨曦）

第十二章 肺静脉闭塞病

肺静脉闭塞病(pulmonary veno-occlusive disease,PVOD)是一种罕见的疾病,PVOD 的血管损伤主要在毛细血管后的肺静脉血管水平,此外,毛细血管后阻塞可导致毛细血管扩张甚至毛细血管增生。PVOD 目前被列为第一大类动脉型肺动脉高压(pulmonary arterial hypertension,PAH)的一个亚组,分为特发性、遗传性和继发性三大类。

【流行病学】

由于 PVOD 和特发性肺动脉高压(idiopathic pulmonary arterial hypertension,IPAH)具有相似的临床表现、遗传背景和血流动力学特点,初步诊断 IPAH 的患者有 5% ~ 10% 为PVOD。由于 PVOD 是一种难以诊断的罕见疾病,所以其患病率及发病率难以评估。根据法国国家 PAH 注册登记研究数据,估计在一般人群中 PVOD 的发病率为(0.1~0.2)/100 万。由于诊断难度大,临床医生对该病的认识不足,这些数据很可能被低估。PVOD 的发病年龄不定,从小于 1 岁至 70 岁以上都可以发病。性别分布方面,男性高于女性。

【危险因素】

目前,PVOD 的发病机制仍然不是很清楚,研究发现烟草暴露可能导致肺血管损伤。PVOD 患者有较高的烟草暴露率及吸烟比例。PVOD 通常分为特发性、遗传性和继发性三大类。30% 的 PVOD 患者可以检测到自身抗体(抗核抗体、抗磷脂抗体等)阳性,可合并结缔组织病、结节病、朗格汉斯细胞增多症,也可在 HIV 患者中出现。PVOD 还与一些化疗药物有关,如博来霉素、丝裂霉素和骨髓移植术后使用的药物等。化学药品也可以影响 PVOD 的进展。对 PVOD 患者进行基因分析,结果显示部分患者骨形成蛋白受体 2(BMPR2)发生了突变,也有部分遗传性 PVOD 患者没有 BMPR2 突变,提示其他遗传因素也可能导致 PVOD 的发生。

【血流动力学特点】

对于怀疑 PAH 的患者,进行血流动力学检查可以协助诊断 PVOD。IPAH 和 PVOD 患者都表现为严重的毛细血管前性 PH,即静息状态下 mPAP≥25mmHg,且 PCWP≤15mmHg。最近通过活检诊断的 IPAH 和 PVOD 患者具有相似的血流动力学特点,但是 PVOD 患者右心房压力较低。

临床研究证实 PVOD 患者的 PCWP 多正常(<15mmHg)。IPAH 与 PVOD 的不同之处在于血流受阻的部位不同,前者血流受阻于毛细血管前,而后者血流受阻于毛细血管和毛细血管后。依据定义,IPAH 的真性毛细血管压力(Pc)和测得的 PCWP 均正常,且<15mmHg。因为测量 Pc 在临床应用的难度太高,故 PCWP 作为估计 Pc 的方法现已广泛应用于临床及科研。相反,PVOD 表现为毛细血管后阻塞导致 Pc 压力升高而 PCWP 却正常。在血流动力学

评价中,测得的 PCWP 反应的是球 2 所在位置的血流压力(图 3-12-1)。因此,PCWP 反映的是与球 1 阻塞肺动脉分支直径相当的远端肺静脉的压力,这些静脉直径远大于 PVOD 累及的肺小静脉直径,这就解释了 PVOD 患者通常 PCWP 正常的原因(图 3-12-1)。由此得出结论,PCWP 不能反映真性毛细血管压力而是大静脉的压力,因此 PCWP 不能用于区别 IPAH 和 PVOD。

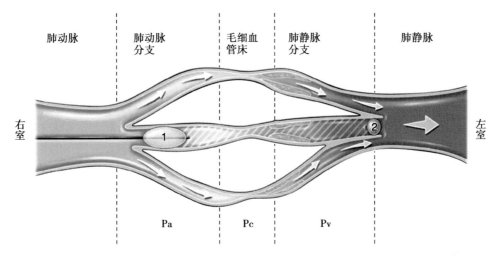

图 3-12-1　PVOD 患者 PCWP 的测量

本图解释了 PVOD 患者 PCWP 正常的原因。PVOD 主要病变在肺小静脉,引起该部位的压力(Pv)升高,同时还可引起肺真性毛细血管压力(Pc)和毛细血管前肺动脉压力(Pa)的升高。较大的肺静脉并不受 PVOD 的影响,事实上 PCWP 反映的是此类静脉的压力:静止血流(阴影部分)肺毛细血管楔压或肺动脉分支球囊阻塞处(球 1)压力,反映了相似直径的肺静脉压力(球 2),通常直径大于 PVOD 的病变血管。因此该方法并不能反映受 PVOD 影响的小静脉血管的压力

急性肺血管扩张试验可以预测 IPAH 患者对钙通道阻滞剂的长期反应。IPAH 患者中,结果阳性者的预后明显好于阴性者。最近有报道称,一名 NO 反应阳性的 PVOD 患者在初次服用钙通道阻滞剂 48 小时后发生了严重的肺水肿。这就提示我们,急性肺血管扩张试验并不能很好的预测 PVOD 患者的预后;即使急性肺血管扩张试验阳性,钙通道阻滞剂也应尽量避免用于 PVOD 患者。值得我们关注的是,现有治疗 PAH 的各种靶向药物都有导致 PVOD 患者发生急性肺水肿的危险,尤其是连续静脉注射依前列醇。有报道称接受 PAH 靶向药物治疗的 PVOD 患者中,约 40% 发生了急性肺水肿。另有报道在怀疑 PVOD 而未进行治疗的患者中,<10% 的患者在疾病进程中发生了肺水肿;而接受血管扩张剂治疗的所有 PVOD 患者,都在初次治疗后的 72 小时内发生了致死性的急性肺水肿。并且在长期治疗过程中没有观察到 PVOD 患者使用钙通道阻滞剂治疗有效。连续静脉注射伊前列醇仅用于非常严重的患者,应从低剂量开始,同时给予大剂量的利尿剂及密切的医疗监护。自 2003 年起,法国转诊中心将该治疗方法用于一些严重的疑似 PVOD(肺移植术后组织学确诊 PVOD)的患者,作为肺移植前的桥接治疗。在这些患者静脉注射依前列醇可以改善血流动力学,而不会引起严重的不良反应。

肺水肿多发生于急性肺血管扩张试验后。但是,近期的一项研究中,24 名组织学确诊 PVOD 的患者,在较短时间内(5~10 分钟)吸入 10ppm 的 NO 用于急性肺血管扩张试验。结果显示无一人发生肺水肿。该方法似乎不会引起疑诊 PVOD 的患者发生肺水肿。然而,急

性肺血管扩张试验却不能预测患者接受 PAH 特异性治疗后是否会发生肺水肿。由此可见，急性肺血管扩张试验对于 PVOD 患者的评估并无帮助，因为尚未发现对钙通道阻滞剂治疗有效的 PVOD 患者。此外，急性肺血管扩张试验同样不能预测患者接受 PAH 特异性治疗后是否会发生肺水肿。鉴于上述重要的观察性研究结果，对于临床上高度怀疑 PVOD 的患者，系统的血管扩张试验检查可能是不必要的，因为血流动力学结果对治疗决策并无影响。非侵入性检查，如 HRCT 和肺功能检查，尤其是肺弥散功能（DLco），可用于区别 PVOD 和 IPAH。

【临床表现】

PVOD 和 IPAH 有相似的临床表现。渐进性劳力性呼吸困难是 PVOD 的主要症状，常常被患者忽视，而导致诊断延误。大多数 PVOD 患者确诊时 NYHA 心功能分级为Ⅲ级或Ⅳ级且伴有严重的劳力性呼吸困难。PVOD 也会出现咯血、胸腔积液、杵状指等临床表现。查体：心脏听诊可闻及 P2 亢进和收缩期三尖瓣反流性杂音，肺部听诊可闻及湿性啰音。

【诊断】

确诊 PVOD 需要外科肺活检，但是此类患者外科肺活检的风险非常高，因此被列为禁忌证。通常采用非侵入性检查诊断 PVOD。超声心动图、胸部 HRCT、血气分析、肺功能和肺泡灌洗液等检查有助于 PVOD 诊断。

（一）超声心动图

可以帮助临床医生初步筛查所有怀疑肺动脉高压的患者。可通过三尖瓣反流来估测肺动脉收缩压，当肺动脉收缩压大于 40mmHg 时可初步诊断肺动脉高压。但是超声估测肺动脉压力通常不够准确，右心导管检查是确诊肺动脉高压的金标准。

（二）胸部 HRCT

PVOD 患者胸部 HRCT 典型特征为：小叶中央型磨玻璃影、小叶间隔增厚、纵隔淋巴结肿大。有 75% 的 PVOD 患者会出现两种或者三种特征性的影像学表现，另有 15% 的 PVOD 患者只有一种或者没有特征性的影像学表现，但是 HRCT 无典型异常表现也不能完全排除 PVOD，此时需联合采用多种诊断方法。

（三）血气分析

与 IPAH 患者比较，PVOD 患者动脉血氧分压更低。PVOD 和 IPAH 的氧分压分别为（61±17）mmHg 和（75±14）mmHg。

（四）肺功能

与 IPAH 患者比较，PVOD 患者 CO 弥散量更低。通常 PVOD 患者的 DLco 为 52%±19%，而 IPAH 为 71%±15%。

（五）支气管镜检查

可见肺叶和肺段支气管充血，但由于肺活检有高出血的风险，所以一般只建议行支气管肺泡灌洗。灌洗液分析结果显示 PVOD 患者含铁血黄素巨噬细胞百分比明显升高，且肺组织病理 Golde 评分>100，表明存在隐匿性肺泡出血。

（六）组织病理学特点

目前肺活检病理检查仍是 PVOD 诊断的金标准。PVOD 和肺毛细血管瘤样增生（pulmonary capillary hemangioma，PCH）同属第一大类动脉型肺动脉高压（PAH）的一个亚组。PVOD 和 PCH 患者的血管损伤主要在毛细血管后的肺静脉血管水平，但是 PVOD 患者的肺动脉和肺静脉血管均可受累。毛细血管后损伤通常累及小叶间隔静脉和小叶间隔前静脉，静脉内膜可见疏松的纤维组织导致血管重构和管腔闭塞。小叶间隔前静脉受累是 PVOD 的重要组织病理学特点。此外,毛细血管后阻塞可导致毛细血管扩张甚至毛细血管增生。PVOD 患者的肺泡壁常可见到双层或三层毛细血管。

【治疗】

由于目前 PVOD 的治疗方法存在多种不良反应及效果不佳等原因,肺移植是唯一有效治疗 PVOD 的方法。

（一）基础治疗

包括吸氧、抗凝、戒烟、接种流感疫苗、利尿等。吸氧可以改善低氧血症或者呼吸衰竭,进而避免肺动脉高压的进一步恶化;抗凝治疗可以减少组织中的血栓和原位血栓形成。但是由于 PVOD 存在隐匿性肺泡出血,抗凝治疗需谨慎。

（二）选择性降肺动脉压药物

此类药物需慎用。由于这些肺血管扩张剂对毛细血管前阻力血管的舒张作用大于肺静脉血管,使得肺血流量增加,导致肺毛细血管静水压增加从而使液体渗入肺间质和肺泡,发生严重肺水肿。因此这些靶向肺血管药物的应用一直存在争议。但是有报道指出,在特定情况下持续静脉给予依前列醇、伊洛前列素和口服西地那非后患者临床症状有轻度的改善或者稳定。另有报道指出静脉注射依前列醇可以改善患者血流动力学指标,且无严重不良并发症。而对于结节病或者结缔组织病（硬皮病除外）等免疫相关性 PVOD,建议使用糖皮质激素、环磷酰胺、硫唑嘌呤等药物,可以改善 PVOD 患者的临床症状和血流动力学指标。

（三）肺移植

应该在确诊 PVOD 患者和疑似 PVOD 患者（HRCT 的典型特征,治疗中病情恶化或者对治疗无反应,低氧血症或者慢性心功能不全恶化）中尽早进行。在这些患者中 PAH 靶向治疗可作为肺移植的桥接治疗。

【预后】

PVOD 患者的预后不佳。即使 PVOD 和 IPAH 有着相似的基线水平（包括 NYHA 心功能分级,6 分钟步行距离和基线血流动力学参数）,PVOD 患者比 IPAH 患者的预后更差。有数据表明 PVOD 患者 1 年死亡率可高达 72%。

【本章小结】

PVOD 的主要病变是毛细血管后的肺静脉闭塞,与 IPAH 有相似的临床表现、遗传背景和血流动力学特点。外科肺活检是确诊 PVOD 金标准,但是临床通常采用非侵入性检查诊断 PVOD。PVOD 患者预后差,采用降肺动脉压靶向药物易导致严重肺水肿,肺移植是最终的治疗手段。

（李圣青）

参 考 文 献

1. Montani D, Achouh L, Dorfmuller P, et al. Pulmonary veno-occlusive disease: clinical, functional, radiologic, and hemodynamic characteristics and outcome of 24 cases confirmed by histology. Medicine (Baltimore), 2008, 87: 220-233.

2. Humbert M, Sitbon O, Chaouat A, et al. Pulmonary arterial hypertension in France: results from a national registry. Am J Respir Crit Care Med, 2006, 173: 1023-1030.

3. Mandel J, Mark EJ, Hales CA. Pulmonary veno-occlusive disease. Am J Respir Crit Care Med, 2000, 162:

1964-1973.

4. Rubin LJ. Primary pulmonary hypertension. N Engl J Med,1997,336:111-117.

5. Holcomb BW Jr. ,Loyd JE,et al. Pulmonary veno-occlusive disease:a case series and new observations. Chest, 2000,118:1671-1679.

6. Wright JL,Tai H,Churg A. Cigarette smoke induces persisting increases of vasoactive mediators in pulmonary arteries. Am J Respir Cell Mol Biol,2004,31:501-509.

7. Wright JL,Tai H,Churg A. Vasoactive mediators and pulmonary hypertension after cigarette smoke exposure in the guinea pig. J Appl Physiol,2006,100:672-678.

8. Hackman RC,Madtes DK,Petersen FB,et al. Pulmonary venoocclusive disease following bone marrow transplantation. Transplantation,1989,47:989-992.

9. Bunte MC,Patnaik MM,Pritzker MR,et al. Pulmonary veno-occlusive disease following hematopoietic stem cell transplantation:a rare model of endothelial dysfunction. Bone Marrow Transplant,2008,41:677-686.

10. Runo JR, Vnencak-Jones CL, Prince M, et al. Pulmonary veno-occlusive disease caused by an inherited mutation in bone morphogenetic protein receptor II. Am J Respir Crit Care Med,2003,167:889-894.

11. Simonneau G,Robbins IM,Beghetti M,et al. Updated clinical classification of pulmonary hypertension,J Am Coll Cardiol,200,54:S43-S54.

12. Montani D,Price LC,Dorfmuller P,et al. Pulmonary veno-occlusive disease. Eur Respir J,2009,33:189-200.

13. Galie N,Hoeper MM,Humbert M,et al. Guidelines for the diagnosis and treatment of pulmonary hypertension. Eur Respir J,2009,34:1219-1263.

14. Humbert M,Sitbon O,Simonneau G. Treatment of pulmonary arterial hypertension. N Engl J Med,2004,351:1425-1436.

15. Gaar KA Jr,Taylor AE,Owens LJ,et al. Pulmonary capillary pressure and filtration coefficient in the isolated perfused lung. Am J Physiol,1967,213:910-914.

16. Grimbert FA. Effective pulmonary capillary pressure. Eur Respir J,1988,1:297-301.

17. Sitbon O,Humbert M,Jais X,et al. Long-term response to calcium channel blockers in idiopathic pulmonary arterial hypertension. Circulation,2005,111:3105-3111.

18. Montani D,Savale L,Natali D,et al. Long-term response to calcium-channel blockers in non-idiopathic pulmonary hypertension. Eur Heart J,2010,31:1898-1907.

19. Resten A,Maitre S,Humbert M,et al. Pulmonary hypertension:CT of the chest in pulmonary venoocclusive disease. AJR Am J Roentgenol,2004,183:65-70.

20. Rabiller A,Jais X,Hamid A et al. Occult alveolar haemorrhage in pulmonary veno-occlusive disease. Eur Respir J,2006,27:108-113.

21. Wagenvoort CA,Wagenvoort N. The pathology of pulmonary veno-occlusive disease. Virchows Arch. A Pathol. Anat. Histol,1974,364:69-79.

22. Chazova I,Robbins I,Loyd J,et al. Venous and arterial changes in pulmonary veno-occlusive disease,mitral stenosis and fibrosing mediastinitis. Eur Respir J,2000,15:116-122.

23. Okumura H,Nagaya N,Kyotani S,et al. Effects of continuous IV prostacyclin in a patient with pulmonary veno-occlusive disease. Chest,2002,122:1096-1098.

24. Montani D,Jaïs X,Price LC,et al. Cautious epoprostenol therapy is a safe bridge to lung transplantation in pulmonary veno-occlusive disease. Eur Respir J,2009,34:1348-1356.

25. Shackelford GD,Sacks EJ,Mullins JD,et al. Pulmonary venoocclusive disease:case report and review of the literature. AJR Am J Roentgenol,1977,128:643-648.

26. Hoeper MM,Eschenbruch C,Zink-Wohlfart C,et al. Effects of inhaled nitric oxide and aerosolized iloprost in pulmonary veno-occlusive disease. Respir Med,1999,93:62-64.

27. Kuroda T,Hirota H,Masaki M,et al. Sildenafil as adjunct therapy to high-dose epoprostenol in a patient with pulmonary veno-occlusive disease. Heart Lung Circ,2006,15:139-142.

28. Montani D,Jaïs X,Dorfmuller P,et al. Goal-oriented therapy in pulmonary veno-occlusive disease:a word of caution. Eur Respir J,2009,34:1204-1206.

29. Escamilla R,Hermant C,Berjaud J,et al. Pulmonary veno-occlusive disease in a HIV-infected intravenous drug abuser. Eur Respir J,1995,8:1982-1984.

30. Jais X,Launay D,Yaici A,et al. Management of lupus and mixed connective tissue disease-associated pulmonary arterial hypertension. Arthritis Rheum,2008,58:521-531.

31. Gilroy RJ Jr,Teague MW,Loyd JE. Pulmonary veno-occlusive disease. Fatal progression of pulmonary hypertension despite steroid-induced remission of interstitial pneumonitis. Am Rev Respir Dis,1991,143:1130-1133.

32. Montani D,Price LC,Dorfmuller P,et al. Pulmonary veno-occlusive disease. Eur Respir J,2009,33:189-200.

病例 *19* 肺静脉闭塞病(PVOD)

【病史简介】

患者,男,13 岁。主因"气短 5 年,加重 1 年"入院。患者于 5 年前无明显诱因出现气短,以活动后为著,偶有干咳,无咳痰等不适。近 1 年来上述症状加重,稍有活动气短明显,当地医院检查无明显异常,给予对症治疗可稍缓解。此次入院前 10 天受凉后出现鼻塞、流涕、咳嗽、咳痰等症状,且气短症状较前明显加重。就诊于当地医院,行心脏超声提示:右心增大,肺动脉增宽,肺动脉高压(重度),左室收缩功能正常,三尖瓣反流(大量)。给予抗感染、止咳、氧疗等对症治疗,气短症状缓解不明显。遂来我院进一步诊治。

既往史:既往体弱,易患上、下呼吸道感染。有"阑尾切除"史。否认上、下肢静脉血栓史等其他病史。否认吸烟、饮酒史。

入院时查体:T36.6℃,P 78 次/分,R 20 次/分,BP 90/60mmHg,全身皮肤未见异常,浅表淋巴结未见肿大,口唇发绀,P2>A2,三尖瓣听诊区可闻及舒张期吹风样杂音,余心肺腹部未及明显异常。

辅助检查:心脏超声提示(当地医院):右心增大,肺动脉增宽,肺动脉高压(重度),左室收缩功能正常,三尖瓣反流(大量)。

胸部 CT:双肺弥漫性磨玻璃影,纵隔肿大淋巴结,肺动脉高压,右房右室大。

血气分析(未吸氧):pH 7.46、PO_2 51mmHg、PCO_2 25mmHg、HCO_3^- 20.2mmol/L、SO_2 87.9%。

初步诊断:

1. 肺动脉高压
   Ⅰ型呼吸衰竭
   WHO 肺动脉高压功能分级Ⅲ级
2. 双肺弥漫性病变性质待定

【病例解析】

[问题1] 患者属于哪一类肺动脉高压?

超声心动图检查结果提示患者存在肺动脉高压,但肺动脉高压诊断的金标准为右心导管检查(表 3-12-1)。右心导管结果提示患者为毛细血管前肺动脉高压。

表 3-12-1 右心飘浮导管

参数	结果	参考值	参数	结果	参考值
BSA(m²)	1.1	–	CI(L/min/m²)	3.4	2.5 ~ 4.0
Weight(kg)	29	–	CO(L/min)	3.8	4.0 ~ 8.0
Hight(cm)	145	–	PVR(dyn·dec/cm⁵)	737	<250
HR(次/分)	77	60 ~ 100	PVRI(dyn·dec/cm⁵)	817	255 ~ 285
NBP(mmHg)	112/59	90 ~ 140/60 ~ 90	SVR(dyn·dec/cm⁵)	1600	800 ~ 1200
MAP(mmHg)	79	70 ~ 105	SVRI(dyn·dec/cm⁵)	1774	1970 ~ 2390
SpO₂(%)	100	95 ~ 100	RVSV(ml)	49	60 ~ 100
SvO₂(%)	56	60 ~ 80	RVSVI(g·m²/m²/b)	45	35 ~ 60
CVP(mmHg)	3	2 ~ 6	RVSWI(g·m²/m²/b)	22	5 ~ 10
PCWP(mmHg)	5	6 ~ 12	LVSWI(g·m²/m²/b)	45	50 ~ 62
PAP(mmHg)	62/29	15 ~ 25/8 ~ 15	RVEDV(ml)	215	100 ~ 160
MPAP(mmHg)	40	10 ~ 20	RVEDVI(ml/m²)	141	60 ~ 100
RVEF(%)	21	40 ~ 60	RVESV(ml)	169	50 ~ 100
			RVESVI(ml/m²)	153	30 ~ 60

目前肺动脉高压分为 5 大类,每一大类的病因、治疗策略各有不同,因此对于肺动脉高压的患者,都应进行病因的筛查,以便进行针对性的治疗。

我们进行了以下检查:

血常规、肝肾功能、HIV、乙肝五项、丙肝、甲状腺功能、自身抗体系列、ANCA、抗心磷脂抗体、蛋白 C、蛋白 S、抗凝血酶原Ⅲ、同型半胱氨酸、凝血因子全套等未见明显异常。

肺功能:轻度限制性通气功能障碍,弥散功能轻度降低。

腹部超声:肝、胆、胰、脾、门脉系统基本正常。

下肢血管超声:双下肢未见明确血栓形成灶。

胸部 HRCT 及 CTA(图 3-12-2):双肺弥漫性小叶中央型分布毛玻璃影,小叶间隔增宽,肺动脉明显增宽,纵隔淋巴结肿大,右房、右室大,双肺未见明确栓塞灶。

根据上述检查结果和患者胸部 HRCT 特点考虑 PVOD 诊断。为了进一步确诊,我们做了 CT 引导下经皮肺穿刺活检送病理提示符合 PVOD 表现(图 3-12-3)。至此,该患者可明确诊断为 PVOD,属于第一大类动脉型肺动脉高压。

目前患者诊断已基本明确。最后诊断:

1. 肺静脉闭塞病(PVOD)

   Ⅰ 型呼吸衰竭

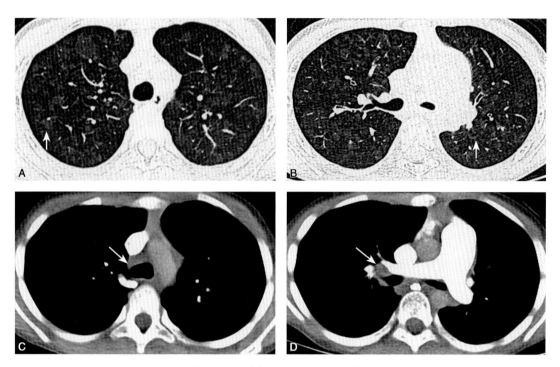

图 3-12-2　胸部 HRCT 及 CTA 检查

A、B. 示双肺弥漫分布小叶中央型边界不清的磨玻璃影(白箭),小叶间隔增厚;C、D. 纵隔淋巴结肿大(白箭)

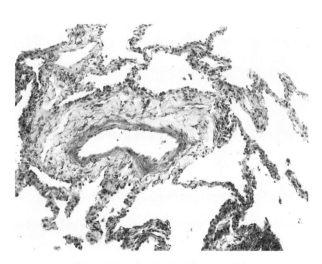

图 3-12-3　肺组织病理(10×20 倍)

示肺泡间隔增厚,肺泡腔内可见浆液性渗出,局部肺泡间隔断裂,肺泡内毛细血管充血明显,小静脉壁增厚,支持肺静脉回流受阻的改变

2. 慢性肺源性心脏病

　　WHO 肺动脉高压功能分级 Ⅲ 级

[问题2] 如何制订治疗方案?

PVOD 的基础治疗包括吸氧、抗凝、戒烟、接种流感疫苗、利尿等。吸氧可以改善低氧血症或者呼吸衰竭,进而避免肺动脉高压的进一步恶化;抗凝治疗可以减少组织中的血栓和原位血栓形成。但是由于 PVOD 存在隐匿性肺泡出血,抗凝治疗需谨慎。选择性降肺动脉压药物需慎用。由于这些肺血管扩张剂对毛细血管前阻力血管的舒张作用大于肺静脉血管,使得肺血流量增加,导致肺毛细血管静水压增加从而使液体渗入肺间质和肺泡,发生严重肺水肿。PVOD 患者最终都不可避免地走向肺移植。肺移植应尽早进行。在这些患者中 PAH 靶向治疗可作为肺移植的桥接治疗。

【治疗】

1. 氧疗。

2. 氢氯噻嗪片 25mg 2 次/日;螺内酯片 20mg 2 次/日;记录 24 小时出入量,维持适当的液体负平衡。

3. 给予极化液等营养心肌治疗。

4. 低分子肝素钙注射液,0.3ml,2 次/日,同时连用华法林 2.5mg 1 次/日,INR 达标后,停用低分子肝素钙,单用华法林抗凝治疗。

5. 推荐肺移植。

治疗一周后:

1. 气短症状减轻。

2. 肺动脉压轻度降低(由治疗前 87mmHg 降至治疗后 75mmHg)。

3. 呼吸衰竭已纠正,复查动脉血气(未吸氧):pH 7.403、PO_2 70.3mmHg、PCO_2 27.2mmHg、SO_2 94.6%。

患者好转出院等待肺移植。

【随访】

患者未能等到肺移植,3 个月后死亡。

【病例点评】

1. PVOD 患者胸部影像学的典型特征为小叶中央型磨玻璃影、小叶间隔增厚、纵隔淋巴结肿大。如果患者胸部 HRCT 符合上述表现同时有肺动脉高压征象时,应临床考虑 PVOD 诊断。

2. 肺静脉闭塞病的血流动力学特点与特发性肺动脉高压相似,极易误诊为特发性肺动脉高压。应用选择性降肺动脉压药物易导致严重肺水肿危及患者生命,不推荐使用。

3. PVOD 预后差,目前肺移植是唯一有效治疗手段。

(杨学敏　李圣青)

第十三章 儿童与新生儿肺动脉高压

儿童肺动脉高压(pulmonary hypertension,PH)的血流动力学定义与成人 PH 类似,但在出生后早期有特殊性。胎儿期肺动脉压力和肺血管阻力均维持在较高水平,正常新生儿生后肺动脉压力有一个生理性下降的过程,足月儿通常在生后 2 个月左右下降至正常成人水平。如果足月儿在出生 3 个月后,在海平面状态下、静息时右心导管检查测定的平均肺动脉压(mean pulmonary artery pressure,mPAP)≥25mmHg,则可定义为 PH。动脉型肺动脉高压(pulmonary arterial hypertension,PAH)是指肺小动脉病变所致的肺动脉内压力和阻力异常增高,而肺静脉压力正常,在 WHO 的诊断分类中被划分为 PH 的第 1 大类,在血流动力学分类中属于毛细血管前性 PH。对于儿童 PAH 的血流动力学定义,目前尚存在一定的争议,根据国内外大多数专家的意见,建议采用如下标准:在海平面状态下、静息时,右心导管检查 mPAP≥25mmHg;肺小动脉楔压(PAWP)≤15mmHg;肺血管阻力指数>3WU·m^2。

新生儿持续肺动脉高压(persistent pulmonary hypertension of the newborn,PPHN)于 1969 年被首次认识,当时因考虑其血流动力学改变类似于胎儿循环,故称为持续胎儿循环(persistent fetal circulation,PFC),但由于主要病因是出生后肺动脉压力持续增高,故现在多将其称为新生儿持续肺动脉高压,即 PPHN。该病是指新生儿出生后由于一种或多种病因导致肺血管阻力持续性增高,胎儿型循环向正常"成人型"循环过渡受阻,当肺循环压力超过体循环压力时,心房和/或动脉导管水平出现血液的右向左分流,临床上以严重的低氧血症为主要表现。本病是新生儿期发病和死亡的主要原因之一,多见于足月儿或过期产儿。儿童其他类型的肺动脉高压已在本书相应章节专题论述,在此不再赘述,本章将重点阐述 PPHN。

【流行病学】

新生儿持续性肺动脉高压(PPHN)是新生儿重症监护病房中致死率和致残率都很高的疾病。PPHN 约占活产新生儿的 0.2%,但在所有呼吸衰竭新生儿患儿中伴有不同程度的肺动脉高压的比例可高达10%,并有相对较高的死亡率。经典的 PPHN 多见于足月儿或过期产儿,但近年来由于极低或超低出生体重儿存活率增加,支气管肺发育不良(bronchopulmonary dysplasia,BPD)并发的肺动脉高压开始受到重视。这种慢性肺动脉高压可出现在新生儿后期,甚至在新生儿重症监护病房(NICU)出院后在儿科病房被诊断。

【危险因素】

(一) 宫内慢性缺氧或围产期窒息

(二) 肺实质性疾病

如呼吸窘迫综合征(respiratory distress syndrome,RDS)、胎粪吸入综合征(meconium aspiration syndrome，MAS）等。

（三）肺发育不良

包括肺实质及肺血管发育不良。

（四）心功能不全

病因包括围产期窒息、代谢紊乱、宫内动脉导管关闭等。

（五）其他

肺炎或败血症时由于细菌或病毒、内毒素等引起的心脏收缩功能受到抑制，肺微血管血栓，血液黏滞度增高，肺血管痉挛等。

【病因】

PPHN的病因至今还不十分明确，目前多认为与多种因素引起刺激性肺血管异常收缩反应、肺血管结构重建、肺血管炎症反应、原位血栓形成以及遗传因素有关。

（一）宫内慢性缺氧或围生期窒息

子宫内慢性缺氧和窒息是最常见的发病因素，可致内皮型 NO 合酶及 Ca^{2+} 敏感钾通道基因表达降低，而后者是引起肺血管扩张的重要介质。慢性缺氧可致肺小动脉的重塑和异常肌化。出生后急性缺氧可致缩血管介质的释放以对抗出生后肺血管的扩张。

（二）新生儿湿肺

因选择性剖宫产而致严重的新生儿湿肺，当给予无正压的高氧（如头罩或鼻导管）后出现的吸收性肺不张，使氧需求增加，重者出现 PPHN 的临床表现。

（三）先天性膈疝并发肺动脉高压

先天性膈疝常并发肺发育不全和 PPHN。尽管其他病因的 PPHN 生存率已大有改善，膈疝并发 PPHN 的病死率和需要体外膜肺氧合（ECMO）治疗的机会仍然较高。

（四）心功能不全伴肺动脉高压

宫内动脉导管关闭引起血流动力学改变，生后出现肺动脉高压和右心衰竭；左心功能不全引起肺静脉高压，可继发肺动脉高压。

（五）围产期药物应用

母亲产前应用非甾体类抗炎药而致胎儿宫内动脉导管关闭、孕后期选择性 5-羟色胺再摄取抑制剂（SSRI）应用等，均可能导致新生儿 PPHN。

【发病机制和病理生理】

（一）发病机制

目前认为 PPHN 的发病机制与下列因素有关：

1. 胎儿期由于子宫内动脉闭塞，迫使血液流入血管阻力较高的肺循环。

2. 肺血管对缺氧的反应异常，导致肺细动脉中层平滑肌细胞增生。

3. 部分肺泡通气不良。

4. 肺血管发育异常。

5. 血管活性物质如白介素、肿瘤坏死因子及血小板活化因子水平升高导致肺血管收缩。

6. 肺血管床微血栓形成。

7. 围生期窒息、低血糖、低钙血症、高黏血症和脓毒症等也可能在 PPHN 的发病机制中起一定的作用。

（二）病理生理

PPHN 并非一种单一的疾病,而是由多种因素所致的临床综合征,因此对不同病因及不同病理生理改变的 PPHN,临床处理、治疗反应往往存在差异。了解 PPHN 的发病相关因素对选择治疗方法、估计疗效和判断预后有重要意义。PPHN 的病理生理主要有三种形式。

1. 肺血管适应不良　指肺血管阻力在出生后不能迅速下降,而其肺小动脉数量及肌层的解剖结构正常。肺血管阻力的异常增加是由于肺实质性疾病如 MAS、RDS 以及围生期应激(如酸中毒、低温、低氧、高碳酸血症)等引起。这些患儿占 PPHN 的大多数,其肺血管阻力增高属对急性损伤的异常适应,其改变是可逆的,对药物治疗常有反应。

2. 肺血管发育不良　指在宫内表现为平滑肌从肺泡前生长至正常无平滑肌的肺泡内动脉,而肺小动脉的数量正常,属于对慢性损伤的代偿,也属于适应不良。慢性宫内缺氧可引起肺血管重塑和中层肌肥厚;宫内胎儿动脉导管早期关闭(如母亲应用阿司匹林、吲哚美辛等)可继发肺血管增生。对于这些患儿,治疗效果较差。

3. 肺血管发育不全　指气道、肺泡及相关的动脉数减少,血管面积减小,使肺血管阻力增加。X 线胸片见肺血管纹少,肺野相对清晰,故可称为"黑色肺"PPHN(black lung PPHN)。该型 PPHN 的病理改变可见于先天性膈疝、肺发育不良等,其治疗效果最差。

【临床表现】

PPHN 多发生于肺小动脉中层平滑肌发育良好的足月儿或过期产儿,可有羊水胎粪污染、围生期窒息、胎粪吸入等病史。患儿多于生后 24 小时内出现呼吸增快和发绀等症状,如有肺部原发性疾病,还可伴有气急、吸气性三凹征或呻吟,动脉血气显示严重低氧,二氧化碳分压相对正常。应强调在适当通气情况下,任何新生儿早期表现为严重的低氧血症,与肺实质疾病的严重程度或胸部 X 线表现不成比例。除外气胸及先天性心脏病时均应考虑 PPHN 的可能。

【诊断】

目前虽然针对 PPHN 有多种诊断手段,但尚缺乏一种能够同时满足无创、无痛、敏感及特异性强等综合要求的诊断方法。因此,需结合以下方面综合考虑。

（一）临床表现

在适当通气情况下,新生儿早期仍出现严重发绀、低氧血症、胸片病变不能解释低氧程度、并除外气胸及先天性心脏病者,均应考虑新生儿持续肺动脉高压的可能。

（二）体格检查

PPHN 患儿常表现为明显发绀,通过心脏听诊可在左或右下胸骨缘闻及三尖瓣反流所致的收缩期杂音。因肺动脉压力增高而出现第二心音增强。

（三）诊断试验

1. 高氧试验　头罩或面罩吸入 100% 氧气 5~10 分钟,如缺氧无改善或测定导管后动脉氧分压 <50mmHg 时,提示存在 PPHN 或发绀型先天性心脏病所致的右向左血液分流。近年来,由于高浓度氧的不良作用以及常规超声检查评估肺动脉压力技术的普及,故较少应用。

2. 动脉血氧分压差　动脉导管开口前(常取右桡动脉)及动脉导管开口后的动脉(常

为左桡动脉、脐动脉或下肢动脉)血氧分压差:当两者差值大于15～20mmHg,或两处的经皮血氧饱和度差>10%,同时又能排除先心病时,提示患儿有PPHN并存在动脉导管水平的右向左血液分流。因为卵圆孔水平也可出现右向左分流,故该试验阴性并不能完全排除PPHN。

3. 高氧高通气试验　对高氧试验后仍发绀者在气管插管或面罩下行气囊通气,频率为100～150次/分,使二氧化碳分压下降至"临界点"(30～20mmHg,1mmHg=0.133kPa)。如为PPHN血氧分压可大于100mmHg,而发绀型先天性心脏病患儿血氧分压增加不明显。如需较高的通气压力(>40cmH₂O,1cmH₂O=0.098kPa)才能使二氧化碳分压下降至临界点,则提示PPHN患儿预后不良。同高氧试验一样,该试验近年来应用较少。

(四) 辅助检查

1. 动脉血气　患儿动脉氧分压显著降低,二氧化碳分压相对正常。

2. 胸部X线片　约半数患儿表现为心脏增大;单纯特发性PPHN,肺野常清晰,血管影减少;胎粪吸入性肺炎等其他原因所致的PPHN则表现为相应的胸部X线特征。

3. 心电图　可见右室占优势,也可出现心肌缺血表现。

4. 超声多普勒检查　超声多普勒方法基本成为确诊肺动脉高压、监测不同干预方法治疗效果的"金标准"。超声检查可排除发绀型先天性心脏病和评估心脏功能;有多种超声心动图指标可直接或间接评估肺动脉压力(PAP);而对于肺血管阻力(PVR),尚无可靠的无创评估方法。

肺动脉高压的间接征象:①可用M超声或多普勒方法测定右室收缩前期与右室收缩期时间的比值(PEP/RVET),正常一般为0.35左右,>0.5时肺动脉高压可能性大;②多普勒方法测定肺动脉血流加速时间(AT)及加速时间/右室射血时间比值(AT/RVET),其值缩小,提示肺动脉高压;③多普勒方法测定左或右肺动脉平均血流速度,流速降低提示肺血管阻力增加,肺动脉高压。上述指标的正常值变异较大且不能直接给出肺动脉压力的数据,但它们的变化规律与肺动脉压力的增加相关联,系列动态观察对评估PPHN的治疗效果有一定意义。

肺动脉高压的直接征象:①以二维彩色多普勒超声在高位左胸骨旁切面显示开放的动脉导管,根据导管水平的血流方向可确定右向左分流、双向分流或左向右分流。也可将多普勒取样点置于动脉导管内,根据流速,参照体循环压,以简化的柏努利(Bernoulli)方程计算肺动脉压力。②利用肺动脉高压患儿的三尖瓣反流(绝大多数患儿有此反流),以连续多普勒测定反流流速,以简化的柏努利方程计算肺动脉压力:肺动脉收缩压(假设IVP为5mmHg)。当肺动脉收缩压≥75%体循环收缩压时,可诊断为肺动脉高压。③以彩色多普勒直接观察心房水平卵圆孔的右向左分流,如不能显示,还可以采用2～3ml生理盐水经上肢或头皮静脉(中心静脉最佳)快速推注,如同时见"雪花状"影由右房进入左房,即可证实右向左分流。这些方法能直接给出(通过血流变化的流体力学原理计算)肺动脉压,或通过血流方向确定由于右心(肺动脉)系统压力高于左心系统而出现的血液流向改变。

【鉴别诊断】

临床上PPHN的主要鉴别诊断是排除心脏疾病所致的低氧血症或右向左分流。当患儿脉搏微弱、心尖搏动明显、上-下肢脉搏强度不一致、肺水肿、心脏杂音Ⅲ级以上、动脉血氧分压始终<40mmHg时,常提示为心脏疾病。鉴别时主要应考虑:

1. 心脏结构畸形导致右向左分流 ①肺静脉回流障碍:包括完全性肺静脉异位引流、左心发育不良、先天性二尖瓣狭窄;②心内膜弹力纤维增生症;③左心流出道受阻,如严重主动脉狭窄、主动脉瓣上狭窄、主动脉弓离断、主动脉缩窄;④强制性左向右分流,如心内膜垫缺损、动静脉畸形、冠状动-静脉瘘等;⑤其他:大血管转位、Ebstein 畸形等。

2. 左心或右心功能不全伴右向左分流 由于缺血或心肌病引起左心功能不全或左心流出道受阻,可出现动脉导管水平的右向左分流;右心由于顺应性降低引起舒张功能障碍,舒张末压增加而出现右向左分流。

【治疗】

PPHN 的治疗目的是降低 PVR,维持体循环血压,纠正右向左分流和改善氧合。除治疗原发疾病外,应给予支持治疗。然而必须注意,只有在高通气、纠正酸中毒、提高体循环压力等基本治疗正规应用的基础上才能考虑进一步采用扩血管药物或 NO 吸入,否则将影响扩血管药物的疗效。

治疗原则:①保持最佳肺容量,避免因人工呼吸机高通气使 $PaCO_2$ 降低而减少脑灌注;②维持正常心功能;③纠正严重酸中毒,使 PPHN 急性期血 pH>7.25,7.30~7.40 最佳,但应避免过度碱化血液;④合理使用肺血管扩张剂和 ECMO。具体治疗措施如下:

(一) 人工呼吸机治疗

人工呼吸机治疗目的是改善氧合,保持最佳肺容量,减少对肺血管阻力的影响。应选择合适的呼气末正压(PEEP)和平均气道压(MAP),使胸部 X 线片显示吸气相的肺下界在 8、9后肋间;为避免气压伤和容量损伤,可选择相对低的气道峰压(PIP)和潮气量,目标 $PaCO_2$ 一般保持在 40~50mmHg。对于有肺实质性疾病的 PPHN,如 RDS、MAS 等,可采用高频通气模式;另外,在常频通气模式下,如 PIP>25cmH_2O、潮气量>6ml/kg 才能维持 $PaCO_2$<60mmHg,也可改为高频通气。

(二) 药物治疗

1. 肺表面活性物质 对于 RDS、MAS、肺炎等肺实质性疾病,可应用肺表面活性物质以募集和复张更多的肺泡、改善氧合。

2. 吸入一氧化氮(iNO) NO 是血管释放的内源性血管扩张因子,可通过增加平滑肌细胞内的环磷酸鸟苷(cGMP)水平达到扩张血管的作用。iNO 分布于有通气的肺泡,故能改善 V/Q 比值;临床研究已证明 iNO 能改善 PPHN 的氧合,减少 ECMO 的使用,故已属于足月或近足月儿 PPHN 的标准治疗手段。iNO 治疗的常用初始剂量是 20ppm(NO 气体体积占总气体体积比例,$\times 10^{-6}$);如氧合稳定,可在 12~24 小时后逐渐降为 5~6ppm 维持;一般 1~5日不等。对于早产儿,应用 iNO 后应密切观察,注意出血倾向。

3. 西地那非 可通过抑制 PDE-5 的降解,增加血管平滑肌 cGMP,使 NO 通路的血管扩张效果持续。常用口服 0.5~1.0mg/次,每 6 小时 1 次,可显著降低 PAP。西地那非急性期主要不良反应是体循环低血压。

4. 内皮素受体拮抗剂 内皮素为强力的血管收缩多肽,通过抑制内皮素受体可扩张肺血管。常用内皮素受体拮抗剂为波生坦,口服应用剂量为每次 1~2mg/kg,每天 2 次。内皮素受体拮抗剂的急性期主要不良反应是肝功能损害。

5. 吸入用前列环素 常用伊诺前列素雾化吸入,1~2μg/kg,每2~4小时1次,吸入时间10~15分钟;儿童期吸入偶有支气管痉挛风险。

6. 米力农 为磷酸二酯酶-3(PDE-3)抑制剂,通过抑制PDE-3活性,增加平滑肌cAMP,使前列腺素途径的血管扩张作用持续;同时有正性肌力作用。对于PPHN伴左心功能不全时,可选用米力农。使用剂量为:负荷量50~75μg/kg静脉滴注30~60分钟,随即给予0.50~0.75μg/(kg·min)维持;有体循环低血压时不用负荷量。对于<30周的早产儿,负荷量135μg/kg静脉滴注3小时,随即给予0.2μg/(kg·min)维持。因是非选择性血管扩张剂,有体循环低血压可能;在负荷量前通过给予容量,如生理盐水10ml/kg可减少低血压不良反应。

(三) ECMO 的应用

ECMO是严重呼吸衰竭患儿的救命手段。ECMO能显著改善存活婴儿严重但可逆转的肺部疾病,促进患儿生后的适应过程,使肺从气压损伤或氧毒性的损害中获得足够的恢复。随着iNO和高频通气的广泛使用,需要接受ECMO仅作为呼吸支持的病例相对减少,但是对严重的PPHN,如:$PaO_2<50mmHg$,$FiO_2=1.0$,$PIP>35cmH_2O$,常频通气OI>30,高频通气OI>40,高频通气后2~12小时病情仍不改善,可提前告知有转移至具备ECMO条件的单位接受治疗的可能性。

ECMO应用指征:①在常频机械通气时OI≥40,在高频通气时OI≥50。②在最大的呼吸支持下,氧合和通气仍不改善:$PaO_2<40mmHg$超过2小时;在常频机械通气PIP>28cmH_2O,或在高频通气下MAP>15cmH_2O,但动脉导管前$SaO_2<0.85$。③代谢性酸中毒,pH<7.15,血乳酸增高≥5mmol/L,液体复苏或正性肌力药物应用仍不能纠正的低血压或循环衰竭,尿量<0.5ml/(kg·h)持续12~24小时。④其他:出生胎龄>34周,出生体重>2kg。⑤酸中毒和休克。

【本章小结】

新生儿持续肺动脉高压(PPHN)并不是一种单一的疾病,而是由多种因素所致的临床综合征。PPHN的诊断可根据临床表现、查体及辅助检查和诊断试验做出,主要鉴别诊断对象是右向左分流的心脏疾病。在各种检查中超声多普勒检查占有重要地位。设有NICU的单位应推荐床边超声检查,排除先天性心脏病,并能评估肺动脉压力。PPHN的治疗目的是降低PVR,维持体循环血压,纠正右向左分流和改善氧合。除治疗原发疾病外,应给予支持治疗。然而必须注意,只有在高通气、纠正酸中毒、提高体循环压力等基本治疗正规应用的基础上才能考虑进一步采用扩血管药物或NO吸入,否则将影响扩血管药物的疗效。

(孙新 石嫛玲)

参 考 文 献

1. Steinhorn RH. Neonatal pulmonary hypertension[J]. Pediatr Crit Care Med,2010,11(2Suppl):S79-84.
2. 中华医学会儿科学分会新生儿学组,《中华儿科杂志》编辑委员会.新生儿肺动脉高压诊治专家共识[J].中华儿科杂志,2017,55(3):163-168.
3. Marter LJ. Peristent pulmonary hypertension of newborn[M]//Cloherty JP, Eichenwald EC, Hansen AR, et al.

Manual of neonatal care. 7 ed. Philadelphia：Lippincott Williams & Wilkins,2012:435-442.

4. Lakshminrusimha S,Steinhorn RH. Inodilators in nitric oxide resistant persistent pulmonary hypertension of the newborn[J]. Pediatr Crit Care Med,2013,14(1):107-109.

5. Hilgendorff A,Apitz C,Bonnet D,et al. Pulmonary hypertension associated with acute or chronic lung diseases in the preterm and term neonate and infant. The European Paediatric Pulmonary Vascular Disease Network,endorsed by ISHLT and DGPK[J]. Heart,2016,102Suppl 2:ii49-56.

病例 20 新生儿持续性肺动脉高压

【病史简介】

患儿,男,生后 24 小时,主因"气急 4 小时"入院。患儿,G2P1,胎龄 42 周,出生体重 3590g,因胎儿宫内窘迫(胎心 180 次/分)行剖宫产,阿氏评分:9-9-10 分,羊水Ⅲ度污染,胎盘和脐带无特殊。生后即刻出现气急、发绀、呻吟,给予头罩吸氧等处理,但症状无改善,为进一步诊治转入 NICU 治疗。

母孕史:母孕期体健,否认妊娠高血压、心脏病、糖尿病病史,否认射线和毒物接触史。

家族史:父 30 岁,工人,身体健康;母 27 岁,工人,身体健康;否认家族性遗传病史。

入院查体:T 36.6℃,P 144 次/分,R 86 次/分,BP 86/50mmHg,头围 34.5cm。全身黄染,面色发绀,哭声尚有力。胸廓略隆起,三凹征(+),双肺呼吸音粗,双肺底可闻及细湿性啰音。心率 144 次/分,律齐,心音略低钝,各瓣膜未闻及病理性杂音。腹稍隆起,肝肋下 2.5cm,质软,缘锐,肠鸣音正常,四肢肌张力正常,病理反射可引出。

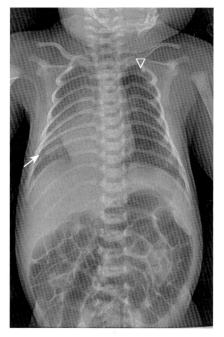

图 3-13-1 胸片
左侧气胸(▽)、右下肺感染(↗)

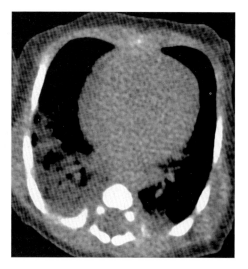

图 3-13-2 胸部 CT
左侧气胸、双肺下叶感染

辅助检查：

血常规：白细胞 $12.2×10^9/L$，中性粒细胞比例 0.54，血红蛋白 187g/L，血小板 $322×10^9/L$。

血气分析（未吸氧）：pH 7.100，PaO_2 28mmHg，PCO_2 64mmHg，HCO_3^- 22.7mmol/L，SO_2% 95%。

床旁心脏 B 超：未见明显心脏结构异常。

胸片（图 3-13-1）：左侧气胸、右下肺感染。

胸部 CT（图 3-13-2）：左侧气胸、双肺下叶感染。

初步诊断：

1. 胎粪吸入综合征并呼吸衰竭

2. 左侧气胸

3. 新生儿持续性肺动脉高压？

【病例解析】

[问题 1]　患者诊断 PPHN 的依据？

1. 诱因　胎粪吸入综合征（MAS）导致的严重缺氧与混合型酸中毒。

2. 重症 MAS 多伴有 PPHN。

3. 生后即刻出现气急、发绀。

4. 给予头罩吸氧处理，症状无改善。

[问题 2]　相关检查提示疑似 PPHN，如何进一步确诊？

若高度怀疑 PPHN，需进一步通过高氧试验，动脉导管前后血氧差异试验，高氧-高通气试验及彩色多普勒超声可确定 PPHN 诊断。

[问题 3]　确诊后如何治疗？

入院后立即气管插管接呼吸机辅助通气，初设参数：A/C 模式 RR 60 次/分，PIP 25cmH₂O，PEEP 5cmH₂O，FiO_2 100%。机械通气半小时：复查血气（氧浓度 100%）：pH 7.15，PCO_2 53mmHg，PaO_2 34mmHg，SpO_2 在 70%~80% 之间。试用 NO 吸入治疗，1 小时后，FiO_2 由 100% 下调到 60%，SpO_2 90%~95%，5 天后撤呼吸机。

[问题 4]　是否可使用肺表面活性物质？

应用肺表面活性物质 PS 能够改善氧合和肺功能，提高氧分压，增加肺顺应性，缩短机械通气时间和氧疗时间，明显降低病死率，因此可根据病情合理使用 PS。

[问题 5]　患儿住院期间出现气胸，是什么原因？

MAS 时胎便可能堵塞呼吸道，起单向瓣膜的作用，致使肺泡内的气体易进难出，甚至导致肺泡破裂而发生气漏，最常见的就是气胸，应紧急处理，如给予抽气、引流及呼吸机治疗等。

[问题 6]　如何预防 PPHN 的发生？

1. 积极防治胎儿宫内窘迫和产时窒息。

2. 尽量避免过期产。

3. 及时纠正低氧血症和混合型酸中毒。

【随访】

住院 15 天后，患儿呼吸平稳，血气分析、胸片、心脏超声均正常，痊愈出院。

【病例点评】

1. 患儿为过期产儿,生后即刻出现气急、发绀,给予头罩吸氧处理,症状无改善,首先考虑重症 MAS 伴 PPHN,给予机械通气、NO 治疗后症状明显好转,因此确定诊断为 PPHN。

2. PPHN 病因多与肺透明膜病、胎粪吸入性肺炎、新生儿窒息等疾病有关,因此应积极防治胎儿窒息缺氧。

3. 据报道,妊娠期服用非甾体抗炎药与 PPHN 有一定相关性,因此孕期应谨慎使用。

(孙新 石曌玲)

第十四章　慢性呼吸系统疾病相关性肺动脉高压

慢性阻塞性肺疾病(chronic obstructive pulmonary disease, COPD)和弥漫性肺实质病变(diffuse parenchymal lung disease, DPLD)包括特发性肺间质纤维化(idiopathic pulmonary fibrosis, IPF)和结节病的肺动脉高压发病率很高,可导致患者运动受限及预后不良。肺纤维化合并气肿患者更易发生肺动脉高压。超声心动图和右心导管是诊断 COPD 和 DPLD 合并肺动脉高压的主要检查手段。为了鉴别第一大类动脉型肺动脉高压合并呼吸系统疾病和第三大类肺动脉高压(肺部疾病所致肺动脉高压),患者应转诊至既有肺动脉高压专家又有肺病专家的诊疗中心做全面评估。目前慢性肺部疾病所致肺动脉高压按照严重程度分为以下三类:第一类,COPD/IPF/肺纤维化合并肺气肿(combined pulmonary fibrosis and emphysema, CPFE)无肺动脉高压,mPAP<25mmHg;第二类,COPD/IPF/CPFE 合并肺动脉高压,mPAP≥25mmHg,称为 PH-COPD、PH-IPF 和 PH-CPFE;第三类,COPD/IPF/CPFE 合并重度肺动脉高压,mPAP≥35mmHg;或 mPAP≥25mmHg 合并低心脏输出量[心输出指数(CI)<2.0L/(min·m²),无其他可解释的原因],称为重度 PH-COPD、重度 PH-IPF 和重度 PH-CPFE。重度肺动脉高压仅占慢性肺部疾病患者中的小部分,此类患者存在广泛肺血管重构合并肺实质损害,主要表现为因循环储备衰竭而非呼吸储备衰竭所致的运动耐量下降。劳力性呼吸困难与肺功能检测结果不匹配,一氧化碳(CO)弥散量下降,运动后动脉血氧饱和度迅速下降和预后差是此类患者典型的临床特征。研究 PAH 靶向药物对第三大类肺动脉高压的疗效应聚焦于此类重度肺动脉高压患者。目前,此类患者应转诊到专科中心进行个体化诊疗。

【流行病学】

(一) 慢性阻塞性肺病

慢阻肺患者肺动脉高压的发病率取决于慢阻肺的严重程度。90% 肺功能 GOLD Ⅳ 级 COPD 患者平均肺动脉压(mPAP)>20mmHg(在 20～35mmHg 之间),约3%～5% COPD 患者 mPAP>35～40mmHg。慢阻肺患者肺动脉高压(pulmonary hypertension, PH)的严重程度与肺血管病变密切相关,重度肺动脉高压慢阻肺患者的肺血管病变与特发性肺动脉高压(IPAH)类似。慢阻肺患者在适度运动时通常会表现为 mPAP 的迅速升高,提示肺血管的扩张性与储备能力丧失。慢阻肺患者肺动脉压力的升高通常比较缓慢(每年升高<1mmHg)。然而,合并肺动脉高压(甚至中度肺动脉高压)是慢阻肺患者死亡的强预测因子,mPAP 和/或肺血管阻力(pulmonary vascular resistance, PVR)与患者总生存呈负相关。mPAP>25mmHg 慢阻肺患者 5 年生存率仅为 36%。与 FEV₁ 或气体交换参数相比,肺循环血流动力学参数能够更好地预测患者总生存期。

（二）特发性肺间质纤维化和弥漫性肺实质病变

IPF 总生存时间 2.5~3.5 年,约 8.1%~14.9% IPF 患者 mPAP>25mmHg;晚期与终末期 IPF 患者肺动脉高压的发生率更高,分别是 30%~50% 和 >60% 的肺动脉高压发生率。约 9% 的 IPF 患者 mPAP>40mmHg。肺动脉高压的严重程度与肺功能损害或高分辨 CT 纤维化评分无明显相关性。IPF 患者呼吸困难加重、静息时气体交换障碍、DLco 下降、活动导致动脉血氧饱和度迅速下降、高 BNP 水平、右心扩大和运动耐量下降时已发生肺动脉高压。多普勒超声诊断肺动脉高压(sPAP>50mmHg)和右心导管检测 mPAP>17mmHg 的 IPF 患者总生存期显著下降,其中 mPAP 和 FVC 是 IPF 患者总生存期的独立预测因子。弥漫性肺实质病变(DPLD)/IPF 晚期患者出现肺动脉高压的快速进展。肺纤维化肺动脉高压的快速进展与 mPAP 无关,与 PVR 和心脏指数(CI)相关,CI<2.4L/(min·m^2)患者的总生存期只有几个月。

（三）肺间质纤维化合并肺气肿（CPFE）

约 30%~50% CPFE 患者发展为肺动脉高压。此类患者常表现为重度肺动脉高压和 DLco 显著下降,而肺容积基本正常,无气流受限。CPFE 合并肺动脉高压患者通常存在严重的呼吸困难,重度气体交换障碍,运动后低氧血症,并且生存期短。右心导管检查,约 1/2 的 CPFE 肺动脉高压患者血流动力学显著异常,68% 患者 mPAP>35mmHg,48% 患者 mPAP>40mmHg,并且 CI 是最佳的预后预测因子。晚期结节病、严重脊柱后凸侧弯、肥胖-低通气综合征、肺组织细胞增生症患者易合并肺动脉高压,晚期淋巴管肌瘤病患者相对少见。此外,支气管肺发育不良和肺囊性纤维化患者肺动脉高压的发病率明显升高。

【慢性肺病相关性肺动脉高压的分类】

超声心动图可作为慢阻肺和 DPLD 合并肺动脉高压的初始诊断方法。超声心动图与右心导管相比,阳性预测值分别为 32% 和 68%,阴性预测值分别为 93% 和 67%。血浆 BNP 或 NT-pro BNP 水平在重度慢阻肺与 DPLD 合并肺动脉高压患者中显著升高,但是轻度肺动脉高压患者敏感性下降,并且受到左心疾病的影响。然而,在 DPLD 患者中 BNP 是显著的死亡预测因子。IPF 患者超声检查肺动脉收缩压(sPAP)与最大摄氧量、无氧阈、氧脉搏峰值和 CO_2 通气当量相关,提示肺动脉高压降低了患者的运动能力。慢阻肺患者的心肺运动试验可区别气流受限所致呼吸储备衰竭与肺动脉高压所致循环储备衰竭。肺部疾病"成比例"肺动脉高压的定义是肺实质重构伴随缺氧导致肺血管总横断面积的自然丢失和肺循环阻力的增加。"不成比例"肺动脉高压的定义是肺动脉高压的严重程度相对于肺实质病变的严重程度更高。这一类型肺动脉高压提示:①慢性肺实质病变可触发进展性肺血管重塑,而与肺功能损害无关。②肺动脉高压只是偶然存在于肺病患者中,而与肺病合并症无关。然而,正常肺血管只有在损失>80% 才会导致肺动脉高压,因此只要 mPAP>25mmHg 就是"不成比例"肺动脉高压。

目前"不成比例"肺动脉高压这一术语已被弃用,而采用以下方法进行分类:

第一类,慢性阻塞性肺疾病/特发性肺纤维化/肺纤维化合并肺气肿无肺动脉高压,mPAP<25mmHg。

第二类,慢性阻塞性肺疾病/特发性肺纤维化/肺纤维化合并肺气肿合并肺动脉高压,mPAP≥25mmHg,分别称为 PH-COPD、PH-IPF 和 PH-CPFE。

第三类,慢性阻塞性肺疾病/特发性肺纤维化/肺纤维化合并肺气肿合并重度肺动脉高压,mPAP≥35mmHg 或 mPAP≥25mmHg 合并低心脏输出量[心输出指数<2.0L/(min·

m^2），无其他可解释的原因]，分别称为重度 PH-COPD、重度 PH-IPF 和重度 PH-CPFE。

选择 mPAP≥35mmHg 作为重度肺动脉高压的临界值是基于以下发现：①重度肺动脉高压组仅包括一小部分肺病患者，既有严重肺血管重构，又有肺实质病变。慢阻肺合并重度肺动脉高压仅占 1% 左右慢阻肺患者。②COPD/IPF 合并肺动脉高压可导致循环功能障碍，进一步加重阻塞性/限制性通气功能障碍所致的运动耐量下降。慢阻肺合并 mPAP≥40mmHg 患者运动后必然表现为循环储备的衰竭，表现为混合静脉血氧饱和度下降，心输出量/氧耗量比值下降；而呼吸储备尚可维持，表现为 $PaCO_2$ 下降。相反，慢阻肺不合并肺动脉高压患者或合并中度肺动脉高压患者表现为通气功能受限，而循环储备可维持，可见呼吸储备耗竭，而运动后 $PaCO_2$ 升高。值得注意的是，尽管慢阻肺合并 mPAP≥40mmHg 患者的 FEV_1 甚至高于慢阻肺不合并肺动脉高压患者，但是前者的 6 分钟步行距离（6MWD）仍然较后者显著下降。上述发现说明慢阻肺合并重度肺动脉高压患者的循环功能障碍可显著加重患者的运动耐量降低。同样，IPF 合并肺动脉高压患者，尤其是 mPAP≥35mmHg 患者的 DLco 和静息动脉血氧饱和度更低，运动耐量更低，运动后动脉血氧饱和度下降，且与肺功能无关。

【诊断】

慢性肺病相关性肺动脉高压与第一大类动脉型肺动脉高压的鉴别诊断非常重要。IPAH 在没有气道与肺实质病变的情况下也可表现为轻、中度通气功能障碍，主要表现为阻塞性通气功能障碍。一项大型研究平均 PVR 为 $1371dyn \cdot s \cdot cm^{-5}$ 的 171 例 IPAH 患者中，FEV_1 占预计值 83%，FEV_1/FVC 为 76%，有 22% 的 IPAH 患者 FEV_1/FVC 低于 70%。鉴于此，PAH 患者随机对照研究的排除标准中肺功能指标通常设置为：肺总量（total lung capacity，TLC）<60% ~ 70% 预计值；FEV_1<55% ~ 80% 预计值；或 FEV_1/FVC<50% ~ 70%。此外，肺部疾病尤其是慢阻肺患者的肺动脉高压不一定是这些疾病本身所致，而可能是同时发生。另外，伴呼吸功能下降的肺动脉高压患者，其 PH 的临床症状和体征不易鉴别；并且肺部疾病患者周围性水肿不一定是右心衰的指征，因为低氧血症和高碳酸血症影响肾素-血管紧张素-醛固酮系统时也会有该表现，慢性呼吸系统疾病常合并左心系统疾病（left heart disease，LHD），也容易引起 PH。一般说来，患者的症状通常比基于肺功能检查结果所预期的严重，此时应进一步评估，尤其应行超声心动图检查，以判断是否合并 LHD 或 PH。超声心动图依然是应用最广泛的非侵入性检查用以评估 PH，肺部疾病患者超声心动图检查适应证包括临床高度怀疑 PH 或合并 LHD 的评估。临床怀疑或超声心动图显示重度 PH 和/或重度右心室功能障碍的患者应转诊至 PH 诊疗中心。

推荐怀疑肺部疾病相关性 PH 时应进行非侵入超声心动图检查进行诊断性评估，确诊 PH 依赖于右心导管（right heart catheter，RHC）检查。慢性肺病患者做右心导管的适应证如下：①肺移植患者术前评估。②临床恶化和进行性活动受限与通气功能障碍不成比例。③进行性气体交换障碍与通气功能障碍不成比例。④需要做准确的预后评估。⑤无创检查发现重度肺动脉高压，需要进一步治疗、纳入临床研究或注册登记研究。⑥怀疑左室收缩/舒张功能障碍，肺小动脉楔压可能改变诊疗方案。PH-IPF 和 PH-COPD 吸入伊洛前列素（万他维）和 NO 可降低 mPAP 和 PVR，但是目前缺乏有效证据支持肺病相关肺动脉高压患者行急性肺血管舒张试验。推荐超声心动图示重度 PH 和/或重度右心室功能障碍的患者转往专业中心治疗。

如果肺部疾病合并肺动脉高压患者无法明确归类于第一大类 PAH 或第三大类肺部疾病所致肺动脉高压，应转诊至专业诊疗机构。第一大类与第三大类肺动脉高压的鉴别诊断见表 3-14-1。

表 3-14-1 第一大类动脉型肺动脉高压（PAH）与第三大类肺部疾病所致肺动脉高压的鉴别诊断

第一大类动脉型肺动脉高压	参数	第三大类肺部疾病所致肺动脉高压
正常或轻度障碍	通气功能	中/重度障碍
FEV_1>60% 预计值（COPD）		FEV_1<60% 预计值（COPD）
FVC>70% 预计值（IPF）		FVC<70% 预计值（IPF）
无/仅有轻度气道或肺实质异常	胸部高分辨 CT	具有特征性气道和/或肺实质异常
循环储备衰竭	心肺运动试验（CPET）	通气储备衰竭
保持呼吸储备		呼吸储备下降
氧脉搏下降		氧脉搏正常
心输出量/氧耗量比值（CO/VO_2）下降		心输出量/氧耗量比值（CO/VO_2）正常
混合静脉血氧饱和度（SvO_2）在正常低限		混合静脉血氧饱和度（SvO_2）高于正常低限
运动期间 $PaCO_2$ 不变或下降		运动期间 $PaCO_2$ 升高
超声 sPAP 无明显下降	改善缺氧，PaO_2>90%	超声 sPAP 可降至正常

【治疗原则】

目前尚无肺部疾病所致 PH 的针对性治疗。长期氧疗可部分减缓 COPD 患者 PH 的进展，然而 PAP 极少恢复正常，且无法改善肺血管重构。长期氧疗能否改变肺间质疾病 PH 的进展尚不明确。不推荐应用传统血管扩张剂如钙通道阻滞剂治疗肺部疾病所致 PH，因为这些药物可抑制缺氧性肺血管收缩，从而减少气体交换，并且长期使用的疗效不确定。应用 PAH 靶向药物治疗肺部疾病所致 PH 的研究很少，且至今缺乏随机对照临床研究证据表明 PAH 药物可改善肺部疾病所致 PH 患者的症状或转归。

总之，肺部疾病所致 PH 患者合并低氧血症应长期氧疗，并遵循 COPD 指南推荐的治疗原则，积极治疗基础肺部疾病。已批准用于 PAH 的药物不推荐用于肺部疾病所致 PH 的治疗。患者有肺部疾病同时怀疑 PAH 时（表现为轻度肺实质异常，症状不足以用肺部结构异常解释，具有 PAH 的血流动力学特点，如重度 PH、高 PVR 和低 CO）可按 PAH 治疗，期间要观察基础肺部疾病的变化和治疗反应。基于肺功能、心肺运动试验、临床表现和胸部 CT 影像学的检查结果，慢性肺病合并肺动脉高压患者应根据不同的分类而给予不同的处理。慢性肺部疾病所致 PH 的治疗见表 3-14-2。

【慢阻肺/肺纤维化合并 PH 的治疗】

针对慢性阻塞性或限制性肺病合并重度肺动脉高压的患者，需要开展长期的、随机、对照临床研究，才能提供此类患者使用 PAH 治疗药物的可靠证据。在这些研究中，阻塞性与限制性肺病应该予以区别，因为二者的基础病理生理学改变有很大不同。

（一）轻度肺病合并肺动脉高压

患者有轻度阻塞性或限制性肺病，轻度肺功能障碍，CT 提示无严重的肺实质或气道异常，有肺动脉高压相关临床表现的诊断时需要明确。此类患者临床难以判断是第一大类

表 3-14-2 慢性肺病所致肺动脉高压的治疗

基础肺病	静息时 mPAP <25mmHg	静息时 mPAP≥25mmHg, 但<35mmHg	静息时 mPAP≥ 35mmHg
COPD 患者 FEV₁≥60% 预计值 IPF 患者 FVC≥70% 预计值 CT:无或仅有非常轻度的气道或肺实质异常	无 PH 不推荐 PAH 治疗	PH 分类不确定:需鉴别第一大类和第三大类肺动脉高压 鉴别诊断:高分辨胸部 CT,血流动力学检查,全套肺功能检查和心肺运动试验 通常第一大类肺动脉高压可能性大,可使用肺动脉高压靶向药物	
COPD 患者 FEV₁<60% 预计值 IPF 患者 FVC<70% 预计值 CT 提示有肺纤维化和肺气肿	无 PH 不推荐 PAH 治疗	PH-COPD、PH-IPF、PH-CPFE 是最常见类型,通常改善缺氧可使 sPAP 降至正常 目前无使用 PAH 靶向药物的证据	重度 PH-COPD、重度 PH-IPF、重度 PH-CPFE 由于预后差,需转诊至既有肺动脉高压专家也有慢性肺病专家的诊疗中心;缺氧不易改善,氧疗 sPAP 通常不能降至正常。靶向药物可在密切观察下使用;或用于心肺移植的桥接治疗

PAH 合并肺部疾病还是第三大类肺部疾病所致肺动脉高压。因此,这些患者应转诊到专业医疗机构进行全面诊断性检查,包括高分辨胸部 CT,血流动力学检查,全套肺功能检查和详细的心肺运动试验。

（二）重度肺病合并轻度肺动脉高压

患者有严重阻塞性或限制性肺病(COPD 患者 FEV₁<60% 预计值,IPF 患者 FVC<70% 预计值)合并轻度肺动脉高压(mPAP≥25mmHg,但<35mmHg)与患者有肺纤维化和肺气肿合并肺动脉高压(mPAP≥25mmHg,但<35mmHg,此类患者肺容积可没有变化)应区别对待。这部分肺动脉高压患者在慢性肺病合并肺动脉高压中占了绝大多数。此类患者的运动耐量受限主要是由于通气功能障碍,而不是循环功能障碍,因此,PAH 药物的疗效是不能明确的。此外,血管扩张剂可阻碍气体交换,尤其是慢阻肺患者。虽然血管改变会导致疾病进展,使得靶向血管治疗具有重要的临床意义,但是目前没有随机、对照临床研究来阐明这个问题。

（三）重度肺病合并重度肺动脉高压

患者有重度阻塞性或限制性肺病或两者兼而有之合并重度肺动脉高压(mPAP≥35mmHg;重度 PH-COPD、重度 PH-IPF 和重度 PH-CPFE)临床需高度重视。此类患者预后差,应转诊到既有肺动脉高压专家也有呼吸慢病专家的专业医疗机构进行个体化诊疗。部分患者的血流动力学分析提示心输出量减低和/或运动试验后心输出量无明显增加将极大限制最大摄氧量的升高,因此,体力活动和右心后负荷增加是血流动力学指标异常的主要原因。此类患者应尽可能地纳入随机、对照临床研究。此外,目前此类患者可考虑使用 PAH 靶向药物治疗,但是需要密切监测气体交换(PaO_2、$PaCO_2$)并且纳入前瞻性注册登记研究。气体交换可能恶化(由于阻碍了低氧引起的血管收缩),也可能改善(由于常氧情况下的血管舒张和药物导致 CI 升高从而导致中心静脉血氧饱和度升高)。

（四）终末期肺病合并肺动脉高压

患者为终末期阻塞性或限制性肺病或两者兼而有之。此类患者由于存活期有限,使用

PAH 靶向药物疗效欠佳。然而近期研究发现肺移植的桥接治疗包括体外膜氧合和长期无创家庭机械通气可以大幅度延长患者生命,使得 PAH 靶向药物可以用于此类患者。对于终末期阻塞性或限制性肺病合并肺动脉高压接受机械通气或体外膜氧合支持的患者,应开展随机、对照临床研究阐明 PAH 靶向药物是否可以提高运动耐量和生活质量,延长临床恶化时间,延长生存期或用于肺移植桥接治疗。

【其他慢性肺病合并肺动脉高压】

(一) 阻塞性睡眠呼吸暂停合并肺动脉高压(pulmonary hypertension-obstructive sleep apnea,PH-OSA)

OSA 表现为白天嗜睡、夜间打鼾、呼吸暂停及反复觉醒,睡眠期间至少每小时发生 5 次阻塞性呼吸暂停事件。OSA 是肺动脉高压的独立危险因素。PH-OSA 常见,但是人们认识不足。OSA 相关肺动脉高压由呼吸暂停时的缺氧导致血管收缩,进而导致肺血管重构。过度通气、心脏生理改变、胸腔负压、交感神经功能障碍和肥胖相关肺血管重构均可导致肺血管异常与右心功能障碍。OSA 患者左心舒张功能障碍的发生率很高,使得 PH-OSA 的病理生理更加复杂。PH-OSA 的发病率由于研究方法与标准的不同差异较大。经胸超声心动图发现 47% OSA 患者合并肺动脉高压;而采用 RHC 发现 27% 患者合并肺动脉高压。OSA 合并肺动脉高压者通常表现为中度肺动脉高压(平均 mPAP 28.5mmHg),此类患者通常肥胖、FEV_1 更低、FVC 和 FEV_1/FVC 更低、PaO_2 更低和 $PaCO_2$ 更高。PH-OSA 患者持续气道正压通气(continuous positive airway pressure,CPAP)可有效降低超声检测的肺动脉压力。目前缺乏治疗 PH-OSA 的有效药物。氧疗是常用治疗方法,尤其适用于 CPAP 治疗不耐受者,但是氧疗降低肺动脉压的效果不明确。与其他第三大类肺动脉高压不同的是 OSA 患者合并肺动脉高压通常提示患者预后良好。有效的 CPAP 治疗可逆转 OSA 继发的肺动脉高压,但是氧疗的效果尚不确切。

(二) 结节病合并肺动脉高压(pulmonary hypertension-sarcoidosis,PH-SA)

PH-SA 在非选择患者中的发病率约5%。然而,结节病有劳力性呼吸困难且与肺功能检查结果不符的患者肺动脉高压发病率 47%,出现 PaO_2 和 DLco 下降时,提示合并肺动脉高压;结节病等待肺移植的患者 74% 合并肺动脉高压。PH-SA 的 5 年生存率约60%。肺动脉高压是结节病患者一个独立的、不良预后预测因子。肺动脉高压可发生于少量或无间质性肺病的患者,反映了结节病病理生理的异质性。PH-SA 的发病机制包括纤维化导致肺血管床减少,淋巴结或纵隔纤维化对中央肺血管的外源性压迫,肺静脉闭塞病,左室功能障碍,门脉性肺动脉高压和内源性结节肉芽肿侵犯肺血管所致血管病变。PH-SA 的治疗包括结节病基础治疗,改善静息低氧血症和肺移植。使用扩血管药物如吸入 NO、静脉使用依前列醇、口服波生坦、西地那非和吸入伊洛前列素可迅速并长期改善肺血流动力学指标和运动耐量,然而缺少大型随机、对照临床研究数据支持。强烈推荐 PH-SA 患者去专业诊疗中心实施个体化治疗。

(三) 系统性红斑狼疮合并肺动脉高压

系统性红斑狼疮患者有时会同时出现肺纤维化和肺动脉高压,且血流动力学特点与 IPAH 类似。此类患者肺动脉高压应归于第一大类还是第三大类经常不明确,应由专业人员作出判断。只有回顾性研究探讨 PAH 靶向药物在系统性红斑狼疮合并肺动脉高压与肺间质纤维化的疗效,发现疗效不明确。

（四）少见肺病合并肺动脉高压

目前未展开少见肺病患者的随机、对照研究,建议做注册登记研究以提供此类患者肺动脉高压的发病率以及 PAH 靶向治疗是否能够临床获益。PAH 靶向治疗的个案报道见于脊柱后凸侧弯、肥胖低通气综合征、朗格汉斯细胞肉芽肿和淋巴管肌瘤病患者。

【本章小结】

慢性肺病患者尤其是终末期慢性肺病患者肺动脉高压的发病率很高。慢性肺病可疑肺动脉高压患者可行超声心动图检查做非侵入性诊断评估。超声心动图提示重度肺动脉高压和/或严重右室功能不全的患者应转诊至专科中心诊治。慢性肺病所致肺动脉高压伴有慢性缺氧的患者应进行长期氧疗。慢性肺病合并肺动脉高压的患者行右心导管检查应严格掌握适应证。肺部疾病所致肺动脉高压患者原则上不推荐使用肺动脉高压靶向治疗药物。

（李圣青）

参 考 文 献

1. Authors/Task Force Members:Nazzareno Galie(ESC Chairperson)(Italy),Marc Humbert(ERS Chairperson)(France),Jean-Luc Vachieryc(Belgium),Simon Gibbs(UK),et al. 2015 ESC/ERS Guidelines for the diagnosis and treatment of pulmonary hypertension. The Joint Task Force for the Diagnosis and Treatment of Pulmonary Hypertension of the European Society of Cardiology(ESC)and the European Respiratory Society(ERS). Endorsed by:Association for European Paediatric and Congenital Cardiology(AEPC),International Society for Heart and Lung Transplantation(ISHLT). European Heart Journal,2016,37:67-119.

2. Seeger W,Adir Y,Barberà JA,et al. Pulmonary Hypertension in Chronic Lung Diseases. Journal of the American College of Cardiology,2013,62:D109-116.

3. Fein DG,Zaidi AN,Sulica R. Pulmonary Hypertension Due to Common Respiratory Conditions:Classification, Evaluation and Management Strategies. J Clin Med,2016,5:1-11.

4. Klinger JR. Group III Pulmonary Hypertension:Pulmonary Hypertension Associated with Lung Disease:Epidemiology,Pathophysiology,and Treatments. Cardiol Clin,2016,34:413-433.

病例 *21*　慢性阻塞性肺疾病合并肺动脉高压

【病史简介】

患者,男,76 岁。因"咳嗽、咳痰 20 年,气短 5 年,加重 1 个月"入院。患者 20 年前无明显诱因出现阵发性咳嗽,咳大量白色黏液样痰、易咳出,无发热、寒战,无低热、盗汗,无胸闷、气短等不适。此后上述症状每遇寒冷或冬春季反复发作,且症状进行性加重,平均每年累计长达 3 个月。患者未予以重视。5 年前患者出现活动后气短,主要在上楼梯及快速行走后出现,且间断出现双下肢轻度水肿,傍晚较重,晨起减轻。患者仍未进一步诊治。此后上述症状持续存在。1 个月前无明显诱因上述症状再次加重,轻微活动即感胸闷、气短、呼吸困难,卧位时加重。在当地医院给予中草药治疗(具体不详),疗效不佳,症状进行性加重。

入院查体:体温 36.5℃,心率 88 次/分,呼吸 22 次/分,血压 110/70mmHg。口唇发绀;桶状胸,双肺呼吸音粗,可闻及干性啰音;心音有力,律齐,心界向右扩大,P2>A2,各瓣膜区未闻及病理性杂音;余无异常体征。

既往史:吸烟50年,平均每日40支,近10年减量,具体不详。

辅助检查:

血气分析:pH 7.396,PO_2 54.6mmHg,PCO_2 40.7mmHg。

肺功能:重度阻塞性通气功能障碍,支气管舒张试验阴性(FEV_1占预计值33.5%)。

心脏超声:右心房、右心室增大,肺动脉内径增宽、肺动脉高压(估测收缩压76mmHg)。

6分钟步行试验:250m。

初步诊断:

1. 慢性阻塞性肺疾病急性加重期

　　Ⅰ型呼吸衰竭

　　肺动脉高压

2. 慢性肺源性心脏病

【病例解析】

[问题1]　患者目前临床表现完全由COPD所致吗?

患者临床特点:①老年男性,慢性病程;②咳嗽、咳痰20年,气短5年,每年累计长达3个月,且症状持续存在;③口唇发绀,桶状胸,双肺呼吸音粗,可闻及干性啰音;心界向右扩大,P2>A2;④辅助检查提示:重度慢性阻塞性肺疾病及肺动脉高压;⑤动脉血气分析提示Ⅰ型呼吸衰竭。综合以上特点,COPD不能完全解释目前临床特征,部分临床表现由肺动脉高压和慢性肺源性心脏病所致。

[问题2]　患者慢阻肺肺动脉高压的分类?

患者慢阻肺诊断明确,右心衰竭症状与体征显著,心脏超声估测肺动脉收缩压76mmHg,右心房、右心室增大。经规范慢阻肺治疗后复查右心超声肺动脉收缩压不能降至正常。考虑患者为重度PH-COPD。

患者诊断已基本明确。最后诊断:

1. 慢性阻塞性肺疾病急性加重期

　　Ⅰ型呼吸衰竭

　　重度肺动脉高压

2. 慢性肺源性心脏病急性加重期

[问题3]　可以选择降肺动脉压靶向药吗?

对于部分重度PH-COPD患者,常规药物治疗仅能部分缓解症状,缺氧不易改善,氧疗sPAP通常不能降至正常。有研究证实ET-1参与了COPD的病理生理过程,靶向药物可在密切观察下使用。因此我们对该患者制订以下方案:

1. 波生坦62.5mg,口服,2次/日

2. 舒利迭50/500μg,吸入,2次/日

3. 噻托溴铵18μg,吸入,1次/日

4. 强心、营养心肌、利尿

5. 家庭氧疗

【随访】

治疗1个月后:血气分析:pH 7.365,PO_2 53.8mmHg,PCO_2 52.2mmHg。心脏超声:肺动脉高压(收缩压约为46mmHg)。肺功能:重度阻塞性通气功能障碍,支气管舒张试验阴性(FEV_1占预计值37.5%)。6分钟步行试验450m。

治疗3个月后:血气分析:pH 7.432,PO_2 44.4mmHg,PCO_2 47.8mmHg。肺功能:重度阻塞性通气功能障碍,支气管舒张试验阴性(FEV_1占预计值40.3%)。6分钟步行试验423m。

治疗6个月后:血气分析:pH 7.449,PO_2 53.6mmHg,PCO_2 42.7mmHg。心脏超声:右心房、室大小正常高限,肺动脉内径增宽。肺功能:重度阻塞性通气功能障碍,支气管舒张试验阴性(FEV_1占预计值41.3%)。6分钟步行试验458m。

总体判断患者经支气管扩张吸入制剂和波生坦治疗后病情趋于好转和稳定,未再进一步恶化。

【病例点评】

1. 对于PH-COPD、慢性肺源性心脏病患者,应采用右心超声积极评估右心功能和监测治疗后患者右心功能和肺动脉压的改变。

2. 大多数PH-COPD患者经常规治疗改善缺氧后复查心脏B超肺动脉压可基本降至正常,而部分重度PH-COPD患者常规治疗不能使患者症状完全缓解,肺动脉压不能降至正常,对于此部分患者应转诊至肺动脉高压诊疗专科治疗。

3. 对于目前临床尚存争议的降肺动脉压靶向治疗,部分重度PH-COPD患者治疗有效。应积极开展临床试验,获取更多的循证医学证据,指导临床实践。

（韩新鹏　李圣青）

病例 22　睡眠呼吸暂停综合征合并肺动脉高压

【病史简介】

患者,女,34岁,主因"胸闷、活动后气短2年,加重伴水肿1年余"入院,患者2年前劳累后出现胸闷、气短表现,气短以活动后气短为主,无明显咳嗽、咳痰,无发热、咯血、胸痛、心悸等伴随症状,未予以诊治。1年前妊娠后胸闷、气短症状加重,夜间不能平卧,同时出现双下肢及颜面水肿,并进行性加重。打鼾20余年,有夜间憋醒及呼吸暂停。1个月前就诊于当地医院,按心肌炎予以对症治疗后,略有好转。半月前上述症状再次加重,就诊于当地医院,检查提示:颈部血管超声提示右侧锁骨下动脉粥样斑块形成。心脏超声提示右房、右室大,三尖瓣关闭不全,肺动脉高压。为进一步诊治,就诊于我院。

入院查体:T 36.2℃,P 78次/分,R 20次/分,BP 145/90mmHg,重度肥胖,步入病房,精神欠佳,全身浅表淋巴结未触及肿大,口唇无发绀,颈静脉无怒张,双肺呼吸音粗糙,未闻及干湿性啰音,心率78次/分,律齐,P2>A2,肝脾肋下未触及,肝肾区无叩击痛,移动性浊音阴性,颜面部及双下肢凹陷性水肿。

既往史:已婚,无吸烟史。高血压史 2 年,最高 179/114mmHg,间断治疗,血压控制差。20 年前行开胸"肺大疱切除术",有输血史。12 年前行胆囊切除术,1 年前行剖宫产术。外院诊断"重度阻塞性睡眠呼吸暂停综合征"2 年,未正规治疗。

初步诊断:

1. 肺动脉高压

    WHO 肺动脉高压功能分级 Ⅱ 级

2. 慢性肺源性心脏病

3. 重度阻塞性睡眠呼吸暂停综合征

4. 高血压 Ⅱ 级

5. 重度肥胖

【病例解析】

[问题 1] 患者肺动脉高压能否确诊?

依据患者超声心动图结果(右心室增大、肺动脉收缩压 62mmHg)以及相关临床症状,考虑为肺动脉高压,但肺动脉高压诊断的金标准为右心漂浮导管检查,因此该患者还需行右心漂浮导管检查进一步确诊(表 3-14-3)。

表 3-14-3 右心漂浮导管检查结果

参数	结果 基线	结果 用药后	参数	结果 基线	结果 用药后
BSA(m²)	1.77		CI[L/(min·m²)]	3.0	3.5
Weight(kg)	75		PVR(dyn·sec/cm⁵)	603	336
Hight(inches)	158		PVRI(dyn·sec/cm⁵)	1066	594
HR(次/分)	80		SVR(dyn·sec/cm⁵)	1447	1099
NBP(mmHg)	148/88	135/78	SVRI(dyn·sec/cm⁵)	2558	1943
SpO₂(%)	95	95	SV(ml)	64	77
CVP(mmHg)	12	12	SVI(ml/b/m²)	36	44
MPAP(mmHg)	51	35	RVP(mmHg)	12	12
MAP(mmHg)	108	97	LVSWI(g·m/m²)	48	52
PAWP(mmHg)	11	9	RVWI(kg·m/m²)	19	14
CO(L/min)	5.3	6.2			

急性肺血管扩张试验:阳性

根据右心漂浮导管检查结果,该患者可以确诊为肺动脉高压。

[问题 2] 患者肺动脉高压初步考虑与睡眠呼吸暂停相关,还有其他原因导致肺动脉高压吗?

针对此问题我们进一步筛查风湿系列、抗中性粒细胞胞浆抗体(ANCA)、自身抗体系列和甲状腺功能结果均为阴性。我们又进一步完善了胸部 HRCT、肺功能(表 3-14-4)、肺通气/灌注扫描和腹部超声等相关检查。

表 3-14-4　肺功能

肺功能各项	预计值	实测值	百分比%
VC(L)	3.22	1.13	35.2
FEV$_1$(L)	2.79	0.5	18.3
FEV$_1$/FVC(%)	84.1	48.56	

胸部 HRCT:左肺下叶后基底段高密度影,考虑炎性病变,双侧胸膜轻度增厚。肺动脉高压主干增宽。

肺功能:提示极重度混合型通气功能障碍。

肺通气/灌注扫描:右肺术后改变,右肺中叶及左肺下叶后基底段肺通气/灌注显像匹配性减低,不除外术后改变,肺栓塞可能性小。

腹部超声:肝、胆、胰、脾未见明显异常。腹腔淋巴结未见肿大。

综合分析患者其他相关检查均为阴性,应考虑睡眠呼吸暂停低通气综合征致继发性肺动脉高压。患者控制不佳的高血压应为睡眠呼吸暂停低通气综合征长期缺氧所致。

目前患者诊断已基本明确。最后诊断:

1. 睡眠呼吸暂停低通气综合征

　　肺动脉高压

　　WHO 肺动脉高压功能分级Ⅱ级

2. 慢性肺源性心脏病

3. 肺部感染

4. 高血压病Ⅱ级

5. 重度肥胖

[问题 3] 患者能否给予降肺动脉压靶向治疗?

患者系睡眠呼吸暂停相关肺动脉高压,2015 ESC/ERS 指南不建议使用降肺动脉压靶向药物。但是该患者急性肺血管扩张试验为阳性,同时患者存在低氧相关性高血压,因此我们给予硝苯地平降肺动脉压治疗。

【治疗】

1. 氧疗。

2. CPAP 呼吸机无创通气。

3. 硝苯地平控释片,30mg 口服,1 次/日,每 3 日递增 30mg,同时监测血压,保证收缩压不低于 90mmHg。

4. 强心、营养心肌、利尿治疗。

5. 积极控制饮食和锻炼以减轻体重。

【随访】

治疗 5 天后患者胸闷、气短症状明显缓解,颜面部及双下肢水肿明显消退,食欲改善,仍感乏力。

治疗 1 个月后复查心脏 B 超肺动脉压已降至正常。

【病例点评】

1. 患者肺动脉高压、慢性肺源性心脏病和高血压均与睡眠呼吸暂停综合征所致间断缺氧相关。针对睡眠呼吸暂停综合征患者应早诊断、早治疗,以避免后期出现各种并发症。

2. 针对部分睡眠呼吸暂停综合征合并肺动脉高压和高血压患者,如果急性肺血管扩张试验阳性,应用 CCBs 既可降体循环压力也可降肺动脉压力,临床观察疗效较好。

（刘玲莉　张秀娟）

第十五章 慢性血栓栓塞性肺动脉高压

慢性血栓栓塞性肺动脉高压(chronic thromboembolic pulmonary hypertension,CTEPH)是以肺血管内机化性血栓阻塞、继发管腔狭窄或闭塞为主要特点的一类肺动脉高压,属于肺动脉高压的第四大类。目前认为,急性肺栓塞患者血栓未能完全溶解,或反复血栓栓塞,血栓逐渐机化,阻塞肺血管床,引起肺动脉解剖和血流动力学异常,导致肺动脉高压的发生。因此,CTEPH 可以说是急性肺栓塞的一种远期并发症。CTEPH 的诊断标准为:经过 3 个月以上规范抗凝治疗后,影像学证实存在慢性血栓,右心导管证实 mPAP ≥ 25mmHg,PAWP < 15mmHg,且除外其他类似栓塞性病变。

CTEPH 曾一直被认为是少见病,近年来,随着人们对急性肺栓塞重视程度的提高,大量急性肺栓塞被诊出的同时,相当数量的 CTEPH 也被识别出来。Fedullo 估计美国 CTEPH 的发生率为急性肺栓塞的 0.1% ~ 0.5%,也即每年至少有 500 ~ 2500 例急性肺栓塞发展为 CTEPH;Pengo 等通过前瞻性队列研究发现,急性肺栓塞发生后 6 个月、1 年、2 年肺动脉高压的累积发病率分别为 1.0%、3.1% 和 3.8%。我们团队前期针对 614 例急性肺栓塞随访发现,3 年 CTEPH 累积发病率为 1.7%。

【病因与病理生理机制】

目前认为,急性肺栓塞患者血栓未能完全溶解是 CTEPH 发生的重要环节,而为何血栓不能完全溶解,为何部分患者会发展为肺动脉高压目前尚不十分清楚。多数学者认为机体的易栓倾向和血浆纤溶缺陷可导致 CTEPH,但临床资料显示,仅在部分患者中发现合并高凝状态,如 10% ~ 20% 的患者存在狼疮抗凝物,近 5% ~ 10% 的患者存在蛋白 C、蛋白 S、抗凝血酶的遗传性缺陷,因此可能存在其他发病因素;近期有学者提出肺动脉血管内皮的纤溶机制异常导致的血栓不完全溶解在 CTEPH 形成中可能起重要作用。

1953 年 Owen 等人第一次提出长期隐匿的多发性肺栓塞发展为肺动脉高压,最终可导致右心功能衰竭。后来不断有学者支持这一观点,因此所有引起急性肺栓塞的遗传性和获得性危险因素均可成为 CTEPH 的病因。有研究报道,诊断急性肺栓塞时肺动脉收缩压 > 50mmHg,1 年后发展为 CTEPH 的危险性增加 3 倍,年龄 > 70 岁也是肺动脉高压的危险因素之一。某些临床情况,如脾切除,慢性炎症等也是 CTEPH 发生的独立危险因素,特别是脾切除与 CTEPH 之间的联系已经受到广泛关注,可能与脾切除术后红细胞及血小板的异常激活有关。遗传易感性与 CTEPH 的相关性仍有待确定。

CTEPH 的病理生理学机制包括机械性阻塞、神经体液因素、血管重塑、原位血栓形成等诸多方面。参与肺动脉高压发生的病理生理学机制主要有两个方面:肺动脉的部分阻塞和由于涡流导致的血管活性物质释放。

1. 阻塞部位的原位血栓形成在 CTEPH 的发生中具有极其重要的作用。肺栓塞发生后一段时间,阻塞部位的前端由于血流减慢和血管壁的粗糙经常会出现肺动脉原位血栓形成。

2. 机化的栓子作为一种血管刺激形式,透过内膜向纤维组织的渗透,导致动脉内膜肥厚,中膜纤维化,增厚的血管壁进一步导致血管腔阻塞。这一变化通常始于中心肺动脉,并向远端叶、段动脉进一步延伸,最后导致血管腔完全阻塞。

3. 与其他类型的慢性肺动脉高压一样,在终末肺动脉的远端和非阻塞部位的血管由于动脉壁的炎症经常会发生纤维增生,血管重塑,导致血管阻力的明显升高。

4. 物理性损伤、病毒感染和血管损伤刺激通常情况下可以导致粥样硬化发生。动物模型中发现,在肺动脉内膜可出现粥样硬化性改变。应用血管镜检测发现,CTEPH 患者的肺动脉可以看到粥样斑。Arbustini 等证实血管斑块中主要是伴有机化血栓髓核的纤维物质及新形成的血栓,并可见新生血管形成。免疫组化检查斑块中可见血型糖蛋白,而血型糖蛋白是红细胞膜的主要成分。其他原因所致的肺动脉高压中,血管斑块中无血栓成分,且肺动脉壁出现明显的重塑。

【临床表现】

CTEPH 早期症状轻微或非特异,后期则出现肺动脉高压和右心功能不全的相应表现。在急性肺栓塞发生后到出现 CTEPH 相关症状前,可能会有一段相当长的"蜜月期(honeymoon period)",在追溯病史时应该引起重视。

（一）症状

常见的症状有以下几个方面:

1. 渐进性活动后呼吸困难和活动耐力下降(92%~97.2%),是 CTEPH 最常见的症状。

2. 胸痛(25%~38.9%),可能与栓塞部位缺血有关。

3. 晕厥,其发生可能由于严重的肺动脉高压,右室代偿功能不能满足机体对心输出量的需要。

4. 咯血(28%~51.4%),由于肺血管阻塞严重而导致支气管动脉侧支循环扩张迂曲所致。

（二）体征

体检时可见肺动脉高压、三尖瓣反流征象和右心功能不全体征。

1. 肺动脉压力升高的体征　肺动脉瓣听诊区闻及第二心音亢进(59%~97.2%),在病变早期可能是唯一发现,通常容易被漏诊。由于三尖瓣反流的存在可听到收缩期杂音。

2. 右心室功能衰竭的体征　包括颈静脉怒张(10%~38.9%)、肝脏肿大(27%~45.8%)、双下肢水肿(41.7%)、发绀(4%~47.2%)和杵状指(2%)等,往往提示病变到了晚期。

3. 肺血管杂音(10%~30%)　在部分患者背部肺听诊区可闻及,可能与血管的部分阻塞或血栓再通导致的涡流有关,尽管少见,但具有一定特异性。

【辅助检查与诊断评价】

CTEPH 临床表现缺乏特异性,许多 CTEPH 患者到疾病晚期才表现出症状,劳力性呼吸困难逐渐加重,咯血,随着右心功能不全逐渐加重,患者的整体临床状况逐渐恶化。CTEPH 患者缺乏临床症状,或无明确的血栓栓塞性疾病病史,常常给准确诊断带来困难,从而导致临床上常常对 CTEPH 误诊或漏诊。因此,CTEPH 的发病率被低估。另一方面,不少临床医师由于缺乏诊断意识或诊断技术,很容易发生误诊和漏诊。因此应该结合病史、临床表现、实验室和影像学检查结果进行综合分析。

如果临床上遇到难以识别的呼吸困难,应该考虑到 CTEPH 可能。一旦考虑到 CTEPH 的可能性,应从以下几个方面进行检查分析:确定是否由血栓栓塞引起;确定肺动脉高压的存在和程度;确定血栓栓塞能否手术切除及其他可能的治疗措施。

（一） 通过病史及临床表现疑诊 CTEPH 患者

对于证实存在肺动脉内血栓栓塞的病例,尚不能即确认其属于急性肺栓塞,因其中部分病例可能为 CTEPH 或 CTEPH 的急性加重。此时需注意追溯该例有无呈慢性、进行性病程经过的肺动脉高压的相关表现,如进行性呼吸困难、双下肢水肿、反复晕厥、胸痛和发绀、低氧血症等。通过胸部 X 线片、心电图、肺功能、血气分析及心脏超声检查初步确定慢性肺动脉高压是否存在,并进一步排除其他常见的心脏疾病如冠心病、先天性心脏病及风湿性心脏病等。初筛检查手段:虽无确诊价值,但有高度的提示意义。

1. 血气分析　其特点通常是低氧血症、低碳酸血症和呼吸性碱中毒。

2. 心电图　通常表现为右心室肥厚(86%)、电轴右偏(50%)、ST-T 改变(33%)和肺型 P 波等特征。

3. X 线胸片　可见局部肺血流减少(25%),肺动脉高压引起的肺动脉扩张(42%)及右心房、右心室增大(58%)。

4. 心脏超声检查(UCG)　经胸心脏超声检查通常是发现肺动脉高压的常见检查方法,可估测肺动脉压力,显示不同程度的右心房和右心室扩大、右心室收缩功能异常、三尖瓣反流、心室间隔左侧位移、左室腔缩小、左心室收缩和舒张功能的异常等。超声检查若示右心室壁增厚,符合慢性肺源性心脏病诊断标准,对于明确该病例存在慢性病程有重要意义。

（二） 一旦临床疑诊,即应选择影像学确诊手段进行诊断和手术评价

与急性肺栓塞相似,核素肺通气灌注(V/Q)显像、CT 肺动脉造影(CTPA)、磁共振肺动脉造影(MRPA)、右心导管和肺动脉造影术等检查手段可以进一步明确 CTEPH 诊断。通过这些手段,能够排除其他原因引起的肺动脉高压,确定栓塞的主要部位,进行病情评估,决定手术治疗的可行性。

1. V/Q 显像　V/Q 扫描显像对判断是否有血栓栓塞性病变具有非常重要的作用,由于其对 CTEPH 的高敏感性,目前被列为 CTEPH 的首选筛查方法。V/Q 显像表现为不同程度的多个肺段分布的、与通气显像不匹配的灌注缺损。当然灌注显像显示的慢性血栓栓塞性病变的缺损程度经常会低估肺血管阻塞的实际水平,另外,在其他原因导致的肺动脉阻塞时也可出现不匹配的、节段性灌注缺损,例如肺动脉肉瘤、纵隔纤维化导致的外源性血管受压等,需要结合其他影像学资料鉴别,即 V/Q 显像阳性并不一定都是 CTEPH,但资料显示,V/Q 显像对 CTEPH 诊断的敏感性>97%,因此,V/Q 显像阴性则可比较可靠地排除 CTEPH。

2. CTPA 扫描　CTEPH 的直接征象包括:机化的栓子部分或完全阻塞肺动脉分支,表现为闭塞肺动脉的突然截断,肺动脉偏心性或新月形部分充盈缺损,栓子与血管壁呈钝角;或闭塞血管的再通,表现为充盈缺损中出现不规则、较细的对比剂(血流)通过;血管腔内线状影或网状纤维化;偶可见栓子钙化。间接征象包括:肺动脉高压与肺血管扩张;右心增大与肥厚;体循环侧支供血增加,正常情况下,支气管动脉在 CT 上常难以发现,CTEPH 患者支气管动脉可明显迂曲扩张,直径≥1.5mm。其他侧支血供增加可见于肋间动脉、内乳动脉等;肺实质继发征象包括通气灌注不匹配,CT 表现为边界较清晰的呈段或亚段分布的马赛克征象,伴段或亚段肺动脉狭窄,以及肺梗死灶等。

由于 CTPA 对于亚段以下为主的栓塞性病变敏感性较差,因此 CTPA 阴性不能排除

CTEPH 的诊断。CTPA 对 CTEPH 的栓塞病变部位、右心结构功能评估等均有很高价值,有经验的中心也可通过 CTPA 评估手术治疗的可行性。

3. 右心导管和肺动脉造影检查　对于准确评估 CTEPH 栓塞程度、血流动力学指标和治疗方案选择均具有重要意义。通过肺动脉造影检查,可确定慢性血栓栓塞的存在,并明确栓塞部位及栓塞程度。肺动脉造影可以显示血栓机化和再通时的复杂影像,包括肺动脉网状或条索状狭窄;血管内膜不规则;肺动脉主干或分支突然狭窄;主、叶、段肺动脉起始部完全闭塞等。绝大多数患者有两种或两种以上表现,双侧多见,表现为单侧或以单侧为主者仅占 5.4%。右心导管检查可明确肺循环血流动力学情况,包括测定肺血管压力、心排血量,计算肺血管阻力、房室做功等指标。

总体而言,虽然肺通气/灌注显像可能会低估血管实际阻塞的程度,仍被用来评估灌注缺损和肺血管阻力失衡的首选检查。目前肺动脉造影仍然是 CTEPH 影像学诊断的"金标准",因为肺动脉造影能够区别弹性动脉近端和远端的病理变化,评估手术可行性的指征。CTPA 与传统的肺动脉造影联合应用,可能会成为新的影像学诊断标准,这样既可以检测到亚段肺动脉以下堵塞,也可以计算肺动脉的厚度。通过比较 PVR 和近端肺动脉阻塞的部位及程度,可以估计肺小血管病变严重程度,评估手术可行性及预后。

（三）鉴别诊断

1. 特发性肺动脉高压　由于 CTEPH 与特发性肺动脉高压的临床表现及大多数实验室检查结果基本相同,均表现为肺动脉高压,右心室扩大及低氧血症伴低碳酸血症,因此,两者的临床诊断极易混淆。如果有深静脉血栓形成、静脉曲张及下肢、骨盆、盆腔、脊柱外伤或手术病史,提示 CTEPH 的可能性大,在 V/Q 显像中,特发性肺动脉高压或小血管病变型的肺动脉高压患者中以亚段水平的缺损为特征,灌注显像常常是正常的。CTPA 和/或肺动脉造影可协助进一步的鉴别诊断。

2. 慢性缺氧性肺动脉高压　慢性阻塞性肺疾病（COPD）是引起慢性缺氧性肺动脉高压的最常见原因。部分 CTEPH 患者以气短、咳嗽、咯血为主要症状,而被误诊为慢性阻塞性肺疾病。X 线胸片及血气分析有助于鉴别诊断。X 线胸片在 CTEPH 表现为肺血分布不匀,局部肺野肺纹理减少或消失及肺梗死阴影,而慢性阻塞性肺疾病多表现为肺纹理粗乱增多及肺气肿征。血气分析前者为低氧血症并低碳酸血症,而后者为低氧血症,二氧化碳分压正常或增高。COPD 合并肺栓塞临床上鉴别更为困难。如果临床上出现以下情况,应考虑 COPD 合并肺栓塞:COPD 急剧恶化,呼吸频率≥30 次/分,常规支气管扩张剂治疗无效;动脉氧分压降低时,动脉二氧化碳分压不升高或降低;COPD 急剧恶化伴动脉二氧化碳分压明显升高,与呼气末二氧化碳分压的差值增大;与既往胸片比较,出现一侧膈肌抬高、盘状肺不张、肺血管粗细变化。肺灌注显像对 COPD 合并肺栓塞缺乏特异性,当呈现肺叶或大片沿血管走向的灌注缺损时,肺栓塞的可能性最大;肺动脉造影和 CTPA 可提供最可靠和特异的诊断依据。

3. 先天性心脏病导致的肺动脉高压　CTEPH 当肺动脉压力超过一定限度时可引起继发性卵圆孔重新开放,导致右向左分流,心脏超声表现为心房间隔连续性中断,肺动脉高压,右心室扩大,临床上出现发绀及心脏杂音,酷似先天性心脏病心房间隔缺损。先天性心脏病出现上述表现者多为重型,青少年即可出现明显症状,而 CTEPH 多出现在中老年患者。

4. 结缔组织疾病所致的肺动脉高压　许多结缔组织疾病可引起肺动脉高压,常见的有:硬皮病（6%～60%）、系统性红斑狼疮（4%～14%）、混合性结缔组织病（75%）、类风湿关节炎(21%)、多发性肌炎、皮肌炎等。除结缔组织病本身的临床表现外,如皮肤、关节改变,雷诺现象等,结缔组织病合并肺动脉高压患者的肺弥散功能常明显受损,自身免疫相关检查可协助鉴别诊断。

5. 肺血管炎　肺血管炎是指以肺血管壁的炎症性改变为主要病理改变的一组疾病,包括累及肺动脉的大动脉炎、小血管炎和大中小血管均可受累的白塞病,可出现肺动脉原位血栓及肺动脉高压。小血管炎患者常出现多系统表现,也可出现抗中性粒细胞胞浆抗体阳性,通常容易鉴别,大动脉炎及白塞病继发肺动脉病变则容易误诊为 CTEPH。典型改变为节段性动脉狭窄或闭塞,有时出现囊样动脉瘤样扩张,瘤样扩张的管腔可合并原位血栓,瘤样扩张在 CTEPH 中罕见,另外,多层面 CTPA 观察肺动脉结构可鉴别血栓或血管本身异常。

6. 肺动脉肉瘤　在某些情况下,肺动脉平滑肌肉瘤在影像学上也可以表现为充盈缺损或通气灌注显像出现灌注不良,在影像学上往往难以区分,当影像学检查提示存在主肺动脉和单侧肺血管阻塞,或以单侧肺血管阻塞为主时,需鉴别肺动脉肉瘤,肺动脉肉瘤病灶常呈膨胀性生长,可侵蚀血管壁,病灶密度不均,常有不同程度强化,需要组织活检确诊。

7. 纤维素性纵隔炎　纤维素性纵隔炎是纵隔非特异性纤维炎症性疾病,表现为纵隔胶原和纤维组织增生,可压迫肺动脉出现肺动脉高压,通气灌注扫描表现有类似 CTEPH 的灌注缺损,肺动脉外纤维组织在 CTPA 上容易误诊为肺动脉管腔内充盈缺损,通过多层面、连续扫描观察可鉴别管腔内外病变。纤维素性纵隔炎常继发于结核病变,常有结核病史及陈旧肺结核的影像特征,另外,纤维素性纵隔炎也可压迫肺静脉、支气管等结构也不同于CTEPH。

【治疗】

（一）基础治疗

基础治疗包括氧疗、抗凝治疗、利尿及康复训练等,严重右心功能不全者可适当应用洋地黄制剂。

抗凝治疗可防止新血栓的形成和肺栓塞再发,并可能促进部分血栓溶解、再通。常用的药物为华法林,口服华法林可以防止肺动脉血栓再形成和抑制肺动脉高压进一步发展。使用方法为:通常起始剂量 3.0~5.0mg/d,根据 INR 调整剂量,保持 INR 为 2~3。CTEPH 患者只要无绝对禁忌证,推荐终生抗凝治疗。

利尿可减轻心脏负荷,尤其是对于存在液体负荷过多时,利尿剂治疗可显著改善患者症状。有明显右心衰竭时可应用强心药,主要是小剂量洋地黄类药物。

（二）肺动脉血栓内膜剥脱手术

肺动脉血栓内膜剥脱术(pulmonary thrombendarterectomy,PEA)是治疗 CTEPH 最有效的方法,部分患者通过手术可达到治愈。肺动脉血栓内膜剥脱术是相当复杂的一类手术,需要深低温、停循环、完整剥离肺动脉内的陈旧血栓及瘢痕组织,术后可出现多重严重并发症,如循环衰竭、再灌注肺损伤、残余肺动脉高压等,手术成功与否涉及很多方面,包括术前评估、手术剥离、体外循环、麻醉、术后管理等,因此,手术的成功开展需要一个完整的肺栓塞与肺血管病医疗团队共同协作,目前国内仅少数团队开展该项手术。早期报道手术相关病死率为 5%~24% 之间,近年来,肺动脉血栓内膜剥脱术的病死率降至 5% 以下,国际上开展最早的中心(如美国加州大学圣地亚哥医学中心)手术病死率降至 1% 左右。

手术可行性评估　血栓栓塞阻塞的部位和程度是决定手术可行性的主要因素,主肺动脉、叶和段水平肺动脉的栓子是手术可及的病变,如栓塞阻塞程度与肺循环血流动力学匹配,则预期手术效果良好,适合手术。目前的手术技术尚不能应用于亚段肺动脉以下部位的栓塞病变。

一般而言,如存在肺动脉主干、叶或段肺动脉水平的栓塞,则一般被归为近端病变。亚段以下归位远端病变,不适合手术,但对于何种病变可以手术取决于手术团队的技术和经验。确定近端病变程度之后,术前对小血管病变严重程度进行筛查同样重要。当然,目前尚缺乏准确评估小血管病变严重程度的客观检查,通常根据血流动力学参数和影像学上栓子阻塞程度之间的匹配关系来进行评估,如肺血管阻力显著升高,而血管造影未发现较多栓塞病变,提示存在较严重的小血管病变,严重小血管病变会增加手术后残余肺动脉高压的风险,增加手术病死率。当然,这一方法依赖于专家的经验,具有很强的主观性,且评价标准在各医学中心和不同专家之间也存在差别。

手术适应证和禁忌证:严格掌握手术适应证是治疗成功的关键之一。随着术者熟练程度提高和手术技术的改进,适应证将会逐渐扩大。通常认为,同时满足以下条件的 CTEPH 患者可考虑行手术治疗:WHO 功能分级 Ⅱ ~ Ⅳ 级;栓塞病变手术可及(段及以上水平);术前 PVR>300dyn·s/cm^5;无严重合并症。其中,近端栓塞病变的栓塞程度与血流动力学是否匹配至关重要,是手术风险与预后评估的重要指标。PVR>1000dyn·s/cm^5 的患者,手术风险明显增加。但无 PVR、CO 或 PAP 的手术禁忌界值,即使 PVR>1500dyn·s/cm^5,如评估手术可去除大部分病灶,术后 PVR 可显著下降,则手术效果仍较满意。一般认为,如果术前预测手术可使 PVR 下降>50%,术后效果好;预测手术后 PVR 下降<50%,手术效果差,术后病死率高。

总之,手术可行性评估的一般原则:①肺动脉造影证实栓塞位于近端,手术可及。②血流动力学:WHO 功能分级 Ⅱ ~ Ⅳ 级、PVR>300dyn·s/cm^5。③栓塞与血流动力学匹配,预测手术可使 PVR 下降>50%。④无严重左心、肺、肝肾功能异常等基础疾病。⑤患者有手术意愿。

手术的禁忌证包括:①手术部位不可及,即栓子位于段水平以下肺动脉。②合并严重的基础疾病,如合并显著的肺功能异常、严重左心功能不全、严重肝肾功能不全、合并恶性肿瘤者等。

(三)球囊肺动脉成形术

在某些存在远端血栓栓塞性病变、不适合行肺动脉血栓内膜剥脱手术的患者,可行球囊血管成形术,通常为亚段及以下栓塞病变为主的患者考虑该手术治疗。资料显示,部分患者6 分钟步行距离和心功能 NYHA 分级可获得显著改善。目前应用这一技术治疗 CTEPH 的经验尚不充分。且手术相关并发症包括肺动脉破裂大出血、再灌注肺水肿等发生率也较高,远期预后需要进一步明确。目前,国际上拟进一步开展球囊肺动脉成形术与新型内科药物治疗对不能行肺动脉血栓内膜剥脱手术的 CTEPH 患者疗效的比较研究,有望获得进一步循证医学证据。

(四)肺动脉高压靶向药物治疗

肺动脉高压靶向药物治疗主要适宜于以下几种情况:①由于严重的远端血栓栓塞性病变而不宜接受手术治疗。②对于血流动力学状态极差的患者,手术风险高,可将药物作为手术前的"过渡"治疗。③术后残余肺动脉高压的患者。④由于严重合并症会增加术后死亡率,手术治疗存在禁忌等。目前国际上批准的用于治疗不能手术的 CTEPH 或术后残余肺动脉高压唯一药物是鸟苷酸环化酶激活剂利奥西胍,新近研究也发现,内皮素受体拮抗剂马西替坦对于不能手术的 CTEPH 或术后残余肺动脉高压患者具有显著疗效，其余包括前列环素类似物、其他内皮素受体拮抗剂以及磷酸二酯酶-5 抑制剂等，可改善 IPAH 的血流动力学，尽管有不少小样本研究也发现对于 CTEPH 有一定效果，但尚缺乏充分的循证医学证据。

1. 前列环素类似物　前列环素在 PAH 患者体内的代谢途径已明确，并已证实前列环素类似物可降低 PVR 和改善心功能，但对于 CTEPH 的疗效尚不肯定。

依前列醇（epoprostenol）：有研究对术前患有严重 CTEPH（$PVR>1200dyn \cdot s \cdot cm^{-5}$）的患者给予经静脉依前列醇过渡性治疗约 6 周，结果发现患者术前的 PVR 和心输出量明显改善，而 mPAP 无改变，血浆脑钠肽在治疗后亦显著降低，提示右心功能改善。最近一项包含 16 名 IPAH 患者与 11 名无法外科手术的 CTEPH 患者的研究提示，经静脉持续依前列醇治疗，患者的临床状况、运动耐量和心功能 NYHA 分级显著改善。

伊洛前列素（iloprost）：Kramm 等评价了中到重度 CTEPH（$n=10$）患者分别在术前、收住重症监护病房以及术后 24 小时吸入伊洛前列素的效果。对血流动力学的分析显示，在外科手术的疗效之外，术后吸入伊洛前列素对 PVR 和 mPAP 可能产生有利影响。

2. 内皮素受体拮抗剂　CTEPH 患者血浆内皮素浓度升高，同时，其肺血管平滑肌细胞的 B 型内皮素受体也增加。此外，通过犬 CTEPH 模型证实，内皮素介导了肺血管的重构，在肺动脉结扎部位的远端发生肺血管重构伴随有内皮素受体和一氧化氮合酶表达的上调。

波生坦（Bosentan）口服后可降低 mPAP，减轻右心衰竭，提高运动耐力和生活质量。在同等有效的情况下，波生坦较依前列醇更便于给药。用法：口服，初始剂量 62.5mg，目标剂量 125mg，每天 2 次。Bonderman 等评价了双重内皮素受体拮抗剂波生坦对一组无法接受手术治疗的 CTEPH 患者（$n=16$）为期 6 个月的治疗效果。11 名患者心功能 NYHA 分级得到改善。治疗后 6 个月，六分钟步行距离（6MWD）较基线水平明显改善，同时，血浆 BNP 前体的水平也有所下降。但更大规模的多中心随机研究则未能显示出波生坦对 CTEPH 的治疗效果。

磷酸二酯酶-5（PDE-5）抑制剂：Ghofrani 等对未手术治疗但存在进行性加重的远端病变或严重的 CTEPH 患者随访 6 个月，评价了西地那非的疗效。经过（6.5 ± 1.1）个月之后，6-MWD 和 PVR 明显改善，CI、mPAP 和中心静脉压也有明显变化。Sheth 等应用西地那非治疗不能手术、存在右心功能不全且正接受香豆素类药物抗凝治疗的 CTEPH 患者（$n=6$），6 周后随访显示西地那非可改善 mPAP 和心功能 NYHA 分级。

3. 可溶性鸟苷酸环化酶激活剂　可溶性鸟苷酸环化酶（soluble guanlyasecyclase，sGC）是重要的信号传导酶，可以被一氧化氮激活来催化三磷酸鸟苷转化为第二信使环磷酸鸟苷（cGMP）。可溶性鸟苷酸环化酶是 NO 受体。NO-sGC-cGMP 信号通路的损害被认为是引起肺动脉高压发病的重要因素。国际多中心研究资料显示，可溶性鸟苷酸环化酶激活剂利奥西胍可显著改善不能手术的 CTEPH 或术后残余肺动脉高压患者的活动耐力及血流动力学参数，与安慰剂比较具有显著统计学意义，长期应用可改善患者预后。

（五）肺移植

对于那些不适合进行血栓内膜剥脱术及球囊肺动脉成形术、内科治疗无效的患者应考虑肺移植。

【本章小结】

慢性血栓栓塞性肺动脉高压（chronic thromboembolic pulmonary hypertension，CTEPH）的诊断标准为：经过 3 个月以上规范抗凝治疗后，影像学证实存在慢性血栓，右心导管证实

mPAP≥25mmHg,PAWP<15mmHg,且除外其他类似栓塞性病变。CTEPH 早期症状轻微或非特异,后期则出现肺动脉高压和右心功能不全的相应表现。如果临床上遇到难以识别的呼吸困难,应该考虑到 CTEPH 可能。CTEPH 基础治疗包括氧疗、抗凝治疗、利尿及康复训练等,严重右心功能不全者可适当应用洋地黄制剂。肺动脉血栓内膜剥脱术(pulmonary thrombendarterectomy,PEA)是治疗 CTEPH 最有效的方法,部分患者通过手术可达到治愈。在某些存在远端血栓栓塞性病变、不适合行肺动脉血栓内膜剥脱手术的患者,可行球囊血管成形术。CTEPH 的靶向治疗目前选择较少,对于那些不适合进行血栓内膜剥脱术及球囊肺动脉成形术、内科治疗无效的患者应考虑肺移植。

（谢万木　翟振国）

参 考 文 献

1. O'Connell C,Montani D,Savale L,et al. Chronic thromboembolic pulmonary hypertension. Presse Med,2015,44 (12 Pt 2):e409-416.

2. Delcroix M,Kerr K,Fedullo P. Chronic Thromboembolic Pulmonary Hypertension. Epidemiology and Risk Factors. Ann Am Thorac Soc,2016,13Suppl 3:S201-206.

3. Yang S,Yang Y,Zhai Z,et al. Incidence and risk factors of chronic thromboembolic pulmonary hypertension in patients after acute pulmonary embolism. JThorac Dis,2015,7(11):1927-1938.

4. Lang IM,Dorfmüller P,VonkNoordegraaf A. The Pathobiology of Chronic Thromboembolic Pulmonary Hypertension. Ann Am Thorac Soc,2016,13Suppl3:S215-221.

5. Simonneau G,Torbicki A,Dorfmüller P,et al. The pathophysiology of chronic thromboembolic pulmonary hypertension. EurRespir Rev,2017,26(143).

6. Guth S,Wiedenroth CB,Kramm T,et al. Pulmonary endarterectomy for the treatment of chronic thromboembolic pulmonary hypertension. Expert Rev Respir Med,2016,10(6):673-684.

7. Pepke-Zaba J,Ghofrani HA,Hoeper MM. Medical management of chronic thromboembolic pulmonary hypertension. EurRespir Rev,2017,26(143).

8. Darocha S,Pietura R,Pietrasik A,et al. Improvement in Quality of Life and Hemodynamics in Chronic Thromboembolic Pulmonary Hypertension Treated With Balloon Pulmonary Angioplasty. Circ J,2017,81(4):552-557.

病例 23　慢性血栓栓塞性肺动脉高压

【病史简介】

患者,男,56 岁,主因"进行性气短 1 年余,加重 1 个月"入院。患者 2011 年 1 月坐长途客车后出现静息状态时气短,并晕厥 5 次,无咳嗽、咳痰,无发热、盗汗,无夜间阵发性呼吸困难,无胸前区疼痛等。在当地医院以"甲亢性心脏病"给予治疗(具体不详),疗效不佳,气短症状进行性加重。2011 年 9 月于我院行 CTPA 检查提示右肺动脉干及双肺下叶肺动脉分支条状低密度影,多考虑陈旧性肺栓塞;右心系统显著扩大,室间隔显著左偏。心脏超声提示右房右室大、肺动脉高压(估测肺动脉收缩压 99mmHg)。即给予华法林、贝前列素钠等治疗,症状无明显改善。

入院体检:体温 36.2℃,心率 78 次/分,呼吸 22 次/分,血压 120/80mmHg。双肺呼吸音清,未闻及干湿性啰音;心音有力,律齐,心界向右扩大,P2>A2,各瓣膜区未闻及病理性杂音;余无异常体征。

　　既往史:2 年前曾诊断为"甲亢",当地医院治疗后多次复查甲功正常;1 年前患脑梗死。

　　辅助检查:

　　血气分析:pH 7. 445,PO_2 57. 6mmHg,PCO_2 29. 6mmHg。

　　CTPA 扫描:肺动脉主干显著增宽,右肺动脉干及双肺下叶肺动脉分支贴壁低密度影;右心系统显著扩大,室间隔显著左偏。(图 3-15-1)。

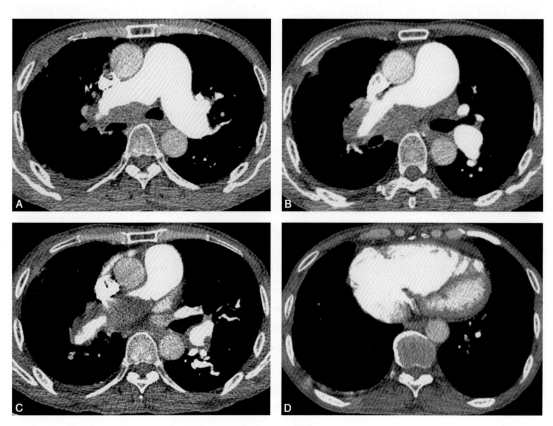

图 3-15-1　CTPA

示肺动脉主干显著增宽(A);右肺动脉干(B)及双肺下叶肺动脉分支贴壁低密度影(C);右心系统显著扩大,室间隔显著左偏(D)

　　心脏超声:右心房、右心室大;肺动脉高压(估测肺动脉收缩压 99mmHg)。

　　6 分钟步行试验:360m。

　　初步诊断:

　　1. 慢性血栓栓塞性肺动脉高压?

　　　　Ⅰ 型呼吸衰竭

　　　　WHO 肺动脉高压功能分级Ⅲ级

　　2. 慢性肺源性心脏病

【病例解析】

▧ [问题 1] 该患者确诊 CTEPH 还需完善哪些检查?

　　确诊肺动脉高压金标准为右心导管检查,检查结果提示毛细血管前肺动脉高压(表 3-

15-1）。

表 3-15-1 右心导管检查

参数	结果	参数	结果
BSA（m^2）	1.338	CI$[L/(min \cdot m^2)]$	3.0
Weight（kg）	45	CO（L/min）	4.9
Hight（cm）	145	PVR（$dyn \cdot sec/cm^5$）	542
HR（次/分）	90	PVRI（$dyn \cdot sec/cm^5$）	877
NBP（mmHg）	131/89	SVR（$dyn \cdot sec/cm^5$）	1592
SpO_2（%）	99	SVRI（$dyn \cdot sec/cm^5$）	2578
CVP（mmHg）	3	SV（ml）	58
PAP（mmHg）	77/26	SVI$[ml/(b \cdot m^2)]$	36
MPAP（mmHg）	41	SvO_2（%）	80
MAP（mmHg）	100	LVSWI$[(g \cdot m)/m^2]$	45
PCWP（mmHg）	8	RVWI$[(kg \cdot m)/m^2]$	19

急性肺血管扩张试验：阴性。

[问题 2] 该患者具有 VTE 和 CTEPH 危险因素吗？

我们进行了一系列筛查：

易栓症系列筛查：蛋白 S、蛋白 C，抗心磷脂抗体，同型半胱氨酸，抗凝血酶Ⅲ、蛋白 C、蛋白 S 和甲功五项均正常。

凝血因子系列：基本正常。

腹部超声：大致正常。

血沉、自身抗体，ANCA 系列，风湿系列，类风湿因子均正常。

综合分析未见易栓症和 CTEPH 高危因素。结合病史考虑患者初次发病即为长途旅行导致急性高危肺栓塞，但是未予及时和正确治疗，致使肺动脉内血栓机化贴壁，导致 PVR 升高，肺动脉高压和慢性肺源性心脏病。

目前患者诊断已基本明确。最后诊断：

1. 慢性血栓栓塞性肺动脉高压

　　Ⅰ型呼吸衰竭

　　WHO 肺动脉高压功能分级Ⅲ级

2. 慢性肺源性心脏病

[问题 3] 该患者应如何治疗？

CTEPH 的治疗应首选外科，对于不适合 PEA 手术患者可选择药物治疗。药物治疗主要以抗凝治疗和靶向降肺动脉压为主。对于心功能较差患者，可采用靶向药物桥接治疗以改善心功能，减少手术并发症。

【治疗】

1. 波生坦，62.5mg 口服，2 次/日 4 周后调整为 125mg 口服，2 次/日。

2. 伊洛前列素,10μg 雾化吸入,4 次/日。

3. 低分子肝素钙 0.1ml/kg 序贯口服华法林,抗凝治疗。

4. 强心、营养心肌、利尿治疗。

【随访】

治疗 6 周

血气分析:pH 7.48,PO_2 63mmHg,PCO_2 33mmHg。

心脏超声:心动过速,肺动脉高压(收缩压约为 91mmHg),右房、右室大,肺动脉内径增宽。

6 分钟步行试验:407m。

治疗 3 个月

血气分析:pH 7.449,PO_2 69mmHg,PCO_2 30mmHg。

6 分钟步行试验:470m。

PEA 手术:过程顺利,术后肺动脉压力恢复正常。继续抗凝治疗 3 个月,停用靶向药物。

【病例点评】

1. 对于既往可疑肺栓塞且未经常规治疗患者,如出现进行性劳力性呼吸困难,应考虑慢性血栓栓塞性肺动脉高压。在我国提高各级医生肺栓塞的诊疗水平是降低 CTEPH 发病率的重要措施。

2. CTEPH 首选外科治疗,对于不适合 PEA 手术患者可采用抗凝治疗和靶向降肺动脉压药物。对于心功能较差患者,可采用靶向药物术前桥接治疗以改善心功能,减少手术并发症。

(韩新鹏 李圣青)

第十六章 继发性肺动脉狭窄

　　肺动脉狭窄包括先天性和继发性两种类型。其中先天性肺动脉狭窄多发生于婴幼儿,在早期给予手术或介入治疗可获得良好的疗效。继发性肺动脉狭窄是导致第五大类肺动脉高压的常见原因,包括纤维性纵隔炎、大动脉炎、结节病和白塞病等。其中纤维性纵隔炎是最常见导致继发性肺动脉狭窄的病因,本文将做重点阐述。本文的肺动脉狭窄是指段以上肺动脉,段以下和肺小血管的病变在此不做讨论。肺栓塞所致肺动脉狭窄在此不做讨论。本文将分别阐述继发性肺动脉狭窄的常见病因、纤维性纵隔炎的病理特点、不同病因肺动脉狭窄的 CT 影像学特征、肺动脉狭窄的临床诊断和介入治疗五个方面。

【病因】

(一) 纤维性纵隔炎

　　纤维性纵隔炎(fibrosing mediastinitis,FM)是由多种原因引起纵隔无细胞成分的胶原和纤维组织增生,导致纵隔内的多种结构包括上腔静脉、肺动脉和肺静脉、中央气道和食管的压迫症状。纤维性纵隔炎的病因和发病机制目前仍不明确。在美国最常见的是荚膜组织胞浆菌感染,而在我国最常见的病因是结核感染。其他少见的病因包括曲霉菌感染、毛霉菌感染、芽生菌感染和隐球菌病。自身免疫性疾病也有纤维性纵隔炎的报道,包括白塞病和风湿性疾病。其他可致纤维性纵隔炎的病例包括放射性损伤、创伤、霍奇金病和马来酸美西麦角药物治疗等。另外,其他特发性纤维化性病变也可导致纤维性纵隔炎,如腹膜后纤维化、硬化性胆管炎、里德尔甲状腺炎和眼眶炎性假瘤等。

　　1. 组织胞浆菌感染　多个观察性研究提示在美国纤维性纵隔炎最常见的病因是荚膜组织胞浆菌感染。首先是因为大多数病例发生于荚膜组织胞浆菌感染流行区域。其次,很多患者荚膜组织胞浆菌抗原皮试阳性。第三,纵隔组织病检常可发现肉芽肿性炎症。第四,组织病理学标本中常可发现荚膜组织胞浆菌。

　　2. 结核杆菌感染　结核杆菌感染导致的纵隔纤维化常见于肺结核由于误诊、漏诊而未及时治疗、治疗不规范、疗效差的患者。结核感染所致纵隔纤维化改变较组织胞浆菌感染轻。最常见的病变是纵隔淋巴结肿大伴钙化,很少引起压迫症状。部分患者出现纵隔广泛纤维化改变是由于结核病变侵及纵隔淋巴结、气管和支气管、肺动脉和肺静脉等。导致气管和支气管狭窄、管壁钙化、肺动脉和肺静脉狭窄甚至闭塞等改变。严重者可致呼吸衰竭、肺动脉高压和慢性肺源性心脏病。

　　3. 特发性纤维性纵隔炎　特发性纤维性纵隔炎的病因不明,多为弥漫型纤维性纵隔炎。CT 影像表现为弥漫性、浸润性、非钙化性软组织影,影响到纵隔多个结构。

321

（二）结节病

结节病（sarcoidosis）是一种原因不明的慢性肉芽肿性病变,主要表现为胸腔内淋巴结肿大和肺部病变,疾病进展可表现为支气管狭窄、肺间质纤维化和肺小血管床的损害,部分患者发展为肺动脉高压。少部分患者可出现肺大血管的压迫和阻塞,形成原因包括三方面机制:①结节病所致的纤维性纵隔炎;②肿大淋巴结的压迫;③肉芽肿性炎症侵及大的肺血管壁。肺大血管的狭窄和闭塞也是导致肺动脉高压的重要原因。

（三）大动脉炎

大动脉炎（Takayasu arteritis,TA）是指主动脉及其主要分支的慢性进行性非特异性炎性疾病。病变多见于主动脉弓及其分支,其次为降主动脉、腹主动脉和肾动脉。受累的血管可为全层动脉炎。早期血管壁为淋巴细胞、浆细胞浸润,偶见多形核中性粒细胞及多核巨细胞。由于血管内膜增厚,导致管腔狭窄或闭塞,少数患者因炎症破坏动脉壁中层,弹力纤维及平滑肌纤维坏死,而致动脉扩张、假性动脉瘤或夹层动脉瘤。本病合并肺动脉受累并不少见,约占50%,其他类型的大动脉炎均可合并肺动脉受累,单纯肺动脉受累者罕见。肺动脉高压大多为一种晚期并发症,约占1/4,多为轻度或中度,重度少见。

（四）白塞病

白塞病（Behcet's disease,BD）是一种慢性多系统的血管炎。其特征性表现为反复发作性口腔和生殖器溃疡、葡萄膜炎和其他多器官损害。发病年龄较轻,男女发病率相当。白塞病累及肺部的发病率在1%～8%。白塞病的血管炎可累及大、中、小动脉和静脉系统。白塞病累及大血管称为血管型白塞病,表现为动脉或静脉的闭塞和动脉瘤形成,最常累及主动脉,其次为肺动脉。白塞病是肺动脉瘤样扩张的最常见病因,主要是由于肺动脉中膜营养血管的炎症导致弹性纤维破坏和管腔的扩张。病变的肺动脉内继发原位血栓形成,血栓机化而导致肺动脉狭窄或闭塞。

【纤维性纵隔炎的病理】

对于结节病、大动脉炎和白塞病的病理特点已有文献详细阐述,由于对纤维性纵隔炎的病理特点了解较少,在此作一个详细阐述。

纤维性纵隔炎在大体上表现为边界不清的白色、致密纤维组织在纵隔广泛浸润,并沿着气管血管束向远端延伸（图3-16-1A）。纤维性纵隔炎显微镜下改变主要表现大量的、少细胞的纤维组织浸润和脂肪组织的减少或消失,局部可有单核细胞浸润（图3-16-1B、C）。Flieder等将纤维化纵隔炎的病理改变分为三期。Ⅰ期病变主要为水肿的纤维黏液样组织;Ⅱ期病变主要为嗜酸性玻璃样病变环绕和浸润纵隔内的多种组织结构;Ⅲ期为典型的纤维化性纵隔炎改变（图3-16-1B、C）。

纤维性纵隔炎的病理鉴别诊断包括:①明确不同感染所致纵隔纤维化。主要有组织胞浆菌病和结核,可通过血清学和病原学检查明确诊断。②恶性肿瘤所致纵隔纤维化。包括硬化性非霍奇金病、结节性硬化性霍奇金病、局限性胸膜纤维瘤、弥漫性纤维性恶性胸膜间皮瘤等。此类病变的活检标本中细胞成分较多,可用于鉴别诊断。

【CT影像学】

（一）纤维性纵隔炎

纤维性纵隔炎的CT表现提示所有患者均有纵隔和肺门的软组织影,86%的患者有钙化,71%的患者合并气道狭窄,57%患者合并有肺部阴影。纤维性纵隔炎分两种类型:局限型和弥漫型。局限型纤维性纵隔炎的CT影像表现为气管旁、隆突下或肺门的局限性的钙化

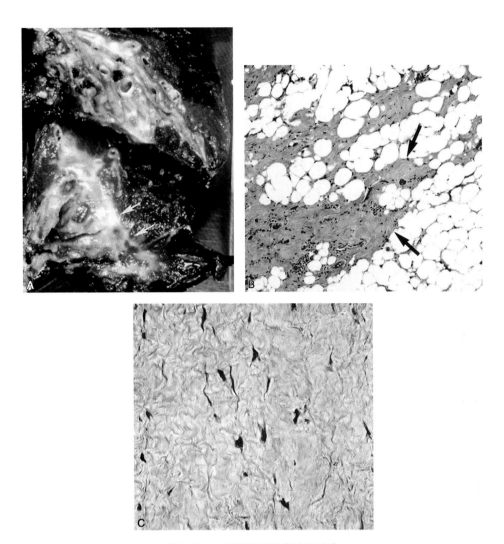

图 3-16-1　纤维性纵隔炎病理改变
A. 白色的纤维组织（白箭）包绕右肺门的支气管和血管结构，并沿着气管、血管束向远端延伸；
B. 低倍镜(25×)苏木精-伊红染色显示纤维组织（黑箭）向脂肪组织浸润；C. 高倍镜(100×)显示嗜伊红、少细胞的成熟胶原组织

病灶（图 3-16-2）。弥漫型纤维性纵隔炎的 CT 影像表现为弥漫、浸润性、非钙化性软组织影，影响到纵隔多个结构（图 3-16-3）。结核感染所致纤维性纵隔炎的肺部 CT 影像多有陈旧性肺结核病变。结核性纤维性纵隔炎既可表现为局限型病变，也可表现为弥漫型病变。患者的纵隔和肺门软组织均伴有钙化影。病变可导致肺动脉、肺静脉、气管、支气管的广泛狭窄。部分病人心包和食管也可累及，上腔静脉累及较少（图 3-16-4）。

（二）结节病

结节病的典型 CT 表现为双侧肺门对称性的淋巴结肿大。沿着气管、血管束分布的纤维化和小结节影，肿大淋巴结压迫和支气管壁肉芽肿性病变所致的中央气道狭窄。结节病终末期表现为弥漫性肺间质纤维化并牵拉性支气管扩张。由于微血管床的破坏，部分结节病患者可出现肺动脉高压，表现为肺动脉主干增宽、右房、右室大。少部分结节病胸部 CT 可表现为纵隔和双侧肺门淋巴结的弥漫性肉芽肿性病变，包绕支气管、肺动脉和肺静脉，导致支气管狭窄，

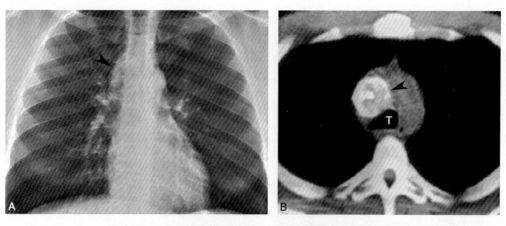

图3-16-2　组织胞浆菌感染导致纵隔肉芽肿病变（局限型）
A. 后前位胸片显示气管右侧钙化影（箭头）；B. CT 扫描（纵隔窗）显示气管旁局限性阴影伴广泛钙化（箭头），压迫气管（T）

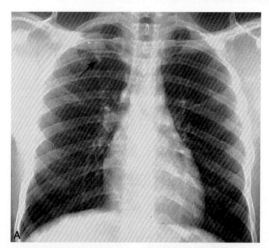

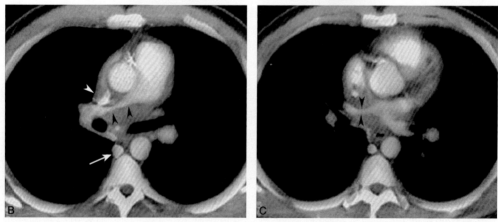

图3-16-3　特发性纤维性纵隔炎合并上腔静脉综合征
A. 后前位胸片显示右气管旁条带略有增厚，右肺上叶钙化灶（黑箭）；B. 增强 CT 扫描（纵隔窗）显示中纵隔浸润性软组织影，上腔静脉远心端被软组织包绕并狭窄明显（白色箭头）右肺动脉主干狭窄（黑色箭头）和奇静脉扩张（白箭）；C. 增强 CT 扫描（纵隔窗）显示右上肺静脉被软组织包绕并狭窄（黑箭）

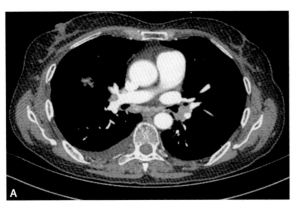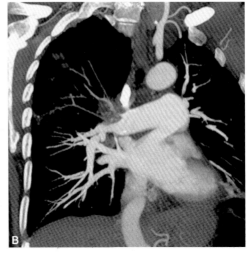

图 3-16-4　结核感染所致纤维性纵隔炎

A. CT 肺动脉造影示隆突下和双侧肺门软组织影并散在钙化;B. CT 肺动脉三维重建示右上肺动脉起始部被软组织包绕并明显狭窄

肺动脉和肺静脉的狭窄甚至闭塞,是结节病所致肺动脉高压的另一重要原因(图 3-16-5)。

(三) 大动脉炎

大动脉炎的非特异性炎性病变多见于主动脉弓及其分支,其次为降主动脉、腹主动脉和肾动脉,肺动脉、冠状动脉也可受累。根据病变部位可分为 4 种类型:头臂动脉型(主动脉弓综合征),胸-腹主动脉型,广泛型和单纯肺动脉型。由于大动脉炎的临床表现和实验室检查都不具有特异性,因此大动脉炎的诊断更多依赖于影像学检查。CT 检查在早期可显示血管壁增厚、管腔狭窄、动脉瘤样扩张,晚期表现为动脉闭塞。50% ~ 80% 的患者累及肺动脉。肺动脉型的典型 CT 表现是狭窄或闭塞,主要累及段和亚段肺动脉,叶一级肺动脉和肺动脉主干较少累及(图 3-16-6)。肺动脉型的早期 CT 表现是管壁增厚,慢性期表现为管壁钙沉积和管腔狭窄或闭塞。单侧肺动脉闭塞可发生于晚期病例。对于不明原因的慢性肺动脉阻塞患者应考虑晚期大动脉炎的可能。

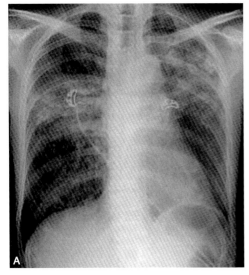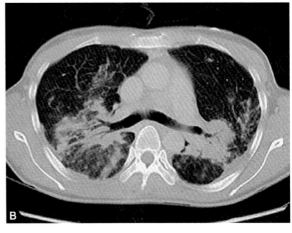

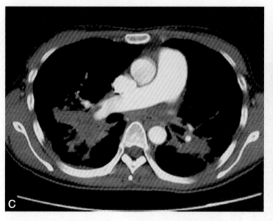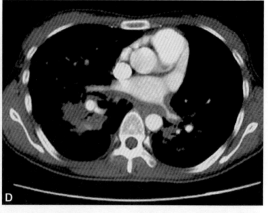

图 3-16-5　结节病所致纤维性纵隔炎

A. 胸片显示双侧上、中肺野浸润影；B. 胸部 CT 肺窗显示双肺实变影并支气管充气征，支气管腔显著狭窄，双肺散在小结节并有融合趋势；C. 胸部 CT 纵隔窗显示纵隔和双肺门弥漫性软组织浸润影，右上肺动脉起始部被软组织包绕并狭窄；D. 胸部 CT 纵隔窗显示纵隔和双肺门弥漫性软组织浸润影，左下肺静脉被软组织包绕、压迫并狭窄

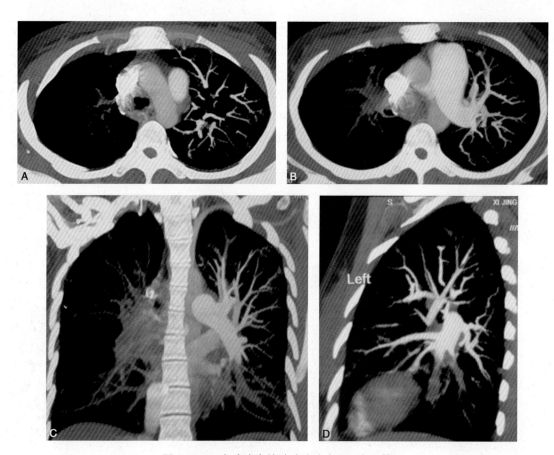

图 3-16-6　大动脉炎的肺动脉病变（22 岁女性）

A. 肺动脉造影显示右上叶肺动脉影消失；B. 肺动脉窗显示右肺动脉闭塞不显影，肺动脉主干增宽；C. 肺动脉造影冠状面显示右侧肺动脉不显影，左肺下叶肺动脉分支闭塞；D. 肺动脉造影矢状面显示左肺下叶肺动脉外侧段和后段分支血管闭塞

（四）白塞病

白塞病的肺血管病变胸片表现为肺门增大或类圆形阴影,通常提示肺动脉瘤。咯血是最常见的症状,也是主要致死原因。白塞病的肺动脉瘤呈梭形或囊状,通常累及双肺多个肺动脉,以下叶和主肺动脉多见。白塞病的肺动脉瘤通常部分或完全被血栓充填,血栓通常原位形成而非其他部位血栓脱落。未治疗患者肺动脉瘤 2 年内的死亡率达 30%,有咯血患者的平均生存期 10 个月。有报道接受免疫抑制剂治疗的患者 75% 的肺动脉瘤可消失。血管炎导致的血管壁增厚可见于主动脉和上腔静脉。白塞病常见上腔静脉血栓和其他纵隔静脉血栓。心内血栓常见于右心,和肺动脉血栓、静脉血栓和心内膜心肌纤维化并存。常见肺实质的病变是胸膜下肺泡浸润和楔形阴影或边界不清的高密影,提示局部肺血管的炎症和血栓导致肺梗死、出血和局灶性肺不张(图 3-16-7)。

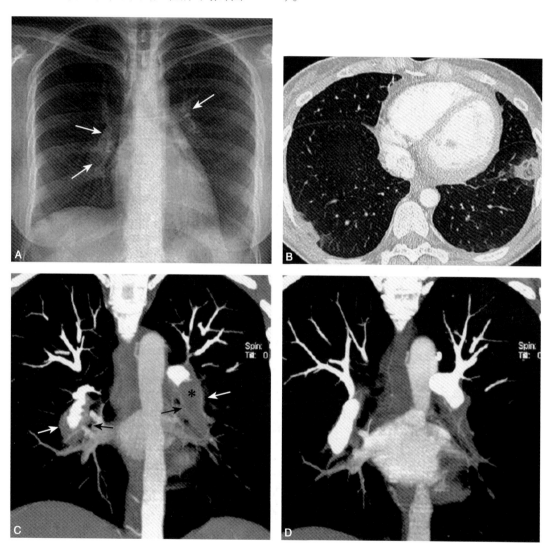

图 3-16-7　白塞病的肺动脉病变

A. 胸片显示右侧叶间肺动脉、右下叶肺动脉和左肺动脉增大、密度增高(白箭);B. 胸部 CT 肺窗显示胸膜下楔形密度增高影,提示肺栓塞导致的肺梗死;C. 肺动脉造影冠状面显示叶间肺动脉和直径增宽,肺动脉瘤内血栓形成(黑箭、白箭),右侧部分血栓栓塞,左侧血栓完全栓塞(星号);D. 肺动脉造影冠状面显示患者经免疫抑制治疗 1 个月后,与 C 图同一层面双侧肺动脉瘤内血栓的大小和范围明显缩小

【临床诊断】

（一）肺动脉狭窄的诊断评估

当患者出现下述4种情况应考虑肺血管病的可能性：①胸闷、气短和劳力性呼吸困难；②血气分析提示低氧血症和Ⅰ型呼吸衰竭；③肺功能检查基本正常或轻度阻塞性或限制性通气功能障碍；④胸部CT无明显肺间质纤维化改变。肺动脉狭窄的诊断分两步：首先，通过胸部CT肺动脉造影检查明确肺动脉狭窄的部位、范围和程度；其次，综合检查和分析明确肺动脉狭窄的病因。胸部CT肺动脉造影和气管、血管的三维重建技术不仅可以直观地描述肺动脉狭窄的部位和程度，还有助于和其他纵隔浸润性病变相鉴别，如肺癌、转移性癌、淋巴瘤、纵隔肉瘤或少见的纵隔硬纤维瘤等。纤维性纵隔炎多伴有软组织钙化，如果纵隔软组织影无明显钙化，应行活检和病原学检查以进一步明确诊断。外科活检如纵隔镜、胸腔镜或开胸手术优于经胸针吸活检。

（二）纤维性纵隔炎的临床特点

纤维性纵隔炎可发生于任何年龄的患者，男、女患者比例相当。大多数患者的症状或体征与中央气道、上腔静脉、肺静脉、肺动脉和食管等纵隔重要脏器的阻塞与压迫相关。心脏、心包、冠脉、主动脉及其分支很少累及。最常见的症状有咳嗽、呼吸困难、反复发作的肺部感染、咯血和胸膜炎性胸痛。上腔静脉阻塞综合征较少见，仅见于纵隔肉芽肿性病变。中央气道阻塞常见于纤维性纵隔炎，通常表现为咳嗽和气短。患者可表现为反复发作性或持续性肺炎，也可表现为阻塞气道远端的肺不张。肺静脉闭塞的患者可表现为进行性或劳力性呼吸困难和咯血，称为"假性二尖瓣狭窄综合征"。长期肺静脉闭塞也可导致继发性肺动脉高压和肺源性心脏病。肺静脉闭塞也可导致肺梗死。肺动脉狭窄或闭塞可导致患者胸闷气短，劳力性呼吸困难，可进一步发展为低氧血症或Ⅰ型呼吸衰竭，严重者导致肺动脉高压和慢性肺源性心脏病。如果患者较年轻，来自组织胞浆菌病流行区域，胸部CT可见纵隔浸润性病变广泛钙化，应考虑组织胞浆菌所致纤维性纵隔炎的诊断。老年患者，既往曾有肺结核病史或正在进行抗结核治疗，胸部CT显示肺野有陈旧性结核病灶，中央气道狭窄、变形伴有管壁钙化，纵隔浸润性病变多以肺门为主，伴有广泛钙化，应考虑结核感染所致纤维性纵隔炎的诊断。有临床症状的患者，胸部CT显示病灶为单侧或局限型纵隔病变，既可保守治疗，也可做根治性切除。胸部CT显示双侧弥漫型纵隔病变通常不考虑手术治疗。

（三）肺血管炎的临床特点

大动脉炎和白塞病可归为肺血管炎性疾病，发病率较低，较难诊断，因为肺血管炎的症状和体征常与感染、恶性肿瘤、血栓性疾病和结缔组织病相重叠。大动脉炎患者年龄几乎都在40岁以下，主要累及大动脉及其主要分支，通常不累及颅内动脉。按受累血管的不同，出现相应器官缺血的症状与体征，如头痛、头晕、晕厥、卒中、视力减退、四肢间歇性活动疲劳，肱动脉或股动脉搏动减弱或消失，颈部、锁骨上下区、上腹部、肾区出现血管杂音，两上肢收缩压差>10mmHg。如果患者出现复发性口腔溃疡、眼炎、生殖器溃疡以及特征性皮肤损害，另外出现大血管或神经系统损害高度提示白塞病的诊断。白塞病的基本病变为血管炎，全身大小血管均可累及，约10%~20%患者合并大中血管炎，是致死致残的主要原因。肺动脉系统被累及时，动脉壁的弹力纤维破坏及动脉管壁内膜纤维增生，造成肺动脉狭窄、扩张、产生动脉瘤和原位血栓形成。25%左右患者发生表浅或深部的迁移性血栓性静脉炎及静脉血栓形成，造成狭窄与栓塞。下腔静脉及下肢静脉受累较多见。

【治疗】

（一）病因治疗

肺动脉狭窄首先是病因治疗，不同病因所致肺动脉狭窄的治疗原则不同。我国最常见的结核感染导致的纤维性纵隔炎首先应规律的抗结核治疗，结核感染控制后仍有肺动脉狭窄，可考虑介入治疗。其他如真菌感染、放射性损伤、创伤和药物引起的纤维性纵隔炎应分别针对不同病因处理。大动脉炎、结节病和白塞病等可根据不同病情给予激素和免疫抑制剂类药物。不同病因所致的不同并发症应给予相应处理。

（二）介入治疗

符合如下标准的患者可考虑行经皮肺动脉介入治疗：①肺动脉 CT 三维成像证实周围肺动脉存在中、重度狭窄；②肺动脉狭窄相应区域肺灌注减低；③合并中、重度肺动脉高压或右心功能不全；④无介入治疗相关禁忌证，如病情不稳定，无法耐受介入治疗者，对比剂过敏等。

肺动脉介入所需材料、仪器：西门子 ArtisdBA 双平板血管造影机、动脉鞘组、造影导管、指引导管（GUID）、PTA 球囊、球囊扩张支架、碘对比剂（300I）。

手术操作：患者取平卧位，吸氧、心电监护，建立静脉通道，消毒铺巾，所有患者均选用股静脉路径，穿刺点局部麻醉。采用 Seldinger 穿刺技术，置入 8F 下肢动脉鞘，给予肝素 1mg/kg 后送入 6F 猪尾巴造影导管通过股静脉-下腔静脉-右心房-右心室-肺动脉，分别行双侧肺动脉数字减影血管造影，了解肺动脉的解剖全貌，明确病变部位和狭窄程度，决定手术方案。换用 8F GUID 管及 MPA 导管推送到靶病变的近端，送 MPA 导管达病变的远端，造影示远端显影，撤出单弯管并留置交换导丝。先行球囊预扩张，球囊直径以等于或小于参考血管直径 10%，长度应尽可能一次即覆盖病变，加压时间（20～30 秒），中等压力（5～10 个大气压）为宜，尽可能减少夹层的发生（图 3-16-8）。球囊成形术成功的标准：术后残余狭窄<30%，且无明显夹层及手术相关的严重并发症。如球囊成形术失败，需考虑置入自膨胀支架。自膨胀支架应直径大于参考血管直径的 10%～15%，长度应覆盖病变全程，但不要覆盖邻近的肺动脉分支开口。支架置入术技术成功的标准：支架置入后残余狭窄<10%，且无明显夹层及与手术相关的严重并发症。以同样方法行其他部位肺动脉病变的介入治疗，手术前后均经导引导管行主肺动脉的压力测定。术中严格观察患者生命体征，球囊成形术的并发症：呼吸

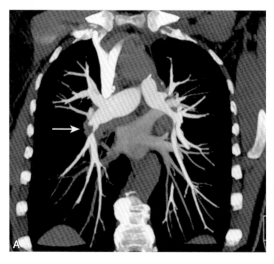 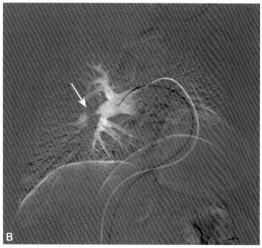

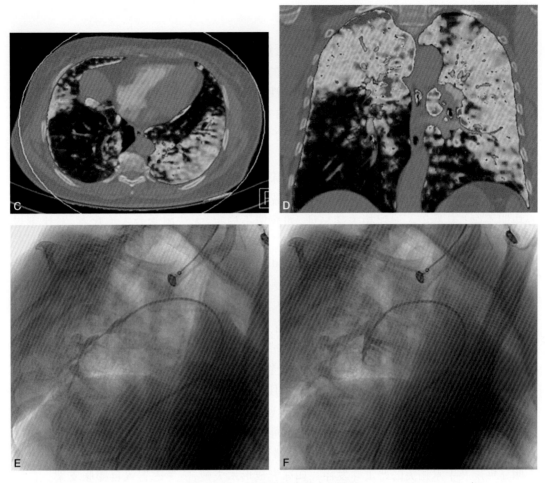

图 3-16-8 肺动脉狭窄的介入治疗

A. CT 肺动脉造影肺血管三维重建显示右肺下叶肺动脉显著狭窄(白箭),纵隔弥漫软组织影,无明显钙化;B. 肺动脉造影明确右肺下叶肺动脉显著狭窄(白箭);C. 双能量 CT 肺灌注扫描横断面显示右肺下叶和左肺下叶前内基底段灌注明显减低;D. 双能量 CT 肺灌注扫描冠状面显示右肺中叶和下叶以及左肺下叶前内基底段灌注明显减低;E. 导丝引导球囊导管至狭窄部位,先行球囊扩张;F. 导丝引导球扩支架至狭窄部位,支架释放后行肺动脉造影显示狭窄部位恢复血流

困难、咯血、心室颤动等,支架置入的并发症:心脏骤停、反常栓塞、支架移位、动脉瘤、肺动脉分支狭窄及破裂等。

【本章小结】

继发性肺动脉狭窄的病因包括纤维性纵隔炎、结节病、大动脉炎和白塞病等。纤维性纵隔炎和结节病主要是由于外压性肺动脉狭窄导致肺动脉高压;大动脉炎的 CT 影像表现为由远及近的肺动脉狭窄、闭塞;白塞病表现为近端肺动脉膨隆和原位血栓形成导致肺动脉狭窄与闭塞。继发性肺动脉狭窄包括积极治疗原发病和介入治疗。肺动脉 CT 三维成像证实近端肺动脉存在中、重度狭窄,肺动脉狭窄相应区域肺灌注减低,合并中、重度肺动脉高压或右心功能不全时可采用介入治疗解除狭窄和缓解肺动脉高压。

(李圣青)

参 考 文 献

1. Loyd J E, Tillman BF, Atkinson JB, et al. Mediastinal fibrosis complicating histoplasmosis. Medicine (Baltimore),1988,67(5):295-310.

2. Lee JY,Kim Y,Lee KS,et al. Tuberculous fibrosing mediastinitis:radiologic findings. AJR Am J Roentgenol, 1996,167(6):1598-1599.

3. Damuth TE,Bower JS,Cho K,et al. Major pulmonary artery stenosis causing pulmonary hypertension in sarcoidosis. Chest,1980,78(6):888-891.

4. Castaner E,Alguersuari A,Gallardo X,et al. When to suspect pulmonary vasculitis:radiologic and clinical clues. Radiographics,2010,30(1):33-53.

5. Flieder DB,Suster S,Moran CA. Idiopathic fibroinflammatory (fibrosing/sclerosing) lesions of the mediastinum: a study of 30 cases with emphasis on morphologic heterogeneity. Mod Pathol,1999,12(3):257-264.

6. Rossi SE,McAdams HP,Rosado-de-Christenson ML,et al. Fibrosing mediastinitis. Radiographics,2001,21(3): 737-757.

7. Hasegawa K,Ohno S,Takada M,et al. Sarcoidosis complicated with major pulmonary artery obstruction and stenosis. Intern Med,2012,51(19):2775-2780.

8. Zhang LJ,Lu GM. Takayasu's arteritis involving the pulmonary arteries:evaluation by quantitative dual-energy computed tomographic pulmonary angiography. Eur Heart J,2012,33(7):928.

病例 24 结节病导致肺动脉广泛狭窄

【病史简介】

患者,女,66 岁,主因"咳嗽伴胸闷、气短 11 个月"入院。患者缘于 11 个月前受凉后出现咳嗽,伴胸闷、气短,无发热、寒战,自服抗生素后症状无缓解。于当地医院以"肺结核、右侧胸腔积液"给予四联(异烟肼、利福平、吡嗪酰胺、乙胺丁醇)抗结核治疗后症状略缓解。7个月前咳嗽再次加重,在当地医院查胸部 CT 提示右肺上叶尖后段可见不规则片状及结节状高密影,边缘模糊,周围可见散在斑片状高密度影及钙化灶;行胸腔穿刺术,抽出黄色胸腔积液约 1500ml,胸腔积液相关检查提示渗出液,故继续给予四联抗结核治疗。2 个月前症状再次加重,伴发热、盗汗,最高体温 38℃,行胸部 CT 检查提示右肺弥漫性间质增生、内有散在结节影,右上肺可见条片状高密度影,右侧胸腔积液。在当地医院引流出黄色浑浊胸腔积液约 1900ml,同时给予抗感染等治疗,症状无缓解。

既往史:既往体质一般,有高血压病 4 年。

个人史、家族史无特殊。

体格检查:T 37.5℃,P 80 次/分,BP 110/80mmHg,R 20 次/分;全身浅表淋巴结未及肿大;右下肺叩诊呈浊音,呼吸音低,其余肺呼吸音粗,未闻及干湿性啰音;余查体未见明显异常。

实验室和辅助检查:

血气分析(2012-12-27):pH 7.456,PO_2 61.5mmHg,PCO_2 34.3mmHg。

血沉(2012-12-27):85mm/hr。

血 T-spot(2012-12-27):抗原 A 孔 0 SFC/$2.5×10^5$ PBMC,抗原 B 孔 0 SFC/$2.5×10^5$ PBMC。

心脏超声(2012-12-27):心律不齐,心包少量积液,各心腔大小及大血管内径未见异常。

下肢血管超声(2012-12-27):右侧小腿肌静脉内径增宽伴血栓形成。

初步诊断:

  1. 肺结核？

  2. 胸腔积液原因待查

    结核性胸膜炎？

  3. 肺栓塞？

  4. 下肢肌静脉血栓栓塞

【病例解析】

[问题1]　为明确诊断,该病人下一步还需完善什么检查?

  患者因咳嗽,伴胸闷、气短在外院行相关检查后考虑结核,曾给予四联(异烟肼、利福平、吡嗪酰胺、乙胺丁醇)抗结核治疗,症状有所好转,但症状反复发作。而且下肢血管超声提示右侧小腿肌静脉内径增宽伴血栓形成。目前不能除外肺血管疾病,因此行 CTPA 检查。

  胸部 CTPA(图 3-16-9):双肺门及纵隔多发肿大淋巴结,以右肺门为著,部分钙化形成;

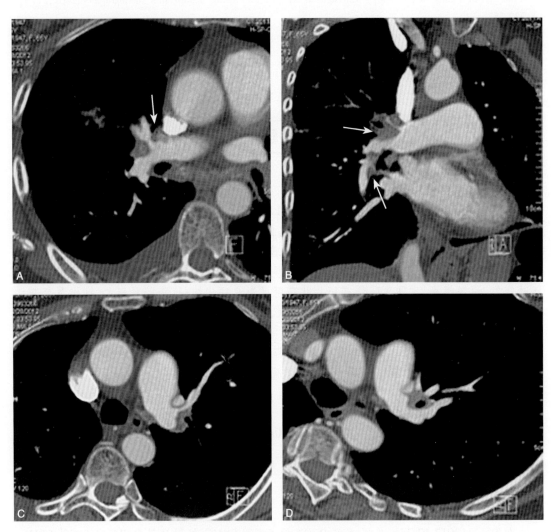

图 3-16-9　胸部 CTPA(2012-12-28)

A. 双肺门及纵隔多发肿大淋巴结,以右肺门为著,部分钙化形成(白箭);B. 肺动脉周围可见软组织影;右上叶肺动脉干及其分支重度狭窄,右下肺动脉主干及其分支中-重度狭窄(白箭);C. 左肺上叶肺动脉轻度狭窄;D. 左肺下叶肺动脉主干及其分支中-重度狭窄

纵隔软组织影导致肺动脉主干及分支多发狭窄。

[问题2] 肺动脉广泛狭窄的原因是什么?

影像学提示双侧门及纵隔多发肿大淋巴结,部分钙化形成;肺动脉周围可见软组织影。血沉增快,胸腔积液检查提示渗出液。既往曾按肺结核治疗效果不明显。因此需进一步检查以明确原发病是否为结核所致的纤维性纵隔炎继发的广泛肺动脉狭窄。

血清 TB-DNA:<500copies/ml。

血 G 试验和 GM 试验均阴性。

痰浓缩法未查见抗酸杆菌。

支气管镜检查:各叶段支气管扭曲变形,管腔普遍狭窄,黏膜多发碳末沉积,右肺中叶支气管呈缝隙样狭窄。

肺泡灌洗液:TB-DNA:<500copies/ml,未查见抗酸染色。

EBUS 纵隔淋巴结穿刺活检病理:肉芽肿性病变,未见干酪样坏死。

患者临床特点分析:①咳嗽伴胸闷、气短 11 个月,抗结核治疗后症状无明显缓解。咳嗽、气短无明显缓解,胸腔积液无明显吸收。②影像学提示纵隔、双侧肺门多发肿大淋巴结;肺动脉周围可见软组织影,肺动脉造影肺动脉多发狭窄。③支气管镜检查显示各叶段支气管扭曲变形,管腔普遍狭窄,右肺中叶支气管呈缝隙样狭窄。④结核和真菌相关检查均为阴性。淋巴结活检提示非干酪样坏死性肉芽肿性病变。

依据以上特点,考虑结节病所致继发性肺动脉狭窄。

最后诊断:

1. 结节病Ⅱ期

2. 肺动脉广泛狭窄

3. 下肢肌静脉血栓栓塞

[问题3] 如何制订治疗方案?

患者系结节病继发肺动脉狭窄,积极治疗原发病,纵隔和肺门软组织影吸收后狭窄的肺动脉有可能恢复正常。因此,我们首先选用激素和免疫抑制剂常规用药 3 个月后再观察疗效,必要时再考虑肺动脉狭窄的介入治疗。下肢肌静脉血栓既可观察,也可抗凝 3 个月后观察疗效,如果血栓吸收即可停药。

【治疗】

1. 泼尼松 30mg,1 次/日,口服。

2. 硫唑嘌呤 100mg,1 次/日,口服。

3. 华法林抗凝,维持 INR 在 2~3。

治疗 3 个月后复查肺动脉 CTA 示纵隔和双肺门软组织影明显吸收,肺动脉狭窄显著改善(图 3-16-10)。

血沉:正常。

下肢血管超声:肌静脉血栓完全吸收。

停用硫唑嘌呤,停用华法林。泼尼松减量维持。

【随访】

6 个月后电话随访患者诉胸闷、气短明显好转,当地影像学提示胸腔积液吸收。血气分析恢复正常。血沉恢复正常。激素逐渐减量维持 1 年。

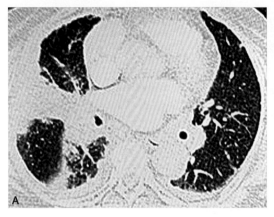
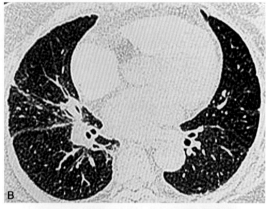
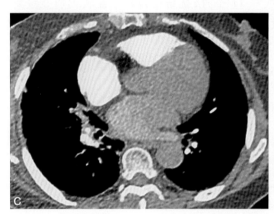
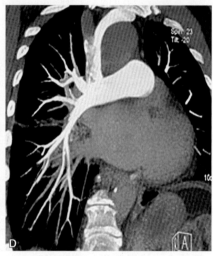

图 3-16-10 激素和免疫抑制剂治疗 3 个月后复查肺动脉 CTA
A. 治疗前肺部实变影和双肺门肿大淋巴结;B. 治疗后肺部病变较前显著吸收,胸腔积液消失;
C. 双肺门和纵隔软组织影显著吸收;D. 肺血管基本恢复正常,未见明显狭窄

【病例点评】

1. 我国继发性肺动脉狭窄的常见病因为纤维性纵隔炎、结节病和大动脉炎等。此例患者外院反复抗结核治疗效果不佳,病理提示肉芽肿性改变,在排除结核和真菌感染的同时,应考虑结节病。在给予激素与免疫抑制治疗后,患者症状明显缓解。

2. 患者肺动脉 CTA 虽然显示双侧肺动脉软组织压迫导致广泛狭窄,但是多数患者经过激素治疗可恢复正常。对于少数内科治疗不能缓解的肺动脉狭窄,且导致肺动脉高压和呼吸衰竭时,可考虑肺动脉介入治疗。

（韩新鹏　李圣青）

第十七章 肺结节病相关性肺动脉高压

结节病(sarcoidosis)是一种原因不明的肉芽肿性疾病,可以侵犯机体的各个系统,其中以肺脏和淋巴系统的累及最为常见。特征性病理改变为受累器官的非干酪样坏死性肉芽肿。具有肺部影像学证据,典型的临床特征和病理活检提示非干酪样坏死性肉芽肿,在除外其他肉芽肿性病变时,可确诊结节病。所有疑诊结节病的患者均应做病理活检,Lofgren综合征(双侧肺门淋巴结肿大,结节性红斑和关节痛)患者除外。结节病的诊断不能够只依赖病理结果,病理学家只能提示肉芽肿性病变。对糖皮质激素治疗反应良好也不能确诊结节病。血清血管紧张素转换酶水平诊断的敏感性和特异性均较低,对治疗的指导意义也不大。对于肺部病变不明显的患者,18FDG PET检查可用于发现诊断性活检的部位。18FDG PET和磁共振钆增强造影用于检查心脏和神经系统病变(慢性肾病患者慎用钆对比剂,易引起肾纤维化)。大多数结节病患者无需胸部CT检查。当胸片不典型或有咯血时,可考虑胸部薄层CT扫描。结节病的全身症状主要是疲劳。结节病心脏损害的发病率远远大于文献报道,可导致心室功能下降和猝死。心脏和神经系统的结节病可发生于其他脏器系统未受累时。胸片结节病的分期(Ⅰ、Ⅱ和Ⅲ期)不能反映疾病发生、发展的时间顺序。大多数结节病患者无需治疗。肺功能检查可用于指导肺结节病的治疗。85% ~ 95%的结节病患者有肺部异常。肺部结节病的治疗非必须,因为2/3的患者会自然消退。然而,1/3的患者会进展为呼吸衰竭。肺动脉高压是慢性呼吸衰竭的重要原因,导致患者活动能力下降甚至死亡。结节病相关肺动脉高压(SAPH)的发病率较低,但是,在晚期结节病患者中肺动脉高压非常常见。SAPH的危险因素包括限制性肺通气功能障碍,低氧,晚期结节病和一氧化碳(CO)弥散降低。SAPH的发病机制包括肺血管病变和外源性动脉压迫。采用内皮素受体拮抗剂,前列环素类似物和PDE-5抑制剂等靶向扩张肺动脉的药物治疗SAPH可改善肺循环的血流动力学,但是不能够改善患者的运动耐量。本章节重点讨论SAPH的流行病学与发病机制,结节病相关肺动脉高压的临床特点与诊断,探讨SAPH的肺动脉高压靶向药物治疗和介入治疗。

【流行病学】

结节病相关肺动脉高压(SAPH)的实际发病率不明确。肺动脉高压(PH)的检查技术、筛查的纳入标准和人种都会影响SAPH发病率的确定,因此,不同的研究报告中SAPH的发病率差异很大。日本一项前瞻性观察性研究纳入246例慢性结节病肺功能良好的患者,采用经胸心脏B超检测肺动脉压力,212例心脏B超数据完整的患者中,仅12例(5.7%)发现PH(肺动脉收缩压≥40mmHg)。该研究提示限制性通气功能障碍是SAPH的独立危险因素。意大利和波兰104例患者右心导管(RHC)报告肺动脉高压的发病率是6% ~ 23%。该研究提示结节病分期越高PH发病率越高,大约1/2的Ⅲ期结节病患者可检测到轻度的平均肺动脉压(mPAP)升高。当筛查对象为晚期肺实质病变患者时,PH 的发病率显著提高。一项队列研究纳入了 363 例拟作肺移植患者,RHC 检查结果提示 74% 的患者有不同程度的 PH,其中大约 1/3 的患者有严重的肺动脉高压(mPAP≥40mmHg)。筛查不明原因呼吸困难的结节病患者时,PH 的发病率要高很多。一项单中心回顾性研究发现 53 例持续呼吸困难结节病患者中有 25 例(47%)mPAP≥25mmHg。因此,由于肺动脉高压的检查技术、筛查的纳入标准和人种的差异,使得目前很难确定 SAPH 的准确发病率。

【病理生理学】

SAPH 在 WHO 肺动脉高压分类中归为第五大类,其发病机制包括多个方面。肺部结节病的肉芽肿性炎症沿着淋巴系统分布。在支气管血管束周围,肉芽肿病变邻近肺动脉;在小叶间隔区域,肉芽肿病变邻近静脉。由于解剖位置邻近,因此肺结节病的肉芽肿或巨细胞通常会累及肺动脉,包括肺动脉的外膜、中膜和内膜。病理学研究显示 69%~100% 的肺结节病肉芽肿侵及肺血管,导致血管闭塞,血管周围纤维化或肉芽肿性肺血管炎(图 3-17-1)。同样,肉芽肿和巨细胞导致的瘢痕和闭塞也可发生在肺静脉,其血流动力学特点类似肺静脉闭塞病(PVOD)。活动性肉芽肿炎症和纤维化导致的血管闭塞是晚期结节病患者肺动脉高压的发病机制之一。此外,肉芽肿病变定位邻近血管的特点解释了即使肺实质病变不明显也会出现 SAPH 的原因。

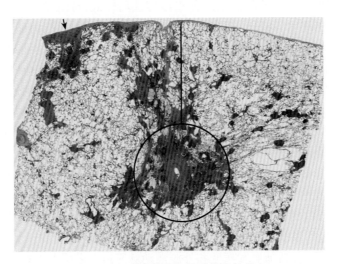

图 3-17-1 肺结节病肉芽肿病变的分布

结节病肉芽肿沿淋巴系统分布,包绕支气管血管束(圆形区域),位于包含肺静脉的小叶间隔(直线附近)和胸膜下区域(黑箭)。由于这种解剖定位的特点,肉芽肿性炎症经常侵蚀血管结构,甚至在没有明显的肺纤维化或血管壁炎症时也会破坏血管

尽管 SAPH 源于晚期结节病肺部微血管因纤维化或肉芽肿病变所致血管闭塞的假说解释了大多数患者 SAPH 的成因,但是不能够完全解释没有间质性肺病影像学证据的患者存在肺动脉高压现象。在近期的一项回顾性研究中,32 例 SAPH 患者中有 32% 的病例没有明显的肺实质纤维化。50% 患者 mPAP 的升高与肺部病变不成比例。一项病例研究描述了 SAPH 患者存在肺血管的丛样损害,此发现的临床意义不明,因为大样本的 SAPH 研究中没有观察到丛样损害。有几项研究阐述了其他可能的发病机制,包括增大肺门淋巴结对肺动脉的外源性压迫,心肌结节病所致心脏收缩与舒张功能障碍和低氧性血管收缩。阻塞性睡

眠呼吸暂停在结节病患者中常见,也会导致肺循环阻力增加。最后,尽管孤立的血管反应也被用来解释部分病例的SAPH,但是如果没有相应的病理学证据证明此类患者没有肉芽肿性炎症,这一发病机制仍然只是一种假设。

内皮素与特发性肺动脉高压的发病机制密切相关。ET-1在肺组织中表达丰富,由平滑肌细胞、内皮细胞和气道上皮细胞表达,与内皮素受体A结合,导致肺血管显著收缩;此外,ET-1可促进平滑肌细胞和成纤维细胞的增殖,在动物模型中可导致肺纤维化。结节病患者尿和血浆中ET-1水平升高,部分病例经糖皮质激素治疗后血浆ET-1水平可恢复正常。结节病、系统性红斑狼疮和特发性肺纤维化患者的肺泡灌洗液中ET-1水平同样有升高。一项纳入22例结节病患者的临床研究发现25%的患者BALF中ET-1水平升高,免疫染色发现肺泡巨噬细胞是主要的ET-1分泌细胞。然而,目前不清楚ET-1仅仅是一个结节病炎症严重程度的标志物还是血管重塑的重要介质。

【临床表现】

任何结节病患者存在呼吸困难、低氧血症或右心衰的临床表现,特别是症状与肺实质病变程度不成比例时应考虑肺动脉高压的可能。遗憾的是这些症状经常出现在没有肺动脉高压的患者。有不明原因呼吸困难或运动受限表现的疾病还包括肌病(骨骼肌或呼吸肌),大气道阻塞,潜在心脏疾病,抑郁和贫血。SAPH患者最常见的症状是进行性活动后呼吸困难。其他常见主诉包括咳嗽、胸痛、心悸和右心衰的症状,如下肢水肿和晕厥。只有右心衰症状是右心系统压力升高的独立预测因子,但是敏感性较低。在一项回顾性研究中,106例患者做了心脏超声检查,与没有肺动脉高压的患者相比,只有21%的SAPH有右心衰证据(颈静脉怒张、下肢水肿和/或右室抬举样冲动)。其他少见的SAPH临床表现包括大型肺动脉受压所致的猝死,血管内结节病所致主肺静脉闭塞和SAPH合并门脉高压。尽管有文献报道SAPH类似肺静脉闭塞病(PVOD),但这仅仅代表了肉芽肿性炎症的常规分布,因为解剖上肺静脉系统紧邻淋巴管系统。文献报道的结节病诱发的PVOD在组织病理学上更近似于结节病的病理改变,而不是真正的PVOD。

(一)影像学

尽管结节病患者胸部影像没有明显的纤维化改变,仍然会有肺动脉高压,但是大多数SAPH患者都是结节病Ⅲ期或Ⅳ期。一项研究报道30%的结节病合并慢性肺源性心脏病患者仅有肺门周围的浸润影,后续研究发现大约2/3的患者存在肺纤维化,9%~10%的患者胸片无异常。胸部高分辨CT可以更清楚发现异常改变。有研究报道21%(3/14)的SAPH患者有肺纤维化,同时合并大型肺动脉的外源性压迫。一项临床观察性研究共纳入了72例结节病患者。胸部高分辨CT发现Ⅰ期结节病患者主要表现为双侧肺门的淋巴结肿大,肺野清晰;Ⅱ期结节病患者不仅双侧肺门淋巴结肿大,还出现了双肺野沿支气管血管束分布的结节影、浸润影、实变影或团块影等改变;Ⅲ期结节病患者仍可见双侧肺门的淋巴结肿大,但是已不明显,主要以不同类型的肺部阴影为主要表现;Ⅳ期结节病主要以肺部纤维条索影为主要表现(图3-17-2)结节病累及胸膜、肺血管和心脏会出现不同程度的胸腔积液,Ⅰ期结节病少见,多见于Ⅱ、Ⅲ和Ⅳ期结节病患者。

肺动脉、静脉、气管和支气管CT三维重建可见Ⅰ期与Ⅱ期结节病患者双侧肺门处的左、右肺动脉主干有不同程度的受压,肺静脉受压较少见;左、右支气管分支可见轻度的狭窄,气管较少累及;经过有效的激素治疗之后,随着双侧肺门肿大淋巴结的消退,受压肺动脉可基

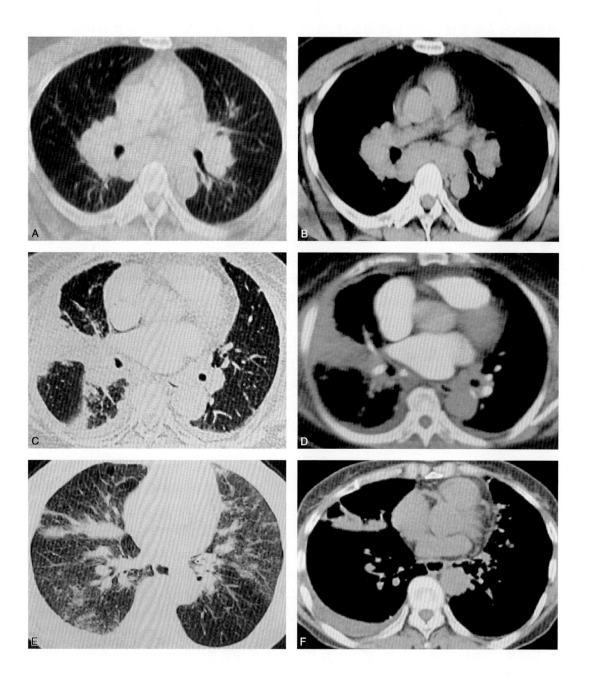

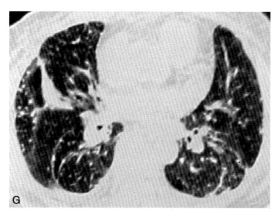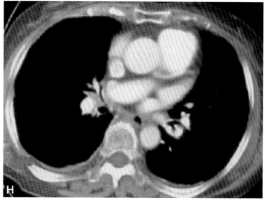

图 3-17-2　胸部高分辨 CT

A,B. 30 岁,男性 Ⅰ 期结节病患者,双侧肺门和纵隔广泛淋巴结肿大,肺野清晰;C,D. 45 岁,男性 Ⅱ 期结节病患者,双侧肺门和纵隔淋巴结肿大,双肺野沿支气管血管束分布的细小结节影、浸润影和实变影,双侧少量胸腔积液;E,F. 72 岁老年女性 Ⅲ 期结节病患者,双侧肺野可见实变影、结节影、浸润影和毛玻璃影,双侧少量胸腔积液,以右侧为主;G,H. 68 岁老年男性 Ⅳ 期结节病患者,双侧肺野可见细小结节影、纤维条索影,双侧胸膜增厚

本恢复正常;轻度狭窄的左、右支气管分支也可恢复正常。Ⅲ期与Ⅳ期结节病患者由于肺门淋巴结的消退与肺间质纤维化病变,肺动脉狭窄多出现在叶、段或亚段级分支,肺静脉狭窄也较常见;左、右支气管分支可见明显狭窄。经过规范的激素治疗,上述病变仍然不能够完全恢复(图 3-17-3)。有上述病变的结节病Ⅲ、Ⅳ期患者心脏超声检查通常会发现右心系统的扩大和肺动脉收缩压的升高。

（二）肺功能与运动耐量

由于结节病患者肺实质病变的程度不同,SAPH 患者通常会表现为低氧血症,DLco 下降和混合性通气功能障碍,部分患者以阻塞性通气功能障碍为主,部分患者以限制性通气功能障碍为主。一项队列研究表明 93.4% 的 mPAP>40mmHg 的 SAPH 患者需要氧疗。在 0 ~ Ⅲ 期结节病合并 SAPH 患者,通常表现为轻度的限制性通气功能障碍和 DLco 不成比例的下降。一项病例研究发现 46 例无肺纤维化结节病患者中,SAPH 患者 FVC 占预计值的百分

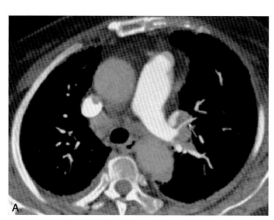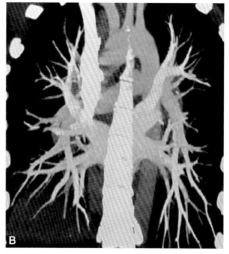

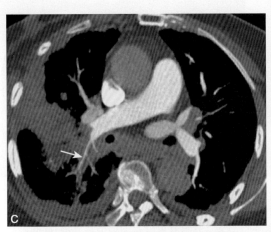
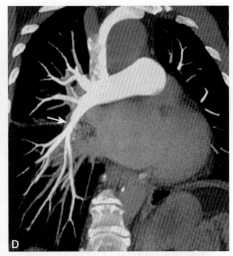
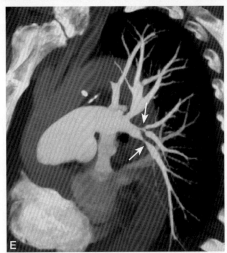
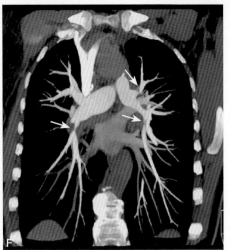
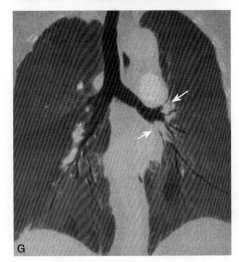

图 3-17-3 肺动脉、静脉、气管和支气管 CT 三维重建

A,B. 30 岁,男性 I 期结节病患者,左肺动脉各分支起始段显著受压,管腔呈中、重度狭窄。经激素治疗 2 个月后复查,随着肺门和纵隔肿大淋巴结的消失,受压的肺动脉和静脉均恢复正常;C,D. 45 岁,男性 II 期结节病患者,右下叶肺动脉(白箭)呈中、重度狭窄,经激素治疗 2 个月后复查,随着肺门和纵隔肿大淋巴结以及肺部病变的改善,右下肺动脉恢复正常(白箭);E. 72 岁老年女性 III 期结节病患者,左下叶肺动脉分支起始处(白箭)重度狭窄,激素治疗不能改善;F. 68 岁老年男性 IV 期结节病患者,右下叶肺动脉、左上叶肺动脉和左下叶前内基底段肺动脉分支起始处(白箭)重度狭窄;G. 左肺各叶、段支气管分支起始处(白箭)可见明显狭窄,经激素治疗不能改善

比/DLco 占预计值的百分比为 1.9±1.1,无肺动脉高压患者为 1.3±0.6。硬皮病的研究提示尽管 FVC>70% 预计值,但是 DLco 出现连续下降时,合并 PH 的可能性较大。但是,未见连续肺功能检查应用于 SAPH 患者。合并肺间质纤维化结节病患者的 FVC、FEV$_1$、DLco 和 PaO$_2$ 都会出现显著降低,然而,这些异常改变在 SAPH 患者中更加显著。但是,SAPH 患者肺功能障碍的严重程度与肺动脉压力的高低相关性不显著。6 分钟步行距离(6MWD)对 SAPH 的预测价值不大,因为结节病患者可有多种原因导致 6MWD 的下降。

(三) 心脏超声

多普勒超声心动图常用于肺动脉高压患者的评估。虽然多普勒超声根据三尖瓣反流速度估测肺动脉压力,但是很多 PH 患者没有明显的三尖瓣反流。与右心导管检查(RHC)相比,经胸超声诊断不同程度特发性肺动脉高压的敏感性为 0.69 ~ 1.0,特异性为 0.68 ~ 0.98;肺动脉收缩压在 50 ~ 100mmHg 时,超声心动图与 RHC 的相关性最好。因此,经胸超声常用于肺动脉高压患者的筛查。然而,结节病患者肺实质的病变影响心脏超声对肺动脉高压的准确评估。在这些患者中,右室收缩压(RVSP)与肺动脉收缩压(SPAP)之间的相关性变化很大,经胸超声可能会低估右室收缩压的峰值,尤其是重度肺动脉高压患者。一项大型研究纳入了 374 例等待肺移植的患者,仅有 44% 的患者可以估测到 RVSP。虽然心脏超声估测的 SPAP 与 RHC 数据之间的整体相关性比较好(r=0.69),大约有一半的超声估测压力与 RHC 实测值相差超过 10mmHg。因此,超声估测晚期肺病患者肺动脉压的阳性预测值与阴性预测值都不高。近期的一项单中心研究发现持续性呼吸困难与肺功能异常不成比例的结节病患者右心导管数据与经胸超声检查之间的也有类似的相关性(r=0.79)。然而,该研究报道 9 例经胸超声不能估测 RVSP 患者中有 7 例经肺动脉导管确诊 SAPH。SAPH 患者的心脏超声检查可以发现其他心脏原因导致的呼吸困难,如左室收缩或舒张功能障碍,瓣膜畸形,心包积液或右向左分流。在没有三尖瓣反流的情况下,如果心脏超声提示右室压力负荷过重,包括右心室肥大,收缩功能障碍,室间隔平直或室间隔与左室后壁厚度之比异常,应考虑 SAPH 的可能。然而,即使没有上述异常发现,也不能除外 SAPH 的可能。因此,目前明确诊断 SAPH 必须做 RHC 检查。

(四) 血流动力学

SAPH 诊断的金标准是 RHC 直接测量肺动脉压力。当静息状态下 mPAP≥25mmHg 或运动状态下 ≥30mmHg,即可诊断肺动脉高压。跨肺压(mPAP-PCWP)可用于排除心脏结节病或其他原因所致左心疾病。然而,由于重度肺动脉高压患者室间隔平直甚至左移影响了左室舒张末容积,此时,虽然患者没有左心系统疾病,但是 PCWP 仍然会升高。一项病例研究的 53 例患者既做了心脏超声,也做了 RHC。在这些患者中,经胸超声没能查出 16 例患者(30%)的肺动脉压力升高。此外,24% 肺动脉压力升高的患者 PCWP>20mmHg。这些结果表明在诊断 SAPH 之前,应除外原有的心脏疾病(如左室收缩功能障碍)。尽管部分结节病患者运动后出现肺动脉压力升高,但是做 RHC 时进行常规运动试验的临床价值仍有待探讨。

【治疗】

(一) 结节病相关性肺动脉高压的药物治疗

结节病相关肺动脉高压的最佳治疗策略目前尚无定论,通常包括全身抗炎治疗,抗凝治疗,靶向降肺动脉压药物治疗和氧疗,针对外压导致的肺动脉局部狭窄可采用介入治疗。有关这些治疗策略的文献报道都是小样本研究,回顾性分析和病例报告。

免疫调节药物:理论上,抗炎治疗对 SAPH 患者应有较好疗效。然而,现有临床研究未能证明 SAPH 患者使用免疫抑制剂的一致有效性。一项 24 例患者的小型研究采用 RHC 评估了糖皮质激素治疗对肺动脉血流动力学的疗效。患者口服泼尼松龙的初始剂量为 60mg/d,6 个月内逐渐减量至 25mg,维持 1 年。4 例静息时有肺动脉高压的患者中,只有 2 例经过 1 年治疗肺动脉压有明显改善。尽管几乎所有患者都有肺功能的改善,但是运动导致的肺动脉压力升高仅在一半的患者中有下降。其他研究者也发现了同样的结果,经过糖皮质激素的治疗仅有 0% ~30% 的患者出现血流动力学的改善。尽管这些结果提示糖皮质激素可能在一部分 SAPH 患者中有效,但是这种疗效似乎很难预测。一项纳入 72 例患者的临床观察性研究发现,糖皮质激素治疗对 Ⅰ 期、Ⅱ 期和 Ⅲ 期肺结节病效果较好,对 Ⅳ 期肺结节病以及合并肺动脉高压的 Ⅲ 期和 Ⅳ 期结节病患者疗效不明显。

根据现有数据,糖皮质激素或其他免疫调节剂对于肺部有活动性炎症或肿大淋巴结压迫中央大血管的患者疗效较好。糖皮质激素对于已形成的肺实质纤维化疗效不明显。目前,还没有研究系统阐述其他免疫调节剂对 SAPH 的疗效。

1. 靶向降肺动脉压药物

(1) 前列环素类似物:目前常用的靶向降肺动脉压药物包括前列环素类似物,内皮素受体拮抗剂和磷酸二酯酶-5 抑制剂。由于 SAPH 通常是由于终末期肺部微循环不可逆的病变所致,因此,这些药物能否改善肺循环阻力仍不明了。为了阐明这个问题,Preston 等采用静脉用伊前列醇,吸入 NO 或钙通道阻滞剂治疗 8 例 SAPH 患者。所有患者都是晚期结节病(Ⅲ 期和 Ⅳ 期)和重度肺动脉高压(平均 mPAP 为 55mmHg)。从短期疗效看,吸入 NO 患者 mPAP 下降 18% ±4%,明显优于静脉用伊前列醇 2 ~8ng/(kg·min)(下降 6% ±2%),而口服硝苯地平的患者 mPAP 无明显下降。5 例患者继续吸入 NO(100 ~200ppm),1 例患者吸入 NO 加静脉用伊前列醇,长期随访显示患者能够维持稳定的心功能,但是 mPAP 和 PVR 有升高的趋势。其他研究报告了结节病伴肺纤维化患者接受低剂量伊前列醇治疗,获得了血流动力学的改善而无低氧血症的恶化表现。一项近期研究报道了 2 例重度 SAPH 患者中有 1 例经伊前列醇治疗获得了显著的血流动力学改善(mPAP 下降了 40%)。Fisher 等报道了 1 例患者使用伊前列醇后出现非心源性肺水肿。由于 SAPH 患者可能有严重的肺静脉系统的病变,因此,使用肺动脉扩张药物应慎重。Nunes 等报道了 1 例 SAPH 并肺纤维化的患者使用吸入伊洛前列素没有任何临床疗效。一项单中心研究的 8 例患者在标准免疫抑制治疗的基础上,接受前列环素类药物单独治疗或联合内皮素受体拮抗剂治疗。尽管高达 63% 的患者有严重的肺部纤维化,没有 1 例患者发生肺血管扩张剂导致的肺内分流。大多数患者的血管靶向药物短期疗效显著,特别是那些肺活量较好的患者(FVC≥70% 预计值)。然而,在 12 ~18 个月内疾病进展至肺移植或死亡非常常见。目前最大的一项前列环素类药物的长期研究提示使用此类药物应慎重。此项研究主要纳入重度限制性通气功能障碍的患者。7 例患者中有 6 例患者对低剂量伊前列醇的急性反应良好(75% 的患者 PVR 下降≥25%)。6 例患者后续接受了伊前列醇治疗,1 例患者接受了皮下曲前列尼尔治疗。然而,1 例患者出现了肺水肿,另 1 例患者在使用伊前列醇数小时后死亡。经过平均 29 个月的随访,仅有 4 例患者通过不断调整伊前列醇的剂量[平均剂量 55ng/(kg·min)]避免了肺移植。一项开放前瞻性研究报道了经右心导管确诊的 SAPH 患者接受吸入伊洛前列素治疗的疗效。纳入的 22 例患者中有 15 例完成了 16 周的治疗。其中 6 例患者 PVR 下降≥20%,7 例患者的 SGRQ 评分下降≥4 分,提示吸入伊洛前列素对于部分 SAPH 患者可显著改善血流动力学和提高生活质量。

因此,大多数关于前列环素类药物的现有文献研究纳入的是晚期结节病患者。伊前列醇的疗效较好。在很多病例中,前列环素类药物用作姑息治疗或肺移植的桥接治疗。有限的证据提示部分 SAPH 患者对前列环素类药物反应良好,但是也有相当一部分患者确实发生了肺水肿。其余患者对高剂量前列环素类药物耐受性良好,长期使用效果较好。目前尚不明确有或无晚期肺实质病变的患者对前列环素类药物的疗效是否有差异。

（2）内皮素受体拮抗剂:如前所述,有证据表明内皮素在 SAPH 的发病机制中发挥了一定的作用。特异性内皮素-1 受体拮抗剂波生坦应用于 SAPH 的治疗仅限于零星的病例报道,通常与其他药物联用。一项前瞻性开放性研究纳入了 21 例患者首先口服 5mg/d 安立生坦 4 周,接着增量至 10mg/d 20 周。大部分患者不能耐受治疗,仅有 48% 的患者完成了 24 周的用药。在完成治疗的患者中心功能分级和生活质量评分有改善,但不具有统计学意义。一项多中心随机双盲安慰剂对照研究纳入了 35 例经右心导管确诊的 SAPH 患者(按 2∶1 随机,波生坦组 23 例,安慰剂组 12 例)治疗 16 周。研究显示波生坦组 mPAP 显著下降(-4 ± 6.6mmHg,$P=0.0105$),PVR 显著下降(-1.7 ± 2.75 Wood U,$P=0.0104$)。6MWD 无明显改善。提示波生坦治疗可显著改善 SAPH 患者的血流动力学指标。

（3）磷酸二酯酶-5 抑制剂:由于磷酸二酯酶-5 抑制剂(PDE-5i)相对于前列环素类药物对通气/灌注的影响较小,因此,理论上可显著改善肺实质病变所致肺动脉高压。一项回顾性研究纳入了 33 例经右心导管确诊的 SAPH 患者,分别接受西地那非(29 例)和波生坦(4 例)治疗 6 个月患者的 6 分钟步行距离明显提高,血清 BNP 显著下降,超声检查提示三尖瓣环活动度明显改善。14 例患者的心功能分级有改善。另一项研究报道了丹麦终末期结节病等待肺移植患者服用西地那非的疗效。12 例患者 mPAP>25mmHg 口服西地那非(平均 150mg/d)1～12 个月。尽管 6MWD 无明显改善,但是用药前后患者的 mPAP[(48 ± 15)mmHg vs (39 ± 13)mmHg],PVR[(10.7 ± 4.8)Wood U vs(5.6 ± 4.0)Wood U]和心脏指数[(2.3 ± 0.5)L/(min·m²)vs(2.9 ± 1.0)L/(min·m²)]均有明显改善。磷酸二酯酶-5 抑制剂类药物对于 SAPH 的疗效仍需多中心 RCT 研究加以验证。

（二）结节病相关性肺动脉高压的介入治疗

结节病相关性肺动脉高压的发病机制之一就是肿大淋巴结或纤维化的肉芽肿组织压迫肺血管导致肺动脉狭窄所致的肺动脉高压,因此,肺动脉的介入治疗对于此类 SAPH 患者理论上应该是有效的。我们中心纳入了 8 例 SAPH 患者,在叶、段级肺动脉可见中重度狭窄,伴有肺动脉高压和严重的低氧血症甚至呼吸衰竭。我们根据每位患者的具体情况分别实施了球囊扩张和/或支架植入术,获得了显著的血流动力学改善,6MWD 的提高和氧合的改善。

采用双大平板血管造影系统(西门子,德国),使患者仰卧于检查床上,吸氧、心电监护,建立静脉通道,消毒铺巾,所有患者均选用股静脉路径介入,穿刺点局部麻醉。采用 Seldinger 穿刺技术,置入 6F 动脉鞘管(泰尔茂,日本东京),给予肝素 80U/kg 后送入 5F MPA 导管(美国印第安纳州)至肺动脉,造影确认后使用交换导丝 0.035 2.6m(泰尔茂,日本东京)交换送入 6F 猪尾巴造影导管(麦瑞通,美国盐湖城),使用非离子型对比剂欧乃派克[通用电气药业(上海)有限公司](300mg I/ml)分别行双侧肺动脉数字减影血管造影,了解肺动脉的解剖全貌,明确病变部位和狭窄程度,决定手术方案。换用 8F 指引导管(Codis 美国新泽西州)及 5F 单弯造影导管(库克,美国印第安纳州)推送到靶病变的近端,送单弯导管达病变的远端,造影示远端显影,撤出单弯管并留置导丝。先行 PTA 球囊(波士顿科技,美国马萨诸塞州)预扩张,球囊直径以等于或小于参考血管直径10%,长度应尽可能一次即覆盖病变,加压时间(20~30秒),中等压力(5~10个大气压)为宜,以便尽可能减少夹层的发生。球囊成形术技术成功的标准:术后残余狭窄<30%,且无明显夹层及手术相关的严重并发症。如球囊成形术效果不理想,需考虑置入预安装血管支架(波士顿科技,美国马萨诸塞州)。球扩支架应直径大于参考血管直径的10%~15%,长度覆盖病变全程,且尽量不覆盖分支血管开口。支架置入后如膨胀不全,选等于或大于参考血管直径10%的PTA球囊进行高压后扩张,直至直径充分张开。支架置入术技术成功的标准:支架置入后残余狭窄<10%,且无明显夹层及与手术相关的严重并发症。以同样方法行其他部位肺动脉病变的介入治疗,手术前后均经导引导管行主肺动脉的压力测定。术中严格观察患者生命体征(图3-17-4)。

结节病相关性肺动脉狭窄的介入治疗主要取决于病变所致患者缺血缺氧的程度和病变是否处于活动性。活动期的患者应首先考虑内科治疗,病变处于稳定期后或慢性期再考虑行血运重建治疗。血运重建的主要目的在于重建狭窄或闭塞肺动脉的血运、改善患者的临床症状、降低肺动脉高压和改善右心功能。动脉血运重建治疗包括外科手术和经皮介入治疗。外科手术包括狭窄近端与远端搭桥手术,切除狭窄段动脉并端端吻合、扩大补片术和分流手术等,但吻合口出血、动脉瘤、移植物闭塞等并发症发生率高,手术创伤大和死亡率较高限制了其在临床上的应用。介入治疗以其微创和安全的特点更容易被患者接受。

20世纪80年代初,已采用球囊扩张术治疗肺动脉狭窄。Rocchini等报告13例肺动脉狭窄患者,成功5例,失败8例,其中4例是因为狭窄段不能用球囊扩开,另4例是由于其他技术原因。1990年,Kan等对156例患者的182支肺动脉用3倍于狭窄直径的球囊扩张,结果肺动脉平均直径由4.5mm增加至6.8mm,收缩压差由49mmHg下降至37mmHg。球囊扩张的适应证包括:有右心功能不全症状(如发绀、活动后胸闷、气短和周围性水肿等),心脏超声估测肺动脉收缩压>40mmHg,右室压升高,核素灌注扫描示患肺血流灌注显著减少,手术方法不易达到的远端肺动脉狭窄等。并发症除肺动脉穿孔或破裂出血外,还包括单侧肺水肿、肺动脉瘤形成和术后再狭窄等。Baker等发现,肺动脉的损伤通常发生在被扩张段远端的小血管;动脉瘤的发生率为5%;肺水肿的发生率为3%,可能需要正压通气及利尿治疗。

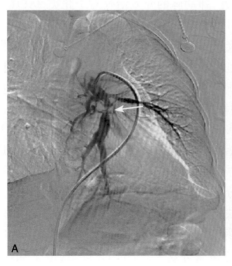
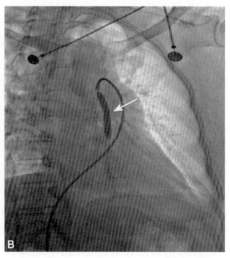

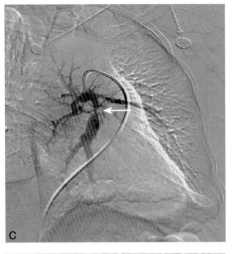
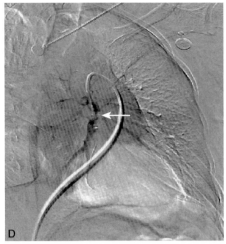
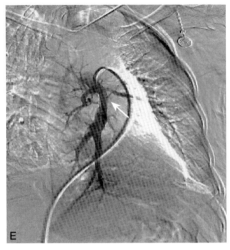

图 3-17-4 74 岁老年女性Ⅲ期结节病
患者肺动脉重度狭窄的介入治疗
A. 左肺动脉造影示左下肺动脉重度狭
窄;B. 左下肺动脉狭窄部位球囊扩张;
C. 左下肺动脉狭窄球囊扩张不能改善;
D. 球扩支架植入;E. 肺动脉造影显示
球扩支架准确植入狭窄部位

严格手术操作且密切观察球囊远端小血管可以降低并发症的发生率和致死率。对受损的肺动脉实施弹簧圈堵塞术以防致命性的肺出血是一个有效的策略。

1989 年,首例球囊膨胀式不锈钢支架在先心病患者中成功置入,从此,支架置入术被广泛应用于先心病、肺移植术后等患者用于解决肺动脉狭窄的问题。针对成人的特发性肺动脉狭窄也偶见报道。Trant 等就单纯球囊扩张、支架置入和外科手术对肺动脉狭窄的治疗进行了对比。结果表明:在适于支架置入的患者中,与球囊扩张术及手术相比,支架置入是最有效的治疗方法。支架置入较单纯球囊扩张的最大优点是不会出现明显的达到有效扩张所需的内膜撕裂。如果出现内-中膜撕裂,可通过置入支架得到及时有效的治疗。置入的肺动脉支架通常有两种:球囊膨胀型支架和自膨胀型支架,后者因存在不易定位及难以保证满意的血管直径等缺点在临床上应用较少,目前使用最广泛的是前者,通常选择直径比邻近的正常肺动脉的管径大 10% ~ 20% 的承载球囊与支架组配。支架置入的并发症包括心脏骤停、栓塞、支架移位、肺动脉瘤、肺动脉分支狭窄及破裂等的发生率均为 5% 左右。分支狭窄较罕见,因为血流可从扩张后支架的网眼中通过,但要尽量选择不覆盖分支血管开口的支架,而且短的支架也便于输送并通过狭窄段。破裂主要是由于用高压球囊过度扩张所致。

【预后】

结节病通常认为预后较好,患者生存期较长。尽管有接近2/3的患者可自发消退,但仍有大约1%~5%的患者死于进行性呼吸衰竭,中心静脉系统疾病或心肌损害。30%的结节病相关死亡由右心衰竭所致。一项单中心回顾性队列研究报道了41例Ⅲ期和Ⅳ期结节病等待肺移植的患者,右房压(RAP)>15mmHg是最强的死亡独立预测因子。当结节病患者mPAP≥35mmHg时,Kaplan-Meier生存分析显示患者1年生存率为51%,2年生存率为25%。当RAP≥15mmHg时,患者死亡风险上升了5.2倍。联合网络器官系统(UNOS)的一些随访观察研究明确发现等待肺移植患者的肺动脉压力越高,生存期越低。这些研究发现使得国际心肺移植协会推荐SAPH患者进行早期肺移植评估。与影像学提示晚期结节病患者相比,没有明显肺纤维化的SAPH患者的自然病程和预后尚不明确。因此,结节病合并肺动脉高压的患者预后较差,存在严重肺实质病变的患者死亡风险更高。临床医生必须对SAPH提高警惕性,因为此合并症的预后相对更差。尽快诊断SAPH并转诊到有经验的中心开始针对性的治疗和/或肺移植评估非常重要。

【本章小结】

结节病患者无论肺实质病变程度如何都会出现肺动脉高压。SAPH是结节病患者呼吸困难的主要原因,常见于重度肺实质病变的患者。目前心脏超声检查是筛查SAPH的相对可靠的方法,确诊需要右心导管检查。当患者出现下述情况应考虑肺血管病变的可能性:①胸闷、气短和劳力性呼吸困难;②血气分析提示低氧血症和Ⅰ型呼吸衰竭;③肺功能检查基本正常或轻度阻塞性或限制性通气功能障碍;④胸部CT的肺实质和间质病变不足以解释患者的低氧血症或呼吸衰竭;⑤胸部双能量CT扫描,气管、支气管、肺血管三维重建和肺灌注显像可明确肺动脉狭窄和/或其他病变的部位、范围、程度和肺灌注改变。SAPH患者对免疫抑制治疗和降肺动脉压靶向治疗的疗效不一致,说明SAPH的发病机制非常复杂,包括肉芽肿性纤维化,外压性肺动脉狭窄,结节病导致的闭塞性静脉病变和肺动脉的肉芽肿性炎症。结节病肺动脉狭窄有以下特点:①Ⅰ~Ⅳ期结节病均可引起不同程度的肺动脉狭窄,甚至继发肺动脉高压;②Ⅰ期和Ⅱ期结节病经激素治疗后,随着淋巴结的消退,肺动脉狭窄可以恢复;③部分Ⅲ期和Ⅳ期结节病患者激素治疗效果不明显,仍然存在不同程度的肺动脉狭窄。符合以下标准的患者可考虑经皮肺动脉狭窄介入治疗:①结节病Ⅱ期以上经激素治疗仍有肺血管狭窄;②肺动脉CT三维成像证实近端肺动脉存在中、重度狭窄;肺动脉狭窄相应区域肺灌注减低;③合并中、重度肺动脉高压或右心功能不全;④无介入治疗相关禁忌证,如病情不稳定,无法耐受介入治疗,对比剂过敏等。SAPH患者预后差,死亡风险高,应尽早进行肺移植评估。

(李圣青)

参 考 文 献

1. Baughman R P, Engel P J, Nathan S. Pulmonary Hypertension in Sarcoidosis. Clin Chest Med, 2015, 36(4): 703-714.

2. Cordova FC, D'Alonzo G. Sarcoidosis-associated pulmonary hypertension. Curr Opin Pulm Med, 2013, 19(5): 531-537.

3. Shlobin OA, Nathan SD. Management of end-stage sarcoidosis: pulmonary hypertension and lung transplantation. Eur Respir J, 2012, 39(6): 1520-1533.

4. Baughman RP,Judson MA,Lower EE,et al. Inhaled iloprost for sarcoidosis associated pulmonary hypertension. Sarcoidosis Vasc Diffuse Lung Dis,2009,26(2):110-120.

5. Condliffe R,Elliot CA,Hurdman J,et al. Ambrisentan therapy in pulmonary hypertension:clinical use and tolerability in a referral centre. Ther Adv Respir Dis,2014,8(3):71-77.

6. Alvarez RA,Barbash IJ,Rose JJ. Bosentan for sarcoidosis-associated pulmonary hypertension,age-adjusted D-dimer levels in pulmonary embolism,and mean arterial blood pressure targets in septic shock. Am J Respir Crit Care Med,2014,190(8):948-949.

7. Keir GJ,Walsh SL,Gatzoulis MA,et al. Treatment of sarcoidosis-associated pulmonary hypertension:A single centre retrospective experience using targeted therapies. Sarcoidosis Vasc Diffuse Lung Dis,2014,31(2):82-90.

8. Shino MY,Lynch IJ,Fishbein MC,et al. Sarcoidosis-associated pulmonary hypertension and lung transplantation for sarcoidosis. Semin Respir Crit Care Med,2014,35(3):362-371.

9. Liu L,Xu J,Zhang Y,et al. Interventional therapy in sarcoidosis-associated pulmonary arterial stenosis and pulmonary hypertension. Clin Respir J,2015.

病例 *25* 肺结节病相关性肺动脉高压

【病史简介】

患者,女,65岁,主因"反复咳嗽、气短、下肢水肿4年,加重伴双下肢水肿1个月"入院。患者缘于4年前受凉后出现咳嗽、咳痰,痰多,为白色黏痰,伴气短及双下肢水肿,无发热、盗汗,无痰中带血、胸痛等症状。在当地医院按"肺心病"治疗后症状改善不明显,后逐渐出现双侧季肋区疼痛不适,就诊于当地三甲医院,诊断考虑"肺心病",给予吸入"噻托溴铵粉"及对症处理后,症状较前有所改善。但每遇受凉、季节变化上述症状反复发作,每年持续2~3个月,经抗感染及上述药物治疗均可缓解。近3个月来无明显诱因出现头痛、头晕,在个体门诊输液治疗后效果欠佳,近1个月来受凉后咳嗽、气短较前加重,伴双侧季肋部疼痛不适,双下肢可见凹陷性水肿,为进一步诊治,特来我院。耳鼻喉科就诊后诊断为"耳石症、中耳炎",并口服"倍他司汀、维耳康",胸片检查提示:双肺间质性改变伴感染,双肺淤血。心脏超声:肺动脉高压。肺功能提示:中度混合性通气功能障碍。故以"肺动脉高压、慢性阻塞性肺疾病、中耳炎"收住我科。自发病以来,精神状态差,体重无明显增减,大小便正常。

入院查体:T 36.3℃,P 78次/分,R 18次/分,BP 120/80mmHg,营养较差,精神差,扶入病房。全身浅表淋巴结未触及肿大,口唇无发绀,颈静脉怒张,肝颈静脉回流征阳性,双肺呼吸音粗糙,可闻及散在湿性啰音,未闻及干性啰音。心率78/min,律齐,P2>A2,肝脾肋下未触及,肝肾区无叩击痛,移动性浊音阴性,双下肢轻度可凹性水肿。

既往史:慢性中耳炎病史多年,其母亲曾患"肺结核",现已故。

辅助检查:

血气分析(未吸氧):pH 7.361,PaO$_2$ 65.7mmHg,PCO$_2$ 41.2mmHg,HCO$_3^-$ 22.8mmol/L,SO$_2$% 93.2%。

胸片检查提示:双肺间质性改变伴感染,双室大,双肺淤血,双侧胸膜肥厚。

心脏超声:肺动脉高压(收缩压约为84mmHg),右房、右室增大,肺动脉内径增宽、主动脉硬化,心包积液(少量)(图3-17-5)。

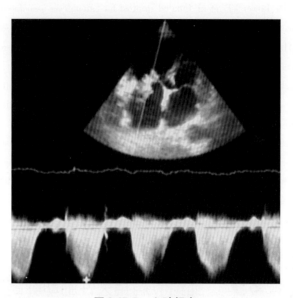

图 3-17-5　心脏超声
显示右房、右室显著增大,三尖瓣反流显著,估测肺动脉收缩压约为 84mmHg

肺功能提示:肺通气功能基本正常,重度弥散功能障碍(表 3-17-1)。

表 3-17-1　肺功能检查结果

肺功能各项	预计值	实测值	百分比%
VC(L)	2.81	2.84	100.8
FEV_1(L)	3.32	3.43	103.6
FEV_1/FVC(%)	83.9	77.63	92.5
DLco SB(mmol/min·kPa)	9.33	3.45	37.0

初步诊断:

1. 肺动脉高压原因待查?

    WHO 肺动脉高压功能分级Ⅲ级

    低氧血症

2. 慢性肺源性心脏病

3. 慢性中耳炎

4. 耳石症

【病例解析】

[问题 1] 患者肺动脉高压的病因是什么?

需要进一步做以下排查:

否认家族史,否认药物毒物接触史。自身抗体系列阴性,HIV 抗体阴性。

血常规:白细胞 $5.62×10^9$/L,中性粒细胞比例 0.742,血红蛋白 175g/L,血小板 $97×10^9$/L。

B 型前脑尿钠肽:84.81pg/ml;

D-二聚体:0.48mg/L FEU

血清 T-spot 检查:抗原 A:0,抗原 B:0;

血沉:10mm/hr。

甲功五项、肝肾功能、自身抗体系列、抗心磷脂抗体、风湿系列、肿瘤系列均正常。

腹部超声:肝、胆、胰、脾和双肾未见异常,腹部淋巴结未见肿大。

双下肢血管超声:双下肢静脉未见血栓形成。

肺通气/灌注扫描:排除肺栓塞。

肺动脉 CTA:双侧肺动脉主干及部分段级分支不同程度狭窄,肺动脉高压,右房、右室增大;双肺门及纵隔内多发软组织灶;双侧支气管各叶段分支管壁增厚及管腔狭窄,以左侧为著;肺窗显示双肺野散在细小结节影,左肺舌叶实变影,双肺门增大,支气管腔狭窄(图 3-17-6)。

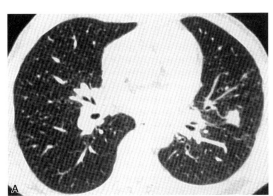
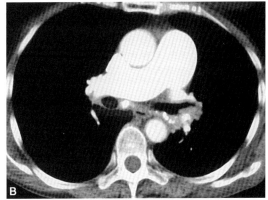
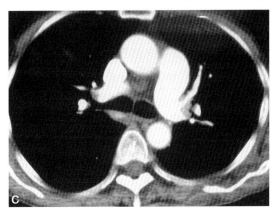

图 3-17-6　肺动脉 CTA

显示双肺野散在细小结节影,左肺舌叶实变影,双肺门增大,支气管腔狭窄(A);肺动脉主干显著增宽,纵隔、左肺门软组织影伴钙化(B);左肺上叶肺动脉显著外压性狭窄(C)

综合分析:目前筛查结果提示一至四大类肺动脉高压证据不足,考虑第五大类肺动脉高压。胸部影像学提示为纵隔及双侧肺门软组织影压迫肺动脉和支气管,导致肺动脉高压,右房、右室增大和慢性肺源性心脏病。

[问题2] 引起肺动脉继发性狭窄的病因是什么?

继发性肺动脉狭窄的病因包括纤维性纵隔炎、结节病、大动脉炎和白塞病等。纤维性纵隔炎和结节病主要是由于外压性肺动脉狭窄导致肺动脉高压;大动脉炎的 CT 影像表现为由远及近的肺动脉狭窄、闭塞;白塞病表现为近端肺动脉膨隆和原位血栓形成导致肺动脉狭窄与闭塞。根据患者肺动脉 CTA 影像学表现,考虑结节病可能。为了进一步明确诊断,我们做了以下检查:

气管镜检查:镜下可见声带活动好,气管通畅,隆突锐利。左主支气管远端内侧壁黏膜散在结节样隆起,上叶各叶段支气管黏膜肥厚并色素沉着,致管腔明显狭窄,下叶支气管开口黏膜肥厚,致管口缝隙样狭窄,远端无法探及。右肺上叶及中叶支气管黏膜色素沉着,中叶支气管远端明显狭窄,余各叶段支气管通畅,黏膜光滑。

左肺下叶支气管灌洗,查抗酸染色、TB-DNA-PCR、T-spot 检查均为阴性;

左主支气管内侧壁结节样隆起处黏膜活检和 TBLB 送组织病理检查回报:支气管黏膜慢性炎症,局部可见不典型肉芽肿。

综合分析:现有检查结果未查见肺结核证据,排除恶性病变,结合支气管黏膜表面散在结节样隆起、黏膜肥厚、管腔狭窄等特点,镜下活检病理发现肉芽肿性改变,故诊断结节病。

目前患者诊断已基本明确。最后诊断:

1. 肺结节病Ⅱ期
2. 继发性肺动脉高压

   WHO 肺动脉高压功能分级Ⅲ级

   低氧血症
3. 慢性肺源性心脏病
4. 慢性中耳炎
5. 耳石症

[问题3] 此患者的肺动脉高压需要靶向治疗或肺动脉介入治疗吗?

结节病相关肺动脉高压的治疗包括原发病治疗、靶向治疗和介入治疗。结节病相关肺动脉高压经皮肺动脉狭窄介入治疗指征:①结节病Ⅱ期以上经激素治疗仍有肺血管狭窄;②肺动脉 CT 三维成像证实近端肺动脉存在中、重度狭窄;肺动脉狭窄相应区域肺灌注减低;③合并中、重度肺动脉高压或右心功能不全;④无介入治疗相关禁忌证,如病情不稳定,无法耐受介入治疗,对比剂过敏等。鉴于患者结节病分期较早,为首次诊断且未用药,因此我们选择内科治疗观察疗效,如果内科治疗效果不明显再考虑靶向治疗和介入治疗。

【治疗】

1. 泼尼松片 40mg,口服,1 次/d。
2. 雷贝拉唑胶囊 20mg,口服,1 次/天。
3. 螺内酯 20mg,口服,2 次/天;氢氯噻嗪片 25mg,口服,1 次/天(依尿量调整)。
4. 钙尔奇 D 600mg,口服,1 次/天。

【随访】

患者已电话随访 1 年余,外院复查胸部 CT 已恢复正常;心脏超声无肺动脉高压征象,提示内科治疗有效。目前患者已停用激素观察。

【病例点评】

1. 所有分期的结节病患者都存在不同程度的肺动脉狭窄,尤其是Ⅱ期以上患者往往因长期肺动脉高压导致慢性肺源性心脏病,是呼吸慢病导致慢性肺心病的重要原因,临床实践中容易忽视。

2. 结节病相关肺动脉高压的治疗包括原发病治疗、靶向治疗和介入治疗。临床实践中应首选激素和免疫抑制治疗,如果改善不明显再考虑靶向治疗和介入治疗。

(陈佩 章鹏 李圣青)

第十八章 肺动脉恶性肿瘤

肺动脉恶性肿瘤包括原发性肺动脉恶性肿瘤和转移性肺动脉恶性肿瘤。原发性肺动脉恶性肿瘤主要指原发性肺动脉肉瘤(primary pulmonary artery sarcoma,PPAS),在 WHO 肺肿瘤学组织学分类(2015 版)中归属于间叶性肿瘤,是一种罕见的肺血管系统恶性肿瘤,本章主要介绍原发性肺动脉肉瘤。原发性肺动脉肉瘤临床表现多样且缺乏特异性,临床诊断困难,由于认识不足,临床上极其容易误诊为肺动脉血栓栓塞,目前关于肺动脉肉瘤的医学文献多为个案报道或小规模回顾性临床研究,缺乏相关诊治指南或专家共识,治疗主要以手术为主,联合化疗和放疗可能延长生存期,本病总体预后差。

【流行病学】

原发性肺动脉肉瘤临床罕见,自 1923 年首次报道以来,国内外文献报道不足 300 例,其具体发生率不详,国外有报道肺动脉肉瘤的发病率为 0.001% ~ 0.03%,近年来由于对本病认识程度的提高以及检查技术的进步,关于本病的文献报道呈增多趋势,但大多数病例仍需要手术或尸检才能明确诊断,因此发病率仍可能被低估。

【危险因素】

目前尚无针对肺动脉肉瘤危险因素的相关研究和报道,该病的具体病因及危险因素不详,大多数肺动脉肉瘤在没有前兆的情况下自发起病,并未发现与吸烟、职业因素、生活方式有关,虽然女性较男性为多,但似乎并没有显著差别。可能的危险因素主要有:各种原因引起的慢性淋巴水肿,放射线接触,化学物质接触(氯乙烯、二氧化钍,砷剂、镭等),免疫抑制,异物填充,结核感染等,以上危险因素均缺乏明确的循证医学证据。

【发病机制和病理生理】

(一) 发病机制

肺动脉肉瘤是临床上非常罕见的侵袭性恶性肿瘤,肿瘤起源尚未完全明确,可能来源于肺动脉壁上的多潜质的间充质细胞,该细胞具有多向分化能力,研究表明小动脉的内膜含有原始间叶细胞,具有多向分化潜能。目前关于原发性肺动脉肉瘤的发病机制文献有限,有研究显示肺动脉肉瘤中罕见 APC/β-catenin 突变,而存在 PDGFRA、MDM2 和 EGFR 等的表达,EGFR 可与 PDGFRA 同时活化以及伴随 MDM2 的扩增和过表达,这为肺动脉肉瘤提示新的治疗手段:分子靶向治疗。其中血管内膜肉瘤常见 PDGFRA 扩增,其扩增与此基因的持续活化相关,可作为诊断该病的分子标志。

(二) 病理生理

1. 血流动力学改变 肿瘤组织逐渐长大堵塞肺动脉主干或大的肺动脉分支,可导致肺动脉压力升高,右心后负荷增加,进而出现右心衰竭。肺循环血量的下降则引起左心回心血量下降和左心输出量的下降,使得重要脏器供血不足,严重时可引起体循环血压下降、晕厥、甚至休克。另一方面,主动脉压的下降和右心室压的升高使得冠状动脉供血不足,心肌血流减少,特别是右室内膜下心肌缺血,加之心肌耗氧量增加,容易诱发心绞痛。

2. 气体交换障碍 正常的肺泡通气量(V)与肺血流量(Q)的比例 V/Q 为 0.84,二者中任一变化均可影响肺泡气体交换。原发性肺动脉肉瘤发生后,堵塞部分形成死腔样通气,即有通气但无血流灌注,V/Q 比例升高,使肺泡不能有效地进行气体交换。阻塞血管血量转流到未阻塞的肺血管,使未堵塞部分的肺血流相对增加,引起肺内分流,此部分虽然通气正常,但处于高血流灌注状态,V/Q 比例下降。因此,原发性肺动脉肉瘤可致肺通气/灌注比(V/Q)严重失调,导致气体交换障碍可致低氧血症,严重时发生 I 型呼吸衰竭。低氧和神经体液的作用,可导致过度通气,使得 CO_2 排出量增加,发生呼吸性碱中毒。

【临床表现】

(一) 症状

原发性肺动脉肉瘤一般起病隐匿,症状、体征均不典型,其临床症状多种多样,不同病例常有不同的症状组合,当肿瘤增大导致管腔狭窄,引起肺循环血量减少、肺动脉高压时,则出现相应症状,但均缺乏特异性,极易漏诊和误诊。不同病例所表现症状的严重程度亦有很大差别,可以从无症状到血流动力学不稳定,甚至发生猝死,主要取决于肿瘤的组织学类型,大小和位置,典型表现是肿瘤固定性阻塞导致血流动力学异常产生的相关临床表现,少数肿瘤由于带蒂而存在往返运动,因此症状具有多样性。

原发性肺动脉肉瘤常见的临床表现有:进行性的呼吸困难,胸痛,咳嗽,乏力,咯血,晕厥,甚至猝死等。呼吸困难多呈进行性加重,主要是由于肿瘤阻塞肺动脉主干及左右肺动脉所致;胸痛多表现为发作性,主要是瘤栓脱落后栓塞远端小血管后引起胸膜反应所致;咳嗽和咯血多则因肿瘤脱落栓塞远端分支所致,其中部分患者的咳嗽则由于肿瘤对邻近气道的直接侵犯;当肺动脉主干严重受阻时可以出现心搏出量明显下降,从而发生晕厥或猝死。极少数 PPAS 患者以上腹痛为首发表现,可能是肺栓塞并发的急性胃黏膜病变。此外,若患者出现肿瘤远处转移,则可出现胸外远处转移引起的症状和表现。值得一提的是,尽管肺动脉肉瘤的临床表现和肺动脉血栓栓塞疾病非常相似,但仍应仔细询问病史,以寻找临床线索协助将二者区分开来。患者如果有进行性消瘦、恶病质、吞咽困难、贫血等表现,尤其是在经过充分的抗凝或溶栓治疗之后病情仍无改善甚至进一步恶化,则应考虑肺动脉肉瘤的可能。

(二) 体征

原发性肺动脉肉瘤的体征不具有特异性,呼吸急促与心动过速是最常见的体征。体征方面主要有因肺动脉高压和右室负荷过高所致的肺动脉瓣第二心音亢进和体循环瘀血的征象,胸前区收缩期杂音占 60%~80%,舒张期杂音少见,肺动脉瓣区可有第二心音分裂。其他少见的体征有肺梗死所致的胸膜摩擦音及胸腔积液征、心包受累后的心包压塞以及发绀等。亦有个别病例报道以胸痛伴杵状指为首发症状和体征下肢 DVT 的症状与体征。值得一提的是,PPAS 通常不合并 DVT,故缺乏下肢 DVT 的相关体征,如患肢肿胀、周径增粗、疼痛或压痛、浅静脉扩张、皮肤色素沉着等。

【诊断】

(一) 实验室检查与辅助检查

1. 血气分析 常表现为低氧血症,低碳酸血症,肺泡-动脉血氧分压差[$P(A\text{-}a)O_2$]增大。部分患者的结果可以正常。

2. D-二聚体　多数患者 D-二聚体在正常范围内,这可作为肺动脉血栓栓塞的鉴别诊断依据。

3. C 反应蛋白　CRP 是机体的一种重要急性期蛋白,包括 PPAS 在内的恶性肿瘤患者亦可升高。

4. 血沉　ESR 是反映红细胞聚集性的指标之一,恶性肿瘤可致红细胞数量、形态、表面负电荷发生改变,或血浆蛋白成分改变均可导致 ESR 加快。

5. 乳酸脱氢酶　LDH 是糖酵解途径中一种重要的酶,广泛存在于肿瘤组织中,可作为全身肿瘤负荷大小的重要评价指标,在诊断 PPAS 中可能有一定参考意义。

6. 胸片　尽管原发性肺动脉肉瘤的影像学检查缺乏特异性,但放射影像学仍是肺血管病变诊断及鉴别诊断的一项重要检查手段。肺动脉肉瘤的胸片表现包括:肺部结节影,胸腔积液,心影增大,肺纹理减少,肺动脉扩张,肺门增大等,典型原发性肺动脉肿瘤的肺门血管呈"三叶草"征,对提示诊断有重要意义,但容易被误诊为肺门淋巴结肿大。

7. 超声心动图　超声心动图经济方便、无创安全,可作为诊断肺动脉肉瘤的辅助手段,亦可测定肺动脉压,并监测肺动脉肉瘤有无复发。其主要的超声影像及与肺动脉血栓栓塞的鉴别要点有:①肺动脉内实质回声充填,肉瘤的内部回声不均匀,部分肉瘤有完整包膜,故表面回声较内部实质回声强;且肉瘤生长速度快,出现坏死时其内部可出现囊性无回声区;这与肺动脉血栓栓塞的超声影像存在不同,肺动脉栓塞患者血栓内部回声均匀,表面与内部实质回声一致。②肺动脉高压,右心扩大,右室壁肥厚。③肺动脉肉瘤具有一定活动性,可随血流摆动;而肺动脉血栓多固定不活动。④PPAS 有时可探测到肿瘤中滋养血管的血流信号,而血栓内部则无血流信号。⑤部分肺动脉肿瘤可侵犯肺动脉瓣,因此超声心动图若发现肺动脉瓣受累及提示 PPAS 可能性大。

8. 肺动脉 CT 血管成像　PPAS 主要的 CT 特征是肺动脉主干或近端肺动脉腔内完全性、低密度充盈缺损,病变段肺动脉扩张和肿瘤腔外侵犯(图 3-18-1)。CT 扫描还可以同时显示肺及肺外的其他胸部疾病。肺动脉肉瘤的 CT 表现与肺动脉血栓栓塞相似,均表现为肺动脉内充盈缺损和肺动脉扩张,两者的区别主要体现在:①肺动脉肉瘤患者胸部增强 CT 多表现为主肺动脉及左、右肺动脉甚至右心室流出道内大块充盈阴影,管腔外浸润影,肿块边

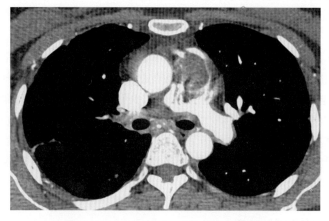

图 3-18-1　肺动脉肉瘤的增强 CT 扫描
显示主肺动脉干充盈缺损,软组织密度不均匀且可见血管影。
肺动脉管壁增厚,纵隔软组织影伴强化

界不规则,可见分叶或分隔现象,这些特征在中心型 PTE 少见,肺栓塞一般均可于相应段及亚段肺动脉管腔内见低密度充盈缺损影。②肺动脉肉瘤呈膨胀性生长,可成息肉状或分叶状,部分病例可超出肺动脉向腔外生长,故 PPAS 患者肺动脉病灶部位充盈缺损影较同级肺动脉增粗。而肺动脉血栓栓塞与血流的接触面较为平整。③由于肉瘤内部组织容易出现坏死、出血和血管形成等,故 PPAS 密度不均匀,除了少数骨肉瘤病例可以出现骨化外,一般不会出现钙化。而肺动脉血栓栓塞病灶为成分单一,密度均匀,但慢性肺动脉血栓栓塞可出钙化。④在增强 CT 扫描上 PPAS 因肿瘤组织血供丰富,可表现为肿瘤强化,而血栓内部无滋养血管,增强 CT 上不显示强化。⑤肉瘤具有侵袭行为,可破坏周围肺组织或发生远处转移,而肺动脉血栓栓塞仅局限于肺动脉管腔。⑥PPAS 起源于肺动脉内膜或中层,潜行生长并逐渐占据肺动脉腔,因此 PACTA 显示接近肺动脉瓣一侧肺动壁缺蚀样改变,而肿瘤的旺盛生长特性则使之表现为病变近端凸向右心室流出道方向或凸向血流面。国内甘辉立等人将此征象定义为"蚀壁征",可早期鉴别诊断肺动脉肉瘤及肺动脉血栓栓塞。

9. 磁共振检查　是 PPAS 重要的诊断方法。由于 MRI 具有良好的空间分辨率和组织分辨率,在肺动脉肉瘤的诊断中具有一定优势。MRI 可以清晰显示肺动脉腔内软组织影,形态特点与 CTPA 相似,表现为中心肺动脉腔内异常信号,通常为中等信号,T1 和 T2 加权相当,提示软组织,但常不易与肺动脉栓塞鉴别。MRI 对血管扩张的影像较 CT 更好,现在多采用钆增强的 MRI 显像及动态扫描,有助于肺动脉肉瘤与肺动脉血栓栓塞的鉴别,肺动脉肉瘤病灶可出现强化,而肺动脉血栓栓塞无强化征象。由于磁共振检查时间较长,对患者憋气有时间要求,在一定程度上限制其在 PPAS 中的临床应用。

10. 正电子发射断层显像　正电子发射断层显像(PET)可显示肺动脉病灶处标准化摄取值明显增高,提示动脉管腔内的充盈物为肿瘤组织。应用 PET/CT 检查对于 PPAS 的术前分期、指导手术切除范围有较大帮助。

11. 右心导管检查　右心导管检查并行血管内导管活检是诊断肺动脉肉瘤的有效方法。由于 PPAS 临床表现缺乏特异性,诊断困难,许多患者是在手术或尸检中发现的,术前肺动脉肉瘤的病理活检,对正确诊断疾病并制订治疗方案非常重要。肺动脉肉瘤位于血管内,病灶相对较大,导管活检是一种直接的方法来获得术前病理标本,它可以减少经皮穿刺尝试或 EBUS-TBNA 穿刺活检并发症。文献报道在肺动脉肿块穿刺活检是安全的。

12. 支气管内超声引导针吸活检　支气管内超声引导针吸活检也是用于确诊肺动脉肉瘤的一种微创性手段,但其安全性仍需要大型的临床研究。因为部分肺动脉肉瘤患者和肺动脉血栓栓塞患者存在肺动脉高压,进行支气管镜检查及气道内超声检查可能诱发呼吸窘迫,且大出血风险高,因此,使用支气管内超声引导针吸活检应慎重。

(二) PPAS 的病理诊断

1. 肺动脉肉瘤的分类　PPAS 可简单分为管壁肉瘤和内膜肉瘤。管壁肉瘤来源于肺动脉壁中层,主要为平滑肌肉瘤。内膜肉瘤占肺动脉肉瘤的绝大多数,故有学者认为可直接把肺动脉肉瘤等同于肺动脉内膜肉瘤,因为肺动脉管壁肉瘤极其少见。内膜肉瘤来源于内皮下多潜质的间充质细胞,该细胞具有多向分化能力,故肺动脉肉瘤包含许多不同的病理类型,能够区分出组织分化方向的肿瘤为分化型,不能区分出组织分化方向的肿瘤为归入未分化型。分化型内膜肉瘤形态学可表现为肌纤维母细胞肉瘤、恶性纤维组织细胞瘤、血管肉瘤、上皮样血管内皮瘤、平滑肌肉瘤、横纹肌肉瘤、黏液样软骨肉瘤等,故可在分化型内膜肉瘤中可观察到多种肿瘤成分,其中最多见者为血管肉瘤。而未分化型内膜肉瘤的肿瘤细胞之间黏附性差,核浆比例高,细胞核明显异型伴较多病理性核分裂象,单个肿瘤细胞类似透明细胞肉瘤细胞或间变性大细胞性淋巴瘤细胞。典型的内膜肉瘤表现为在黏液样背景上梭形细胞的增生与细胞少的胶原化间质相交替。

2. PPAS 的免疫组织化学　大多数的内膜肉瘤细胞显示纤维母细胞或肌纤维母细胞分化,一般波型蛋白(vimentin)呈弥漫强阳性,而平滑肌抗体(SMA)的反应多易变。当肿瘤显示平滑肌分化时,可表达结蛋白(desmin)或肌动蛋白(actin)等标记,提示为平滑肌肉瘤。当肿瘤显示血管分化时,可表达 CD31、CD34、FⅧ因子等内皮标记,提示为血管肉瘤。

【鉴别诊断】

（一）肺动脉血栓栓塞

肺动脉肉瘤容易误诊为肺动脉血栓栓塞,两者的主要鉴别要点有:①肺动脉肉瘤起病隐匿,病情进展缓慢,而肺动脉血栓栓塞起病相对较急,具有突发性。②肺动脉肉瘤患者多有发热、食欲减退和体质量下降等全身表现,而肺动脉血栓栓塞多无此表现。③肺动脉血栓栓塞患者多具有下肢 DVT 的相关体征,如患肢肿胀、周径增粗、疼痛或压痛、浅静脉扩张、皮肤色素沉着等,而肺动脉肉瘤患者多无此表现。④肺动脉肉瘤患者影像学检查多表现为肺动脉主干及左、右肺动脉甚至右心室流出道内较大肿块,导致肺动脉主干或左、右肺动脉主干部分或大部分堵塞,肿块边界不规则,可见分叶或分隔现象,增强可见强化;而这些特征在单侧中心型 PTE 少见。⑤肺动脉肉瘤患者经抗凝或溶栓治疗后效果不明显,而大多肺动脉血栓栓塞患者经抗凝或溶栓治疗后病情可得到不同程度的好转。

（二）肺动脉癌栓

原发性肺部肿瘤和肺部转移瘤可侵蚀肺动脉,以肺癌多见,寻找原发病灶及病理活检有利于鉴别诊断。

【治疗】

（一）外科手术

肺动脉肉瘤的恶性肿瘤特性决定了该病首选手术切除治疗,手术方式有全肺切除术、肺叶切除术、肺动脉肉瘤切除术或肺动脉内膜切除术伴或不伴肺血管重建等。采用哪种手术方式主要取决于于肿瘤的具体位置,单侧或双侧肺动脉受累,有无远处转移等。肺切除术只适合单侧肺动脉累及者,一旦累及双侧肺动脉者则只能行肺动脉内膜剥脱术,必要时切除肺动脉和肺动脉瓣膜,进行人工血管和人工瓣膜重建。若肺动脉肉瘤累及双侧肺动脉并向肺动脉外浸润时,则失去手术机会,有个案报道尝试进行心肺联合移植。手术方式对于治疗效果影响较大,有人认为应该将肺动脉肉瘤完整切除,包括右室流出道及全部受到侵犯的血管并进行重建,达到根治的目的。而有人认为由于肺动脉肉瘤容易出现远处微转移,且多累及双侧肺动脉,手术的目的主要是缓解肺血管腔堵塞引起的症状,因此动脉内膜切除术是较为简单和有效的方式,既能清除病变亦能最大限度地保存患者肺功能,但若出现肉瘤肺动脉外浸润或剥脱不全,则建议肺切除术。另外,术后复发或孤立性的远处转移灶,亦可以考虑手术治疗。

（二）化疗与放疗

对于不能耐受手术或无法手术的患者,则可考虑化疗或放疗,但目前并无关于肺动脉肉瘤化疗或放疗的治疗指南或专家共识,其确切疗效尚不清楚。因为肺动脉肉瘤容易出现早期微转移,有学者主张在手术治疗的基础上联合化放疗,以延长患者的生存时间,可以选用的化疗药物有:蒽环类、异环磷酰胺、吉西他滨、紫杉、铂和免疫治疗等。但化疗治疗并不是没有争议的。早期的临床研究显示化疗及放疗治疗并不能延长肺动脉肉瘤患者的生存期。关于肺动脉肉瘤化疗效果各家报道不一,似乎与具体药物并无直接关系,具体原因尚需要进一步分析。

(三)基因靶向药物治疗

随着近年来对血管肉瘤中 VEGR 表达的深入研究,有研究表明血管肉瘤高表达 VEGR-A,而 VEGR 受体-2 的缺失表达则提示预后差。体外药敏试验提示高表达 VEGR-2 的血管肉瘤细胞对抗 VEGFR 抗体药物索拉非尼及舒尼替尼敏感。对无法手术及化放疗的 PPAS 患者,若肿瘤检测有 VEGR 高表达,可尝试基因靶向药物治疗。

【预后】

原发性肺动脉肉瘤临床表现缺乏特异性,诊断困难,临床医师对本病认识不足,容易误诊、漏诊,且极易发生复发和转移,本病预后极差,出现症状后的平均生存时间为 12～18 个月,1 年和 2 年生存率分别为 22% 和 7%。如果没有手术干预,PPAS 诊断后平均生存时间仅有 1.5 个月,而肿瘤切除术后则可能延长生存时间达 10 个月。随着诊断水平及治疗技术的提高,长期生存的 PPAS 病例陆续见于文献报道,部分患者生存时间能超过 5 年。由于本病罕见,文献报道有限且不完整,主要是回顾性分析,影响预后的因素并不清楚,其中包括:①肿瘤能否被完全切除,肿瘤是否出现局部复发情况和是否存在远处转移。②病理类型,平滑肌肉瘤预后相对较好,横纹肌肉瘤预后最差,而分化较好的肌纤维母细胞肉瘤可能预后较好。③发病年龄,年龄小于 40 岁者预后通常较好。④术后是否进行放化疗可改善预后,但目前仍有争议。

(陈兢兢 李静)

参 考 文 献

1. 甘辉立,张健群,冯磊,等.肺动脉肉瘤的诊断和外科治疗.中华医学杂志,2014,94(16):1252-1254.
2. 濮欣,窦瑞雨,黄小勇,等.肺动脉肉瘤临床及影像学表现.心肺血管病杂志,2014,33(3):417-421.
3. 方苏榕,孙丽华,谷伟,等.介入抽吸术诊断肺动脉内膜肉瘤.中华结核和呼吸杂志,2011,34(8):634-635.
4. 方立武,朱从伦,贺海珍,等.原发性肺动脉内膜肉瘤的临床病理组织学观察.现代实用医学,2010,22(5):512-513.
5. 高元明,刘双,陈东,等.原发性肺动脉肉瘤的诊断和治疗.中国呼吸与危重监护杂志,2010,09(6):635-638.
6. 沈凌.原发性肺动脉肉瘤的诊治进展.国际呼吸杂志,2009,29(20):1259-1263.
7. 陈文慧,张予辉,杨媛华.原发性肺动脉肉瘤诊治进展.中华医学杂志,2011,91(32):2303-2304.
8. Huo L,Moran C A,Fuller G N,et al. Pulmonary artery sarcoma:a clinicopathologic and immunohistochemical study of 12 cases. Am J Clin Pathol,2006,125(3):419-424.
9. Sebenik M,Ricci A J,DiPasquale B,et al. Undifferentiated intimal sarcoma of large systemic blood vessels:report of 14 cases with immunohistochemical profile and review of the literature. Am J Surg Pathol,2005,29(9):1184-1193.
10. Gan HL,Zhang JQ,Zhou Q W,et al. Surgical treatment of pulmonary artery sarcoma. J Thorac Cardiovasc Surg,2011,142(6):1469-1472.
11. Mayer E,Kriegsmann J,Gaumann A,et al. Surgical treatment of pulmonary artery sarcoma. J Thorac Cardiovasc Surg,2001,121(1):77-82.
12. Gan HL,Zhang JQ,Huang X Y,et al. The wall eclipsing sign on pulmonary artery computed tomography angi-

ography is pathognomonic for pulmonary artery sarcoma. PLoS One,2013,8(12):e83200.

13. Tueller C,Fischer BR,Minder S,et al. FDG-PET in diagnostic work-up of pulmonary artery sarcomas. Eur Respir J,2010,35(2):444-446.

14. Lee EJ,Moon SH,Choi JY,et al. Usefulness of fluorodeoxyglucose positron emission tomography in malignancy of pulmonary artery mimicking pulmonary embolism. ANZ J Surg,2013,83(5):342-347.

15. Caraway NP,Salina D,Deavers MT,et al. Pulmonary artery intimal sarcoma diagnosed using endobronchial ultrasound-guided transbronchial needle aspiration. Cytojournal,2015,12:3.

16. Chan JW,Chu SY,Lam CH,et al. Pulmonary artery sarcoma diagnosed by endobronchial ultrasound-guided transbronchial needle aspiration. Hong Kong Med J,2014,20(2):152-155.

17. Mattoo A,Fedullo PF,Kapelanski D,et al. Pulmonary artery sarcoma:a case report of surgical cure and 5-year follow-up. Chest,2002,122(2):745-747.

病例 26　肺动脉肉瘤

【病史简介】

患者,女,37岁,因"活动后气促2年,加重伴背痛5天"入院。患者近2年来有反复气促,活动后或劳累后出现,休息后缓解,气促与闻及异味无关,症状逐渐加重,严重时可伴有头晕、视物模糊,近5天来气促加重,伴发绀、咳嗽、背痛不适。患者曾在外院就诊,行肺动脉CTA提示肺动脉主干及右肺动脉干起始部血栓形成,双肺多发栓塞,未进一步诊治转我院。自起病以来患者无四肢肿痛,无咯血,无心悸,无单侧肢体乏力等。精神、食欲、睡眠一般,大小便正常,体重未见明显变化。

无先天性心脏病史,无高血压病史,无糖尿病史,无肝炎病史,无血吸虫病史,无手术史,无输血史,无过敏史。无吸烟嗜酒史。

入院查体:T 36.4℃,P 98次/分,R 24次/分,BP 130/80mmHg,SpO₂ 100%(吸氧浓度29%)。神志清晰,双侧颈动脉搏动强,颈静脉无怒张;双肺呼吸音减弱,未闻及干湿啰音,无胸膜摩擦音;心率98次/分,心律齐。腹软,无压痛、反跳痛,肝区及双肾区无叩痛,听诊肠鸣音正常;双下肢无水肿。

实验室检查:

炎症指标:CRP 164.00mg/L;

凝血指标:APTT 37.2秒,PT 15.8秒,D-二聚体 740μg/L。

心肌指标:肌钙蛋白(-),proBNP 5382pg/ml。

血常规:WBC 14.75×10⁹/L,N% 0.786。

血气分析(未吸氧):pH 7.41,PaO₂ 60.3mmHg,PCO₂ 37.8mmHg,HCO₃⁻ 22.2mmol/L,SaO₂% 91%。

辅助检查:

心脏彩超:肺动脉主干及右肺动脉起始部大片团块影形成,考虑肺动脉新鲜血栓形成;肺动脉高压(重度);三尖瓣反流(轻度);右心房、右心室增大;左室舒张功能减退。LVEF:60%。

肺动脉CTA:考虑肺动脉主干及右肺动脉起始部动脉栓塞可能性大,未除外占位性病变。右肺中叶楔形病灶考虑肺梗死可能(图3-18-2)。

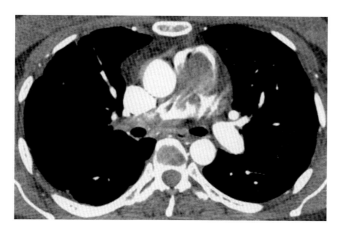

图 3-18-2　患者术前肺动脉 CTA
显示主肺动脉干和右肺动脉主干充盈缺损,软组织密度不均匀
且可见血管影。肺动脉管壁增厚,纵隔软组织影伴强化

初步诊断:肺动脉主干及右肺动脉起始部血栓栓塞

诊疗经过:患者入院后予氧疗、抗凝、改善循环等治疗,效果差,患者仍有反复气促、头晕,复查心脏 B 超患者肺动脉压仍增高,复查胸部 CT 患者肺动脉血栓仍然存在并堵塞肺动脉主干,患者遂转心外科行肺动脉取栓术,术中见肺动脉主干及左肺动脉肿块形成,几乎完全堵塞血管,呈黏液肉瘤状,左肺动脉及分支被肉瘤完全堵塞,肺动脉内膜明显增厚,右肺动脉主干亦被肿瘤组织浸润。病理活检示:(肺动脉内膜)(肺动脉肿块)肿瘤组织,间质明显黏液样变,肿瘤细胞分布不均匀,大部分区域稀疏分布,少数区域瘤细胞较密集;肿瘤细胞形态不一,大小不等,核圆形、卵圆形或梭形,核仁不明显,胞浆少或中等,弱嗜碱性或粉染;可见少数瘤巨细胞;核分裂象易见;可见内皮下聚集或围血管生长(图 3-18-3)。免疫组化结果(图 3-18-4):Vimentin(+++),Desmin(少许+),Myogenin(-),MyoD1(-),S100(-),CD34(-),CD31(-),FLI-1(+++),CK(-),CK19(-),Calponin(少许+),SMA(少数弱+),F8(-),Ki67(热点区域 20%~30%+)。结合病理镜下表现及免疫组织化学结果,患者病理诊断为

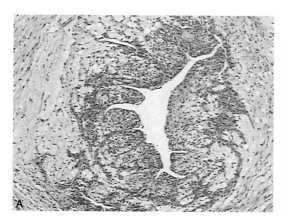
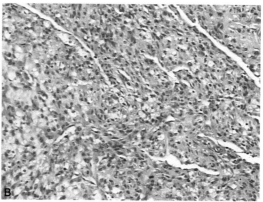

图 3-18-3　患者肺动脉占位标本低倍镜及高倍镜下表现
A. 低倍镜下肿瘤细胞沿内膜下浸润生长,突入管腔导致肺动脉狭窄;B. 高倍镜下肿瘤细胞形态不一,大小不等,核圆形、卵圆形或梭形,核仁不明显,胞浆少或中等,弱嗜碱性或粉染;可见少数瘤巨细胞;核分裂象易见

（肺动脉）内膜肉瘤。经行"肺动脉栓塞内膜剥脱术+肺动脉肉瘤切除术"后（图3-18-5），患者肺动脉占位消失，气促缓解，目前仍在随访中。

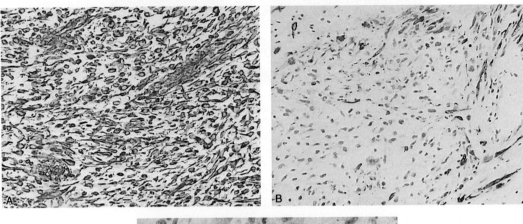

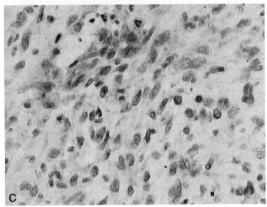

图3-18-4 免疫组织化学染色
A. Vimentin；B. SMA；C. Calponin 染色均为阳性

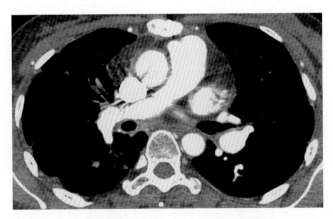

图3-18-5 肺动脉栓塞内膜剥脱术+肺动脉肉瘤切除术后8个月随访肺动脉CTA
肺动脉及其分支血流通畅，肺动脉主干内径恢复正常

【病例解析】

[问题1] 原发性肺动脉肉瘤和肺动脉血栓栓塞肺动脉临床表现极其相似,临床上询问病史及体格检查时应注意些什么? 何时应警惕有肺动脉肉瘤的存在?

尽管肺动脉肉瘤的临床表现和肺动脉血栓栓塞疾病非常相似,但仍应仔细询问病史,以寻找临床线索协助将两者区分开来。患者如果有进行性消瘦、恶病质、吞咽困难、贫血等表现,尤其是在经过充分的抗凝或溶栓治疗之后病情仍无改善甚至进一步恶化,则应考虑肺动脉肉瘤的可能。

另一方面,原发性肺动脉肉瘤患者多缺乏下肢 DVT 的相关体征,如患肢肿胀、周径增粗、疼痛或压痛、浅静脉扩张、皮肤色素沉着等,而肺动脉血栓栓塞患者可合并下肢 DVT 的相关体征。

此外,肺动脉肉瘤患者多数有血沉的升高,但 D-二聚体在正常范围内,而肺动脉血栓栓塞患者则多数血沉不升高,但 D-二聚体明显升高;这可作为两者的鉴别诊断依据。

[问题2] 原发性肺动脉肉瘤与肺动脉血栓栓塞在肺动脉 CTA 上如何进行鉴别诊断?

肺动脉肉瘤及肺动脉血栓栓塞的 CTA 均表现为肺动脉腔内充盈缺损,两者的鉴别要点有:①原发性肺动脉肉瘤患者胸部增强 CT 多表现为主肺动脉及左、右肺动脉甚至右心室流出道内大块充盈阴影,管腔外浸影,肿块边界不规则,可见分叶或分隔现象,这些特征在中心型肺动脉血栓栓塞少见,肺栓塞一般均可于相应段及亚段肺动脉管腔内见低密度充盈缺损影。②原发性肺动脉肉瘤呈膨胀性生长,可呈息肉状或分叶状,部分病例可超出肺动脉向腔外生长,故原发性肺动脉肉瘤患者肺动脉病灶部位充盈缺损影较同级肺动脉增粗。而肺动脉血栓栓塞与血流的接触面较为平整。③由于肉瘤内部组织容易出现坏死、出血和血管形成等,故原发性肺动脉肉瘤密度不均匀,除了少数骨肉瘤病例可以出现骨化外,一般不会出现钙化。而肺动脉血栓栓塞病灶成分单一,密度均匀,但慢性肺动脉血栓栓塞可出现钙化。④在增强 CT 扫描上原发性肺动脉肉瘤因肿瘤组织血供丰富,可表现为肿瘤强化,而血栓内部无滋养血管,增强 CT 上不显示强化。⑤肉瘤具有侵袭行为,可破坏周围肺组织或发生远处转移,而肺动脉血栓栓塞仅局限于肺动脉管腔。⑥原发性肺动脉肉瘤起源于肺动脉内膜或中层,潜行生长并逐渐占据肺动脉腔,因此 PACTA 显示接近肺动脉瓣一侧肺动壁缺蚀样改变,而肿瘤的旺盛生长特性则使之表现为病变近端凸向右心室流出道方向或凸向血流面。⑦原发性肺动脉肉瘤抗凝治疗或溶栓治疗效果欠佳,而肺动脉血栓栓塞经抗凝治疗或溶栓治疗后复查 PACTA 可有不同程度的好转。⑧原发性肺动脉肉瘤由于肉瘤转移可合并有肺占位病变,而原发性肺动脉肉瘤多无此表现。

【病例点评】

1. 患者中年女性,既往健康,存在活动后气促,CT 增强检查示肺动脉充盈缺损,结合症状、体征和辅助检查结果,很容易联想为肺动脉血栓栓塞,但仔细分析,此患者起病缓慢,D-二聚体无明显升高,肺动脉占位位于肺动脉主干及右肺动脉起始部,抗凝治疗效果差,与肺动脉血栓栓塞有不符之处。因肺动脉肉瘤临床少见,临床认识不足,导致误诊。

2. 由于原发性肺动脉肉瘤临床罕见,一方面我们要坚持先常见病后少见病的临床思维,另一方面要提高对原发性肺动脉肉瘤的认识,注重细节,重视病史采集和体格检查,正确地分析解读辅助检查,避免主观臆断和先入为主,减少误诊和漏诊,并积极去思考与诊断不符合的临床问题,修正错误的诊断。

(陈兢兢　李静)

第十九章 肺静脉狭窄及介入治疗

　　肺静脉狭窄以及肺静脉发育不良和闭塞症是一种罕见且严重的心脏畸形,可致狭窄局部肺楔压和肺静脉压增高,患者出现气短、咳嗽和咯血等临床症状,如不积极纠治,晚期可出现肺动脉高压,导致病情恶化。一般而言,同一患者可出现一支或多支血管严重狭窄。狭窄位置可在静脉-动脉连接交汇处,肺静脉左房开口处,或者延伸至肺实质。该病可呈原发也可继发,前者一般为单纯性先天性肺静脉狭窄(占先心病0.4%),也可合并其他心脏畸形(如间隔缺损,大血管转位,完全性肺静脉异位引流或弯刀综合征)。后者多见于肺静脉异位引流术后,肺静脉吻合口呈环形瘢痕性狭窄,Fonton术后心外血管压迫右侧肺静脉导致狭窄,结节病,纤维性纵隔炎以及不恰当的房颤射频消融导致的肺静脉开口处狭窄。

　　原发性和继发性肺静脉狭窄患者,病变部位组织病理学均显示肺静脉内膜纤维异常增生和中膜增厚,严重者可致管腔闭塞。先天性患儿则多为胚胎期血管异常样改变。国外学者在部分尸检中发现病变局部有大量成纤维细胞积聚。病变随病程延长可逐渐演进,增殖性增生可累及远端肺静脉,出现远端静脉管腔弥漫性狭窄以及血管萎缩,继而导致肺部血液淤积,回流障碍最终可出现进行性肺动脉高压样血管病理结构改变。

【婴幼儿以及儿童期肺静脉狭窄】

(一) 临床特点

　　患儿症状严重程度与血管狭窄程度以及累及血管支数相关。大部分婴幼儿出生后数月至一年内多有明确的呼吸道症状,表现为呼吸急促,发绀,反复肺炎和病变区域局部肺水肿,部分年长儿童可出现咯血,疾病进展后期,出现重度肺动脉高压。需要注意的是,接近一半的先天性肺静脉狭窄为单发畸形,仅表现为肺动脉压升高。

(二) 诊断

　　该类患儿多合并其他先天性心脏畸形,因此心脏超声检查非常必要(图3-19-1)。小儿透声窗较好,超声可以评估所有肺静脉开口,易于病例筛选和术后随访检查。一般认为多普勒血流频谱呈单向双期湍流,流速>1.5m/s可提示肺静脉狭窄。此外,心超还可用于先天性心脏畸形的初步诊断。肺血管核磁造影能较清晰地显示肺静脉管腔狭窄程度,解剖特征,但需患者配合,受心率限制且检查费用和技术要求较高,不易在婴幼儿及儿童中施行。多排肺静脉增强CT成像是肺静脉狭窄的主要检查手段,其较好的时间和空间分辨率,可提供更多诊断细节,尤其是狭窄段和远端肺静脉分布和走行。缺点在于有时合并复杂心内畸形对比剂再循环后肺静脉显影不清,且易高估病变。同位素肺血流灌注扫描主要用于评估肺血流灌注情况,对于婴幼儿患者因配合差,应用较少。心导管选择性肺小动静脉造影可明确诊断肺静脉狭窄,通过相应肺静脉回流清晰显示肺静脉血管内径,病变长度以及边支情况,可区

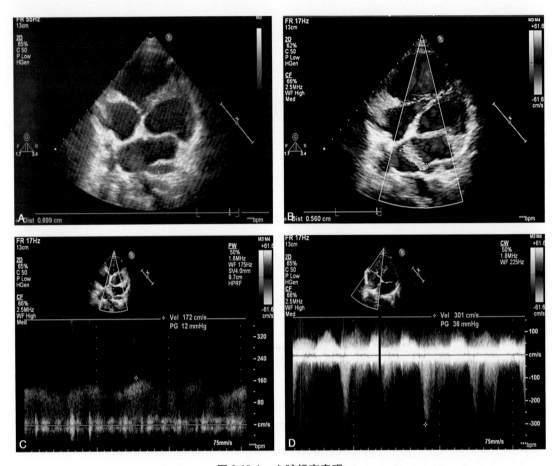

图 3-19-1 心脏超声表现

A. 经胸二维心超左侧肺静脉狭窄; B. 多普勒提示狭窄侧肺静脉呈花色血流讯号; C. 频谱多普勒显示单向双期湍流,最高流速 1.6 米/秒; D. 根据三尖瓣反流速度估测肺动脉压增高

别次全和完全闭塞,指导介入治疗。

(三)治疗和预后

婴幼儿和儿童期肺静脉狭窄患者中,单支或多支轻度狭窄患儿往往预后较好。即使一叶肺缺乏灌注仍能长期生存,仅在反复咯血患儿中可考虑对病变肺叶做局部切除。而多支病变和或严重血管病变者往往预后恶劣,如不早期干预,后期将转为重度肺动脉高压易并发严重咯血及重症感染,死亡率高达 83%。外科手术是严重先天性肺静脉狭窄主要治疗手段,以往采用切除狭窄段,手术端端吻合或者应用补片将狭窄肺静脉扩大。近年来通过改进术式,采用肺静脉周围心包直接袋型缝合至左心房,减少吻合口狭窄,改善预后,但手术 5 年死亡以及再狭窄率仍高达 50% 左右。如部分患儿发生不可逆的严重肺动脉高压,肺移植只能是唯一手段。

近年来,经导管介入治疗小儿先天性肺静脉狭窄取得了一定进展。通过球囊扩张联合支架植入可解除狭窄,即刻改善血流动力学,但长期随访再狭窄率高,进而导致病情继续恶化。尽管如此,一些学者提出,介入治疗可作为外科手术的有效补充,在术前或术后可反复施行。术中建议首选高压球囊或者切割球囊对狭窄肺静脉行三到四次逐级扩张,至球囊"腰征"消失,以期达到有效解除狭窄,必要时植入支架。由于小儿肺静脉狭窄治疗的特殊性,植入支架前应考虑以下因素:①术后支架内再狭窄。②外科术前肺静脉支架植入可能限制手术纠治方法的选择。③小儿患者支架植入技术难度高。④支架的不可扩张性将限制其在生长发育中的儿童患者应用。

【成人期肺静脉狭窄】

(一)肺静脉狭窄的病因及病理特点

成人期肺静脉狭窄的病因相对多样,笔者在临床上曾经遇见的有:①成人期先天性肺静脉狭窄;②孤立性肺血管炎伴肺静脉狭窄;③纵隔炎或肿瘤压迫致一侧肺静脉梗阻;④外科血管修补术或肺静脉异位引流术后吻合口狭窄;⑤房颤射频消融术后医源性肺静脉狭窄,目前以后者在临床上最为常见。早期肺静脉电隔离术是在肺静脉口内环形消融,如果消融位点过深,极易形成肺静脉狭窄。近年来的环肺静脉电隔离术通常在围绕肺静脉开口外约 2~4mm 即前庭部位进行,同时更注重降低消融温度和能量,并采用温控射频导管和冷冻消融导管,以及术中采用心腔内超声和三维成像系统,使得肺静脉狭窄发生率不断降低。国外一组多中心报道,射频消融后肺静脉狭窄率约 2%,但这些数据均在非常有经验的中心获得,加之随访检查不够全面,对于消融后无症状,轻微症状或远期症状者往往漏检,因此有学者认为,射频消融术后肺静脉狭窄率约在 3%~8%。而严重肺静脉狭窄(狭窄程度大于 75% 以上)的发生率约在 0.32%~3.4%。我国由于人口基数大,随着近年来房颤消融术广泛开展,发生肺静脉狭窄的病例数呈直线上升。

一般而言,房颤射频消融所致肺静脉狭窄多为不恰当的消融部位,消融方式和射频能量(多与温度呈正相关)导致病理生理结构改变。在消融部位血管和邻近血管出现进行性不可逆炎症反应和胶原纤维沉着,继发内膜纤维化和肌性增生伴血管收缩,严重者可致肺静脉主干管腔完全闭塞,并出现远端肺小静脉闭塞性改变。但病变肺静脉局部几无血栓形成。病程晚期肺小动脉可出现类似肺动脉高压样改变。肺血管组织病理学见图 3-19-2。

房颤射频消融术后并发肺静脉狭窄除了和术者消融经验和方式,还与患者自身血管变异,如肺静脉开口直径小于 10mm,存在中间静脉以及肺静脉过早分叉等相关。我们发现,相较于其他肺静脉,左下肺静脉更易累及。究其原因:①左下肺静脉相对其他肺静脉开口直径较小,见图 3-19-3。②左下肺静脉向左、后、下方向延伸,位置偏后,相对垂直于左房,有甚者左下肺静脉开口于左房后壁。导管操作难度明显增加。③正位透视下左下肺静脉位于心影内,造成消融时不易在 X 线透视下定位左下肺静脉。这些均影响消融术操作,导致左下肺静脉更易发生术后狭窄。

(二)肺静脉狭窄的诊断

严重肺静脉狭窄患者临床症状为非特异性,多表现为活动或劳累后呼吸困难、咳嗽、咯血、胸膜痛等,或反复出现病变侧肺部感染和胸腔积液。房颤消融术后严重肺静脉狭窄患者一般在术后 3 至 6 个月出现上述症状。症状严重程度和病程进展、病变血管支数以及狭窄严重程度呈正相关,但部分患者存在个体差异,临床症状与血管病变无明显相关性,甚至在一些重度肺静脉狭窄甚至肺静脉闭塞患者,因侧支形成而症状不典型。

正确识别和诊断肺静脉狭窄须详细了解病史,还应详细了解病史,如询问有无射频消融史、外科手术史以及血管炎或肿瘤病史。对怀疑肺静脉狭窄患者给予相应影像学检查:①常规胸片(图 3-19-4):一般能提示局部肺浸润,肺水肿表现以及胸腔积液。②常规经胸或经食管超声:表现心内解剖学,肺静脉花色频谱血流,肺静脉口流速增快,以及肺动脉收缩压增高。这些检查为非特异性,结合病史,症状,以及血液中脑钠肽(BNP)可用作肺静脉狭窄筛

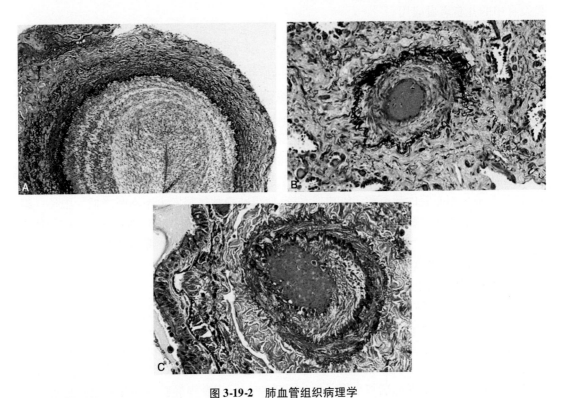

图 3-19-2　肺血管组织病理学

A. 肺静脉主干完全闭塞,管腔内见纤维肌性增生;B. 肺小静脉内膜显著增殖,静脉腔闭塞;C. 肺小动脉管壁中层肥厚,内膜呈偏心性增生

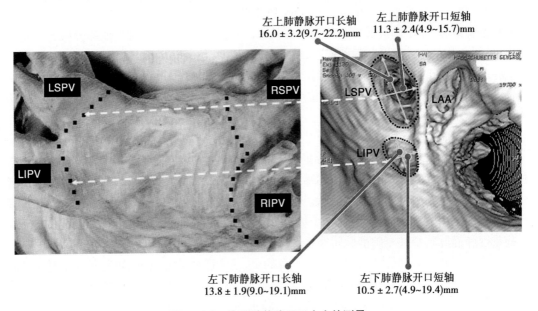

左上肺静脉开口长轴
$16.0 \pm 3.2(9.7\sim22.2)$mm

左上肺静脉开口短轴
$11.3 \pm 2.4(4.9\sim15.7)$mm

左下肺静脉开口长轴
$13.8 \pm 1.9(9.0\sim19.1)$mm

左下肺静脉开口短轴
$10.5 \pm 2.7(4.9\sim19.4)$mm

图 3-19-3　左侧肺静脉开口大小的测量

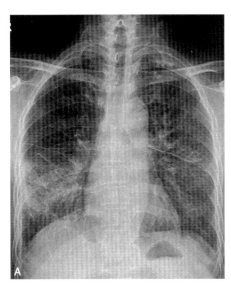
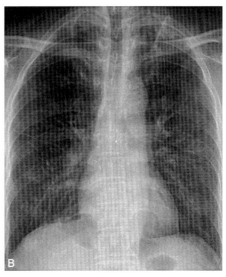

图 3-19-4　肺静脉狭窄的胸片表现
A. 严重肺静脉狭窄,双肺呈重度肺淤血;B. 介入支架植入后肺淤血明显改善

查手段。③肺同位素通气血流肺扫描、肺静脉增强 CT(CTV)、肺血管核磁造影(MRA)三者单用或联合应用对于诊断肺静脉狭窄具有重要意义(图 3-19-5)。肺血流同位素扫描判断肺静脉狭窄程度多依据以下标准:轻度狭窄:肺静脉直径减少<50%,同位素扫描无充盈缺损;中度狭窄:肺静脉直径减少 50% ~70%,同位素扫描轻度充盈缺损;重度狭窄:肺静脉直径减少>70%,同位素扫描中度以上充盈缺损。肺血流同位素因受同侧肺静脉血流代偿,侧支形成以及肺动脉血流分布异常等因素影响,仅作为肺静脉狭窄筛查及评估肺部血流灌注和分布,而非确诊依据。肺静脉增强 CT 结合肺静脉三维成像技术可明确诊断肺静脉狭窄(图 3-19-6)。但 CTV 易高估病变严重程度,原因为肺内再循环后肺静脉显影欠佳。肺血管磁共振能比较清晰显示和区分狭窄小于 25% 和大于 50% 的病变(图 3-19-7),显示肺静脉走行,解剖特征(分叉),开口直径,且图像接近肺静脉造影,对临床疑似轻度狭窄病例可测定肺静

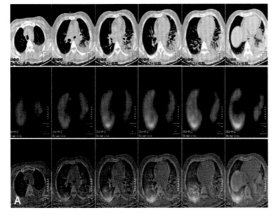
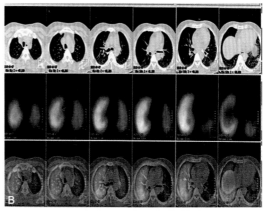

图 3-19-5　同位素肺灌注扫描联合 CTV 成像
A. 同位素肺灌注扫描联合 CTV 成像,灌注相放射性摄取稀疏或缺损,左侧肺血流灌注障碍,提示左侧肺静脉重度狭窄;B. 介入治疗后,灌注相放射性摄取增加,左肺血流灌注明显改善

脉左房入口流速,估测压差。但需患者配合,图像存在伪像,费用和技术要求较高。如患者体内有起搏器或者其他金属则为检查禁忌。④肺静脉造影(直接或者逐级逐段肺小动脉造影再循环)是目前诊断肺静脉病变的金标准,且能够通过心导管对其血流动力学进行判断和评估,见图3-19-8。

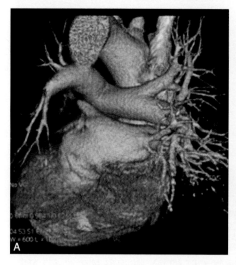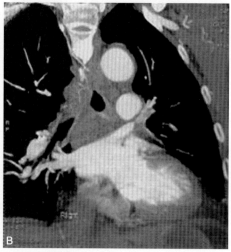

图 3-19-6　CTV 肺血管三维重建
左上肺静脉近端重度狭窄及左下肺静脉闭塞(箭)

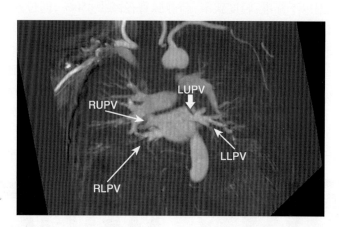

图 3-19-7　肺血管核磁造影(MRA):左上肺静脉完全闭塞(粗箭头)
LUPV:左上肺静脉,LLPV:左下肺静脉,RUPV:右上肺静脉
RLPV:右下肺静脉

(三) 肺静脉狭窄处理原则

一旦明确诊断为肺静脉狭窄,处理的基本原则如下:①药物治疗基本无效,利尿剂仅起到缓解肺水肿等症状。对于反复咯血患者,由于出血原因多为肺静脉回流受阻,局部肺静脉可呈丛样增生,曲张破裂,使用止血药垂体后叶素和栓塞支气管动脉均效果不佳。②肺静脉单支累及,程度50%~75%,且无症状可每3~6个月影像学定期随访。有学者认为可给予抗凝治疗,但长期预后不清。③肺静脉狭窄程度大于75%,伴症状,或无症状但同侧肺二支肺静脉均出现狭窄,需要干预。④严重肺静脉狭窄有介入治疗指针,应尽快干预,晚期开通

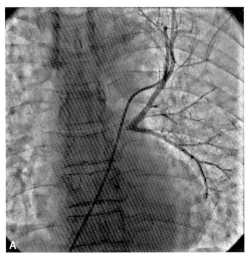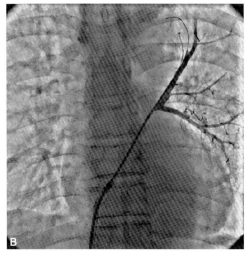

图 3-19-8　肺静脉造影
A. 左上肺小动脉造影再循环提示左上肺静脉重度狭窄（次全闭塞）；B. 肺静脉造影再次证实左
上肺静脉近端重度狭窄

一方面不利于缺血肺灌注恢复，另一方面病变血管极易发展成慢性肺静脉闭塞，不利于再血管化。⑤手术治疗：包括血管修补，肺叶切除和肺叶移植等。但是存在手术风险高，血管成形术后再狭窄率高，影响肺功能等。适应证多为有明确相关症状，肺静脉呈慢性闭塞性病变及多支病变。需要说明的是；即使外科肺静脉成形术后出现吻合口狭窄仍能通过支架植入行再血管化。

（四）肺静脉狭窄介入治疗

1. 术前准备　所有患者需接受有效的抗凝治疗一周以上（大量咯血患者除外），以避免肺静脉狭窄段继发血栓形成，操作中出现左心系统血栓形成和脱落。同时，术前需要药物稳定心肺功能，如减轻肺水肿症状，积极有效控制咳嗽等症，如有大量胸腔积液应予以引流。在签署知情同意书后，即在局麻镇静下进行介入治疗。

2. 介入过程　首先常规右心导管检查。术中静脉肝素化（100IU/kg），调整活化凝血时间（ACT）至 250～300 秒。测量心脏各腔室压力和肺动脉压及肺小动脉楔压后，取正位以 5F 或者 6F 猪尾导管行左右肺动脉造影，以大致了解肺血管分布。然后取直头端孔导管分别对双侧上、下肺叶行肺小动脉造影，显示 4 支肺静脉回流途径。一般而言，观察右侧肺静脉回流，多采用前后位和左侧投照体位，左侧肺静脉回流，则选取左肩位和正侧位。技术上：①导管尽量放置在段以下肺动脉分支逐级造影，以有效显示静脉回流。②用 20ml 注射器抽取 10ml 患者自身血液和 10ml 对比剂，对比剂会因质量对比在血液下层，用力推注悬混对比剂，可以充分显示肺静脉相，避免肺动脉相和静脉相重叠显影。

穿刺房间隔，置入 8F 长鞘，先端在左心房，测量左心房压。然后选用多功能导管（适用进入左上或者右上肺静脉）、Judkin 右冠状动脉造影导管（适用于进入左下肺静脉），和 Cobra 导管（适于进入右下或者右中肺静脉）在导丝引导下通过病变狭窄段，在肺静脉病变远/近端分别测量并记录压力，然后行肺静脉选择性造影，显示肺静脉解剖，走行；测量狭窄段静脉长度，狭窄段血管直径和周边正常血管直径。

保留导丝轨道，经股静脉沿导丝送入 8F 大腔导管，参考周边血管直径选择相应长度和

369

直径球囊或者支架行狭窄段血管介入治疗。由于成人患者单纯球囊扩张容易出现即刻弹性回缩,过大直径高压球囊又易出现左房血管连接处撕裂,严重者可心包填塞,甚至死亡。因此原则上均选择病变处支架植入。由于支架术操作安全性高,即刻效果好,直接支架术已为房颤消融术后肺静脉狭窄的一线治疗,见图3-19-9。对于完全闭塞或者次全闭塞患者,则需要以小球囊做逐级预扩张,以便于通过球囊支架植入。国外一组数据表明,与单纯球囊扩张比较,以大直径(9～10mm以上)金属裸支架植入更有效,可改善症状和缺血肺循环灌注。术后再狭窄率相对较低,与单纯球囊比较,前者再狭窄率30%～87%(平均60%),支架术再狭窄率14%～57%(平均34%),支架再狭窄多出现在术后半年。介入治疗肺静脉狭窄的成功标准:形态学上覆盖所有狭窄段,残余狭窄<30%,狭窄远近段肺静脉压差<5mmHg,无手术相关并发症。

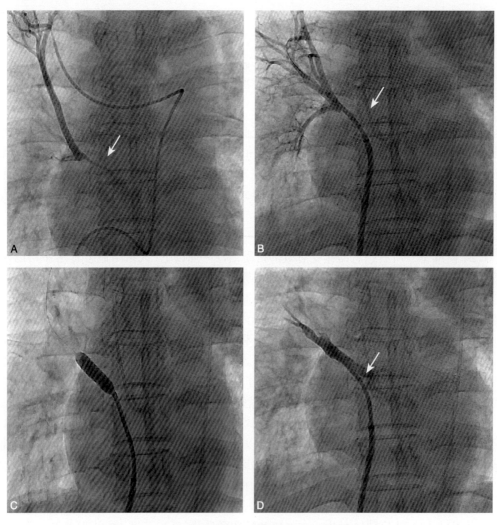

图 3-19-9　介入治疗房颤射频消融术后严重肺静脉狭窄

A. 右上肺小动脉造影显示肺静脉回流(箭);B. 前后位选择性肺静脉造影显示右上肺静脉重度偏心狭窄(箭);C. 右上肺静脉狭窄处直接支架置入;D. 右上肺静脉造影显示支架通畅,狭窄基本消失(箭)

3. 术后处理　支架植入后 12 个月需用华法林抗凝,定期查凝血功能,调整 INR 至 1.5~2.5,同时给予拜阿司匹林和氯吡格雷双抗治疗至少 3 个月。术后半年建议重复肺静脉增强 CTV 和同位素通气血流灌注。前者有助于发现支架内及支架边缘再狭窄,以便尽早再次介入干预。后者则可评估术后肺部血流灌注和分布。

由于国内支架选择相对有限,我们的经验:①金属裸支架首选,覆膜支架或者药物涂层支架效果尚不确定;②由于房颤消融后肺静脉狭窄,其病变范围较短,更多见于肺静脉左房侧开口,支架需完整覆盖开口部位病变,操作时可将支架部分(1/4~1/3)突出于左房,如为长段性或弥漫性病变,可植入一个长支架或者多个支架覆盖病变,但尽量避免影响分支;③中国人肺静脉直径多在 10mm 左右,左下肺静脉直径稍细,支架选择应参考狭窄远端正常直径血管以及术前肺静脉直径,国内支架选择以内径 8mm 居多,近年来,随着术者经验增加,更大内径支架越来越普遍应用;④由于目前肺静脉狭窄漏诊率高,且延时诊断较多,就诊患者以多支血管病变和严重病变多见,部分患者甚至出现狭窄远端肺血管废用性萎缩,给介入治疗带来困难,尽管如此,绝大部分肺静脉闭塞仍能有效开通。见图 3-19-10。

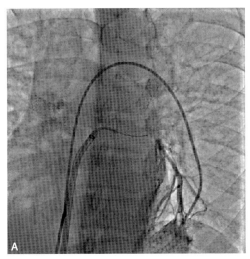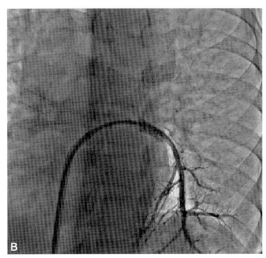

图 3-19-10　肺静脉萎缩及介入治疗

A. 左下肺小动脉造影显示回流的左下肺静脉,提示远端肺静脉萎缩(最大参考直径仅 3mm),近端肺静脉闭塞;B. 左下肺静脉病变处逐级球囊扩张,并植入 Express SD 6mm×18mm 支架一枚

4. 介入治疗肺静脉的并发症　包括:①介入相关并发症:一过性 ST 抬高、血栓脱落、肺静脉撕裂血胸、支架移位栓塞、肺静脉左心房入口处破裂致急性心包填塞等。②术后晚期并发症:再狭窄,支架内血栓,血栓栓塞等。笔者在实际操作中有一例在右下肺静脉支架释放过程中出现支架向左房侧移位并脱落至降主动脉,后将脱落支架在右侧髂动脉"就地"扩张(图 3-19-11)。

肺静脉狭窄支架植入尽管短期疗效肯定,改善血流动力学和提高肺血流灌注。能明显缓解患者症状,但是支架植入术后再狭窄(多出现在支架内)仍需重视,见图 3-19-12。综合文献认为,支架植入术后再狭窄与病变狭窄程度、病程长短相关。即病变越严重,病程越长,支架植入后越易再狭窄。另一方面,再狭窄和选用支架的内径相关,内径越小则越易发生再狭窄。大内径支架可降低支架内再狭窄的发生率,国外对成人肺静脉狭窄建议选用直径 10mm 及以上支架。国内一组临床报道,支架术后 6 个月的 CTA 证实,发生支架内再狭窄的

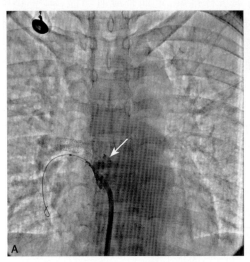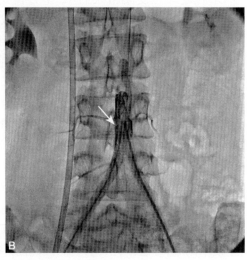

图3-19-11　右下肺静脉支架移位及脱落

A. 右下肺静脉支架植入过程中支架定位偏低，箭头所示。支架移位并脱落至左房（箭）；B. 支架脱落至右侧髂动脉并"就地"释放（箭）

比例高达50%，需再次介入治疗，分析原因为纳入病例均为肺静脉重度狭窄，发病距首次诊断的时间较长，因此再狭窄率偏高。尽管支架术治疗严重肺静脉狭窄有较高的再狭窄发生率，但定期随访，及时发现，以及积极有效的再次介入治疗，包括高压球囊扩张、应用切割球囊或者支架置入，仍能取得有效结果，见图3-19-13。

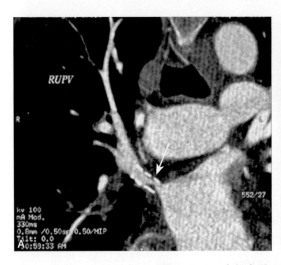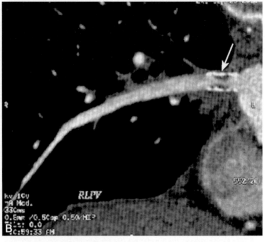

图3-19-12　支架术后6个月CT血管成像结果

A. 右上肺静脉（箭）；B. 右下肺静脉（箭）；箭头所示为支架内再狭窄

总之，早期诊断并积极有效治疗心房颤动射频消融术后肺静脉狭窄有重要意义。Skanes等认为，随着肺静脉狭窄病程的演进，一方面加重患者肺淤血和心力衰竭，并导致进展性肺循环高压，增加死亡率；另一方面，部分病例在病程后期可出现肺静脉左心房入口部接近闭塞，远端肺静脉弥漫性萎缩，肺-腔静脉广泛侧支开放，使后续治疗极为困难，预后恶化。

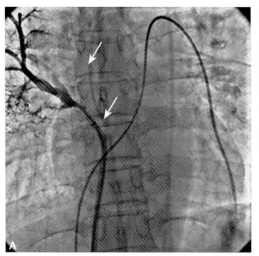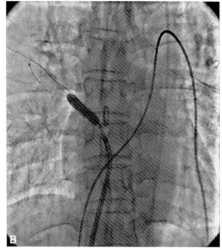
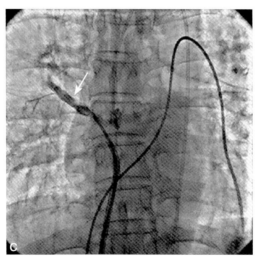

图 3-19-13 再次介入治疗过程
A. 右上肺静脉造影显示支架内再狭窄(箭),远端肺淤血;B. 高压球囊反复扩张狭窄处;
C. 造影显示狭窄基本消失(箭),远端肺静脉回流通畅

【小结和展望】

目前治疗先天性和成人继发性肺静脉狭窄仍较为棘手,往往需要联合内、外科综合治疗。但是无论外科手术或者内科介入治疗,均存在着病变血管术后再狭窄问题。外科领域,尤其针对婴幼儿先天性肺静脉狭窄,各种手术方法和技术改进,包括前述减少血管缝合新技术,以及手术时机的把握,均期待有更好的治疗结果出现。介入治疗领域,儿童期肺静脉狭窄,单纯球囊成形术可能仅仅是姑息治疗,而支架植入在儿童期患儿值得慎重。成人患者,因更多见于房颤射频消融术后肺静脉开口部狭窄或者闭塞,支架植入应为治疗首选,即刻疗效肯定,并在临床实践中得到证实。尽管长期随访发现再狭窄率较高,但是通过植入大直径支架或术后多次介入治疗仍能获得较为满意疗效。

(潘 欣)

参 考 文 献

1. Pazos-Lopez P, Garcia-Rodriguez C, Guitian-Gonzalez A, et al. Pulmonary vein stenosis: Etiology, diagnosis and management. World J Cardiol, 2016, 8(1): 81-88.

2. Edwards JE. Pathology of left ventricular outflow tract obstruction. Circulation, 1965, 31: 586-599.

3. Newfeld EA, Muster AJ, Paul MH, et al. Discrete subvalvular aortic stenosis in childhood. Study of 51 patients. Am J Cardiol, 1976, 38(1): 53-61.

4. De Greef Y, Tavernier R, Raeymaeckers S, et al. Prevalence, characteristics, and predictors of pulmonary vein narrowing after isolation using the pulmonary vein ablation catheter. Circ Arrhythm Electrophysiol, 2012, 5(1): 52-60.

5. Latson LA, Prieto LR. Congenital and acquired pulmonary vein stenosis. Circulation, 2007, 115(1): 103-108.

6. Porres DV, Morenza OP, Pallisa E, et al. Learning from the pulmonary veins. Radiographics, 2013, 33(4): 999-1022.

7. Lo Rito M, Gazzaz T, Wilder TJ, et al. Pulmonary vein stenosis: Severity and location predict survival after surgical repair. J Thorac Cardiovasc Surg, 2016, 151(3): 657-666 e652.

8. Balasubramanian S, Marshall AC, Gauvreau K, et al. Outcomes after stent implantation for the treatment of congenital and postoperative pulmonary vein stenosis in children. Circ Cardiovasc Interv, 2012, 5(1): 109-117.

9. Peng LF, Lock JE, Nugent AW, et al. Comparison of conventional and cutting balloon angioplasty for congenital and postoperative pulmonary vein stenosis in infants and young children. Catheter Cardiovasc Interv, 2010, 75(7): 1084-1090.

10. Rostamian A, Narayan SM, Thomson L, et al. The incidence, diagnosis, and management of pulmonary vein stenosis as a complication of atrial fibrillation ablation. J Interv Card Electrophysiol, 2014, 40(1): 63-74.

11. Tan HW, Wang XH, Shi HF, et al. Left atrial wall thickness: anatomic aspects relevant to catheter ablation of atrial fibrillation. Chin Med J (Engl), 2012, 125(1): 12-15.

12. Packer DL, Keelan P, Munger TM, et al. Clinical presentation, investigation, and management of pulmonary vein stenosis complicating ablation for atrial fibrillation. Circulation, 2005, 111(5): 546-554.

13. To AC, Gabriel RS, Park M, et al. Role of Transesophageal Echocardiography Compared to Computed Tomography in Evaluation of Pulmonary Vein Ablation for Atrial Fibrillation (ROTEA study). J Am Soc Echocardiogr, 2011, 24(9): 1046-1055.

14. Lee DH, Oh YS, Shin WS, et al. A transthoracic echocardiographic follow-up study after catheter ablation of atrial fibrillation: can we detect pulmonary vein stenosis by transthoracic echocardiography? Korean Circ J, 2010, 40(9): 442-447.

15. Baranowski B, Saliba W. Our approach to management of patients with pulmonary vein stenosis following AF ablation. J Cardiovasc Electrophysiol, 2011, 22(3): 364-367.

16. Steliga MA, Ghouri M, Massumi A, et al. Lobectomy for pulmonary vein occlusion secondary to radiofrequency ablation. J Cardiovasc Electrophysiol, 2010, 21(9): 1055-1058.

17. Holmes DR, Jr., Monahan KH, Packer D. Pulmonary vein stenosis complicating ablation for atrial fibrillation: clinical spectrum and interventional considerations. JACC Cardiovasc Interv, 2009, 2(4): 267-276.

18. Neumann T, Kuniss M, Conradi G, et al. Pulmonary vein stenting for the treatment of acquired severe pulmonary vein stenosis after pulmonary vein isolation: clinical implications after long-term follow-up of 4 years. J Cardiovasc Electrophysiol, 2009, 20(3): 251-257.

19. Prieto LR, Kawai Y, Worley SE. Total pulmonary vein occlusion complicating pulmonary vein isolation: diagnosis and treatment. Heart Rhythm, 2010, 7(9): 1233-1239.

20. Prieto LR, Schoenhagen P, Arruda MJ, et al. Comparison of stent versus balloon angioplasty for pulmonary vein

stenosis complicating pulmonary vein isolation. J Cardiovasc Electrophysiol,2008,19(7):673-678.

21. Skanes AC,Gula LJ,Yee R,et al. Pulmonary vein stenosis:intervene early and carry a big stent. J Cardiovasc Electrophysiol,2008,19(7):679-680.

22. 潘欣,王承,张佑俊,等. 支架术治疗心房颤动射频消融术后严重肺静脉狭窄的效果. 中华心血管病杂志,2014,42(10):827-830.

23. Cook AL,Prieto LR,Delaney JW,et al. Usefulness of cutting balloon angioplasty for pulmonary vein in-stent stenosis. Am JCardiol,2006,98(3):407-410.

病例 27　肺静脉闭塞

【病史简介】

患者,女,45岁,主因"胸闷、气短伴间断咳嗽20余天"入院。患者20天前受凉后出现胸闷及活动后气短,偶有咳嗽、咳痰。查胸部CT示:双侧胸腔积液,右肺上叶可见斑片状高密度影。腹部CT示:肝内多个低密度灶。经外院抗感染、解痉、平喘等对症治疗后,症状无缓解,气短呈进行性加重。为进一步诊治,就诊我院。

入院查体:T 36.5℃,P 80次/分,R 20次/分,BP 120/75mmHg,步入病房,精神欠佳,全身浅表淋巴结未触及肿大,口唇轻度发绀,颈静脉无怒张,双下肺呼吸音低,未闻及干、湿性啰音,心率80次/分,律齐,各瓣膜听诊区未闻及病理性杂音。肝脾肋下未触及,肝肾区无叩击痛,移动性浊音阴性,双下肢轻度可凹性水肿。

既往史:自诉"慢性肾炎"病史21年,长期规律服用中药治疗,目前监测肾功能、尿常规及尿蛋白基本正常。于2009年发现胸腔积液,期间反复抽液,多次化验均提示漏出液,胸腔积液时轻时重。2012年查甲功提示甲状腺功能低下。

实验室及辅助检查:

血常规:白细胞$6.91×10^9$/L,中性粒细胞比例0.75,血红蛋白124g/L,血小板$145×10^9$/L;

血沉:升高。

降钙素原:0.035pg/ml;

尿、便常规:未见明显异常;

24小时尿蛋白定量:0.19g/24hr;

D-二聚体:0.39mg/L FEU

血气分析(未吸氧):pH 7.419,PaO_2 69.2mmHg,PCO_2 26.5mmHg,HCO_3^- 20.3mmol/L,SaO_2 90.6%

初步诊断:

1. 胸腔积液性质待查:肾性? 恶性?

　　低氧血症

2. 慢性肾炎

【病例解析】

[问题1] 患者胸腔积液产生是否与慢性肾炎相关?

患者既往有慢性肾病病史,自诉2009年起发现胸腔积液,化验均提示漏出性质,本次发病后胸腔积液增多是否与原有基础肾病加重相关?

进一步检查(表3-19-1):

表3-19-1 胸腔积液常规和生化检查

胸腔积液常规	胸腔积液生化
黏蛋白定性:阴性	腺苷脱氨酶:3.5IU/L
白细胞计数:253×10^6/L	总蛋白:17.4g/L
淋巴细胞百分率:79%	葡萄糖:5.86mmol/L
中性粒细胞百分率:21%	乳酸脱氢酶:91IU/L

分析:患者胸腔积液性质提示漏出液,而引起漏出液最常见的病因包括毛细血管静水压增高(充血性心力衰竭、上腔静脉或奇静脉受阻);胶体渗透压降低(低蛋白血症,肾病综合征)。此外,还可见于恶性肿瘤的局部压迫、纤维性纵隔炎和肺静脉狭窄、闭塞等情况。综上,胸腔积液原因还需进一步排查。

胸腔积液T-spot:抗原A:0,抗原B:0。

肝、肾功能及离子:ALT 14IU/L,AST 19IU/L,总蛋白50.1g/L,球蛋白16.8g/L,白蛋白33.3g/L,胆红素(总胆红素,结合胆红素,非结合胆红素)均正常;尿素、肌酐均正常;K^+、Na^+、Cl^-、Ca^{2+}均正常。

分析:患者血常规,PCT均正常;且无发热,无明显咳嗽,咳痰。经正规抗感染治疗后无好转,因此基本排除感染类疾病。本次胸腔积液仍为漏出性质,但肝肾功及尿蛋白均基本正常。请肾脏内科会诊后考虑目前虽然存在肾小球肾炎,但尿蛋白阴性,血肌酐,尿素均正常,因此无需特殊治疗。结合会诊意见,考虑本次漏出性胸腔积液与肾病引起的低蛋白血症相关性较小。恶性肿瘤或纵隔软组织压迫血管导致血液回流障碍形成胸腔积液可能性较大。

[问题2] 患者胸腔积液是否与血管压迫有关?

肺动脉和肺静脉CTA(图3-19-14):肺窗示右肺上叶片状、斑片状、条索状密度增高影,伴肺不张;右肺中叶不张;右肺下叶少量实变影。肺动脉CTA示双肺动脉未见明确栓塞征象,肺动脉主干显著增宽,双侧大量胸腔积液;肺静脉CTA示右肺上、下静脉部分至完全闭塞;左肺下静脉回流至左心房处重度狭窄,右心系统扩大。因此,患者长期漏出性胸腔积液与肺静脉狭窄、闭塞导致静脉回流障碍,使得肺毛细血管静水压升高,形成漏出液。

[问题3] 何种原因导致肺静脉血管受压?

肺静脉血管受压多由恶性肿瘤或纵隔软组织压迫所致,为了明确病因进一步检查如下:

支气管镜检查:右肺背端支气管扭曲,余各叶段支气管通畅,黏膜光滑,未见明显异常。行TBLB活检送病理。

肺组织病理:TBLB病理示(右肺中叶)肺组织慢性炎,间质纤维组织轻度增生,机化性肺炎,不典型肉芽肿改变。

BALF TB-DNA-PCR:阴性;BALF抗酸:阴性。

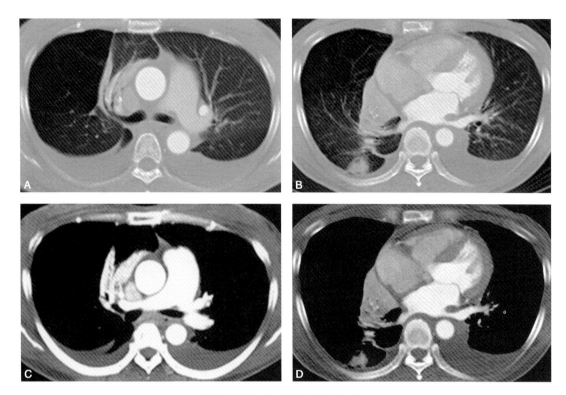

图 3-19-14　肺动脉和肺静脉 CTA
A. 肺窗示右肺上叶可见片状、斑片状、条索状密度增高影,伴肺不张,双侧胸腔积液;B. 右中叶不张,右肺下叶后基底段片状阴影;左侧大量胸腔积液;C. 肺动脉 CTA 示肺动脉主干显著增宽;D. 肺静脉 CTA 示左右肺下静脉回流至左心房处重度狭窄,右心系统扩大

　　腹部 B 超:肝内多发血管瘤,胆、胰、脾、双肾未见明显异常。

　　血清肿瘤标志物:均为阴性。

　　反复多次送检胸腔积液病理细胞学:均未查找到恶性细胞。

　　自身抗体系列、风湿系列和 ANCA 均为阴性。

　　综合分析:经支气管镜检查,组织病理活检、胸腔积液病理细胞学检查和血清肿瘤标志物等排查,基本排除恶性疾病和结核感染。那么,何种原因形成纵隔软组织压迫呢?导致纵隔软组织影的病变常见有结核、真菌感染,结缔组织病,结节病和恶性肿瘤等。按照排除法,且病理报告肉芽肿性病变,因此考虑结节病诊断可能性大。

　　结节病(sarcoidosis)是一种原因不明的慢性肉芽肿性病变,主要表现为胸腔内淋巴结肿大和肺部病变,疾病进展可表现为支气管狭窄、肺间质纤维化和肺小血管床的损害,部分患者发展为肺动脉高压。少部分患者可出现肺大血管的压迫和阻塞,形成原因包括三方面机制:①结节病所致的纤维性纵隔炎;②肿大淋巴结的压迫;③肉芽肿性炎症侵及大的肺血管壁。肺大血管的狭窄和闭塞也是导致肺动脉高压的重要原因。结合患者有纵隔软组织影,支气管广泛狭窄和肺不张,多发肺动脉狭窄,广泛肺静脉狭窄和闭塞,肺动脉高压以及病理报告肺间质纤维化并肉芽肿改变,因此,最后诊断肺结节病。

　　至此患者诊断基本明确,最后诊断:

　　1. 肺结节病Ⅱ期

2. 肺静脉狭窄

　　双侧胸腔积液

　　低蛋白血症

3. 慢性肺源性心脏病

4. 慢性肾炎

5. 肝血管瘤

［问题4］ 如何制订治疗方案？

　　肺结节病导致肺静脉狭窄与疾病本身活动有关,应首选激素与免疫抑制治疗,随访观察疗效;如果胸腔积液改善不明显,可考虑肺静脉介入治疗。

【治疗】

1. 吸氧。

2. 醋酸泼尼松片　30mg,口服,1次/d。

3. 补充人血白蛋白。

4. 利尿,控制出入量负平衡,每日约负200ml。

治疗5天后,胸闷、气短症状逐步缓解,病情好转出院。

出院医嘱:

1. 吸氧。

2. 醋酸泼尼松片　30mg,口服,1次/d,每月减1片,直至最低有效剂量维持1年。

3. 动态监测肝肾功能,门诊随诊。

【随访】

1个月后临床症状明显改善,日常活动不受影响,无明显胸闷、气短症状。

血气分析:pH 7.399,PaO_2 81.2mmHg,PCO_2 30.5mmHg,HCO_3^- 21.3mmol/L,SaO_2 95.6%。已完全恢复正常。

复查胸部CTPA(图3-19-15):双侧胸腔积液已基本吸收。

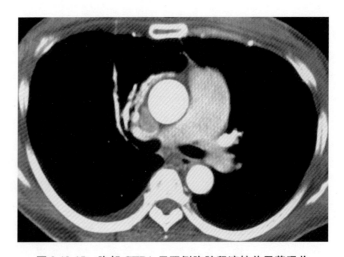

图3-19-15　胸部CTPA示双侧胸腔积液较前显著吸收

【病例点评】

1. 引起漏出液最常见的病因包括毛细血管静水压增高(充血性心力衰竭、上腔静脉或奇静脉受阻);胶体渗透压降低(低蛋白血症,肾病综合征)。此外,纵隔恶性肿瘤的局部血管压迫、纤维性纵隔炎和肺静脉狭窄、闭塞等情况也是导致漏出液的病因,临床工作中容易被忽视。因此,如果高度怀疑肺血管病时,如果肺动脉 CTA 未见异常,应做肺静脉 CTA 以除外肺静脉狭窄与闭塞病变。

2. 导致纵隔软组织影的病变常见有结核、真菌感染,结缔组织病,结节病和恶性肿瘤等,应逐一排查病因,综合分析才能做出正确诊断。

3. 肺结节病导致肺静脉狭窄与疾病本身活动有关,应首选激素与免疫抑制治疗,随访观察疗效;如果疗效不明显,再考虑肺静脉介入治疗。原发病的良好控制是改善患者预后的关键。

（屈硕瑶　李圣青）

第二十章 肺动脉高压患者的康复治疗

【循证依据】

肺动脉高压(pulmonary hypertension,PH)是由多种病因引起肺血管床累及肺循环阻力进行性增加,最终导致右心衰竭甚至死亡的一类病理生理综合征。药物靶向治疗方法如使用肺血管扩张药如前列环素、伊洛前列素、依前列醇及西地那非等改善肺血流动力学后,PH患者症状改善,运动耐量、生活质量以及生存率有所提高。但是,患者依旧面临着体力差,劳力性呼吸困难等症状,甚至存在焦虑、抑郁的心理问题。2006年之前,肺动脉高压治疗方法甚少关注患者生活习惯的问题,比如说应不应该运动,应不应该改变生活方式。因为当时普遍认为体力活动会加剧PH的进程,猝死风险相对高,所以很多医生建议PH患者应该避免体力活动。但Mereles等人借鉴慢性心力衰竭患者进行运动训练可以获益,运动改善血管内皮功能的经验,设计了第一个慢性PH患者进行运动训练和呼吸训练的临床随机对照试验观察疗效及其安全性,发现低水平运动量的运动训练和呼吸训练可以改善患者运动耐量,增加呼吸肌肌力,提高患者的生活质量,且试验期间没有不良事件如猝死、晕厥发生。2009年欧洲心脏病学会(ESC)发布的肺动脉高压诊断和治疗指南第一次提出PH患者可以在监护下进行运动训练直至症状限制(Ⅱa证据,B级水平),而且肯定严重PAH患者存在肌力下降的问题,并且指出提高肌力可能需要康复治疗介入,由此开始支持肺动脉高压的康复治疗。

2009年12月,shoemaker等人单独报道两例肺动脉高压患者运动训练的疗效(一例是特发性肺动脉高压,一例是硬皮病引起的结缔组织性肺动脉高压)。他们认为有氧运动训练提高骨骼肌肉能力,代偿肺弥散功能降低和低心排的问题,应用在PAH患者身上应该同样有效,机制与慢性心衰(CHF)、慢性阻塞性支气管炎(COPD)患者相似。让患者根据心肺运动测试结果设定的个体化运动处方进行连续六周的康复训练后,无氧域摄氧量分别增加3.8和4.2ml/(kg·min),最大摄氧量(VO$_2$max)分别增加2.3和0.6ml/(kg·min),六分钟步行距离分别增加90m和101m,证实运动训练可以提高患者的有氧能力。此后,超过470名PAH患者加入康复治疗中,为临床PAH优化治疗提供更多的证据。Ehlken等人还发现药物联合运动训练治疗可以提高疗效,而恶性事件如死亡、肺移植、因肺动脉高压再住院以及使用新靶向药物情况较无运动训练的对照组减少($P<0.05$),同时发现运动训练组与PH相关的医疗费用减少675欧元,推断运动康复可以减缓患者的经济压力。

2015年,Marra等人总结了PAH患者参加运动训练(包括在康复机构锻炼以及家居康复)的益处及其生理改变(表3-20-1)。与对照组对比,PAH患者均感觉症状有所改善,运动能力、心肺功能以及生活质量提高。而且训练过程中没有出现不良事件的报道,表明运动是安全有效的。Pandey等人对PAH患者运动疗效和安全性的研究进行系统回顾和荟萃分析后指出,短期(12周至15周)运动训练后患者六分钟步行距离(6MWD)平均增加57.7m,VO_2peak增加1.7ml/(kg·min),肺动脉收缩压(PASP)下降3.6mmHg,HRpeak增加10.4次/分,生活质量体现在SF-36健康调查量表上,也有相应的改善。随后,2015年欧洲心脏病学会(ESC)肺动脉高压诊断和治疗指南继续建议PAH患者在稳定药物治疗情况下参加有监护的运动训练(Ⅱa证据,B级水平)。但运动强度和运动时间还有待进一步研究。

表3-20-1 运动训练对PAH患者症状、运动耐量、生活质量、血流动力学的益处

机 制	生 理 表 现
抑制平滑肌增殖	平滑肌百分比减少
抑制炎症	TNF-α水平减少
改善肌肉功能	肌肉毛细血管密度增加,运动耐量增加、肌力增加(包括呼吸肌),疲劳减少
改善肺循环灌注	平均峰值流速增加,平均肺血量增加
改善摄氧能力	峰值摄氧量增加
增加右心室灌注及收缩力	肺动脉直径减小,右室收缩末压下降,右室毛细血管密度增加

【适应证、禁忌证与注意事项】

PAH患者是近年来才允许/鼓励参与体力活动,我们应该认真谨慎地筛选患者加入心肺康复治疗。2015年欧洲心脏病学会(ESC)肺动脉高压诊断和治疗指南指出患者应该在最佳的药物治疗方法和病情稳定情况下参与监护下的运动。也有研究指出,患者除了要符合病情稳定、最佳的药物治疗要求,同时要求WHO肺动脉高压功能分级在Ⅰ至Ⅲ级(表3-20-2),Ⅳ级功能的PAH患者是相对禁忌证,但目前尚缺乏足够证据。绝对禁忌证包括近期用力后出现晕厥史、严重心律失常或急性右心衰竭史。

表3-20-2 WHO肺动脉高压患者功能分级评价标准

Ⅰ级	患者体力活动不受限。日常体力活动不会导致气短、乏力、胸痛或黑矇
Ⅱ级	患者体力活动轻度受限。休息时无不适,但日常活动会出现气短、乏力、胸痛或近乎晕厥
Ⅲ级	患者体力活动明显受限。休息时无不适,但低于日常活动量时即出现气短、乏力、胸痛或近乎晕厥
Ⅳ级	患者不能进行任何体力活动,有右心衰竭的征象,休息时可有气短和/或乏力。任何体力活动都可加重症状

医师或治疗师应该告知患者运动康复过程中可能出现的问题和风险,超过以下四点则运动训练应该停止:①Borg Scale(表3-20-3)>3/10,呼吸困难程度中度以上;②自我感觉用力程度(Rating of Perceived Exertion,RPE,表3-20-4)>14,用力程度稍稍用力以上;③心率(heart rate,HR)>80%最大心率(220-年龄);收缩压(SBP)>180mmHg;④SpO_2≤85%时,给予吸氧处理。运动中可能出现的不良反应包括最常见的呼吸道感染,其次是晕厥和晕厥前期症状、眩晕、心律失常、咯血以及贫血。出现以上情况应该停止训练,咨询相关医生并及时处理。

表 3-20-3　Borg scale 分级

记分	自觉的呼吸困难程度
0	没有任何呼吸困难症状
0.5	症状非常非常轻微(刚刚察觉到)
1	呼吸困难症状非常轻微
2	呼吸困难症状轻微
3	有中等程度的呼吸困难症状
4	呼吸困难症状稍微有点重
5	呼吸困难症严重(重)
6	
7	呼吸困难症非常重
8	
9	
10	呼吸困难症非常非常重(最重)

表 3-20-4　自我感觉用力评分法(RPE)

记分	自觉的用力程度
6	
7	非常非常轻松
8	
9	很轻
10	
11	轻
12	
13	稍稍用力
14	
15	用力
16	
17	很用力
18	
19	非常非常用力
20	

【患者教育】

肺动脉高压患者的康复治疗目的很明确,即是改善症状,提高心肺功能和生活质量,而且这项治疗是长期的。一旦 PAH 患者同意加入了康复治疗计划里,第一步应该进行患者/家属教育。给予患者及家属足够时间充分理解康复治疗内容,了解进行心肺康复对自身机体的益处。使用宣传资料、小组讨论、讲座等形式向患者及其家属宣传相关自我管理知识、康复内容、营养与健康饮食知识以及心理调节技巧。目前我们的条件不允许对每个患者实行实时的监护下运动,我们可以建议:①患者进行门诊康复,或教会患者进行家居康复时自我监护;②医生或治疗师实行电话监护,至少每两个星期电话随访患者家居训练的情况,3个月后通知患者返医院复查;③提高患者依从性。如发放运动日记表给患者填写(填写运动前后心率、血压、RPE 情况)或智能 APP(模仿运动日记方式,同时医师在后台监控),可以帮助患者养成良好的运动习惯。

【康复治疗内容】

PAH 患者多数是由心内科门诊或病房转介过来进行康复治疗的。主管医师或治疗师接诊病人时应该了解患者病情,包括患者的主诉,以及能看到的临床上客观的检查,才能更好地开展心肺康复。通过六分钟步行试验和心肺运动试验评估后可以更安全有计划地指导 PAH 患者进行监护下的运动。

（一）评估方法(assessment)

首次接诊时就应该谨慎进行以下两项检查。评估方法参考前面章节,此处不做赘述。

1. 6 分钟步行试验　是一种简单、价廉、易于操作、可重复强、且能很好反映受试者日常

第二十章　肺动脉高压患者的康复治疗

活动能力的亚极量临床测试方法,也是评估肺动脉高压患者运动耐量、治疗是否有效、预后和制订康复方案的重要检查方法。试验场地、受试者准备、试验过程和医疗监测均参考美国胸科协会 2002 年出版的 6MWT 指南。

2. 心肺运动测试(cardiopulmonary exercise testing,CPET)　心肺运动测试是从静息状态到运动负荷下监测全导联心电图和血压变化,同时监测肺通气指标、摄氧量和二氧化碳排出量、气体交换等代谢指标,是检测 PAH 患者运动耐量的金标准,也是观察治疗效果、判断预后的检测方法。PAH 患者进行症状限制性 CPET(symptom limited exercise test)。在心脏康复中用常于运动处方的制订。

(二) 治疗计划(plan)

治疗计划包括短期目标和长期目标。短期目标是根据患者目前需要,尽可能改善症状。根据查到的文献支持,短期目标通常指三个月之内,运动耐量相对提高以及生活质量有所改善,六分钟步行距离、VO_2peak 增加到平均增加水平(6MWD 57.7m,VO_2peak 增加 1.7ml/(kg·min)),长期目标为提高 1 年内、2 年内以及多年内生存率,减少不良事件发生,减少因疾病的经济支出。

心肺康复治疗计划的重点是个体化有氧运动处方的执行,由心血管医师和康复治疗师协同制订。运动处方包含四个重要部分:频率(frequency,F),强度(intensity,I),持续时间(time,T)和形式(type,T),简称 FITT 原则。多个研究均采用有氧运动、呼吸训练和抗阻训练模式,要求 PAH 患者每周训练 3~5 次,每次 30 分钟以上,强度是症状限制性 CPET 测得 VO_2max 的 50%~80%,计算相应的代谢当量来指导患者进行运动和从事相关职业(表 3-20-5)。也可以用测试所得的反应心率,根据 Karvonen 计算公式算出 60%~80% HRR 或最高心率 HRmax 的 60%~80% 来衡量患者运动的强度。运动时应该监测心率、血氧饱和度和血压,出现异常时马上停止训练并报告医生或治疗师。我们的经验是要求患者在住院期间到心脏康复区在心电监护下进行康复治疗流程 2~3 次,教会患者自我监护的技巧以及掌握运动终止的标准,才能保证在家进行家居康复的安全和有效性,避免运动损伤。各种活动的能量消耗水平见表 3-20-5。

常用的运动处方如下:

1. 有氧运动　选择踏车或步行(快步走),更建议刚开始制订低强度 40%~50% VO_2max 或 50%~60% HRmax,热身 5~10 分钟,每次运动持续 20~30 分钟,整理运动 5~10 分钟,每周 3~5 次;等患者耐受这种训练方式再尝试增加强度至 60%~80% VO_2max 或 60%~80% HRmax,热身和整理时间同上,每次运动时间增至 30~60 分钟,每周 5 次或每天 1 次。

2. 低-中强度抗阻运动　大约 50% 1RPM(1-repetition maximum);小重量哑铃 0.5~1kg 增强上肢肌力,每次 30 分钟,每周五次。半蹲股四头肌耐力训练,每天 5~10 组。用力时候避免用力憋气动作(Valsalva maneuver)。

3. 呼吸训练　花 30 分钟练习牵伸动作,主动呼吸循环训练(呼吸控制+胸廓扩张运动+用力呼气技术)或缩唇呼吸、瑜伽、太极拳或呼吸肌肌力训练。

4. 心理技能训练(mental gait training)　治疗师建议 PAH 患者在步行的时候进行心理技能训练,使患者学会调节和控制自己的心理状态并进而调节和控制自己行为,有助于患者感知自身体力情况和限制。

关于运动方式的选择基于每个人的健康程度和平时运动习惯,运用大肌群肌肉完成持

表 3-20-5　各种活动的能量消耗水平（用 METs 衡量）

<3METs	3～5METs	5～7METs	7～9METs	≥9METs
◆日常生活活动◆				
洗漱、剃须、穿衣	擦窗、耕地	花园中简单挖土	锯木	搬运>80斤
案头工作	使用自动除草机	手工修剪草坪	较重的挖掘工作	提重物爬楼梯
洗盘子、轻家务	铺床、脱衣服	慢速爬楼梯	中速爬楼梯	快速爬楼梯
开车	搬运13～27斤重物	搬运27～55斤重物	搬运55～80斤重物	大量的铲雪工作
◆职业相关活动◆				
端坐（办公室）	摆货架（轻物）	户外木工、锯木	用铲挖沟	伐木
打字、案头工作	修车	铲土	林业工作	重劳动者
站立（店员）	轻电焊/木工	操作电动工具	干农活	重挖掘工作
◆休闲活动◆				
高尔夫（乘车）	交际舞	羽毛球（竞技）	独木舟	手球
编织	高尔夫（步行）	网球（单人）	登山	足球（竞技）
手工缝纫	帆船、乒乓球	滑雪（下坡）	乒乓球	壁球
	双人网球	低负荷远足	跑步（8km/h）	越野滑雪
	6人排球	篮球、橄榄球		激烈篮球比赛
	夫妻性生活	河中捕鱼		
◆体育锻炼活动◆				
固定自行车	步行（4.8～6km/h）	步行（7.2～8km/h）	慢跑（8km/h）	慢跑（>10km/h）
			游泳，自由泳	骑行（>21km/h）
	骑行（10～13km/h）	骑行（14～16km/h）	骑行（19km/h）	跳绳
很轻松的健美操			划船	步行上坡（8km/h）
	较轻松的健美操	游泳，蛙泳	高强度健美操	

续活动是最有效的。暂时没有研究报道 PAH 患者可以进行高强度间歇运动。因此踏车、步行或快步走会是最佳的选择。同时还取决于是否有相关运动设施可供使用，如体育场馆、健身中心等。如果每周运动次数<2次，对心肺健康的改善作用可能会比较微弱。为避免急性损伤，建议数周至一个月的周期运动后逐渐增加频率、时间和运动强度。

【本章小结】

诸多研究证实运动训练为病情稳定的 PAH 患者带来了很多好处，包括最大耗氧量的提高、肌力增加、六分钟步行距离增加、运动能力增加以及生活质量的改善。并且低至中等强度的运动训练对 PAH 患者是相对安全的。这给 PAH 患者带来新的希望。心内科医生不妨考虑与康复科合作，开始推行 PAH 患者病情稳定情况下加上恰当的心肺康复治疗，更好地提高患者的功能和生活质量。国内尚无相关临床研究报道，在科研上也可有一番作为。

（郭兰　谢海霞）

参 考 文 献

1. Mereles D, Ehlken N, Kreuscher S, et al. Exercise and respiratory training improve exercise capacity and quality of life in patients with severe chronic pulmonary hypertension. Circulation, 2006, 114(14): 1482-1489.

2. Galie N, Hoeper MM, Humbert M, et al. Guidelines for the diagnosis and treatment of pulmonary hypertension: the Task Force for the Diagnosis and Treatment of Pulmonary Hypertension of the European Society of Cardiology (ESC) and the European Respiratory Society (ERS), endorsed by the International Society of Heart and Lung Transplantation (ISHLT). Eur Heart J, 2009, 30(20): 2493-2537.

3. Shoemaker MJ, Wilt JL, Dasgupta R, et al. Exercise training in patients with pulmonary arterial hypertension: a case report. Cardiopulm Phys Ther J, 2009, 20(4): 12-18.

4. Ehlken N, Verduyn C, Tiede H, et al. Economic evaluation of exercise training in patients with pulmonary hypertension. Lung, 2014, 192(3): 359-366.

5. Marra A M, Egenlauf B, Bossone E, et al. Principles of rehabilitation and reactivation: pulmonary hypertension. Respiration, 2015, 89(4): 265-273.

6. Pandey A, Garg S, Khunger M, et al. Efficacy and Safety of Exercise Training in Chronic Pulmonary Hypertension: Systematic Review and Meta-Analysis. Circ Heart Fail, 2015, 8(6): 1032-1043.

7. Galie N, Humbert M, Vachiery JL, et al. 2015 ESC/ERS Guidelines for the diagnosis and treatment of pulmonary hypertension: The Joint Task Force for the Diagnosis and Treatment of Pulmonary Hypertension of the European Society of Cardiology (ESC) and the European Respiratory Society (ERS): Endorsed by: Association for European Paediatric and Congenital Cardiology (AEPC), International Society for Heart and Lung Transplantation (ISHLT). Eur Respir J, 2015, 46(4): 903-975.

8. Arena R, Cahalin LP, Borghi-Silva A, et al. The effect of exercise training on the pulmonary arterial system in patients with pulmonary hypertension. Prog Cardiovasc Dis, 2015, 57(5): 480-488.

9. Grunig E, Lichtblau M, Ehlken N, et al. Safety and efficacy of exercise training in various forms of pulmonary hypertension. Eur Respir J, 2012, 40(1): 84-92.

10. Demir R, Kucukoglu MS. Six-minute walk test in pulmonary arterial hypertension. Anatol J Cardiol, 2015, 15(3): 249-254.

11. ATS statement: guidelines for the six-minute walk test. Am J Respir Crit Care Med, 2002, 166(1): 111-117.

12. American Thoracic Society; American College of Chest Physicians. ATS/ACCP Statement on cardiopulmonary exercise testing. Am J Respir Crit Care Med, 2003, 167(2): 211-277.

13. Paolillo S, Farina S, Bussotti M, et al. Exercise testing in the clinical management of patients affected by pulmonary arterial hypertension. Eur J Prev Cardiol, 2012, 19(5): 960-971.

14. 喻鹏铭, 车国卫主译. 成人和儿童呼吸与心脏问题的物理治疗第 4 版. 北京: 北京大学医学出版社, 2011.

第四篇

肺血管炎

第一章 肺血管炎总论

肺部血管炎包括原发性与继发性两大类。继发性血管炎包括感染性疾病、结缔组织病、恶性肿瘤和过敏性疾病所致肺血管炎。原发性血管炎的分类通常根据受累血管的大小分为大血管炎、中血管炎和小血管炎。肺部血管受累常见于原发性大血管炎［大动脉炎（Takayasu arteritis）］，巨细胞动脉炎（giant cell arteritis，GCA），白塞病（Behcet disease）和原发性 ANCA 相关性小血管炎［肉芽肿性血管炎（granulomatosis with polyangiitis，GPA），变应性肉芽肿性血管炎（allergic granulomatosis with polyangiitis，AGPA），显微镜下多血管炎（microscopic polyangiitis）］。原发性肺血管炎的影像学表现极具多样性，包括血管壁增厚、结节影、空洞、磨玻璃影和实变影。原发性肺部小血管炎常导致弥漫性肺泡出血（diffuse alveolar hemorrhage，DAH）。相比于胸片，胸部 CT 更能够显示肺血管炎的病变特征和侵及范围。肺部血管炎的诊断极具挑战性，需要通过患者的临床特征、影像学特点、实验室检查结果和组织病理学特征做出综合判断。

【血管炎临床分类】

血管炎的临床分类对于疾病的诊断和治疗至关重要。受累血管的大小直接影响到血管炎的临床和影像学特点，因此成为血管炎分类的主要标准。目前最常用血管炎分类命名系统为 Chapel Hill 命名系统（表 4-1-1）。最易累积肺部大血管的血管炎包括大动脉炎、巨细胞动脉炎和白塞病；最易累积肺部中、小血管的血管炎为 ANCA 相关性血管炎。

表 4-1-1　血管炎分类

一、Chapel Hill 血管炎命名系统	二、非 Chapel Hill 血管炎分类
1. 大血管炎	1. 原发性免疫复合物介导的血管炎
大动脉炎	Goodpasture 综合征
巨细胞动脉炎	白塞病
2. 中血管炎	IgA 肾病
结节性多动脉炎	2. 继发性血管炎
川崎病	自身免疫性疾病
3. 小血管炎	系统性红斑狼疮
韦格纳肉芽肿	类风湿关节炎
CSS	多发性肌炎、皮肌炎
显微镜下多血管炎	硬皮病
过敏性紫癜（Henoch-schonleinpurpura）	抗磷脂抗体综合征
原发性冷球蛋白血症性血管炎（essential cryo-globulinemicvasculitis）	炎症性肠病
	药物反应
皮肤白细胞破碎性血管炎（cutaneous leukocyto-clasticangiitis）	类癌反应
	感染

由于血管炎性疾病发病率低,并且症状与体征易与感染、恶性肿瘤、血栓性疾病和结缔组织病相重叠,因此血管炎的诊断异常困难。大血管炎常引起缺血的症状与体征。小血管炎常引起非特异性的全身症状与体征,如发热、肌痛、关节痛和全身乏力等。出现多器官系统受损的一组症状与体征时应考虑血管炎的可能;患者有葡萄膜炎、皮疹、关节炎或鼻窦病变合并胸片异常、气短和肾功能损害时应考虑血管炎病变。本文将对易累及肺血管的血管炎性病变的临床与影像学特点做详细阐述。

【大血管炎】

大血管炎主要累及主动脉及其大的分支,如上肢动脉和头颈动脉。当有局部缺血症状与体征时应考虑大血管炎的可能。大血管炎的两大类型GCA与大动脉炎尽管组织病理学类似,但是两者的发病年龄、累及血管的范围和临床表现存在差异。大动脉炎患者几乎都小于40岁,主要累及主动脉及其主要分支,通常不影响脑动脉,可用于大动脉炎与GCA的临床鉴别。大血管的正确诊断须除外其他累及主动脉及其分支的疾病如动脉粥样硬化等。由于白塞病同样累及主动脉及其分支,因此在此处一并讨论。

(一) 大动脉炎

大动脉炎的病理特征为动脉壁的肉芽肿性炎症,表现为内膜增生,中膜和外膜的纤维化,最终发展为动脉狭窄、闭塞和狭窄后扩张和动脉瘤形成,病变呈节段性分布。大动脉炎的临床表现分为典型的两个阶段。早期为血管炎性期,通常表现为非特异性的全身症状,如低热、乏力、消瘦和易疲劳;晚期为血管闭塞期,最常见的症状为血管闭塞所致的脉搏减弱或消失以及双侧血压测量结果不一致,下肢通常表现为跛行。由于大动脉炎的临床表现和实验室检查都不具有特异性,因此正确诊断通常依赖影像学检查。CT与MR检查可发现早期动脉管壁的增厚,管腔狭窄,动脉瘤样扩张和晚期纤维化阶段的动脉闭塞。50%~80%的大动脉炎累及肺动脉,最典型的影像学特征是肺动脉的狭窄和闭塞,主要累及段和亚段肺动脉,少部分累及叶或主肺动脉。累及肺动脉的CT表现包括急性期的血管壁增厚和造影增强;慢性期表现为管壁钙化、管腔狭窄或闭塞(图4-1-1)。不明原因的慢性单侧肺动脉闭塞应考虑大动脉炎。PET检查可早期发现血管壁的炎症,也可用于大动脉炎的随访。随着治疗的有效发挥,FDG的摄取会逐渐减低。

(二) 巨细胞动脉炎(GCA)

GCA(颞动脉炎)是最常见的累及大-中动脉的一类大血管炎,发病年龄几乎都在50岁

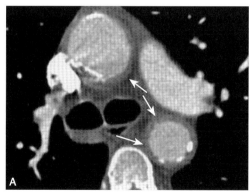
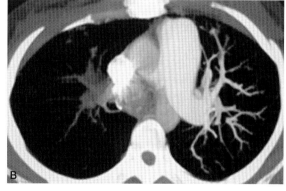

图4-1-1　大动脉炎影像学表现

A. 大动脉炎早期主动脉壁显著增厚伴管壁钙化(白箭);B. 大动脉炎晚期右肺动脉主干完全闭塞

以上。此类疾病主要累及主动脉和颅外的颈动脉分支,特别是颞动脉、视网膜和视神经动脉,也有极少部分病例累及肺动脉。这一动脉分布特点解释了很多典型的 GCA 症状,如触痛和颞动脉肿胀、颞部头痛,下颌跛行和视力丧失。GCA 另一个典型症状是反复发作的全身性和骨骼肌肉症状。超过一半的 GCA 患者可出现疲劳、体重下降、低热、风湿性多肌痛、关节痛和腱鞘炎。不具有颞动脉炎或 GCA 典型症状患者的颅外动脉病变可能得不到正确诊断或误诊为动脉粥样硬化。颅外 GCA 常见于主动脉弓、锁骨下动脉和腋动脉。GCA 的组织病理学与大动脉炎类似。CT 与 MR 的主要影像学表现与大动脉炎类似,主要表现为动脉壁增厚、狭窄和动脉瘤形成(图 4-1-2)。主动脉 GCA 早期通常没有症状,晚期表现为动脉瘤和动脉夹层。PET 可用于 GCA 早期患者的诊断和治疗后随访,但是易与动脉粥样硬化相混淆,可通过累及动脉的分布特点和 FDG 摄取强度相鉴别。

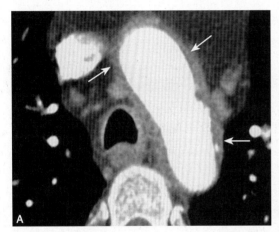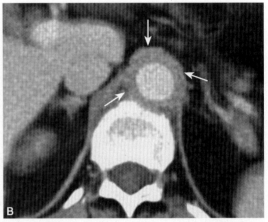

图 4-1-2 GCA 影像学表现
70 岁老年女性,下颌跛行。主动脉弓(A)和(B)腹主动脉壁呈同心圆样增厚(箭)

(三)白塞病

白塞病是一种慢性多系统血管炎。典型表现是反复发作的口腔和生殖器溃疡,葡萄膜炎和其他多系统损害的临床表现。发病年龄多在 20~40 岁,男女比例接近。1%~8% 的白塞病患者累及肺动脉。白塞病血管炎累及大、中、小血管,包括动脉和静脉循环。白塞病累及大血管称作血管-白塞病,包括静脉或动脉闭塞和动脉瘤形成。白塞病的动脉病变最常见于主动脉,其次是肺动脉。白塞病是肺动脉瘤最常见的病因,其成因是血管中膜滋养血管的炎症导致弹力纤维的毁坏和管腔扩张。胸片有肺门扩大或肺门周围圆形阴影提示存在肺动脉瘤。咯血是最常见的症状和主要死亡原因之一。白塞病的肺动脉瘤呈纺锤形或囊状,表现为双侧多发病灶,多发生在下叶或主肺动脉。白塞病瘤样扩张的肺动脉经常发生部分或完全血栓栓塞,血栓通常是原位生成。未经治疗的患者,肺动脉瘤的 2 年死亡率高达 30%,从出现咯血之日起的平均生存期 10 个月。然而,接受免疫抑制治疗肺动脉瘤患者的完全缓解率达到 75%。血管炎可导致主动脉和上腔静脉壁的增厚。上腔静脉血栓合并纵隔其他静脉的血栓在白塞病较常见。右心血栓常常与肺动脉血栓、静脉血栓和心内膜心肌纤维化症共存。最常见的肺实质损害是胸膜下肺泡浸润和楔形或边界不清的圆形高密度影,是局灶性血管炎和肺血管血栓栓塞导致肺梗死、出血和灶性肺不张所致(图 4-1-3)。

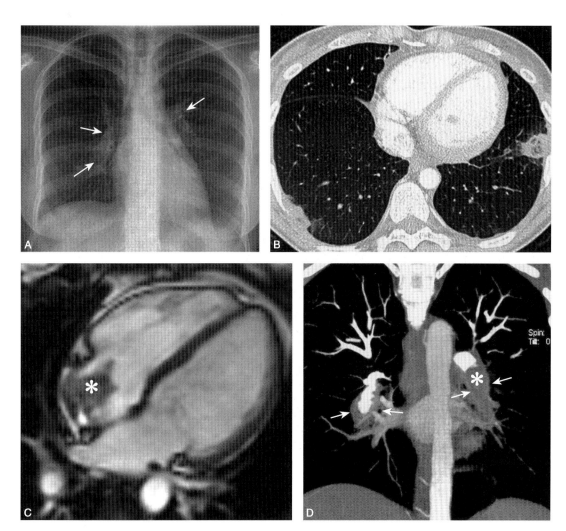

图 4-1-3 白塞病影像学表现

患者,女性,26 岁,呼吸困难。A. 胸片示右叶间肺动脉、右下叶肺动脉和左肺动脉直径增宽(白箭);B. 双肺下叶胸膜下楔形阴影;C. T2 加权 MR 显像显示右房血栓形成(星号);D. 右叶间肺动脉和左肺下叶肺动脉瘤样扩张(白箭),伴右叶间肺动脉部分血栓形成(白箭)和左肺下叶肺动脉完全血栓栓塞(星号)

【小血管炎】

小血管炎通常累及小动脉、小静脉和毛细血管;然而,小血管炎也可以累及动脉系统,因此可与中动脉炎和大动脉炎的临床表现相重叠。小血管炎一定会有小静脉和毛细血管受累的表现,如紫癜、肾小球肾炎或肺毛细血管炎。肺损害是 ANCA 相关性小血管炎最常见的表现。ANCA 相关性小血管炎包括 3 种类型:肉芽肿性血管炎、变应性肉芽肿性血管炎和显微镜下多血管炎。肉芽肿性血管炎和变应性肉芽肿性血管炎病理表现为坏死性肉芽肿性炎症,而显微镜下多血管炎表现为坏死性炎症但没有肉芽肿表现。任何年龄都可发病,年龄多在 50~69 岁,发病率男性略高于女性。

(一)肉芽肿性多血管炎

肉芽肿性多血管炎(GPA)又称韦格纳肉芽肿,是最常见的 ANCA 相关性小血管炎。临床三联症为上呼吸道病变(鼻部、口腔或鼻窦的炎症),下呼吸道的病变(气道或肺)和肾小球肾炎。几乎所有患者都有上呼吸道病变,90%的患者有肺部病变,80%的患者有肾脏病变。其他少见脏器损害包括中枢和外周神经系统、脾和大关节。仅累及肺部的病变是一种常见的局限型韦格纳肉芽肿。肺部症状包括咯血、咳嗽、胸痛和呼吸困难。10%～15%的患者累及气管和支气管,引起喘鸣、呼吸困难和阻塞性肺炎。最常见上呼吸道病变的临床表现有流涕、鼻出血、副鼻窦炎、中耳炎和骨破坏。

1. 肺部结节、包块和实变　肺部结节和包块的组织病理表现为肉芽肿性病变。肉芽肿性血管炎特征性表现为融合性坏死病变,易于形成空洞。90%以上的患者胸片和CT表现为结节和包块。结节和包块通常是双侧多发的,主要累及胸膜下区域或支气管血管周围区域,上、下肺野均可累及。结节和包块边缘光滑,少部分边缘不规则。随着疾病进展,结节和包块逐渐增多、增大,有时融合成直径数毫米至超过10厘米的病变。胸部CT显示大多数直径超过2cm的结节有空洞形成。空洞通常是厚壁、内缘不规则,经治疗后洞壁可变薄和缩小。超过15%的肺部病灶可见晕轮征。增强CT可见大部分非空洞型结节和包块有中央低密度区伴或不伴周围性增强。低密度区反映病灶存在广泛性坏死。大约50%的肺部结节和包块治疗后吸收消散,40%的病灶显著缩小,10%的病灶无变化。肺实变和片状或弥漫性毛玻璃影是第二常见影像学表现,见于20%～50%的患者,可合并或不合并肺部结节和包块。肺实变和毛玻璃影反映了表现为肺炎或肺泡出血的肺血管炎性损害。实变区域常随机分布,表现为类似肺梗死的周围型楔形病变或沿支气管周围分布。双侧弥漫性毛玻璃影提示肺泡出血,大约10%韦格纳肉芽肿患者会出现弥漫性肺泡出血(DAH)(图4-1-4)。

2. 气管支气管病变　支气管的异常主要是段和亚段支气管壁的增厚,见于40%～70%的患者。支气管扩张相对少见,发生率10%～20%。大气道的累及可以是局灶性或弥漫性。炎症引起气管壁同心圆式增厚所致管腔狭窄见于15%的患者。声门下气管最常累及,也可累及声带、远端气管和近端主支气管。支气管壁病变可导致气道阻塞和肺不张(图4-1-5)。复发性韦格纳肉芽肿的肺部表现可与初发病变相同,也可与初发病变不同。韦格纳肉芽肿(双侧胸膜下结节或包块)的主要影像学鉴别诊断包括感染(脓毒性栓塞和多发性肺脓肿)、肿瘤(血行转移和淋巴瘤)、机化性肺炎和Kaposi肉瘤(支气管血管周围病变)。韦格纳肉芽肿的结节和包块可在数天或数周内发生明显变化,这一特点可与恶性病变相鉴别。韦格纳肉芽肿与其他疾病相鉴别的临床特点包括上呼吸道症状、实验室检查提示肾小球肾炎和血清cANCA阳性(见于90%活动性病变患者)。

(二) 变应性肉芽肿性多血管炎

变应性肉芽肿性多血管炎(AGPA)又称Churg-Strauss综合征(CSS),具有典型临床三联症是哮喘、嗜酸性粒细胞增多和坏死性血管炎。

1. 诊断标准　具备以下四种或四种以上临床表现即可诊断变应性肉芽肿性血管炎:①哮喘;②嗜酸性粒细胞比例超过10%;③系统性血管炎所致单神经病变或多神经病变;④迁徙性或短暂的肺部阴影;⑤鼻窦病变;⑥活检标本提示血管外嗜酸性粒细胞浸润。平均发病年龄32岁可用于鉴别CSS的哮喘与普通人群的哮喘。肺是最常累及的器官,其次是皮肤。肺出血和肾小球肾炎发病率显著低于其他小血管炎。心脏是CSS的主要靶器官,冠状动脉炎和心肌炎是患者致残和致死的主要原因。组织病理学可见坏死性小血管炎和嗜酸性粒细胞浸润型坏死性肉芽肿。CSS临床分三期:前驱期可持续数年,可有过敏性鼻炎和哮喘;中期有显著的外周血嗜酸性粒细胞增高和嗜酸性粒细胞组织浸润;晚期是威胁生命的血管炎性期。前两期是前血管炎期,主要特点是组织嗜酸性粒细胞增多,肺部表现为嗜酸性粒细胞肺炎。

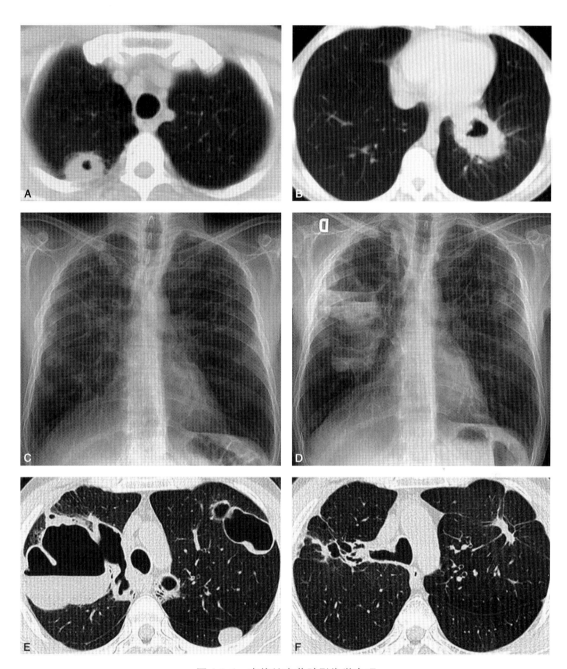

图 4-1-4 韦格纳肉芽肿影像学表现

57 岁老年男性,韦格纳肉芽肿复发,表现为全身乏力和反复鼻出血。CT 扫描肺窗显示右肺上叶(A)和左肺下叶(B)不规则、厚壁空洞。患者对治疗反应良好,肺部病灶消失。2 年后,患者出现关节痛和咯血。胸片显示双侧多发结节,边界清晰,部分有空洞,主要累及双肺上叶(C)。经过 3 个月的免疫抑制治疗,患者出现急性呼吸困难和咳嗽。胸片显示空洞有融合,部分继发感染后出现气液平(D)。CT 扫描肺窗显示双侧多发结节和包块,边缘清晰。部分病灶空洞形成和有气液平,部分病灶为薄壁空洞(E)。1 年后的 CT 扫描肺窗显示患者对治疗的反应良好,部分空洞缩小,呈纤维瘢痕愈合(F)

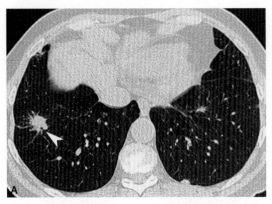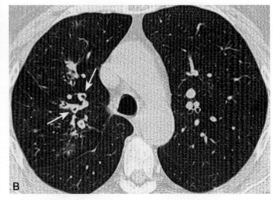

图 4-1-5　韦格纳肉芽肿影像学表现

56 岁老年女性,韦格纳肉芽肿患者,全身乏力、发热和慢性副鼻窦炎。A. CT 扫描肺窗右下肺沿支气管分布的实变影(箭头)和左下肺胸膜下楔形阴影;B. CT 扫描肺窗显示右上叶支气管壁显著增厚(白箭)

2. 胸部影像学特点　哮喘患者最初的影像学检查是胸片。胸片发现问题应做高分辨胸部 CT,普通胸部 CT 的诊断价值不大。CSS 最常见的肺部影像学表现包括双侧的、易变的、随机分布的非节段性实变影,实变区域易变,类似 Loffler 综合征,50% 病变呈周围性分布,类似慢性嗜酸性粒细胞肺炎或机化性肺炎。90% 患者的高分辨 CT 可见双侧磨玻璃样或实变影,呈对称性分布,外周为主,少部分患者呈支气管周围分布或片状随机分布。另一个相对常见表现是大约 50% 患者小叶间隔线清晰可见。小叶间隔增厚反映的是继发于心脏受损所致的小叶间隔水肿或小叶间隔嗜酸性粒细胞浸润。气道受累的表现包括小叶中央结节和树芽征,支气管扩张,支气管或细支气管壁的增厚。虽然上述表现常见于哮喘,但也常见于 CSS。嗜酸性粒细胞支气管壁浸润是导致管壁增厚的主要原因。心肌损害导致左心衰或嗜酸性粒细胞性胸膜炎使得 10%~50% 的患者胸部 CT 可见单侧或双侧胸腔积液。其他少见的表现包括弥漫网状或大小不等的结节影,很少发生空洞(图 4-1-6)。当哮喘患者影像学出现周围分布的实变影,诊断应考虑慢性嗜酸性粒细胞性肺炎、CSS 和机化性肺炎。CSS 的诊断主要依据 CSS 的全身表现,包括皮疹、周围神经病变和血清 pANCA 阳性(35%~70% 的活动性病变患者阳性)。

(三) 显微镜下多血管炎

显微镜下多血管炎是一种非肉芽肿性坏死性系统性血管炎,是肺-肾综合征最常见的原因。肺-肾综合征是指肺出血和肾小球肾炎共存的一类疾病。临床表现常见肾功能障碍,肺部病变较少见。超过 90% 的患者以急进性肾小球肾炎为表现;大约 10%~30% 的患者有弥漫性肺泡出血(图 4-1-7)。病理性毛细血管炎所致弥漫性肺泡出血(DAH)是最常见的肺部表现。胸部症状包括咯血、气短;其他相对常见表现包括皮肤病损、周围神经炎和胃肠道出血。患者表现为急进性肾小球肾炎,p-ANCA 阳性,肺部影像提示 DAH 时,应考虑显微镜下多血管炎。显微镜下多血管炎需要与可引起肺、肾功能损害的 Goodpasture 综合征(循环或组织结合的抗肾小球基底膜抗体阳性)、韦格纳肉芽肿(肺组织活检提示肉芽肿性炎症)和系统性红斑狼疮(肺组织活检可见免疫复合物沉积)相鉴别。

(四) 弥漫性肺泡出血(DAH)

DAH 通常定义为咯血、弥漫性肺泡浸润和血细胞比容下降。DAH 的症状有咳嗽、咯血、呼吸困难和贫血。

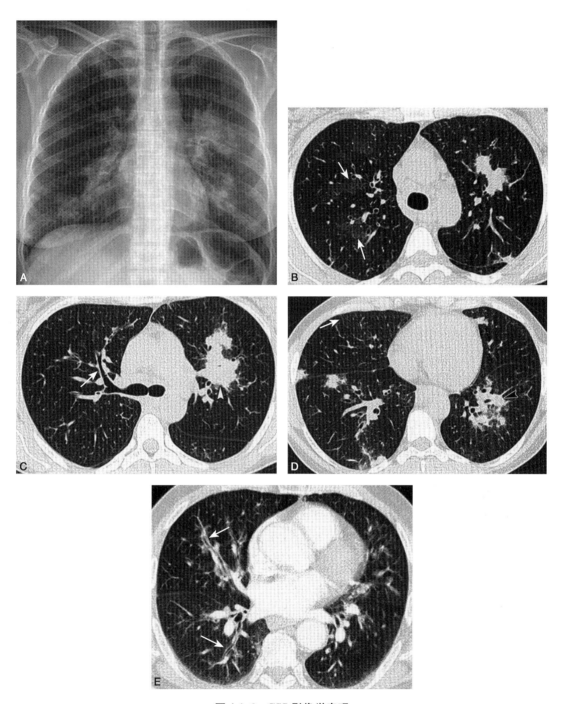

图 4-1-6　CSS 影像学表现

38 岁女性 CSS 患者,7 年前诊断哮喘,发热、咳嗽 2 个月,有持续性嗜酸性粒细胞增多和鼻窦炎病史。A. 胸片示双肺片状阴影,双肺尖与肋膈角清晰;B. 胸部 CT 肺窗示右肺上叶片状毛玻璃影(箭)和左肺上叶高密度实变影;C、D. 胸部 CT 肺窗显示双肺实变影,沿胸膜下和支气管血管束(箭头)分布。右肺上叶支气管壁增厚(C,箭)。小叶间隔增厚(D,箭);E. 72 岁老年男性 CSS 患者,有哮喘病史和慢性咳嗽和呼吸困难症状。既往有持续性嗜酸性粒细胞增高和鼻窦息肉。胸部 CT 提示弥漫性支气管壁增厚(箭),部分区域有树芽征

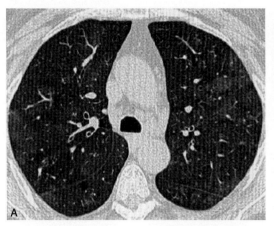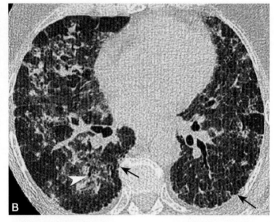

图 4-1-7　显微镜下多血管炎影像学表现

A. 41 岁男性,胸部 CT 显示斑片状分布的毛玻璃影;B. 72 岁老年女性,胸部 CT 显示反复发作的肺泡出血导致弥漫性毛玻璃影背景下出现细网格影、胸膜下蜂窝样纤维化(黑箭)和牵拉性支气管扩张(箭头)

1. **弥漫性肺泡出血的病因分类**　导致 DAH 的病因可按有无病理性毛细血管炎分为两大类(表 4-1-2),也可按不同疾病类型分为三大类:①ANCA 相关性小血管炎:通常累及肺毛细血管炎,包括韦格纳肉芽肿、CSS 和显微镜下多血管炎。②免疫复合物沉积导致的各种综合征:可采用免疫荧光法检测,例如 Goodpasture 综合征和系统性红斑狼疮。③一大类混杂疾病:包括弥漫性肺泡损伤,药物反应(包括可卡因吸入),凝血功能障碍性疾病,感染和特发性疾病(如特发性肺含铁血黄素沉积症)。

表 4-1-2　DAH 的病因分类

(一) 有病理性毛细血管炎	冷球蛋白血症性脉管炎
1. 特发性小血管炎	白塞病
韦格纳肉芽肿	肺移植
CSS	骨髓移植
显微镜下多血管炎	药物引起(如,化疗)
2. 原发性免疫复合物介导的血管炎	感染
Goodpasture 综合征	(二) 无病理性毛细血管炎
过敏性紫癜	1. 特发性肺含铁血黄素沉积症
3. 继发性血管炎	2. 凝血功能障碍性疾病
经典自身免疫性疾病	3. 二尖瓣狭窄
系统性红斑狼疮	4. 吸入性损伤
类风湿关节炎	5. Goodpasture 综合征
抗磷脂抗体综合征	6. 系统性红斑狼疮
混合型结缔组织病	7. 骨髓移植
多发性肌炎、皮肌炎	8. 药物相关性疾病(如,化疗)

大多数 DAH 的病因为全身自身免疫性疾病所致毛细血管炎,如 ANCA 相关性小血管炎,Goodpasture 综合征和系统性红斑狼疮。DAH 合并肾小球肾炎称为肺肾综合征。鉴别诊断主要包括 ANCA 相关性血管炎(占病例总数的 70%),Goodpasture 综合征和系统性红斑狼

疮。Goodpasture 综合征非常少见(每年 1/百万的发病率)。此类患者抗肾小球基底膜抗体阳性,这些抗体可特异性结合肺泡和肾小球基底膜抗原。系统性红斑狼疮 DAH 的发病率很低(2%),但后果严重。系统性红斑狼疮合并 DAH 的死亡率约 60%,通常呈现全身系统性红斑狼疮血管炎,如肾衰、关节炎或红斑。DAH 也可见于小部分其他结缔组织病,如混合性结缔组织病和类风湿关节炎。特发性肺含铁血黄素沉积症是一种原因不明的少见病,以反复发作的弥漫性肺出血为特征,不合并肾小球肾炎或血清学异常。特发性肺含铁血黄素沉积症最常见于儿童或青年人,只有排除其他原因所致肺出血时才能确立诊断。患者出现不能解释的肺泡浸润,特别是合并结缔组织病(主要是系统性红斑狼疮)或新出现的肾功能不全时,应考虑 DAH 的诊断。经过影像学检查、血清学检查(ANCA,抗肾小球基底膜抗体,抗核抗体,循环免疫复合物等)和支气管镜检查仍然不能明确病因者,应考虑外科活检。究竟选择在肺组织、鼻窦还是肾脏做活检需根据重点怀疑的疾病类型而定。组织病理学检查发现毛细血管炎提示系统性血管炎应为 DAH 的病因。

2. **影像学特点**　DAH 胸片和胸部 CT 的表现不具有特异性,肺泡浸润有时可为单侧,部分患者即使出血较多导致贫血时也可无咯血症状。同一部位支气管镜肺泡灌洗液检查提示红细胞计数逐渐升高,可明确诊断 DAH。无论 DAH 的原因是什么,肺部出血充填气腔导致广泛的肺部阴影,从低密度的毛玻璃影到高密度实变影均可见。胸片双肺毛玻璃影和实变影通常呈弥漫分布,以肺门和中、下肺野为主。对应的胸部薄层 CT 表现同样是非特异性的,毛玻璃影是主要表现,分布没有特异性,通常呈片状分布,密度均匀一致。部分患者主要表现为边界不清的小叶中央结节。高密度实变影提示肺泡被血液完全充填。急性出血的数天内可见毛玻璃影合并小叶间隔增厚(碎石路征),是由于含铁血黄素巨噬细胞在小叶间隔和肺间质聚集所致。除非发生再次咯血,通常急性咯血后 10 天至 2 周内,气腔和肺间质的阴影会被完全清除,这比影像学上相近的肺水肿的清除速度要慢很多。反复发生肺部出血胸部 CT 可出现持续性的网格状阴影,胸膜下蜂窝样改变和牵拉性支气管扩张。此影像学表现提示肺间质含铁血黄素沉积和轻度肺纤维化,称为肺含铁血黄素沉积症。这种影像学表现可见于任何原因所致的反复肺部出血,特别是特发性肺含铁血黄素沉积症患者(图 4-1-8)。DAH 组织病理学的鉴别诊断包括肺毛细血管炎性疾病(毛细血管和小静脉的中性粒细胞浸润),血管正常的疾病或轻度肺出血类疾病。

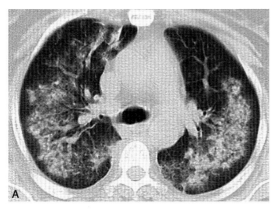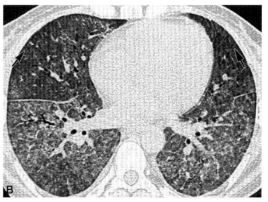

图 4-1-8　DAH 的高分辨 CT 表现

A. 62 岁老年女性韦格纳肉芽肿患者。胸部 CT 显示沿肺门周围分布的广泛实变影;B. 35 岁女性系统性红斑狼疮患者。胸部 CT 显示弥漫性毛玻璃影,边界不清的小叶中央型结节影和小叶间隔增厚(箭)

【本章小结】

原发性血管炎是一类少见疾病,诊断极具挑战性,主要是因为症状与体征都是非特异性的,且与感染、结缔组织病和恶性肿瘤相重叠。正确诊断需综合考虑患者的临床表现、影像学和组织病理学结果。当患者的胸部 CT 或胸片异常,气短或肾衰时,葡萄膜炎、异常皮疹、关节炎或鼻窦病变具有重要的临床意义。患者有局部缺血的症状与体征时应考虑大血管炎诊断(GCA 和大动脉炎)。提示大血管炎的主要影像学表现是动脉壁增厚。虽然 GCA 和大动脉炎的组织学特点类似,但还是被视为两种不同的疾病,主要是由于两者的发病年龄、累及血管分布和临床表现的差异。与 GCA 不同,大动脉炎患者年龄几乎都是小于 40 岁,主要累及主动脉及其主要分支,通常不累及头颅动脉。白塞病是肺动脉瘤的最常见病因。患者有反复发作的口腔和生殖器溃疡和葡萄膜炎时,可直接考虑白塞病的诊断。肺部出现不明原因的结节或空洞,在除外感染和恶性肿瘤时应考虑血管炎,特别是韦格纳肉芽肿的可能。患者有哮喘病史,嗜酸性粒细胞增高,肺部出现片状毛玻璃影或实变影时,应考虑 CSS 诊断。CSS 与单纯性肺嗜酸性粒细胞浸润或慢性嗜酸性粒细胞性肺炎合并哮喘患者的鉴别诊断在于是否存在 CSS 的全身表现(如,周围神经病变,皮疹)和血清 p-ANCA 阳性。DAH 的影像学特点是非特异性的和可变的。患者出现不明原因的肺泡浸润,特别是合并新出现的肾功能不全或结缔组织病时,应考虑 DAH 诊断。血管炎的临床表现不具特异性,因此诊断常常被延误。胸片、特别是胸部 CT 对于肺血管炎的诊断具有重要价值。影像学特点与临床特点综合考虑才能做出早期诊断。

（李圣青）

参 考 文 献

1. Brown KK. Pulmonary vasculitis. Proc Am Thorac Soc,2006,3(1):48-57.

2. Frankel SK,Cosgrove GP,Fischer A,et al. Update in the diagnosis and management of pulmonary vasculitis. Chest,2006,129:452-465.

3. Gotway MB,Araoz PA,Macedo TA,et al. Imaging findings in Takayasu's arteritis. AJR Am J Roentgenol,2005, 184:1945-1950.

4. Salvarani C,Cantini F,Boiardi L,et al. Polymyalgia rheumatica and giant-cell arteritis. N Engl J Med,2002,347 (4):261-271.

5. Hiller N,Lieberman S,Chajek-Shaul T,et al. Thoracic manifestations of Behcet disease at CT. Radio Graphics, 2004,24:801-808.

6. Lohrmann C,Uhl M,Kotter E,et al. Pulmonary manifestations of Wegener granulomatosis:CT findings in 57 patients and a review of the literature. Eur J Radiol,2005,53(3):471-477.

7. Kim YK,Lee KS,Chung MP,et al. Pulmonary involvement in Churg-Strauss syndrome:an analysis of CT,clinical,and pathologic findings. Eur Radiol,2007,17:3157-3165.

8. Silva CI,Müller NL. Microscopic polyangiitis. In:Müller NL,Silva CIS,eds. Imaging of the chest. Philadelphia, Pa:Saunders-Elsevier,2008,834-837.

9. Primack SL,Miller RR,Müller NL. Diffuse pulmonary hemorrhage:clinical,pathologic,and imaging features. AJR Am J Roentgenol,1995,164(2):295-300.

10. Ioachimescu OC. Alveolar hemorrhage. In:Laurent GL,Shapiro SD,eds. Encyclopedia of respiratory medicine. Amsterdam,the Netherlands:Academic Press,2006,92-100.

第二章　大动脉炎累及肺动脉

大动脉炎（Takayasu arteritis，TA）是指主动脉及其主要分支的慢性进行性、非特异性炎性疾病，属于原发性血管炎中的一个类型。大动脉炎累及肺动脉是属于大动脉炎中的一个亚类，与临床上累及肺小血管的肺血管炎（变应性肉芽肿血管炎、Wegener 肉芽肿等）往往不同。临床上 TA 累及肺动脉并非少见，但 TA 累及肺动脉患者无特异性临床表现，容易延误诊治，而且 TA 肺动脉受累可以引起肺动脉狭窄、闭塞，继而导致肺动脉高压，甚至右心衰竭，预后不良，需要引起临床医生高度重视并提高诊断意识。

【流行病学】

TA 好发于 20～30 岁的育龄女性，主要人群集中分布在亚洲及中南美洲，如日本、中国、韩国、印度及墨西哥等。根据美国及瑞典的研究，估计其年发病率为 0.4～2.6/100 万人。患病率以日本统计的数据最高（40/100 万人），其他各国各地区患病率为 4.7～8.0/100 万人不等。但是 TA 中肺动脉受累的比例各家研究报道不一，且数据收集困难、不全，其年发病率难以估算。

【病理及病理生理】

TA 是一种较为常见的原发性免疫性慢性炎症性动脉疾病，主要累及大的弹力型动脉，如主动脉及其主要分支，表现为多发性、非化脓性、闭塞性炎症，可引起不同部位血管的狭窄、闭塞和扩张性改变等，少数可形成动脉瘤。TA 的病理学早期表现为血管浆膜层周围的肉芽肿性炎症，继而单核细胞浸润并逐渐累及中层及内膜，出现血管全层炎症；组织病理学特征性表现为中层弹力板的退化及血管结构的破坏；取而代之的是内膜增生及纤维组织、动脉瘤的形成。肺动脉受累的病理表现与主动脉病理表现类似，包括弹力层、中层及浆膜层的肉芽肿性炎症，同时小动脉常合并有继发血栓形成及小血管扩张样改变。免疫病理分析显示浸润的炎性细胞如 γδ-T 细胞、αβ-T 细胞、细胞毒性 T 淋巴细胞及自然杀伤细胞等直接攻击、侵犯血管壁细胞。

文献报道 TA 累及肺动脉并不少见，占 TA 的 10%～50%，且受累的肺动脉与体动脉有着相类似的影像学表现及病理学基础。但是单独累及肺动脉而无大动脉受累者少见，文献报道其发病率仅为 TA 的 3%～4%。有研究发现，孤立性肺动脉受累的病变肺动脉内可见机化血栓、血管再通以及丛状血管病变等变化，这些病理改变在 TA 的病变体动脉中未被发现。TA 累及肺动脉影像学上表现为累及右肺动脉多于左肺动脉，肺叶动脉多于肺段、肺亚段肺动脉，上叶肺动脉多于下叶肺动脉；肺动脉干的完全闭塞或几近完全闭塞也并非少见，但仅累及远端的小肺动脉相对少见。

【临床表现】

（一）症状

TA临床表现主要包括全身性症状和受累血管的相关表现。一般认为TA的发病主要经历非特异性炎症期、血管炎症期和静止期三个阶段。非特异性炎症期主要表现为发热、关节痛、乏力等全身症状，后两个阶段主要表现为因血管狭窄或闭塞造成的缺血症状和体征。根据受累血管不同，患者可出现不同的临床表现，如下肢动脉受累，可出现间歇性跛行、下肢疼痛；锁骨下动脉受累可有患肢脉搏减弱、无脉；肾动脉受累可表现为难治性高血压等。

尽管TA合并肺动脉受累占所有TA患者的50%左右，但以呼吸系统症状为首发表现并且单纯肺动脉受累者仅占所有TA患者的4%，这一类患者临床误诊漏诊率更高。文献报道TA累及肺动脉的部分患者可以表现为呼吸困难（75.5%）、胸痛（48.9%）、咯血（42.2%）、咳嗽（17.7%）等，部分患者可以无任何呼吸系统相关的症状，当患者出现肺动脉高压甚至右心衰竭时，可以表现为劳力性气短、晕厥、水肿、食欲减退等。

（二）体征

根据血管受累情况不同，TA患者可以表现为受累血管杂音、间歇性跛行、无脉等，见于48.9%患者。TA累及肺动脉导致肺动脉明显狭窄或闭塞，可于肩胛间区或肺野闻及肺部血管杂音；患侧肺部呼吸音减弱，气管偏向患侧。将近半数（42.2%）患者会出现肺动脉高压，少数甚至表现为严重右心衰竭，临床上出现颈静脉怒张、肝脏增大、腹水、下肢水肿等表现，心脏听诊表现为P_2亢进，三尖瓣收缩期反流性杂音等。

当患者出现咳嗽、咯血、胸痛、呼吸困难等症状时，给予积极抗感染治疗效果欠佳，或者反复出现沿胸膜下分布肺部阴影，或者段以下多发肺栓塞时应考虑到TA累及肺动脉的可能。但同时需要警惕的是，很多单纯累及肺动脉的TA患者临床进展隐匿，往往就诊时就以肺动脉高压、右心衰竭为主要表现，因此需要临床医生提高诊断意识，早发现，早治疗。

（三）实验室检查

TA累及肺动脉处于活动期的患者可表现为红细胞沉降速率（erythrocyte sedimentation rate，ESR）增快和C反应蛋白（C-reactive protein，CRP）及类风湿因子升高，而抗中性粒细胞胞浆抗体（anti neutrophil cytoplasmic antibodies，ANCA）及其他自身抗体阴性；慢性病程者可出现贫血，多为正细胞、正色素性贫血；若合并反复咯血，可为小细胞、低色素贫血。同时合并肾动脉狭窄所致高血压者，尿常规可见尿蛋白等。

（四）影像学表现

1. X线胸片　肺动脉明显狭窄或闭塞者，可表现为双肺纹理不对称、患侧肺容积缩小等，如果并发肺动脉高压，则可表现为肺动脉段突凸，右心增大等。

2. 肺动脉增强CT成像及肺动脉造影　TA累及肺动脉直接征象多表现为单侧或双侧的肺动脉血管僵硬、管壁增厚、狭窄、闭塞、管腔不规则以及狭窄后扩张（图4-2-1A）；间接征象可见血栓形成（图4-2-1B）、胸膜下斑片影（图4-2-1C）、索条影（图4-2-1D）、肺梗死伴空洞（图4-2-1E）、马赛克征（图4-2-1F），肺动脉闭塞一侧可见支气管动脉和纵隔内迂曲扩张的体肺侧支血管形成等。

1990年刘玉清对24例TA累及肺动脉患者的肺动脉造影进行了分析，发现肺段、叶和/或亚段动脉分支的狭窄和/或阻塞为本病的基本影像学征象；其中肺动脉上叶分支病变多于中（舌）或下叶，两侧多发病变多于单侧病变；单支叶、段动脉病变少见，扩张样病变罕见。曾绮娴等对阜外医院多年收集TA累及肺动脉的患者进行回顾性分析也发现，所有患者均未累及主肺动脉干；病变以肺叶、段动脉受累最为多见；亚肺段及其远端分支次之。另外，双侧肺动脉同时受累多于单侧；而于单侧肺动脉受累的患者中，右侧多于左侧。三支及以上的多支肺动脉病变多于单支或者双支病变，与文献报道一致。

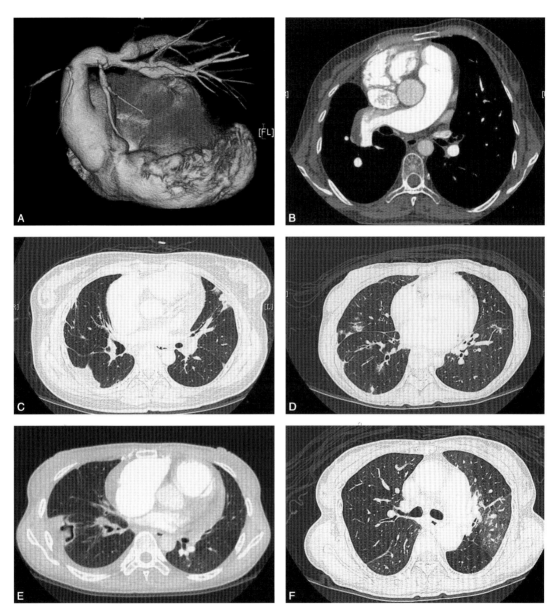

图 4-2-1　TA 累及肺动脉的 CT 征象
A. 直接征象：肺动脉多发狭窄、闭塞伴扩张；B. 间接征象：右肺动脉内血栓形成；C. 胸膜下斑片影；
D. 斑片影伴索条影；E. 右侧肺梗死伴空洞形成；F. 马赛克征

3. **核素肺通气灌注显像** 肺动脉狭窄者表现为肺灌注稀疏，严重狭窄甚至闭塞者可表现受累侧肺灌注缺损。弥漫肺动脉狭窄表现为多发肺通气灌注不匹配，与肺动脉栓塞难以区分，容易被误诊为肺栓塞。

【诊断】

TA 的临床诊断可以参考 1990 年美国风湿病学会推荐的标准（表 4-2-1），该诊断标准中具备 3 条或以上即提示 TA 高度可能。该诊断标准的敏感性为 90.5%，特异性为 97.8%。虽然这一诊断标准具有很好的敏感性及特异性，但临床上很多病人没有任何临床症状，或者仅仅表现为发热、乏力、肌肉酸痛等一些不特异的表现时，做出早期识别仍然较困难。

最新的 TA 的分型包括：Ⅰ型，主要累及主动脉弓的分支；Ⅱa 型，升主动脉+主动脉弓及其分支；Ⅱb 型，升主动脉+主动脉弓及其分支+胸主动脉；Ⅲ型，胸主动脉+腹主动脉+/肾动脉；Ⅳ型，腹主动脉+/肾动脉；Ⅴ型，Ⅱb+Ⅳ；若累及冠状动脉或肺动脉，则标记为 C（+）及 P（+）。

表 4-2-1 NIH 推荐的 TA 诊断标准

标 准	定 义
发病年龄≤40 岁	出现 TA 典型症状/体征时≤40 岁
间歇跛行	1 个或以上肢体肌肉进行性乏力、不适
桡动脉搏动减弱	单侧或双侧桡动脉搏动减弱
双上肢血压差>10mmHg	双上肢收缩压差值>10mmHg
锁骨下动脉或主动脉可闻及血管杂音	单侧或双侧锁骨下动脉或腹主动脉可闻及血管杂音
动脉造影异常，除外动脉硬化等其他原因	动脉造影示主动脉及其主要分支狭窄、闭塞，同时排除其他病因

注:NIH:美国国立卫生研究院；
以上 6 条诊断标准符合 3 条或 3 条以上者,提示 TA 高度可能

从 TA 的分型看来,NIH 提示的 TA 诊断标准有一定局限性,例如 TA 肺动脉受累、炎性指标等重要指标并未纳入诊断标准范围内,随后 Ishikawa 提出 TA 诊断标准则相对全面。该诊断标准包含 2 条主要标准及 9 条次要标准（表4-2-2），其中符合 2 条标准、1 条主要标准+2条或 2 条以上次要标准、4 条或 4 条以上次要标准者,提示 TA 高度可能。

表 4-2-2 Ishikawa 推荐 TA 诊断标准

标 准	定 义
必要条件	
年龄≤40 岁	出现 TA 典型症状/体征时≤40 岁,且病程超过 1 个月
2 条主要标准	
左锁骨下动脉中段病变	血管造影发现狭窄最重或闭塞处位于左椎动脉口部近端 1~3cm 处
右锁骨下动脉中段病变	血管造影发现最重狭窄或闭塞处位于右椎动脉口部近端 1~3cm 处
9 条次要标准	
ESR 升高	不明原因 ESR≥20mm/h
颈动脉僵硬	查体发现单侧或双侧颈动脉僵硬
高血压	持续上肢血压>140/90mmHg 或下肢动脉血压>160/90mmHg

标　准	定　义
主动脉瓣反流或主动脉环扩张	经听诊、多普勒超声或动脉造影提示或诊断
肺动脉病变	血管造影或肺灌注显像提示肺动脉干、单侧或双侧肺动脉段或亚段肺动脉闭塞、狭窄、动脉瘤形成、管腔不规则等
左颈总动脉中段病变	血管造影发现左颈总动脉狭窄最重处/闭塞处位于口部远端2～7cm处
头臂干远端病变	血管造影发现头臂干狭窄最重/闭塞处位于其远端1/3处
胸主动脉降段病变	血管造影显示狭窄、扩张、动脉瘤形成、管腔不规则,不包括动脉迂曲
腹主动脉病变	动脉造影显示狭窄、扩张、动脉瘤形成、管腔不规则等

虽然 TA 肺动脉受累临床症状不典型,患者可以有呼吸系统、系统性炎症及其他血管受累的各种表现。呼吸系统症状可表现为反复咳嗽、咯血,胸痛、发热等非特异临床表现,胸部 CT 提示"反复游走性胸膜下阴影",往往被误诊为"肺部感染"或者"肺结核",患者病程长,抗感染治疗效果差。系统性炎症表现非常不特异,患者可仅仅表现为乏力、体重下降或者不典型皮疹。如果以上症状、体征出现在中青年女性患者,首诊医生需要警惕有无 TA 肺动脉受累的可能。

【TA 病变活动性评估】

判断大动脉炎的病变活动性有利于早期诊断、发现病情复发、指导治疗,但如何准确判断大动脉炎活动性仍是临床工作中的一大难题。TA 的血管损害呈现出反复发作、逐渐进展的特点,即使应用糖皮质激素及免疫抑制剂,部分患者病情仍呈现出不可抑制的进展状态,而对于 TA 患者的病变活动性评估仍然缺乏敏感特异的指标。

关于大动脉炎的活动性并没有一个明确的概念,其判定标准也不统一。目前主要通过以下几方面来判断 TA 病变活动性。

（一）病理学检查

病理学检查是判断大动脉炎活动性的金标准,但病理标本获取困难,大大限制了它的应用。

（二）临床表现

通过临床表现有助于判断病变的活动性,主要表现为新出现的全身系统性症状,如发热、周身不适、肌肉和关节疼痛、乏力、盗汗等,以及新发生的血管狭窄、闭塞、血管瘤及相应器官缺血症状。

（三）血清学指标

最常用的是 ESR 和 CRP。在血管炎性疾病中 ESR 与 CRP 可以较好地反映病变活动程度,但仅有50%活动期 TA 患者有 ESR 及 CRP 的升高,且病变一旦进入慢性期,ESR 及 CRP 对病变活动性的预测价值将明显降低。

其他正在探索中的血清学指标如基质金属蛋白酶(matrix metalloproteinase,MMPs)、组织基质金属蛋白酶抑制物(tissue inhibitors of matrix metalloproteinase,TIMPs)、TNF-α 以及白细胞介素6(IL-6)等有可能成为新的活动性标志物。

（四）临床指标评分

美国 NIH（National Institutes of Health）病情活动性评估指标仍然是目前较为广泛被采纳的 TA 病变活动性评估标准，包括：①系统性症状再发或加重，如发热，难以解释的肌肉关节症状；②ESR 升高；③新近出现相应器官血管缺血或炎性活动的症状、体征，如无脉、血管杂音、跛行等；④血管造影显示血管病变加重。上述四项同时满足两项或以上者提示病变活动性。

（五）影像学方法

影像学方法是一种无创的检查方法，通过对血管壁的分析，可以用于判断受累血管的范围和程度、监测血管炎症的活动性、是否出现血管并发症等，对于 TA 的早期诊断、病情轻重及预后评估具有重要的价值。

1. ^{18}F-FDG PET-CT　受累血管壁内巨噬细胞等炎症细胞及肉芽组织可特异性摄取 FDG，尤其在活动期。影像学表现为全血管层的环形摄取，与动脉粥样硬化所表现的局灶摄取有所不同。FDG 摄取增加可以提示病变活动性，所以 PET-CT 有望成为 TA 活动性评估的金标准。如果以 NIH 的活动指标作为病变活动性评判的金标准，研究发现 TA 活动期患者的最大 SUV 值比非活动期患者高，文献报道其敏感性为 87%～93%，特异性为 73%～92%，阳性预测值为 96%，阴性预测值为 85%。其临床价值远优于血清学指标 CRP 及 ESR。但目前 PET-CT 仍存在一些不足之处，例如它的分辨率不够理想，不能很清楚地反映血管壁的组织学变化；另外，PET-CT 显示的血管壁高摄取并无特异性，无法区分摄取率的增高是由于动脉粥样硬化还是血管炎损害所致；再有，PET-CT 检查有核放射性，对于年轻患者来说并不太适合反复多次重复检查，而且其花费也较高。

2. 磁共振血管成像（MRA）　MRA 是一项无创、无辐射的检查，并且可以比较清楚地辨识血管壁结构及周围软组织。血管壁强化（图 4-2-2）和水肿、增厚（图 4-2-3）、狭窄等征象都能提示血管壁病变的活动性。

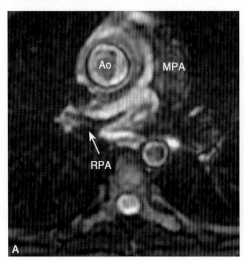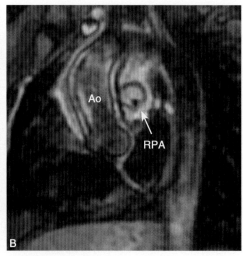

图 4-2-2　MRA T2 加权像
降主动脉、主肺动脉及右肺动脉管壁强化

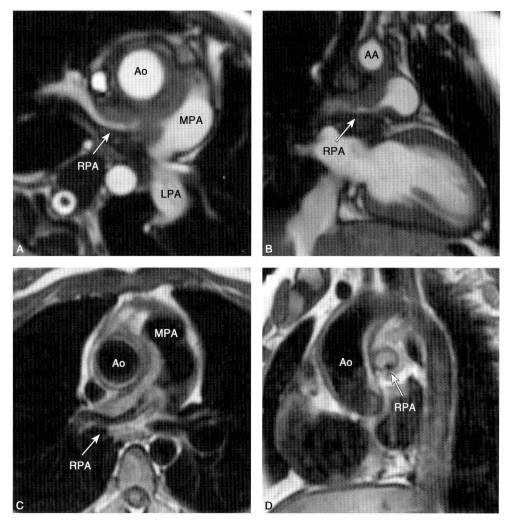

图 4-2-3 MRA T1 加权像

降主动脉、主肺动脉、右肺动脉管壁增厚、狭窄

总之,对于大动脉炎患者,应该动态观察其临床表现、血清学各项指标的变化,更有利于疾病活动性的观察和判断。

【鉴别诊断】

TA 累及肺动脉的临床表现多样化,常与多种疾病相混淆,需鉴别诊断的疾病有多种。以发热、咳嗽、咯血、肺部阴影、胸腔积液为主要表现易误诊为胸肺疾病,如肺炎、肺结核等;以肺动脉狭窄、闭塞为主要表现者易误诊为肺栓塞、先天性肺动脉缺如或狭窄,以肺动脉高压为主要表现者易误诊为其他类型肺动脉高压。

1. 肺栓塞 TA 累及肺动脉导致肺动脉狭窄或闭塞容易误诊为肺栓塞。TA 肺动脉受累临床上相对少见,临床医师对其认识不足。当 TA 累及肺动脉导致肺动脉狭窄或闭塞时,与肺栓塞有许多相似之处:①劳力性气短,咯血;②心电图表现为右心室肥厚。③超声心动图表现为右心房、室增大,肺动脉高压。④核素肺通气灌注表现为典型的肺灌注缺损。但如果仔细分析这两个疾病,不难发现它们的不同之处:①肺栓塞多有深静脉血栓形成的易患因素。②肺动脉炎者多为中青年,且女性多见。③肺动脉炎患者查体肺野可闻及血管性杂音。

④肺动脉炎病程中有发热,咳嗽,乏力等全身症状。⑤肺动脉炎可有血沉快、C反应蛋白增高、类风湿因子阳性等异常,而肺栓塞一般不会出现这些炎性指标增高。⑥肺动脉炎导致肺动脉高压的X线胸片可见右房、室增大,肺动脉段突出,但肺动脉没有相应增宽,而是出现变细。

为了减少误诊,首先应提高肺血管炎的诊断意识,多数患者通过临床表现和常规检查即可鉴别。必要时做肺动脉增强CT和肺动脉造影将有助于两者鉴别:①肺栓塞表现为肺动脉内充盈缺损,缺支。②肺动脉炎表现为肺动脉多发狭窄,扭曲,管腔变细和扩张并存,管壁增厚,管腔呈鼠尾状改变,少数患者可见肺动脉内继发血栓形成。

2. TA累及肺动脉导致肺动脉闭塞者需要与先天性单侧肺动脉缺如相鉴别。后者是一种罕见的肺血管畸形,常合并有其他先天性心脏病,单独发生者少,尤其是左侧。与TA累及肺动脉不同,其肺动脉CTA直接征象为缺如侧肺动脉起始部或近端呈盲端,血管壁规则,断端光滑,远端未见显影,也未见延续的血管影;同侧肺发育不良。间接征象可见患侧乳内动脉或肋间动脉等侧支体动脉扩张征象。

3. TA累及肺动脉导致多发肺动脉狭窄者需要与先天性肺动脉狭窄相鉴别。后者自幼存在肺部血管杂音,往往合并其他心血管畸形,肺动脉增强CT显示肺动脉多发狭窄,但无管壁增厚,无全身性症状及炎性指标异常等。

4. 当TA累及肺动脉引起明显肺动脉高压或右心衰竭时,需要与其他类型肺动脉高压相鉴别。这其实不难,只有进行肺动脉增强CT或肺动脉造影检查,结合临床表现和影像学特征,一般不易误诊。

5. 当患者以低热、咳嗽、咯血、肺部阴影、胸腔积液等就诊时,需要与其他胸肺部疾病相鉴别。由于涉及的疾病较多,在此不一一赘述,其中减少误诊或漏诊的最重要的一点就是临床医生需要认识肺血管炎,并把它列为上述临床表现的鉴别诊断的疾病。

【治疗】

TA的治疗比较棘手,因为很多病人起病隐匿,临床表现不特异,需要首诊医生具有较强的TA诊断意识,所以对这部分病人的早期诊断非常困难。更重要的是,目前仍然缺乏一个可靠的、能充分反映TA病变活动性的评判标准,治疗方案的调整就难以做到"有据可依"。

（一）药物治疗

1. 激素　与其他血管炎相似,TA累及肺动脉需要给予激素治疗,起始剂量为1mg/(kg·d),一般维持1个月后逐渐减量。大部分情况下患者对大剂量激素的治疗效果都较好,但是在激素减量过程中可能出现病情复发。另外,长期服用激素会出现诸如骨质疏松、类固醇糖尿病等多种并发症,所以小剂量激素联合联用免疫抑制剂治疗可作为TA长期治疗策略的选择。

2. 免疫抑制剂　目前没有针对不同免疫抑制剂之间治疗TA优劣做头对头的随机对照研究,故TA免疫抑制剂的治疗多来源于风湿免疫科医生的经验。较为常用的是甲氨蝶呤(Methotrexate,MTX),Hoffman曾报道16名TA患者经过标准激素联合MTX治疗后,13名患者(81%)病情缓解且8名患者(50%)在随后的18个月随访中仍维持病情缓解状态。硫唑嘌呤、环磷酰胺、吗替麦考酚酯等也曾有在TA中应用的尝试,其中环磷酰胺多在TA患者出现严重并发症的情况下联合使用,包括视网膜血管炎、肺动脉受累和/或动脉瘤形成,严重主动脉瓣反流或心肌炎。

3. 生物制剂　TA的重要病理表现有肉芽肿形成,其中肿瘤坏死因子α(TNF-α)的释放起着重要作用。TA病情活动时可见TNF-α及其他促炎细胞因子(白细胞介素6,IL-6、白细胞介素-8,IL-8)显著升高,其相应 TNF-α 的单克隆抗体 IFX(infliximab)被引入到激素抵抗的难治性 TA 的治疗中,使得 66% 激素抵抗 TA 患者病情得到完全缓解,而且病情持续缓解到激素减量后 1~3 年。

4. 肺动脉高压靶向药物 TA 累及肺动脉引起肺动脉狭窄或闭塞,可以导致肺动脉高压,有些患者就诊时已经表现为严重右心衰竭,提示预后不良。因为该疾病发病率低,目前仍然缺乏 TA 累及肺动脉并发肺动脉高压患者靶向药物治疗效果的循证医学证据。

（二）介入治疗

即便给以足疗程、足量激素,甚至联合免疫抑制剂及生物制剂治疗,仍有 50% 的 TA 患者的病情得不到良好控制。等到 TA 进入慢性期,各种药物疗效均较差时,严重的肺动脉狭窄可以通过经皮导管介入的方法进行肺动脉再通治疗,以改善肺血流灌注。介入治疗包括经皮球囊肺动脉成形术(percutaneous transluminal pulmonary angioplasty,PTPA)、经皮肺动脉支架植入术,一般在血管炎症得到有效控制的前提下进行。PTPA 治疗后可即刻降低肺血管阻力和肺动脉压力,改善右心功能。对于外周型、多发肺动脉狭窄,PTPA 的疗效可能比外科手术治疗更佳。据文献报道 PTPA 的成功率达 81%~100%;但同时需要关注介入治疗并发症。如 77.3% 患者在随访过程中出现了再狭窄;另外 PTPA 时,为扩张狭窄的肺动脉所施加的压力也会对肺动脉本身造成直接的损伤,所以适应证的选择需要非常慎重。

（三）手术治疗

TA 累及肺动脉导致近端明显狭窄者,可以行肺动脉异体血管移植、修补、旁路移植、修补+旁路移植等手术治疗,再狭窄率及长期疗效或许优于裸支架及球囊扩张术。但是因为手术本身并不能抑制血管炎活动,若病变再发活动,异体血管移植后仍可复发。

【临床转归及预后】

难治性 TA 的准确定义目前缺乏共识,多数研究将难治性 TA 定义为在激素减量过程中或小剂量激素维持并联用至少一种免疫抑制剂的前提下,TA 病情仍在活动或难以控制。TA 累及肺动脉者若出现肺动脉高压,预后差,药物治疗效果欠佳;积极药物治疗若仍不能控制病情,介入或外科手术治疗或可改善预后,必要时需要进行肺移植的评估。

【本章小结】

大动脉炎累及肺动脉的临床表现不典型,容易误诊漏诊,需要首诊医生提高诊断意识。若中、青年女性患者反复低热、咳嗽、咯血,胸部 CT 出现沿胸膜分布的斑片影,需要考虑到大动脉炎累及肺动脉可能。其影像学表现为多发肺动脉狭窄、扩张、闭塞样改变,或者管壁不规则,伴或不伴局部血栓形成。综合实验室检查、PET、MRI、CTA 等检查可以对病情活动情况做出一定评估。其治疗包括药物(激素、免疫抑制剂、生物制剂等)、介入及外科手术治疗等,其预后与是否合并肺动脉高压有关。

（熊长明 曾绮娴）

参 考 文 献

1. Waller R,Ahmed A,Patel I,et al. Update on the classification of vasculitis. Best Pract Res ClinRheumatol,2013,27:3-17.

2. Ishikawa K. Diagnostic approach and proposed criteria for the clinical diagnosis of Takayasu's arteriopathy. J Am Coll Cardiol,1988,12:964-972.

3. Fujita K,Nakashima K,Kanai H,et al. A successful surgical repair of pulmonary stenosis caused by isolated pulmonary Takayasu's arteritis. Heart Vessels,2013,28(2):264-267.

4. 刘玉清,荆宝莲,凌坚. 大动脉炎肺动脉病变的血管造影诊断. 中国循环杂志,1990,22(5):433-436.

5. Monach PA. Biomarkers in vasculitis. Curr Opin Rheumatol,2014,26(1):24-30.

6. Castellani M,Vanoli M,Cali G,et al. Ventilation-perfusion lung scan for the detection of pulmonary involvement in Takayasu's arteritis. Eur J Nucl Med,2001,28(12):1801-1805.

7. Soussan M,Nicolas P,Schramm C,et al. Management of large-vessel vasculitis with FDG-PET:a systematic literature review and meta-analysis. Medicine (Baltimore),2015,94(14):e622.

8. Nucifora G,Todiere G,De Marchi D,et al. Severe involvement of pulmonary arteries in Takayasu arteritis:magnetic resonance imaging. Clin Res Cardiol,2011,100(1):89-92.

9. Brugiere O,Mal H,Sleiman C,et al. Isolated pulmonary arteries involvement in a patient with Takayasu's arteritis. Eur Respir J,1998,11:767-770.

10. 曾绮娴,柳志红,何建国,等.多发性大动脉炎累及肺动脉所致肺动脉高压患者的临床特征.中华医学杂志,2016,96(16):1252-1255.

11. Toledano K,Guralnik L,Lorber A,et al. Pulmonary arteries involvement in Takayasu's arteritis:Two cases and literature review. Semin Arthritis Rheum,2011,41(3):461-470.

12. Schäfer VS,Zwerina J. Biologic treatment of large-vessel vasculitides. Curr Opin Rheumatol,2012,24(1):31-37.

13. Tombetti E,Di Chio MC,Sartorelli S,et al. Systemic pentraxin-3 levels reflect vascular enhancement and progression in Takayasu arteritis. Arthritis Res Ther,2014,16(6):479.

14. Hamamoto M,Futagami D. Pulmonary artery replacement for pulmonary Takayasu's arteritis. Gen Thorac Cardiovasc Surg,2012,60(7):435-439.

15. Fujita K,Kasama S,Kurabayashi M. Pitfalls in the management of isolated pulmonary Takayasu's arteritis after surgery:a case report of an experience during 34 months after a pulmonary artery graft replacement. J Cardiothorac Surg,2016,11:7.

病例 28　大动脉炎累及肺动脉

【病史简介】

患者,女,19岁,以"反复发热、干咳、胸痛、气短11个月"入院。患者自幼体质、发育与同龄人无差别,活动耐量正常。2015年12月开始患者出现反复发热、干咳,咳嗽严重时伴有胸痛、气短,活动耐量有所下降,发热时体温波动于38.5~40℃,无畏寒、寒战,无咯血,偶有头痛。首次就诊于当地医院,胸部平片提示"右肺炎症",给予抗感染治疗效果欠佳。2016年1月、2月、5月、6月及10月,患者多次因发热、干咳、胸痛就诊于当地医院。各项检查如下:

病原体筛查:肺炎支原体IgM阳性、Q热立克次体IgM、肺炎衣原体IgM、腺病毒IgM、呼吸道合胞体病毒IgM、甲型流感病毒IgM、副流感病毒IgM、乙型流感病毒IgM及嗜肺军团菌IgM、抗结核抗体IgG、EB病毒及CMV病毒均为阴性;降钙素原正常;1-3-β-D葡聚糖正常;多次查血培养均为阴性。

免疫方面:ESR 63~93mm/h,CRP 16.75~76.87mg/L;免疫全套、PR3-ANCA、MPO-ANCA阴性。血常规提示小细胞低色素贫血。

影像学方面:多次查肺部CT可见左肺中上叶斑片状密度增高影(治疗后吸收)、双侧胸膜增厚、左肺沿胸膜下分布斑片实变影(图4-2-4)。肺动脉增强CT:部分肺动脉分支略增厚,管腔轻度狭窄可能(图4-2-5)。

超声心动图(2016年5月13日):左室舒张末内径46mm,右室舒张末内径20mm,估测

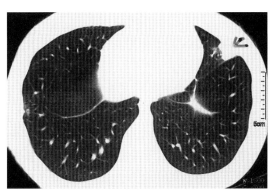

图 4-2-4　肺部 CT

左肺胸膜下实变影(箭头)

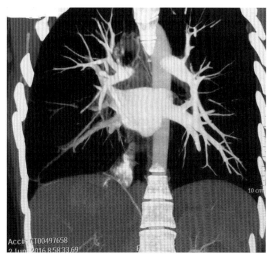

图 4-2-5　肺动脉 CTA

双肺动脉分支多发狭窄、管壁僵硬、增厚

肺动脉收缩压 36mmHg,各瓣膜结构功能无异常。

外院仍按肺部感染及对症支持治疗为主,患者病情反复,为进一步明确治疗就诊我院。病程中,患者否认光过敏、否认双手雷诺及关节变形,既往曾反复口腔溃疡,无外阴溃疡,近几年口腔溃疡无发作。

既往体健,未服用减肥药。家族史、月经史无异常。

入院查体:体温:36.5℃;左上肢 BP:100/70mmHg,右上肢 BP:108/70mmHg,左下肢 BP:115/70mmHg,右下肢 BP:110/65mmHg。HR 92 次/分。双肺野、肩胛间区及胸骨左缘第二肋间可闻及血管杂音,肝脾未触及,双下肢无水肿。颈部和脐周未闻及血管杂音。

入院后实验室检查:

血常规:白细胞 $8.93×10^9$/L,中性粒细胞比例 66.3%,血红蛋白 109g/L,平均红细胞体积 75.1fL,平均红细胞血红蛋白含量 22.3pg,平均红细胞血红蛋白浓度 297g/L,血小板 $567×10^9$/L,嗜酸性粒细胞绝对值:$0.15×10^9$/L。

血气分析(未吸氧):pH 7.47,PO_2 85mmHg,PCO_2 41mmHg,SO_2 97%。

D-二聚体 1.49μg/ml;纤维蛋白(原)降解产物 6.44μg/ml。

ESR:76mm/h;CRP:65.5mg/L;类风湿因子<20IU/ml。

氨基酸末端利钠肽前体 241.6pg/ml。

尿、便常规、肝肾功能、甲状腺功能正常,乙肝、丙肝、HIV 阴性,补体 3 及补体 4 均正常范围。

肺功能:FEV_1 占预计值 72%;FEV_1/FVC:96.3%;DLco:20.58L,占预计值 66%。结论:肺通气功能大致正常,肺活量减少,肺弥散功能轻度障碍。

心电图:窦性心律,右心肥厚,电轴右偏。

X 线胸片:右上肺少许索条影,余双肺纹理大致正常,未见实变;右侧肋膈角模糊;主动脉结不宽;肺动脉段饱满;心脏各房室不大;心胸比:0.42。

超声心动图:LA 26mm,LV 44mm,LVEF 70%,RV 29mm,肺动脉扩张,腔内未见明显异

常回声;三尖瓣环扩张,瓣叶对合欠佳;三尖瓣收缩期反流速度 4.3m/s,反流压差 74mmHg,估测肺动脉收缩压 84mmHg。结论:肺动脉高压(重度)右心增大,三尖瓣中量反流。

初步诊断:肺动脉高压原因待查

【病例解析】

[问题1] 患者肺动脉高压诊断明确吗?

患者青年女性,慢性病程,超声心动图检查提示肺动脉高压,心电图提示右心肥厚、电轴右偏,似乎也支持肺动脉高压,但患者 X 线胸片未见肺动脉段突凸和右心增大等肺动脉高压的征象,这让医生怀疑肺动脉压力是否真的升高,必要时可以通过右心导管检查来证实。

[问题2] 该患者肺动脉高压病因是什么?

肺动脉高压的病因复杂多样,共可分为五大类。Ⅰ类:动脉型肺动脉高压(PAH),包括特发性肺动脉高压、可遗传性肺动脉高压、相关性肺动脉高压、肺静脉闭塞病等;Ⅱ类:左心疾病相关性肺动脉高压,包括左心收缩、舒张功能障碍、瓣膜病等;Ⅲ类:肺部疾病/缺氧相关性肺动脉高压,包括慢性阻塞性肺疾病、睡眠呼吸障碍等;Ⅳ类:慢性血栓塞性肺动脉高压;Ⅴ类:多种不明机制所致的肺动脉高压。不同病因所致肺动脉高压的治疗、预后均有所不同。

我国肺动脉高压最常见病因为先天性心脏病,但本例患者多次超声心动图并未发现先心病,且其发育、活动耐量与同龄人无异,故暂不支持先心病相关性肺动脉高压的诊断。其次,我院查 D-二聚体、FDP 等均有所升高,需要排除有无慢性血栓栓塞性肺动脉高压可能,但外院肺动脉 CTA 未见明确肺动脉栓塞征象,不过肺动脉 CTA 对亚段以下的肺栓塞敏感性不高,下一步可进一步行核素肺通气/灌注显像及易栓症等检查协助诊断。第三,本例患者从整个病程看来,有以下特点:①青年女性,病程较长;②反复发热、咳嗽、胸痛起病;③查体可闻及肺野及血管区血管杂音,无其他可疑阳性体征可循;④辅助检查较为明确有右心负荷增加的表现,而且我院心脏超声提示有体肺循环侧支循环形成,提示病程已较长;该患者在院外针对发热病因进行较全面筛查,未明确发现相关病原体,但炎性指标明显升高,影像学表现为游走性、沿胸膜分布的斑片、实变影。据此,我们需要进一步明确有无结缔组织病相关肺动脉高压、大动脉炎等可能,本例患者外院多次行自身抗体等免疫学指标检查均未见异常;且查体未发现可疑皮肤、关节损害,但外院肺动脉 CTA 已经提示肺动脉轻度狭窄,因此需要疑诊大动脉炎累及肺动脉,下一步有必要进一步进行相关血管超声、主动脉 CTA 等影像学检查协助明确诊断。其他导致肺动脉高压的可能病因包括低氧相关肺动脉高压、多种不明机制所致肺动脉高压等,可以做一些相应检查进行筛查。

易栓三项检查结果:血浆抗凝血酶Ⅲ活性 111%,血浆蛋白 S 活性 75%,血浆蛋白 C 活性 102%。

肝胆胰脾肾超声正常。

核素肺通气灌注显像:双肺多发肺段性血流灌注受损,通气灌注不匹配,提示肺血管堵塞(图 4-2-6)。

双下肢动脉超声、双下肢深静脉超声、双侧颈动脉超声、双侧锁骨下动脉超声均未见明显异常。

主动脉及肺动脉 CTA:主动脉及其分支未见明显异常。主肺动脉及左右肺动脉管壁偏厚,管腔通畅,双侧肺动脉各叶、段分支管腔普遍偏细,走行僵硬,可见多发狭窄,未见血栓征象,提示肺血管炎(图 4-2-7)。

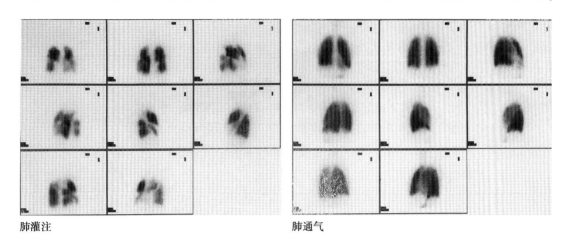

肺灌注 肺通气

图 4-2-6 核素肺通气灌注显像
双肺多发肺段性血流灌注受损,提示肺血管堵塞

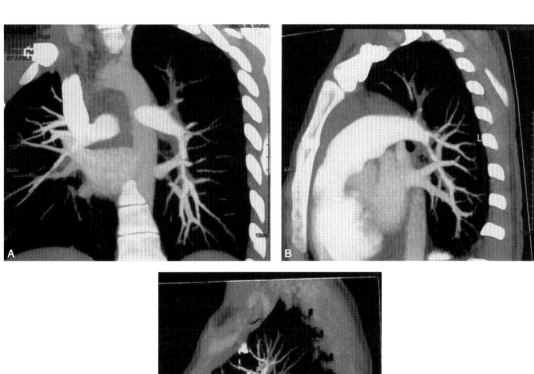

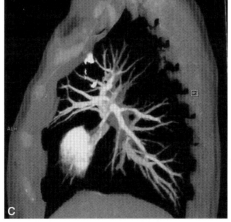

图 4-2-7 肺动脉 CTA
主动脉及其分支未见明显异常。主肺动脉及左右肺动脉管壁偏厚,管腔通畅,双侧肺动脉各叶、段
分支管腔普遍偏细,走行僵硬,可见多发狭窄。提示肺血管炎

411

睡眠呼吸监测:不符合睡眠呼吸暂停综合征。

右心导管检查:肺动脉压 63/5/22mmHg,肺小动脉楔压 8mmHg,肺血管阻力 310.19dyn·s·cm^{-5}。本例患者的肺动脉压力有其特殊之处,由于肺动脉广泛狭窄,管壁僵硬,导致肺动脉舒张压明显低,造成肺动脉平均压不高,甚至达不到肺动脉高压的诊断标准,但其收缩压还是明显升高,因此还应该诊断肺动脉高压,与我院超声心动图估测的肺动脉收缩压接近。

最后诊断:大动脉炎累及肺动脉,多发肺动脉狭窄,肺动脉高压

[问题3] 该患者 TA 累及肺动脉,目前是活动期还是缓解期?

对于 TA 活动期的判断尤其重要,因为牵涉到治疗策略的制订。本例患者多次查炎性指标,如 ESR 及 CPR 等均明显升高,但正如前文所提,ESR 及 CRP 对病情活动性的提示作用既不敏感,也不特异。为明确病情,文献报道 MRI 等影像学检查可协助判断。下一步有必要进一步行肺动脉 MRI 及 18F-FDG-PET-CT 检查协助评估。

肺动脉 MRI:双侧肺动脉分支管壁偏细,走行僵硬,可见多发狭窄,主肺动脉管壁增厚及纤维化;肺动脉高压改变,右心功能减低(图 4-2-8)。

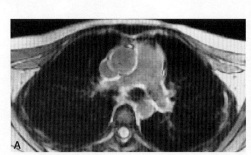
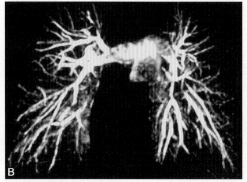

图 4-2-8 肺动脉 MRI
A. 肺动脉 MRI 提示主肺动脉管壁增厚;B. 双侧肺动脉各分支多发狭窄

^{18}F-FDG-PET-CT 显像:主肺动脉、左右肺动脉及双肺下叶动脉代谢不均匀略增高;双肺多发斑片实变影及小空洞影,部分代谢增高,纵隔淋巴结代谢增高,考虑炎性病变(图 4-2-9、图 4-2-10)。

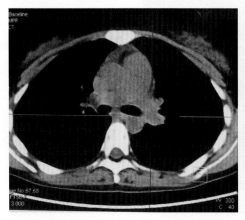
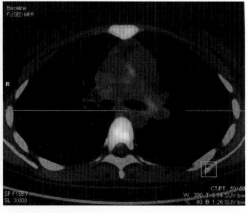

图 4-2-9 ^{18}F-FDG-PET-CT 显像
主肺动脉、左右肺动脉代谢增高

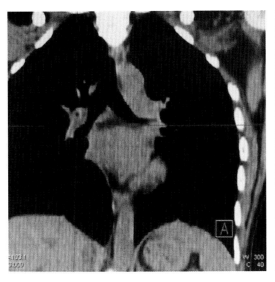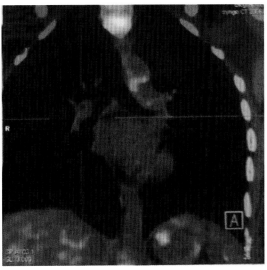

图 4-2-10 ^{18}F-FDG-PET-CT 显像

双肺下叶动脉代谢略增高

[**问题 4**] 患者大动脉炎仅累及肺动脉,并处于活动期,应该如何治疗?

TA 累及肺动脉且处于活动期者,治疗给以足量激素(0.8~1mg/kg)维持 4 周,以后逐渐减量到最小维持量;根据病情需要可联合免疫抑制剂治疗。故本例患者给以泼尼松 60mg 每日一次口服;同时联合环磷酰胺 0.4g,每周静脉点滴一次。另外,因患者查 D-二聚体及 FDP 升高,肺血管炎患者可能继发血栓形成,故加用华法林口服,检测 INR 维持在 2~3 之间。同时给予补铁、补钙、保护胃黏膜等支持治疗。

【随访】

治疗 1 周后,患者炎性指标 ESR 及 CRP 均下降至正常,患者胸痛症状明显缓解,好转出院。目前随诊 2 个月,患者病情稳定,激素逐渐减量中。

【病例点评】

1. 患者因为发热、咳嗽、胸痛、肺部阴影反复住院,院外一直疑诊感染,为此进行了较为全面的检查,即使做了肺动脉增强 CT,提示了肺动脉狭窄,亦未明确诊断,表明临床医生对肺动脉狭窄的病变性质未做进一步分析,对血管炎性疾病的诊断意识不高。

2. 大动脉炎累及肺动脉临床容易漏诊,关键是提高临床医生对该疾病的认识。

3. 大动脉炎累及肺动脉导致肺动脉狭窄或闭塞容易误诊为肺栓塞或先天性肺动脉缺如等疾病,需要结合病史、临床表现及影像学特点进行鉴别诊断。

4. 大动脉炎累及肺动脉应该早发现、早治疗,延误治疗易导致肺动脉高压,甚至右心衰竭。

5. 应该规范激素和免疫抑制剂的治疗,动态监测和评估病变的活动性,及时调整治疗方案。

（熊长明）

病例 29　广泛型大动脉炎

【病史简介】

患者,女,45岁,主因"反复胸闷、气短5年、加重伴下肢、颜面水肿4个月"入院。患者缘于5年前无明显诱因出现胸闷、气短,以活动后为主,无明显咳嗽、咳痰,无胸痛、喘息,无发热、盗汗等不适,起初未予重视,未正规诊治。但症状逐年加重,2年前就诊于当地医院,行心脏彩超示肺动脉高压(具体不详),给予口服"利尿剂,红景天胶囊"治疗,上述症状缓解,此后胸闷、气短症状反复加重,均给予对症治疗可减轻。近4个月因受凉后上述症状再次加重,并伴有双下肢及颜面水肿,自服利尿剂后气短及水肿症状轻度减轻,但此后气短症状渐加重,平路步行20m左右即感气短,休息后气短可好转,伴夜间阵发性呼吸困难。为进一步诊疗来我院门诊。行心电图提示:窦性心律,T Ⅱ Ⅲ $V_1 \sim V_6$ 双相倒置,ST下移≤0.075mV。右心室肥厚。心脏彩超提示:右房、右室大,肺动脉内径增宽;三尖瓣关闭不全;肺动脉高压(估测收缩压约94mmHg);左心室收缩功能正常;彩色血流示:三尖瓣反流(中量),房水平未见明显分流。门诊以"肺动脉高压原因待查:CTEPH? 原发性肺动脉高压?"收住我科。自发病以来,食欲较好,精神状态好,体重无明显变化,大小便正常,夜间睡眠欠佳。

既往史:1987年在当地医院诊断为肺结核,正规抗结核治疗1年余;否认百日咳、麻疹肺炎,否认肝炎等其他传染病史。否认食物,药物过敏史,曾行剖宫产术;否认外伤史,否认输血史;按当地防疫部门要求预防接种,无上下肢静脉血栓栓塞病史。

个人史:出生于山西阳城县,久居本地,无疫区、疫情、疫水接触史,无吸烟史,有少量饮酒史,月经及婚育史:16,3～4/38～40,2013-05-06;无妇产科疾病史;生育1子,子体健。

入院查体:T:36.1℃,P:84次/分,R:18次/分,BP:130/70mmHg。营养良好,神志清楚,精神状态差,口唇发绀,双肺呼吸音清,未闻及干湿性啰音,P2>A2,三尖瓣听诊区可闻及舒张期吹风样杂音,余心、肺、腹未及明显异常,双下肢及颜面轻度水肿。

辅助检查:血气分析(未吸氧):pH 7.417,PO_2 60.1mmHg,PCO_2 24.8mmHg,$cHCO_3^-$ 15.7mmol/L,SO_2 90.6%。

心电图:窦性心律,T Ⅱ Ⅲ $V_1 \sim V_6$ 双相倒置,ST下移≤0.075mV,右心室肥厚。

心脏彩超:右心房,右心室大,肺动脉内径略增宽;肺动脉高压(估测收缩压约为94mmHg);三尖瓣关闭不全;右心室收缩功能正常;彩色血流示:三尖瓣反流(中量),房水平未见明显分流。

初步诊断:

1. 肺动脉高压

　　低氧血症

2. 慢性肺源性心脏病

【病例解析】

[问题1]　明确是否存在肺动脉高压?

为明确是否存在肺动脉高压,进行以下检查:

右心漂浮导管检测结果见表4-2-3,血流动力学结果提示混合型肺动脉高压,多由第二大类和第五大类肺动脉高压所致。

表 4-2-3 右心漂浮导管检测结果

参数	结果	参数	结果
BSA(m²)	1.62	CI(L/min/m²)	2.5
Weight(kg)	55	CO(L/min)	4.3
Hight(cm)	168	PVR(dyn·sec/cm⁵)	948.3
HR(次/分)	97	PVRI(dyn·sec/cm⁵)	1632
NBP(mmHg)	117/81	SVR(dyn·sec/cm⁵)	–
SpO₂(%)	92	SVRI(dyn·sec/cm⁵)	–
CVP(mmHg)	7	SV(ml)	60
PAP(mmHg)	122/41	SVI(ml/b/m²)	44.8
MPAP(mmHg)	68	SvO₂(%)	76
PCWP(mmHg)	17		

[问题 2] 何种原因所致肺动脉高压?

为明确肺动脉高压病因,进一步检查如下:

肝肾功能、HIV、乙肝五项、丙肝、甲状腺功能、自身抗体系列、风湿系列、ANCA、抗心磷脂抗体、蛋白 C、蛋白 S、抗凝血酶原Ⅲ、同型半胱氨酸、凝血因子全套、癌胚抗原等未见明显异常。

血常规:RBC 5.32×10¹²/L,HB 159g/L,HCT 0.489,余正常。

血沉:正常。

CRP:正常。

心肌损伤四项:B 型前脑尿钠肽 663.30pg/ml,余正常。

胸部 CT:双肺纹理增多,见多发纤维索条影,肺门影不大,纵隔未见肿大淋巴结。

6 分钟步行试验:394m,占预计值 68.2%。

肺功能:肺通气功能大致正常,弥散功能中度降低。

腹部超声:肝、胆、胰、脾、门脉系统基本正常。

下肢血管超声:未见明确静脉血栓形成。

肺部 CTPA:双肺动脉主干及各分支不规则串珠样狭窄,双侧部分肺动脉分支闭塞。肺动脉高压,右心房、右心室大,右肺中叶、下叶渗出影,间质炎性改变(图 4-2-11)。

患者病情特点分析:①长期慢性进行性胸闷、气短伴下肢和颜面水肿,提示右心功能不全;②心脏超声提示右心系统扩大,肺动脉高压;右心漂浮导管确诊混合型肺动脉高压,常见于第二和第五大类肺动脉高压;③心脏超声已除外第二大类肺动脉高压,重点针对第五大类肺动脉高压进行筛查,肺部 CTPA 提示:双肺动脉主干及各分支不规则串珠样狭窄,右下肺动脉闭塞;④病史长达 5 年,目前血沉和 CRP 均正常,除外其他病因所致肺动脉狭窄。综合分析患者病情特点考虑大动脉炎诊断,且目前病情活动不明显。

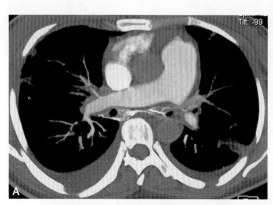
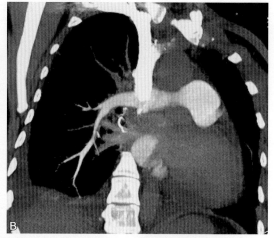
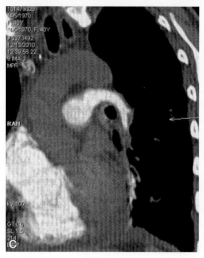
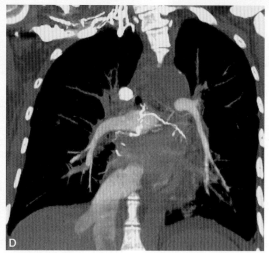

图 4-2-11　肺部 CTPA

A. 肺动脉主干增宽,肺动脉壁增厚,双侧少量胸腔积液;B. 右下肺动脉节段性狭窄伴部分分支闭塞;C. 左肺动脉壁显著增厚伴部分分支狭窄和闭塞;D. 左右肺动脉走行僵硬,分支稀疏

[问题 3] 其他动脉是否有累及?

胸腹部主动脉 CTA:肺动脉高压,右房、右室大。右肺中下叶肺动脉及其分支闭塞,左肺上叶舌段肺动脉闭塞,腹腔干动脉开口处狭窄约 40% ~ 50%,肾动脉以下层面主动脉管壁增厚,管腔狭窄约 10% ~ 20%。

目前患者诊断已基本明确。最后诊断:

1. 广泛型大动脉炎(稳定期)

　　肺动脉高压

　　WHO 肺动脉高压功能分级Ⅲ级

　　低氧血症

2. 慢性肺源性心脏病

【治疗】

由于目前患者血沉和 CRP 均正常,无病情活动证据,因此未予激素及免疫抑制剂治疗。具体方案如下:

1. 氧疗。

2. 利尿剂,螺内酯 20mg,每 12 小时一次,氢氯噻嗪 25mg,每 12 小时一次;维持液体负平衡。

3. 强心和极化液等营养心肌治疗。

4. 转诊介入科行肺动脉介入治疗。

【病例点评】

1. 大动脉炎临床表现不典型,易被临床医生忽视,部分患者发现时已出现狭窄部位相关的临床症状。累及肺动脉者往往表现为胸部 CT 平扫不能解释的胸闷、气短甚至是慢性肺源性心脏病。如果肺功能提示弥散功能下降,胸部 CT 无明显肺实质与肺间质病变时,应考虑肺血管病变,肺动脉 CTA 有助于明确肺血管病变。

2. 大多数大动脉炎所致肺动脉高压较轻微,而重度、弥漫性病变和狭窄往往导致较高肺动脉压力甚至慢性肺源性心脏病。如为急性活动期病变,使用激素联合免疫抑制剂治疗可使大部分患者肺动脉压力恢复正常;如为稳定期患者,需采用肺动脉介入治疗如球囊扩张和支架植入等方法,可使部分患者肺动脉压力降至正常。

（杨学敏　朱柠　李圣青）

第三章　肉芽肿性多血管炎

　　肉芽肿性多血管炎(granulomatosis with polyangiitis,GPA)原名韦格纳肉芽肿,2012 年由 Chapel Hill 共识会议(Chapel Hill Consensus Conference,CHCC)更名如此,是一种伴坏死的肉芽肿性血管炎,病因未明,易累及上下呼吸道,坏死性的血管炎主要累及小血管和中等程度的血管(如毛细血管、小动脉、小静脉、动脉、静脉),肾脏常常受累,坏死性的肾小球肾炎常见。

　　血管炎可由累及血管的大小形态(大血管、中血管、小血管)分类如图 4-3-1 所示,大血管指主动脉及其分支,中血管指脏器的主要供血动脉,小血管指分布于器官实质内的远端微动脉。GPA 累及小血管,且常出现抗中性粒细胞胞浆抗体的阳性,因此是 ANCA 相关血管炎的一种,并非所有患者均出现 ANCA 阳性。需用前缀或后缀来表明患者的 ANCA 属性,如 PR3-ANCA,MPO-ANCA,ANCA-阴性。

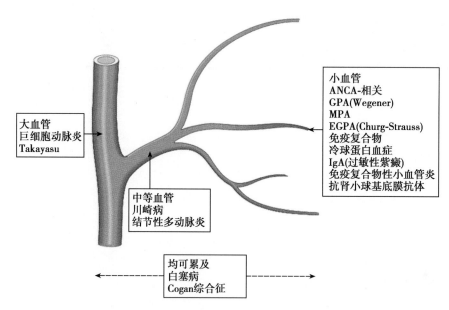

图 4-3-1　Chapel Hill 会议对 ANCA 相关血管炎的定义

【流行病学】

　　美国 GPA 的患病率是 3/10 万人,欧洲 GPA 的年发病率为 5 ~ 10/100 万,我国则缺乏完善的流行病学资料。近年我国 GPA 的发病呈增高趋势,与对疾病的认识提高有关。在累及肺脏的小血管炎中,GPA 多于嗜酸性粒细胞肉芽肿性血管炎(EGPA,原 CSS),而略少于显微镜下多血管炎(MPA)。任何年龄均可发病,40~50岁多见,男性多于女性。

【临床表现】

GPA的临床表现根据受累脏器的不同而不同。局限性GPA指病变仅累及上下呼吸道,全身性GPA以广泛的血管炎、坏死性新月体型肾小球肾炎和肺毛细血管炎及其伴随的综合征为特征,表现为上气道、肺脏和肾脏受累,常因急性肾衰竭而死亡。

1. 全身症状 15%~45%患者有发热、乏力、周身不适、体重减轻等非特异性表现。

2. 上呼吸道 通常最先受累,因此呼吸道症状通常为最早出现的和最主要的症状,见于90%以上的患者。症状轻重不一,可出现鼻塞、鼻窦疼痛,脓性或血性分泌物,可有咽痛和声音嘶哑,或呈慢性鼻炎、鼻窦炎和咽炎表现。若受累严重,可出现鼻或口咽部溃疡、鼻出血,若鼻软骨破坏,可出现鞍鼻。也可有鼻中隔或软腭穿孔。

3. 肺脏 大部分的GPA累及肺脏(75%~95%),可有咳嗽、咳黄脓痰、咯血等症状,胸痛及呼吸困难也常见。少数出现胸腔积液。严重的肺泡出血(病理基础为血管炎累及肺脏毛细血管)见于不到5%的患者,但病情重,可致死。

4. 肾脏 50%~90%的GPA累及肾脏,出现急进性肾小球肾炎,表现为血尿、蛋白尿、细胞管型,严重者可致急性肾衰竭。以肾脏受累起病者占GPA的40%。

5. 眼、耳受累 25%~50%的患者有眼部病变,表现为结膜炎、角膜溃疡、巩膜炎、葡萄膜炎及视神经病变,少数患者丧失视力。2%~3%的患者可出现耳痛、耳咽管阻塞、中耳炎、听力减退。

6. 心脏和神经系统 5%~15%的患者有心脏受累,表现为心包炎、心肌炎和冠状动脉炎,10%~30%患者有中枢神经系统或外周神经系统受累。约30%~70%患者有关节痛、炎性关节炎和肌痛。45%~60%可见皮肤病变,表现为紫癜、溃疡、疱疹和皮下结节。

【实验室检查】

1. 抗中性粒细胞胞浆抗体(anti neutrophil cytoplasmic antibody,ANCA) 于1982年由Davies首次报道,见于节段性坏死性肾小球肾炎。1985年,van de Wouder报道见于GPA。1988年Falk报道见于系统性血管炎和坏死性新月体肾小球肾炎,1989年Targen报道见于炎性肠病。ANCA的靶细胞是中性粒细胞和单核细胞,靶抗原是胞质中的颗粒蛋白酶,为中性粒细胞胞浆中的嗜天青颗粒(azurophil granules)和单核细胞胞浆中的溶菌酶(lysozyme)。在免疫荧光染色下,c-ANCA(PR3)胞浆型:中性粒细胞胞浆呈均一弥漫亮绿色荧光,细胞核染暗红色,是为胞浆阳性(图4-3-2A);p-ANCA(MPO)核周围型:中性粒细胞核周围有亮绿色荧光出现,为核周围型阳性(图4-3-2B),中性粒细胞胞浆呈淡红色,核着暗红色则为阴性。ANCA检测方法包括间接免疫荧光(IIF)法和酶联免疫吸附(ELISA)法,仅用IIF法检测ANCA而无抗原检测,降低了特异性,且未能严格排除ANA的干扰,易出现假阳性,需IIF和ELISA联合检测。

c-ANCA是直接对抗蛋白酶-3(PR-3)的抗体,也是GPA的标志性抗体,具有病理机制作用。血清c-ANCA(PR3-ANCA)的滴度增高见于85%~95%的活动性全身性GPA患者、60%~65%的局限性GPA患者和40%的缓解期患者。ANCA在系统性血管炎中的分布见表4-3-1。

2. 血常规检查 外周血白细胞总数可以增高,以中性粒细胞增高为主,偶有嗜酸性粒细胞增多。活动期血沉明显增快。

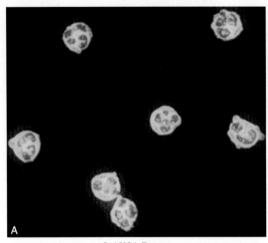

C-ANCA Pattern　　　　　　　　　　P-ANCA Pattern

图 4-3-2　ANCA 的免疫荧光检查

A. c-ANCA 阳性的免疫荧光检查,中性粒细胞胞浆呈均一弥漫亮绿色荧光,细胞核染暗红色,是为胞浆阳性;B. p-ANCA 阳性的免疫荧光检查所见,中性粒细胞核周围有亮绿色荧光出现,是为核周围型阳性

表 4-3-1　ANCA 在系统性血管炎中的分布

项目	出现频率	项目	出现频率
GPA	90%	IgA 肾病	少见
MPA	50%	感染后肾小球肾炎	少见
EGPA	10%	系统性红斑狼疮 SLE	少见
结节性多动脉炎	5%~10%	Kawasaki disease(川崎病)	偶可见
过敏性血管炎	少见		

3. 血清学检查　免疫球蛋白(主要是 IgA)增加,C 反应蛋白和免疫复合物可增高,偶有类风湿因子阳性。

4. X 线和 CT 检查　由于 GPA 常以上呼吸道受累而起病,80% 的患者鼻窦 CT 可有异常。图 4-3-3 ~ 图 4-3-5 为一例表现为高热、左耳痛、肺部多发实变影的 44 岁女性 GPA 患者的检查所见,图 4-3-3 示左侧慢性中耳炎、乳突炎。筛窦、蝶窦及双侧上颌炎性改变;图 4-3-4 示此患者耳镜检查见外耳道鼓膜肉芽,图 4-3-5 为肺脏 CT 多发实变影。由于绝大部分 GPA 都累及肺脏,80% 以上的患者有影像学异常。肺脏影像(X 线胸片或胸部 CT)缺乏特异性,可有多发实变影、多发结节影,最常见的异常是双

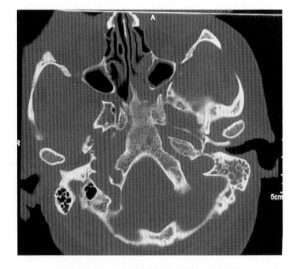

图 4-3-3　左侧慢性中耳炎、乳突炎

筛窦、蝶窦及双侧上颌炎性改变。此患者有左侧剧烈耳痛

肺多发结节影,边界清晰,约50%伴空洞形成(图4-3-6),一般无液平。结节影多呈圆形,直径可由数毫米至10cm不等。亦可见斑片样磨玻璃影,或致密实变影伴支气管充气征。弥漫磨玻璃影提示肺泡出血的可能。纵隔淋巴结增大、胸腔积液、肺纤维化均较为少见。亦有病例报道可表现为反晕征(图4-3-7)。

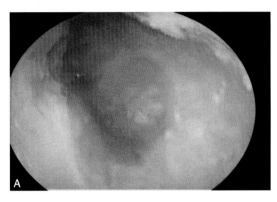
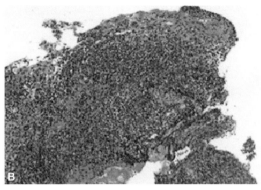

图4-3-4　患者耳镜检查
见外耳道鼓膜肉芽,淡红色肉芽组织遮挡鼓膜(A),取病理检查见被覆鳞状上皮组织,上皮糜烂,间质内毛细血管增生,大量淋巴、浆细胞及中性粒细胞浸润,并见少许多核巨细胞积聚。未见厚壁血管,少数小血管壁内中性粒细胞侵入,部分中性粒细胞贴壁(B),符合GPA改变

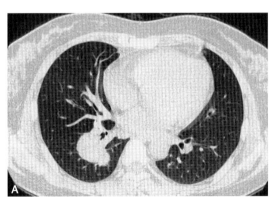
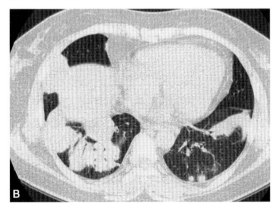
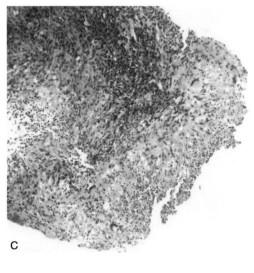

图4-3-5　患者肺部CT
提示多发实变影(A、B),右下肺穿刺组织病理,纤维组织中可见肉芽肿性炎,肉芽肿中心可见形状不规则的坏死,坏死组织中见细胞核残影,未见血管炎(C)

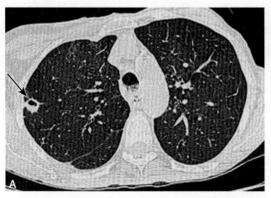
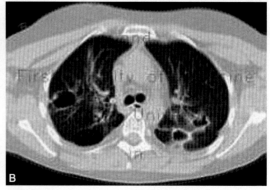

图 4-3-6　GPA 的胸部 CT 表现：空洞

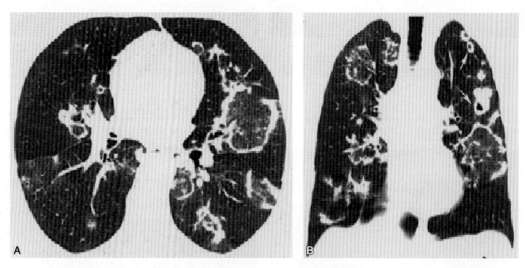

图 4-3-7　GPA 的胸部 CT 表现：反晕征

5. 肺功能检查　主要提示肺容量降低和弥散量降低。若有阻塞性通气功能障碍,提示支气管狭窄。

6. 支气管肺泡灌洗(BAL)液　呈非特异性表现,既可表现为中性粒细胞增多,也可表现为淋巴细胞增多,细胞分类计数对于诊断 GPA 帮助有限,但 BAL 对于诊断肺泡出血极有意义。

7. 组织活检　GPA 累及脏器的组织病理特征主要包括:①坏死性血管炎累及毛细血管、小静脉和小动脉,甚至中等动脉;②炎性细胞渗出,为混合性(由淋巴细胞、浆细胞、组织细胞和散在的中性粒细胞及嗜酸性粒细胞组成);③中性粒细胞肉芽肿;④不规则坏死灶。GPA 的组织病理诊断较难,鼻窦、鼻咽或口咽部位的活检主要显示非特异性炎症或坏死,显示血管炎的病理不足 20%。若肺脏有累及,通过支气管镜肺活检病理诊断的不足 10%,有时需要外科肺活检诊断(胸腔镜或者开胸);经皮肾穿显示节段性肾小球肾炎,由于无补体或者免疫球蛋白沉积,免疫荧光检查阴性,因此也被称作寡免疫性(Pauci-Immune)肾小球肾炎。肾脏活检提示肉芽肿性血管炎的病例不足 10%。一例表现为高热、左耳痛、肺部多发实变影的 44 岁女性患者(见图 4-3-3 ~ 图 4-3-5),此患者耳镜检查见外耳道鼓膜肉芽,淡红色肉芽组织遮挡鼓膜(见图 4-3-4A),取病理检查见被覆鳞状上皮组织,上皮糜烂,间质内毛细血管增生,大量淋巴、浆细胞及中性粒细胞浸润,并见少许多核巨细胞积聚。未见厚壁血管,少数小血管壁内中性粒细胞侵入,部分中性粒细胞贴壁(见图 4-3-4B),符合 GPA 改变。双肺多发实变影及右下肺穿刺组织病理,纤维组织中可见肉芽肿性炎,肉芽肿中心可见形状不规则的坏死,坏死组织中见细胞核残影,未见血管炎(见图 4-3-5)。

【诊断】

本病的诊断主要依赖于典型的临床表现,即上、下呼吸道受累和/或肾脏受累,c-ANCA阳性,对疑诊者可选择受累部位进行组织活检以诊断,肉芽肿、小血管炎和坏死是主要的组织学诊断标准。1990 年美国风湿病学会制定了关于 GPA 的诊断标准并沿用至今(表 4-3-2)。符合 2 条或 2 条以上时可诊断为 GPA,敏感性 88.2%,特异性 92%,值得注意的是,c-ANCA 不在诊断标准里。

表 4-3-2   1990 年美国风湿病学会 GPA 诊断标准

1. 鼻或口腔炎症	痛性或无痛性口腔溃疡,脓性或血性鼻腔分泌物
2. 胸片异常	结节、固定浸润灶或空洞
3. 尿沉渣异常	镜下血尿(RBC>5 个/高倍视野)或红细胞管型
4. 病理为肉芽肿性炎	动脉壁或动脉周围,或血管外区有中性粒细胞浸润

【鉴别诊断】

1. 嗜酸性粒细胞性肉芽肿性血管炎(EGPA)   是 ANCA 相关血管炎的一种,在我国较 GPA 略为少见,发病率为 2.5/10 万,发病年龄为 15~70 岁。患者的主要表现为:①过敏性鼻炎和哮喘、高嗜酸性粒细胞血症;②组织嗜酸性粒细胞浸润,如嗜酸性粒细胞性肺炎和嗜酸性粒细胞性胃肠炎;③小到中等血管的系统性血管炎并伴有肉芽肿性炎。但并非所有的患者都经历上述 3 个阶段;EGPA 最突出的症状和体征是肺、心、皮肤、肾以及外周神经系统中一者或多者受累,多发性单神经根炎是神经系统受累的主要表现。标志性抗体为 p-ANCA(MPO);高 γ 球蛋白血症、高血清 IgE 水平亦是 EGPA 的特点,据此可与 GPA 相鉴别。肺脏受累的影像学包括斑片影、磨玻璃影、多发结节影及纤维化。组织及血管壁大量的嗜酸性粒细胞浸润、血管周围肉芽肿形成、节段性纤维素样坏死性血管炎、典型的血管周围肉芽肿相对具有特异性,对 EGPA 有较大的诊断意义。沿用 1990 年美国风湿病学会(ACR)诊断标准:①哮喘;②外周血嗜酸性粒细胞分类计数>10%;③单发或多发性神经炎;④X 线表现为游走性或短暂的肺部浸润影;⑤鼻窦病变;⑥组织活检示血管外嗜酸性粒细胞浸润;符合上述 4 条或 4 条以上者可诊断为 EGPA,其敏感性和特异性分别为 85%和 99.7%,EOS 绝对计数一般在 $1.5×10^9$/L 以上。

2. 显微镜下多血管炎(MPA)   是 ANCA 相关血管炎的一种,也会累及肺脏、肾脏等多系统,男性多见,男女比例为 2:1,多在 50~60 岁发病。病理特征为小血管的节段性纤维素样坏死,无坏死性肉芽肿性炎,在小动脉、微动脉、毛细血管和静脉壁上,有多核白细胞和单核细胞的浸润,可有血栓形成;毛细血管后微静脉可见白细胞破碎性血管炎,肾脏病理为局灶性、节段性肾小球肾炎,并有新月体的形成,免疫组织学检查很少有免疫球蛋白和补体的沉积,肺脏病理为坏死性毛细血管炎和纤维素样坏死。临床表现上,MPA 可呈急性表现为急进性肾小球肾炎、肺出血、咯血,亦可隐匿起病数年,以间断紫癜、轻度肾脏损害、间歇咯血为表现,典型病例多有皮肤-肺-肾的临床表现(图4-3-8),累及肺脏的表现主要为咯血,其余的为咳嗽咳痰、活动后呼吸困难等,亦有部分患者无呼吸系统症状。肺脏受累的影像学主要以肺间质纤维化和肺泡出血(磨玻璃影或实变影)为表现,有病例报道为 NSIP(非特异性间质性肺炎)。MPA 目前尚无统一诊断标准,以下情况有助于诊断:①中老年,男性多见;②具有多系统受累的前驱症状;③肾脏损害:蛋白尿、血尿、急进性肾功能不全;④伴有肺部或肺肾综合征的临床表现;⑤伴有关节、眼、耳、心脏、胃肠道等全身各器官受累表现;⑥p-ANCA阳性;⑦肾、肺活检有助于诊断。

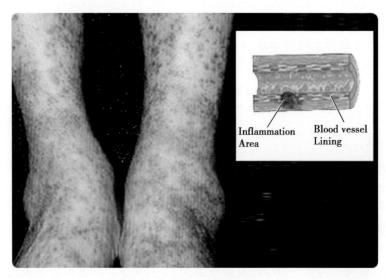

图 4-3-8　MPA 的皮肤表现

3. 肺出血肾炎综合征(Goodpasture's syndrome)　是由抗肾小球基底膜抗体引起的弥漫性肺泡出血和肾小球肾炎综合征,与 GPA 的主要区别是病变只累及肺脏和肾脏,无其他血管炎的表现,血清抗肾小球基底膜抗体阳性,肾脏或肺脏组织病理检查提示 IgG 和补体沿基底膜呈连续性的线性沉积。本病多缺乏上呼吸道表现。

4. 中线性坏死性肉芽肿(midline granuloma)　本病以局限于上呼吸道的肉芽肿病变不伴血管炎为特点,血清 ANCA 阴性,很少累及肺和肾,与局限性 GPA 难以鉴别。

【治疗】

糖皮质激素和环磷酰胺(CYC)是治疗 GPA 的基本用药。单用糖皮质激素仅仅只能缓解上呼吸道症状,不能阻止肾脏病变的进展和改善预后。糖皮质激素联合环磷酰胺具有加强疗效和改善预后的作用,是目前治疗 GPA 的首选方案。治疗原则是早期诊断、早期治疗,以防止不可逆的损害。治疗分诱导期、缓解期维持和控制复发治疗。诱导期首选采用较高强度的免疫抑制治疗,以控制疾病活动,大约需要经过 3～6 个月的诱导治疗才可达到临床缓解。具体治疗方案根据系统性血管炎累及脏器的数目、肾脏受累程度和有无弥漫性肺泡出血而定。

(一) 糖皮质激素

活动期用泼尼松 1.0～1.5mg/(kg·d),4～6 周,病情缓解后减量并以小剂量维持。对严重病例如呼吸衰竭、肺泡出血、进行性肾衰竭,可采用冲击疗法,甲泼尼龙 1.0g/d×3 天,第 4 天开始逐渐减量。

（二）免疫抑制剂

1. 环磷酰胺 通常予以口服 CYC 1～3mg/（kg·d），也可用 CYC 200mg，隔日一次。对病情平稳的患者用 1mg/（kg·d）维持。对于严重病例给予 CYC 1.0g 冲击治疗，每 3～4 周一次，也可每周 400mg，连用 4 周。CYC 可使用一年或数年，撤药后可达到长期缓解。用药期间需观察不良反应，如骨髓抑制、继发感染，偶可影响肝功能，肝功能不良者慎用。

2. 硫唑嘌呤（AZA） 为嘌呤类似物，有抗炎和抑制免疫的双重作用，CYC 不能控制病情时可选用 AZA，一般用量为 2～2.5mg/（kg·d），总量不超过 200mg/d，但需根据病情及个体差异而定。用药期间需监测不良反应如胃肠道反应、皮疹、骨髓抑制等。

3. 甲氨蝶呤（MTX） MTX 一般用量为 10～25mg，每周一次，CYC 不能控制病情时可选用 MTX。

4. 环孢素 作用机制为抑制 IL-2 合成并抑制 T 淋巴细胞激活，无骨髓抑制，但抑制免疫的作用相对较弱，常用剂量为 3～5mg/（kg·d）。

5. 霉酚酸酯 初始用量 1.5g/d，分 3 次口服，维持 3 个月，维持剂量 1.0g/d，分 2～3 次口服，维持 6～9 个月。

6. 丙种球蛋白（IVIG） IVIG 与补体和细胞因子网络互相作用，作用于 T、B 细胞，大剂量 IVIG 也有广谱抗病毒、细菌及中和循环抗体的作用。一般与激素和免疫抑制剂联用，剂量为 300～400mg/（kg·d），联用 3～7 天。

（三）其他治疗

1. 复方新诺明 对于局限性 GPA 和已用泼尼松及 CYC 控制病情者，可选用复方新诺明 2～6 片/日，有良好疗效，能预防复发，延长生存时间，也能预防肺孢子菌肺炎。

2. 生物制剂 对激素和 CYC 治疗无反应的患者可用英夫利昔单抗，商品名益赛普，是 TNF-α 受体阻滞剂。

3. 血浆置换 对危重病例，血浆置换可作为支持治疗，但核心治疗仍为激素和免疫抑制剂，需联用。

4. 对于急性肾衰竭患者，可透析治疗，55%～90% 的患者能恢复肾功能。

5. 对于 GPA 累及大气道的患者，可考虑支气管镜介入治疗或外科治疗。

【预后】

GPA 的预后与受累脏器的程度有关，局限性 GPA 的预后较好，广泛的血管炎且累及到肺脏和肾脏的全身性 GPA 预后较差。未经治疗的 GPA 患者有 90% 在两年内死亡，死因通常是呼吸衰竭和/或肾衰竭，糖皮质激素联合环磷酰胺治疗明显地改善了 GPA 的预后，使80% 的患者存活时间超过 5 年。

【本章小结】

肉芽肿性多血管炎是一种伴坏死的肉芽肿性血管炎，易累及上下呼吸道，坏死性的血管炎主要累及小血管和中等程度的血管（如毛细血管、小动脉、小静脉、动脉、静脉），肾脏常常受累，坏死性的肾小球肾炎常见。GPA 的临床表现根据受累脏器的不同而不同。糖皮质激素和环磷酰胺（CYC）是治疗 GPA 的基本用药。GPA 的预后与受累脏器的程度有关。

（詹曦 杨媛华）

参 考 文 献

1. Richard A Watts, et al. Chapel Hill Consensus definitions (2012) for ANCA-associated vasculitis. Arthritis Re-

search UK,2012,(1):1-10.

2. Machiori E,Zanetti G,Escuissato DL,et al. Reversed Halo Sign High-Resolution CT Scan Findings in 79 Patients. Chest,2012,141(5):1260-1266.

病例 *30* 　肉芽肿性多血管炎

【病史简介】

患者,男,31 岁,甘肃农民。主因"发热伴咳嗽、咳痰 3 天"入院。缘于 2009 年 5 月 10 日无明显诱因出现发热、咳嗽、咳脓痰,体温最高 39.5℃,痰量较多,色黄,无寒战、咯血、胸痛、气短等,就诊于当地县医院。抗感染治疗后略有好转,停药后症状再次出现。就诊于当地市人民医院,查胸部 CT 提示右肺及左肺下叶内基底段片状高密影,右下肺为著。继续抗感染治疗无效。5 月 21 日就诊于某三甲医院复查胸部 CT 提示右肺下叶斑片状影内见低密度区,左肺下叶见片状高密影。正规抗感染治疗 2 周无效。于 6 月 8 日行右下肺切除术。术后病理提示肺脓肿伴坏死,局部多核巨细胞反应。术后上述症状好转。7 月初再次出现发热、咳嗽、咳脓痰,抗感染治疗无效。

入院查体:T 39.5℃,P 100 次/分,BP 120/80mmHg,R 22 次/分。皮肤、黏膜无出血点和皮疹。右下肺可闻及少许湿性啰音。

既往史:既往体健。个人史、家族史无特殊。

胸部 CT 检查:提示实变与空洞影(图 4-3-9)。

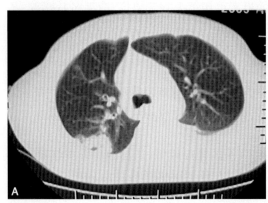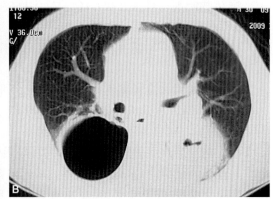

图 4-3-9　胸部 CT
A. 右肺上叶前段、后段和背段渗出影;B. 右下肺空洞形成,左下肺实变影

初步诊断:肺部阴影待查:感染?

【病例解析】

[问题 1]　患者是肺部感染吗?

患者曾在当地医院按"肺炎"进行治疗,使用头孢唑林钠联合盐酸氨溴索祛痰、营养支持及其他对症支持治疗。患者仍高烧不退,体温多波动于 38.4~39.4℃,血常规仍提示感染血象,病情进展。外院曾按"肺脓肿"予以"头孢唑肟、头孢甲肟"抗感染 16 天,效果仍然不佳,于 2009 年 6 月 8 日行"右肺下叶切除术",术后病理:符合"肺脓肿",术后症状减轻,切口愈合,6月23日出院继续治疗。术后1个月,再次出现发热、咳嗽、咳痰,复查胸部CT提示左下肺病灶明显扩大。患者的临床经过与一般肺部感染不符,是少见病原体感染或者非感染性疾病所致肺部改变吗?

进一步检查:

血常规:WBC 15.52×10⁹/L,N 0.961,RBC 4.55×10¹²/L,Hb 120g/L。

G 试验(−),GM 试验(−),PCT(−)。

痰涂片:查见少量 G⁺球菌及 G⁻细杆菌;痰抗酸染色:(−)。

骨髓和血液培养:无致病菌生长。

心脏及腹部 B 超:未见异常。

肺穿刺活检病理提示:(左下肺)变性坏死伴机化,符合脓肿形成(图 4-3-10)。

病理组织标本特殊染色:抗酸染色(−),细菌培养(−),真菌培养(−)。

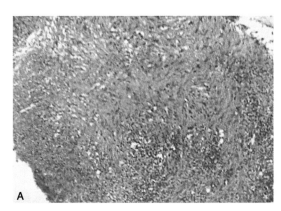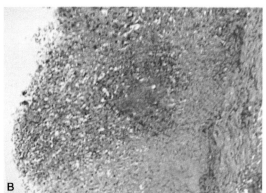

图 4-3-10 肺穿刺活检病理提示
(左下肺)变性坏死伴机化,符合脓肿形成

按照可引起肺部坏死和空洞形成的病变分析:

(1) 炎症性疾病,如肺脓肿、肺结核、肺真菌感染等,均无证据,可以除外。

(2) 肿瘤性疾病,如肺癌、肺转移癌等;根据病理结果可除外。

(3) 先天性疾病,如支气管肺囊肿、隔离肺等,胸部 CT 和肺部病理不支持。

(4) 肺部寄生虫感染,嗜酸细胞不高,病理不支持。

(5) 肺坏死性血管炎,肉芽肿性多血管炎可能性较大,需进一步证据支持。

[问题 2] 明确肉芽肿性多血管炎诊断还需补充哪些检查?

追问病史及查体:发现患者鼻音过重,进一步询问患者有反复鼻塞不通,影响呼吸,还间断流鼻血病史。上颌窦区有明显压痛,鼻腔狭窄覆有血痂。

完善检查:

1. 鼻窦 CT 鼻窦和鼻腔内软组织密度影充填(图 4-3-11)。

2. 鼻腔内镜 双侧鼻腔黏膜肿胀溃烂,有大量坏死性假膜及脓痂(图 4-3-12)。

3. 鼻黏膜活检 提示 Wegener 肉芽肿(图 4-3-13)。

4. 实验室检查 cANCA:阳性;血沉:增快;CRP:升高。

5. 患者下肢出现褐色丘疹,伴疼痛和瘙痒,皮疹活检病理符合血管炎改变(图 4-3-14)。

目前患者诊断已基本明确。最后诊断:肉芽肿性多血管炎。

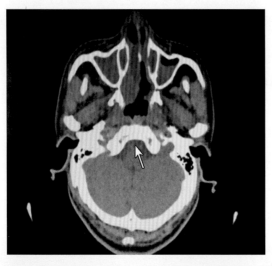

图 4-3-11　鼻窦 CT 表现
鼻窦和鼻腔内软组织影充填,鼻腔不通畅

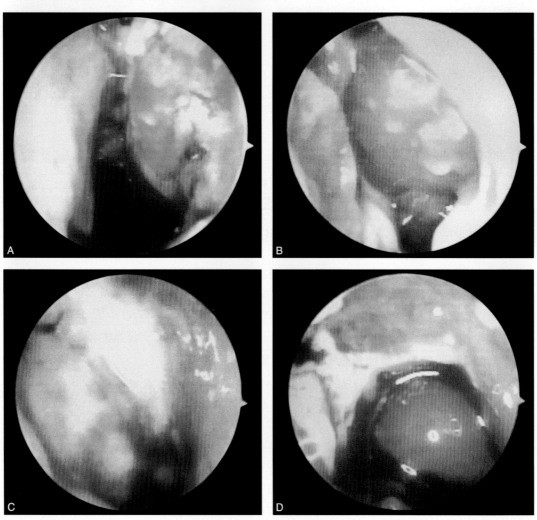

图 4-3-12　鼻腔内镜表现
A. 左侧鼻腔;B. 左侧中鼻道;C. 右侧鼻腔;D. 右侧中鼻道

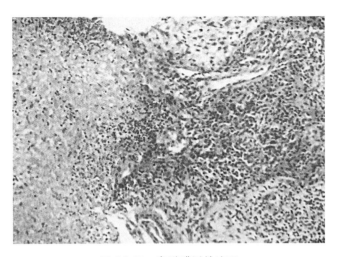

图 4-3-13　鼻黏膜活检病理

上皮样单核细胞呈结节状分布,可见多核巨细胞,局部少许坏死和血管炎性改变

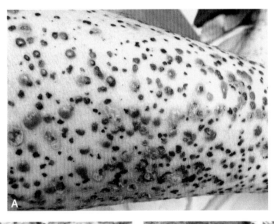

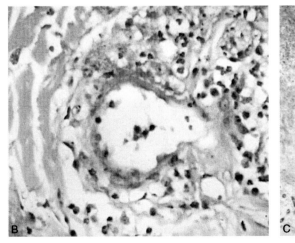

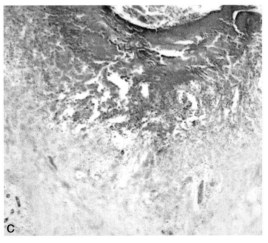

图 4-3-14　患者下肢皮疹及活检病理

A. 患者下肢皮肤改变;B,C. 下肢皮疹活检病理符合血管炎改变

【治疗】

1. 激素 甲泼尼龙 500mg/d,静滴 3 天。甲泼尼龙片 40mg/d,口服,逐渐减量。
2. 免疫抑制剂 复方环磷酰胺片 50mg/次,口服,3 次/d。

【随访】

1. 治疗 10 余天后,咳嗽、咳痰明显好转,结膜充血水肿减轻,下肢皮疹干燥结痂(图 4-3-15)。

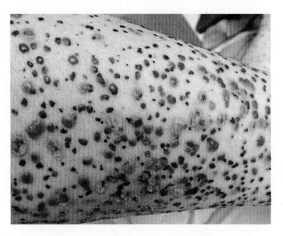

图 4-3-15 患者下肢皮疹干燥结痂

2. 胸部 CT 随访示患者激素与免疫抑制治疗 8 个月后肺部病灶基本吸收(图 4-3-16)。

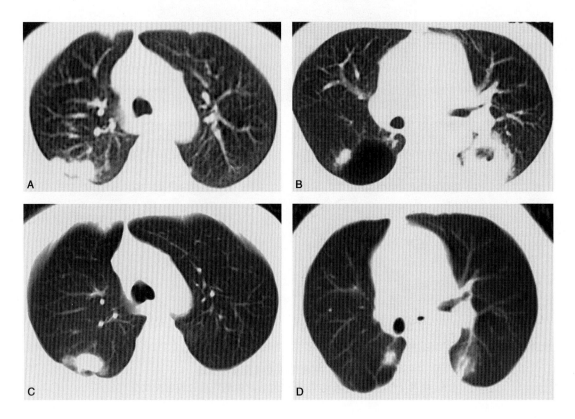

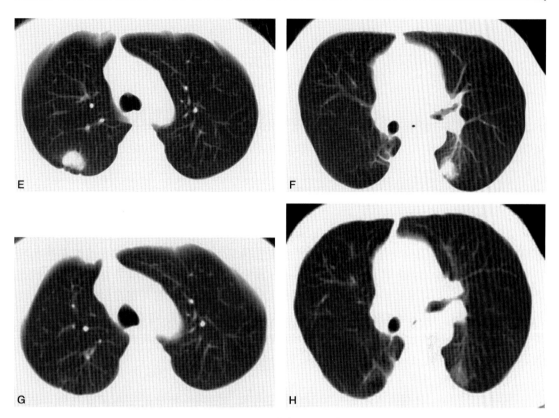

图 4-3-16　胸部 CT 随访

A、B. 治疗半月后胸部 CT 改变;C、D. 治疗 3 个月后胸部 CT 改变;E、F. 治疗 4 个月后胸部 CT 改变;G、H. 治疗 8 个月后胸部 CT 改变

【病例点评】

1. 肉芽肿性多血管炎常常表现为肺部空洞影,当抗感染治疗无效,同时合并全身多系统损害,常见上呼吸道损害和肾脏损害时应考虑此病。

2. 如果肺部病理诊断与临床表现不符时,从其他部位活检送病理可提高诊断的准确率。

3. 合并全身多系统损害的肉芽肿性多血管炎通常需要长程激素与免疫抑制剂治疗,并激素低剂量长期维持治疗以免复发。

（刘玲莉　张静　李圣青）

第四章　变应性肉芽肿性血管炎

变应性肉芽肿性血管炎,或称 Churg-Strauss 综合征(CSS),是一主要累及中、小动脉和静脉,以哮喘、血和组织中嗜酸细胞增多、嗜酸细胞性坏死性血管炎伴有坏死性肉芽肿为特征的系统性血管炎。1939 年 Rackemann Greene 首先注意到一组诊断结节性多动脉炎的患者主要表现为哮喘、嗜酸性粒细胞增多以及肺内浸润灶,当时考虑其可能是结节性多动脉炎的一种特殊类型。1951 年 Churg 和 Strauss 报道了 13 例具有哮喘、嗜酸性粒细胞增高、肉芽肿炎症、坏死性系统性血管炎和坏死性肾小球肾炎的病例,提出其是有别于结节性多动脉炎的另一类型的血管炎,命名为 Churg-Strauss 综合征。

【病因和发病机制】

CSS 病因不明。推测由于嗜酸性粒细胞组织浸润、脱颗粒,释放的阳离子蛋白和主要碱基蛋白具有细胞毒性,破坏血管内皮细胞的完整性,从而引起全身血管炎。也有人认为 CSS 与嗜酸性粒细胞释放的 MPO 刺激机体产生 ANCA 引起的Ⅲ型变态反应有关。少数个例报道接触变应原(如放线菌、抗惊厥制剂、别嘌呤醇等)也可诱发 CSS。文献报道 63.8% 的患者既往有变态反应史,说明 CSS 患者对多种抗原抗体反应性增高以及 IgE 介导血管活性物质增多,导致血管炎发生。近几年陆续有报告有哮喘患者应用白三烯拮抗剂后发生 CSS,考虑 CSS 和白三烯拮抗剂有关。目前有 2 种不同的假设:①白三烯受体拮抗剂的应用可以使严重哮喘患者的口服糖皮质激素的用量减少,从而暴露出先前没有被认识到的 CSS。②白三烯受体拮抗剂促进了严重哮喘向 CSS 的生物转换。近期的研究并未提供更多的证据证明白三烯受体拮抗剂在 CSS 中的作用,而是更支持第一种假设。

【病理】

CSS 主要累及小动脉和小静脉,但中等血管如冠状动脉也可受累。典型病理改变为:①组织及血管壁大量嗜酸性粒细胞浸润;②血管周围肉芽肿形成,典型者表现为巨细胞周围有大量嗜酸性粒细胞围绕,外被上皮样细胞;③节段性纤维素样坏死性血管炎。此 3 种病理改变可单独或同时存在。

【分期】

将 CSS 的自然病程分为 3 期:

1. 早期(前驱症状期或血管炎前期)　多数患者早期表现为过敏性鼻炎(平均发病年龄 28 岁)。几年后发展为哮喘(平均发病年龄 35 岁)。病情进一步进展出现难治性哮喘。最后出现血管炎(平均发病年龄 38 岁)。但这种次序不是固定的,所有的病理表现可以同时出现,有些患者可以没有过敏性鼻炎,而少数患者的哮喘发生在血管炎后。

在病程的早期未出现血管炎时,通常已出现明显的血管外嗜酸细胞组织浸润。因此,存在组织嗜酸细胞浸润而无明显的血管炎的表现,是 CSS 的早期表现。嗜酸细胞组织浸润,可以累及到肺、胃肠道以及淋巴结等,出现相应表现。

2. 血管炎阶段 此期典型的病理改变为:①广泛的嗜酸细胞性血管炎,主要累及小动脉和小静脉;②坏死性肉芽肿,周围环绕坏死的嗜酸细胞。在此阶段,多数病例表现为非坏死性血管炎,明确的非破坏性的血管壁嗜酸细胞浸润是 CSS 血管炎期的特征。此期通常影响毛细血管和小静脉。

3. 血管炎后期 此期治疗较好的患者已无活动性血管炎的表现,但可有哮喘、过敏性鼻炎及遗留周围神经病。病理表现为小血管栓塞,栓子周围广泛的弹力纤维破坏,通常缺乏嗜酸性粒细胞浸润。

从哮喘发作到出现系统性血管炎一般需 3~7 年的时间,也有些患者需经历数十年。但并非所有的患者均经历上述 3 个阶段。

【临床表现】

CSS 临床上比较少见,流行病学资料较少,发病率大约为 2.5/10 万成人每年。男性发病略高于女性,比例约为 2:1。发病年龄为 15~70 岁,平均年龄为 38 岁,多为 20~40 岁起病。全身症状包括全身不适、乏力、体重下降等非特异性表现。表 4-4-1 为 1980~2002 年北京协和医院(PUMCH)统计的 11 例 CSS 患者各系统受累情况。

表 4-4-1 1980~2002 年 PUMCH 统计的 11 例 CSS 患者各系统受累情况

临床表现	PUMCH($n=11$)	
	例	%
哮喘	10	90.1
过敏性鼻炎	3	27.3
鼻窦炎	4	36.4
药物、花粉、粉尘过敏	3	27.3
周围神经系统病变	7	63.6
中枢神经系统病变	2(蛛网膜下腔出血1,突发昏迷、记忆力减退、认知力差1)	18.2
腹痛	7	63.6
腹泻	5	45.5
脓血便	3	27.3
肾脏	4(一过性急性肾衰竭2)	36.4
皮肤(紫癜、丘疹、结节性红斑、雷诺现象)	10	90.1
发热	8	72.7
体重下降(>5%体重)	6	54.5
关节肿痛	7	63.6
肌痛、乏力	8	72.7
肌萎缩	5	45.5
眼部(结膜充血、双眼肿胀)	3	26.5
睾丸红肿热痛	1	6.3

（一）呼吸系统

1. 过敏性或变应性鼻炎 常为此病的首发表现,约 70% 的患者可以出现。主要表现为鼻塞、流脓涕或血性分泌物,常伴鼻息肉和鼻窦炎。

2. 哮喘 约80%～100%的患者在病程中会出现。多为早期出现。开始症状较轻,发作时间短,间隔时间长,易被忽视。以后病情常进行性加剧,发作频繁,一般抗哮喘药物治疗效果差。哮喘的严重程度与全身系统损害的严重程度无明显关系。随着血管炎的出现,部分哮喘反而可突然减轻,但也有些患者逐渐加重,发展为难治性哮喘。

3. 肺内病变 嗜酸细胞性肺炎是CSS肺内病变的主要表现,72%～93%的患者出现,多数患者呈现肺内浸润性病变,影像学无特异性,结节或斑片状阴影,边缘不整齐,弥漫分布,无特定的好发部位,很少形成空洞。其特点为易变性,阴影可迅速消失,严重者可出现慢性嗜酸性粒细胞性肺炎。还有部分严重的患者可出现肺泡出血,表现为咯血、呼吸困难、低氧血症以及贫血,胸部影像学表现为双肺弥漫团块状阴影。约27%的患者可出现胸腔积液。

（二）心血管系统

心脏是CSS的主要靶器官之一,嗜酸性粒细胞浸润心肌及冠状动脉,引起急性缩窄性心包炎、心力衰竭、心肌梗死及二尖瓣脱垂等。早期检查可及心包摩擦音或房性奔马律,心电图异常。心外膜肉芽肿结节可导致心室功能障碍。近一半的CSS患者死于心脏受累(心衰、心肌梗死、心搏骤停)。

（三）神经系统

66%～98%的患者出现神经系统损害,是系统性血管炎的早期表现之一。外周神经病变多见,常见多发性单神经炎、对称性多神经病变或不对称性多神经病,腓神经最常受累,其次为尺神经、腘神经和正中神经。可以累及颅神经,常见的是缺血性视神经炎,偶有第Ⅱ、Ⅲ、Ⅶ和Ⅷ对脑神经受累。中枢神经系统受累相对较少见,多为高血压及颅内血管炎所致脑出血或脑梗死,前者是CSS常见的死亡原因之一。

（四）皮肤

约70%的患者出现皮疹,常见的是红色斑丘疹性皮疹、出血性皮疹、皮肤或皮下结节,偶可见下肢网状青斑和面部眶周紫红色斑片样皮疹。

1. 红色斑丘疹性皮疹 类似于多形性红斑,大小不等,压之褪色。

2. 出血性皮疹 瘀点、紫癜或皮肤梗死。多数皮疹略高于皮面,可出现类似于过敏性紫癜的荨麻疹。

3. 皮肤或皮下结节 对CSS有较高的特异性的皮疹。上述皮疹可单独或同时出现,常位于四肢伸肌和屈肌表面,尤其是肘部伸肌处、指(趾)处。部分皮疹可形成小的溃疡或坏死。皮损之间很少融合,偶尔可成群分布。多数皮疹消失快,不留瘢痕。皮下结节持续时间最长,可达2～3个月,有的可残留瘢痕。

（五）消化系统

约31%的患者胃肠道受累,表现为嗜酸性粒细胞性胃肠炎,以腹痛、腹泻及消化道出血常见,少数严重时可出现消化道穿孔及胃肠梗阻。如嗜酸性粒细胞侵犯腹膜可引起腹膜炎,腹水,检查腹水中含大量嗜酸性粒细胞是其特征性病变之一。累及肝脏和大网膜时常形成腹部包块,部分患者还可出现胰腺炎及阑尾炎,胆道、胆囊受累少见,主要表现为肝区不适、疼痛及黄疸。

（六）泌尿系统

CSS的肾脏受累不如WG及结节性多动脉炎多见。约84%的患者出现各种肾脏病变,以局灶性节段性肾小球肾炎多见,表现为镜下血尿、蛋白尿,大多病情较轻。部分患者可出现肾性高血压,发生急性肾衰竭者不足10%。此外,CSS较常影响下尿道和前列腺,引起相应症状,只有极少数患者出现尿潴留表现。活动期患者,可检出高水平的前列腺特异抗原,治疗有效后抗原浓度可下降。

(七) 关节和肌肉

1. 关节炎 主要见于血管炎期,全身各关节均可受累,表现为游走性关节痛,可有关节肿胀。检查可见关节滑膜肿胀和/或渗出。未见关节软骨和骨的破坏性改变。

2. 肌肉 肌痛在血管炎期常见,其中腓肠肌痉挛性疼痛是CSS血管炎早期的特征性表现之一。

(八) 眼部

CSS出现眼部受累少见,偶有嗜酸性粒细胞浸润引起结膜、巩膜及色素膜炎症,可表现为角膜溃疡以及巩膜结节。极少数患者可出现视网膜动脉炎,形成血栓而失明。也有可逆性突眼的个案报道。

(九) 其他

有个案报道出现静脉(下肢深静脉、门静脉)血栓。

【实验室检查】

(一) 常规检查

1. 血常规 嗜酸性粒细胞计数及比例增高,绝对计数一般高于1.5×10^9/L,占白细胞总数的10%~50%。嗜酸性粒细胞的增高可出现在病程的任何阶段,其数目与其组织浸润的程度并不一定一致。经治疗病情缓解后其数值可下降。此外,可有白细胞、血小板增加,轻到中度的正细胞正色素性贫血。

2. 尿常规 尿沉渣检查可出现镜下血尿、红细胞管型以及蛋白尿。

3. 血清IgE水平 75%的患者血清中IgE水平升高,随病情缓解可下降,血管炎反复发作者可持续增高,是本病的特点之一。

4. 其他 病情活动时,可有ESR、CRP、γ球蛋白升高,补体下降,但无特异性。肾脏受累时可出现血清肌酐及尿素氮升高。

(二) 抗体检查

50%~75%的患者出现ANCA的阳性,主要为MPO-ANCA(p-ANCA)。可有RF的阳性,但一般滴度不高。

(三) 影像学检查

1. X线 肺部阴影的多变性是其特点。多为结节状或斑片状阴影,边缘不整齐,弥漫分布,很少形成空洞。肺出血时表现为大片或斑片状阴影。27%的患者出现胸腔积液,胸腔积液常规检查可有嗜酸性粒细胞增多。偶有肺门淋巴结肿大。

2. 胸部CT 肺野外周可见毛玻璃样肺实变影。偶有实质性结节。可见支气管扩张以及支气管壁增厚。病程长者可见肺间质纤维化。

(四) 病理检查

1. 支气管肺泡灌洗液(BAL) 33%的患者BAL中嗜酸性粒细胞增高。

2. 活检 有局部脏器受累时行活检有助于诊断,如肺的经支气管镜活检或胸腔镜或开胸肺活检,皮肤、肾脏、神经及肌肉活检。常取腓肠神经活检。肺活检可见小的坏死性肉芽肿以及小血管的坏死性血管炎;肉芽肿中间为嗜酸性粒细胞组成的中心,周围巨噬细胞及上皮样细胞成放射状围绕。肾活检呈局灶性或新月体性肾小球肾炎,对CSS无诊断特异性。

【诊断及鉴别诊断】

（一）诊断

就临床而言,有哮喘、变应性鼻炎的过去史,有嗜酸性粒细胞增多的系统性疾病患者,应考虑本病的诊断。表4-4-2为1990年美国风湿病学会对CSS的分类标准。

表 4-4-2　1990 年美国风湿病学会 CSS 分类标准

1. 哮喘	哮喘史或呼气时肺部有弥漫高调啰音
2. 嗜酸性粒细胞增多	白细胞计数中嗜酸性粒细胞>10%
3. 单发或多发神经病变	由于系统性血管炎所致单神经病、多发单神经病或多神经病(手套、袜套样分布)
4. 非固定性肺浸润	由于系统性血管炎所致胸片上迁移性或一过性肺浸润(不包括固定浸润影)
5. 鼻窦炎	急性或慢性鼻窦疼痛或压痛史,或影像检查示鼻窦区模糊
6. 血管外嗜酸性粒细胞浸润	包括动脉、小动脉、小静脉在内的活检示血管外有嗜酸性粒细胞积聚

符合上述4条或4条以上者可诊断为CSS,其敏感性和特异性分别为85%和99.7%。活检取材诊断血管炎可取自腓肠神经、肌肉、肺、肠、肝及肾。C-ANCA滴度明显升高有助于诊断。在以上诊断标准的基础上,美国风湿病学会又进一步提出了简化的诊断分类标准:①外周血嗜酸性粒细胞增多,超过白细胞分类的10%;②哮喘;③既往有过敏性疾病的病史但不包括哮喘及药物过敏史。凡具备第1条并加上后2条中的任何一条者,可考虑诊断为CSS,此分类标准的敏感性和特异性分别为95%和99.2%。

（二）鉴别诊断

1. 结节性多动脉炎　一般无哮喘和变应性鼻炎,外周血嗜酸性粒细胞增多不明显,嗜酸性粒细胞浸润组织少见。结节性多动脉炎主要累及肾脏,可导致肾衰竭,而CSS出现肾小球肾炎一般病情较轻,累及周围神经和心脏较结节性多动脉炎多见。结节性多动脉炎常与乙型肝炎病毒感染伴随,而CSS与之无明显关系。

2. WG　WG易侵犯呼吸系统和肾脏,但无哮喘和变应性鼻炎的病史,病理上易形成破坏性损害,如鼻黏膜、口腔溃疡及肺内空洞。一般无血中嗜酸性粒细胞增多及组织嗜酸性粒细胞浸润。

3. 高嗜酸性粒细胞综合征(hypereosinophilic syndrome,HES)　以血中嗜酸性粒增多以及嗜酸性粒细胞组织浸润为主要表现,此点与CSS类似。但HES常有弥漫性中枢神经系统损害、肝脾及全身淋巴结肿大、血栓栓塞以及血小板减少症,其外周血嗜酸性粒细胞计数较CSS高,可达$100×10^9$/L,严重者可表现为嗜酸性粒细胞白血病,血IgE可正常,ANCA阴性,病理上很少形成血管炎和肉芽肿。

4. 慢性嗜酸性粒细胞肺炎(chronic eosinophilic pneumonia,CEP)　主要表现为外周血嗜酸性粒细胞增多,伴有肺内嗜酸性粒细胞持续性浸润灶,与CSS一过性的肺部浸润灶不同,且不出现哮喘,血ANCA阴性。但如本病反复发作,病理上表现为广泛的嗜酸性粒细胞浸润以及小血管炎,甚至血管外肉芽肿形成时,需考虑CSS的诊断。

【治疗】

（一）糖皮质激素

糖皮质激素仍是首选的治疗,多数CSS患者对其效果良好,单用临床缓解率91.5%,但其中 25.6% 患者经 3 个月至 22 年复发。对病情相对局限的患者,一般用泼尼松 1~2mg/(kg·d),待临床症状缓解,胸部 X 线、外周血嗜酸性粒细胞计数、血沉等指标好转 1 个月后逐渐减量,维持治疗 1 年以上。对病情进展快、伴有重要脏器受累者,给予大剂量激素冲击治疗,一般为甲泼尼龙 1.0g/d 静点,连续应用 3 天后改为泼尼松口服。

(二) 免疫抑制剂

免疫抑制剂可提高缓解率,协助激素减量或停药,并降低复发率。对以下三种情况需加用免疫抑制剂治疗:①对激素治疗反应差或产生依赖者;②有致命性合并症的患者,如进展性肾衰或心脏受累者;③出现与疾病进展相关的合并症,如血管炎伴周围神经病变者。免疫抑制剂的应用与 WG 相同,以环磷酰胺最常用,其次为硫唑嘌呤、环孢素以及霉酚酸酯等。疗程不应少于 1 年。

(三) 其他

血浆置换、生物制剂等效果有待进一步确证。

【预后】

未经治疗的患者约 50% 在血管炎形成后 3 个月死亡。糖皮质激素可改变 CSS 的自然病程。经治疗的 CSS 的 1 年存活率为 90%,5 年存活率为 62%~75%。复发原因主要为激素减量过快、接种疫苗和微生物致敏等。CSS 最常见的死亡原因是心肌受累导致的心脏衰竭或心肌梗死,其次是肾衰。合并心肌损害者,5 年死亡率达 70%。影响 CSS 预后的危险因素有:①氮质血症(肌酐>1.5mg/dl);②蛋白尿(>1g/d);③胃肠道受累;④心肌病;⑤中枢神经系统受累。危险因素越多,预后越差。

【本章小结】

变应性肉芽肿性血管炎,或称 Churg-Strauss 综合征(CSS),是一主要累及中、小动脉和静脉,以哮喘、血和组织中嗜酸细胞增多、嗜酸细胞性坏死性血管炎伴有坏死性肉芽肿为特征的系统性血管炎。将 CSS 的自然病程分为 3 期:①早期(前驱症状期或血管炎前期);②血管炎阶段;③血管炎后期。对于合并哮喘、变应性鼻炎,有嗜酸性粒细胞增多的系统性疾病患者,应考虑本病的诊断。糖皮质激素是首选的治疗,而免疫抑制剂可提高缓解率,协助激素减量或停药,并降低复发率。未经治疗的患者约 50% 在血管炎形成后 3 个月死亡。CSS 最常见的死亡原因是心肌受累导致的心脏衰竭或心肌梗死,其次是肾衰。影响 CSS 预后的危险因素有:氮质血症(肌酐>1.5mg/dl)、蛋白尿(>1g/d)、胃肠道受累、心肌病、中枢神经系统受累。危险因素越多,预后越差。

(施举红)

参 考 文 献

1. Brown KK. Pulmonary Vasculitis. Proc Am Thorac Soc,2006,3(1):48-57.

2. Koldingsnes W,Nossent JC. Baseline features and initial treatment as predictors of remission and relapse in Wegener's granulomatosis. J Rheumatol,2003,30(1):80-88.

3. Guillevin L,Cordier JF,Lhote F,et al. A prospective,multicenter,randomized trial comparing steroids and pulse cyclophosphamide versus steroids and oral cyclophosphamide in the treatment of generalized Wegener's granulomatosis. Arthritis Rheum,1997,40(12):2187-2198.

4. Adu D, Pall A, Luqmani RA, et al. Controlled trial of pulse versus continuous prednisolone and cyclophosphamide in the treatment of systemic vasculitis. Q J Med,1997,90(6):401-409.

5. Girard T,Mahr A,Noel LH,et al. Are antineutrophil cytoplasmic antibodies a marker predictive of relapse in

Wegener's granulomatosis? A prospective study. Rheumatology,2001,40(2):147-151.

6. de Groot K,Adu D,Savage CO,et al. The value of pulse cyclophosphamide in Anca-associated vasculitis:meta-analysis and critical review. Nephrel Dial Transplant,2001,16(10):2018-2027.

7. Lamprecht P,Voswinkel J,Lilienthal T,et al. Effectiveness of TNF-alpha blockade with infliximab in refractory Wegener's granulomatosis. Rheumatology,2002,41(11):1303-1307.

8. Bartolucci P,Ramanoelina J,Cohen P,et al. Efficacy of the anti-TNF-alpha antibody infliximab against refractory systemic vasculitides:an open pilot study on 10 patients. Rheumatology,2002,41(10):1126-1132.

9. Specks U,Fervenza FC,McDonald TJ,et al. Response of Wegener's granulomatosis to anti-CD20 chimeric monoclonal antibody therapy. Arthritis Rheum,2001,44(12):2836-2840.

10. Hensel M,Fiehn C,Ho AD. Stem cell transplantation in primary systemic vasculitis. Med Klin,2003,98(1):13-18.

11. 张文,刘晓敏.变应性肉芽肿性血管炎 11 例临床分析.医学临床研究,2004,21(2):111-114.

12. Frankel SK,Cosgrove GP,Fischer A,et al. Update in the diagnosis and management of pulmonary vasculitis. Chest,2006,129(2):452-465.

13. 蒋明,DAVID YU,林孝义,等.中华风湿病学.北京:华夏出版社,2004.

14. Mandl LA,Solomon DH,Smith El,et al. Using antineurtophil cytoplasmic antibody testing to diagnose vasculitis:can test-ordering guidelines improve diagnostic accurancy? Arch Intern Med,2002,162(13):1509-1514.

15. Jayne D. Evidence-based treatment of systemic vasculitis. Rheumatology (Oxford),2000,39(6):585-595.

病例 *31* 变应性肉芽肿性血管炎

【病史简介】

患者,男,33 岁,主因"发作性咳嗽、气喘 1 年,加重半个月"入院。患者缘于 1 年前无明显诱因出现咳嗽,为阵发性咳嗽,以夜间及晨起为著,咳少量白色稀薄黏液痰,伴气喘、胸闷,无发热、头痛,无胸痛、咯血,无腹痛、意识障碍,遂就诊于当地医院,给予"抗炎"治疗后好转。后上述症状反复发作,多次就诊于当地医院,诊断为"支气管哮喘",给予"信必可、孟鲁司特、沙丁胺醇气雾剂"治疗后,症状控制不佳。半月前无明显诱因上述症状再次发作,就诊于当地医院,给予"抗炎、平喘"等治疗后,症状逐渐加重,伴呼吸困难、心慌明显,不能平卧,关节疼痛,无意识障碍,就诊于我院急诊,急查血常规、自身抗体系列、ANCA、肝肾功、血糖基本正常,内毒素定量稍偏高,G 试验正常,总 IgE 213IU/ml。胸部 CT 示双肺上叶及右肺下叶斑片状毛玻璃影。给予"头孢他啶、甲强龙 80mg 2 次/日 4 天,40mg 2 次/日 2 天"等治疗后,上述症状较前稍有缓解,现为进一步治疗,急诊以"支气管哮喘急性发作期"转入我科。

入院查体:体温:T:36.5℃,P:90 次/分,R:20 次/分,BP:120/80mmHg,步入病房,精神尚可。全身浅表淋巴结未触及肿大,口唇无发绀。颈静脉无怒张,双肺呼吸音粗糙、减弱,未及明显干、湿啰音。心率 90 次/分,律齐,各瓣膜未闻及病理性杂音。肝脾肋下未触及,肝肾区无叩击痛,移动性浊音阴性。双下肢无水肿。

既往史及个人史:既往体健,否认高血压、糖尿病、冠心病史。久居本地,粉尘接触史 4 年。无吸烟史。

实验室及辅助检查:血常规:白细胞 9.61×10⁹/L,中性粒细胞比例 0.628,嗜酸性粒细胞绝对值:0.70×10⁹/L,血红蛋白 176g/L,血小板 145×10⁹/L,淋巴细胞比值:0.221。

肝功：ALT 15IU/L，AST 13IU/L。

肾功：肌酐：82μmol/L，尿素：3.41mmol/L，胱抑素 C：0.52mg/L。

尿常规：尿蛋白定性：1+。

自身抗体系列、ANCA 正常。

总 IgE：213.00IU/ml。

G 试验、GM 试验：阴性。

胸部 CT：双肺上叶及右肺下叶斑片状毛玻璃影。

血气分析（吸氧 2L/min）：pH 7.484，PaO_2 74.6mmHg，PCO_2 34mmHg，HCO_3^- 25mmol/L，$SO_2\%$ 95.2%。

初步诊断：支气管哮喘急性发作，低氧血症

【病例解析】

[问题1] 该患者哮喘反复发作，何种原因导致控制不佳？

患者哮喘反复发作，追问病史，因哮喘发作 1 年期间住院 7 次，使用激素后症状可控制。难治性哮喘有以下原因：工作或生活环境中过敏原长期存在、规律用药情况、感染未控制、胃食管反流病、变应性支气管肺曲霉菌病和变应性肉芽肿性血管炎等。患者临床特点分析：①哮喘反复发作难以控制，外周血嗜酸性粒细胞增多，IgE 高；②发病期间多次出现皮疹；③关节疼痛史；④急诊胸部 CT 示浸润影等。综合分析考虑全身系统性疾病变应性肉芽肿性血管炎可能性大。继续完善相关检查如下：

进一步检查：

血 T-spot：阴性。

鼻窦 CT（图 4-4-1）：左侧额窦炎症。

抗感染治疗后复查胸部 CT（图 4-4-2）：双肺上叶细小结节影，支气管壁增厚；右肺上叶进胸膜处实变影，中央为低密度区，其内可见细小结节影；左肺上叶前段实变伴不规则空洞形成。

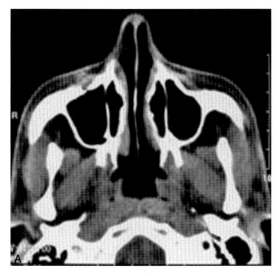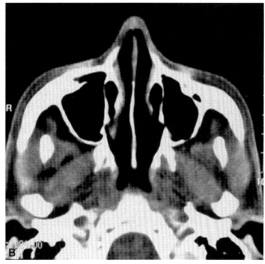

图 4-4-1 鼻窦 CT 示：左侧额窦炎症

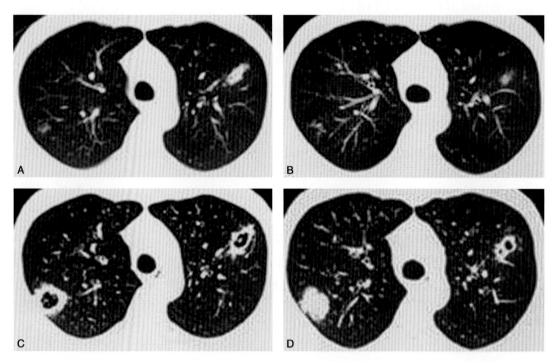

图 4-4-2　莫西沙星抗感染治疗后复查胸部 CT(2015-12-30)

A,B. 右肺上叶斑片影,左肺上叶片状阴影伴小空洞;C,D. 双肺上叶细小结节影,支气管壁增厚;右肺上叶近胸膜处实变影,中央为低密度区,其内可见细小结节影;左肺上叶前段实变伴不规则空洞形成

[问题 2]　能否完全除外感染性疾病?

该患者自发病以来无明显发热症状,血常规及炎性指标不高,入院后多次痰涂片未查见真菌,血 G 试验、GM 试验不高,故真菌感染证据不足。为进一步确诊血管炎诊断和排除感染性疾病,我们进一步行 CT 引导下经皮肺穿刺活检,同时行皮肤活检以明确病理诊断。

系列病理检查结果(图 4-4-3 ~ 图 4-4-5):肺组织穿刺活检提示慢性炎症伴机化,无特殊病原体感染证据;肺组织穿刺涂片细胞学提示肉芽肿性炎;皮肤活检提示过敏性炎症。

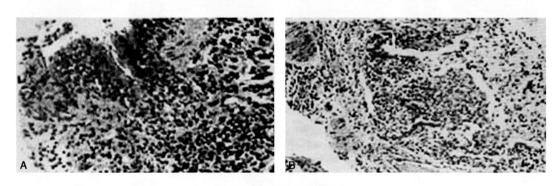

图 4-4-3　肺组织穿刺活检

(肺)支气管黏膜及肺组织慢性炎症重度急性活动伴机化,部分肺泡上皮细胞增生活跃,特殊染色示 PAS(-),特殊染色抗酸(-)六胺银(-),未查见明确病原体

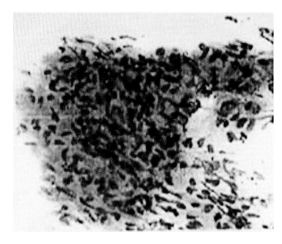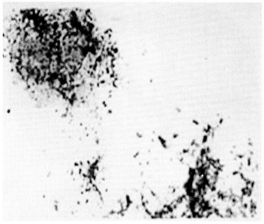

图 4-4-4　CT 引导下肺穿刺涂片

坏死背景中查见可疑上皮样细胞,另见少量中性粒细胞,柱状上皮细胞。尘埃细胞,细胞学不能除外肉芽肿性炎

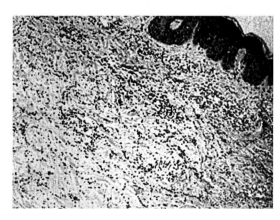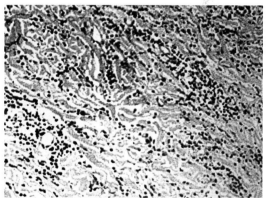

图 4-4-5　皮肤活检

真皮层及小血管周围弥漫性嗜酸性粒细胞、中性粒细胞、淋巴细胞浸润,符合过敏引起的炎症

至此可确诊肺血管炎诊断,且除外感染性疾病可能。最后诊断:变应性肉芽肿性血管炎。

【治疗】

1. 醋酸泼尼松片　30mg,1 次/日。

2. 环磷酰胺　100mg,1 次/日。

【随访】

治疗 2 周后,患者咳嗽、气喘症状明显缓解。

治疗 2 个月后影像学提示肺部实变影与空洞消失(图 4-4-6)。

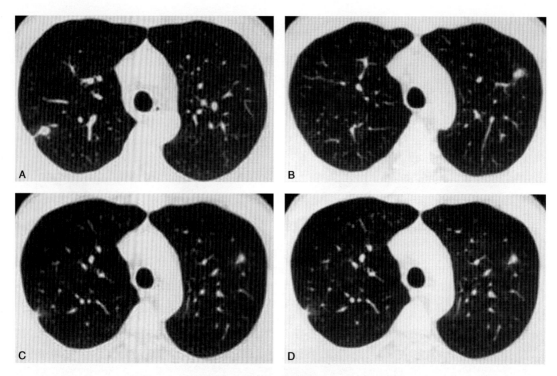

图 4-4-6　激素联合免疫抑制剂治疗 2 个月后复查胸部 CT

提示肺部空洞消失

【病例点评】

1. 难治性哮喘常见原因　包括：工作或生活环境中过敏原长期存在、规律用药情况、感染未控制、胃食管反流病、变应性支气管肺曲霉菌病、变应性肉芽肿性血管炎和其他未控制的合并症等，临床诊疗过程中应逐一排查以明确诊断。

2. 应注意识别变应性肉芽肿性血管炎的 CT 影像学特点　包括：胸部 HRCT 可见小叶中央型细小结节影，小叶间隔增宽；肺野渗出影、浸润影和实变影，部分可见浸润影中央为肺组织影，部分浸润影伴空洞形成；支气管壁广泛增厚，管腔狭窄。此患者上述影像学表现均存在。

（许欣婷　朱柠　李圣青）

病例 *32*　变应性肉芽肿性血管炎

【病史简介】

患者，女性，41 岁，主因"四肢麻木半个月"入院。患者缘于 2011 年 5 月 11 日无明显诱因出现四肢远端麻木，有蚁行感，呈"手套-袜子样分布"；双上肢腕关节以下活动不能，以左侧为著。3天后上述症状加重,伴双下肢踝关节以下活动不能,无法行走。伴进食后腹痛、腹泻,左肘关节疼痛,无头昏、头痛、恶心、呕吐、意识不清、无言语不清、吞咽困难、饮水呛咳等。既往有哮喘病史3年,2011年3月29日吸入布地奈德粉吸入剂600μg,每日2次,治疗半个月后出现全身肿胀、紫癜;4月29日曾肌内注射IgE单抗300μg,此后全身肿胀、紫癜消退,但开始出现四肢远端麻木,活动障碍。

查体:生命体征平稳,双肺呼吸音粗,可闻及散在哮鸣音。心律齐,无杂音。腹软,脐周及左下腹压痛,无反跳痛。高级神经功能活动正常,四肢远端肌力4级,右上肢远端肌力2级。余肢体远端肌力0级。肌张力无增高或降低。四肢腕关节、踝关节以下浅感觉减退,双侧肱二头肌、肱三头肌反射、桡骨膜反射、膝腱反射、跟腱反射均减低。神经系统其他查体均正常。

初步诊断:
1. 多发性周围神经炎
2. 支气管哮喘

【病例解析】

[问题1]　患者是否存在中枢神经系统疾病?

进一步检查:

1. 肌电图及神经传导速度检查　右股四头肌EMG平均波幅升高,多相波偏多;NSC:双正中、桡、胫、腓及左尺运动神经明显受损;双正中、腓浅感觉神经严重受损;SEP:双胫神经P40波及右正中神经N20波消失,左正中神经N20波潜伏期延长,波形离散;神经电图:双胫神经H反射消失,左正中、尺神经F波消失;右正中神经F波出现率明显下降,右尺神经F波未见异常。脑电图正常。

2. 脑脊液检查　脑脊液免疫球蛋白、墨汁染色、抗酸染色、脑脊液神经损伤三项、生化均正常

3. 胸椎MRI　胸4、5水平脊髓中央管轻度扩张。余胸椎MRI平扫未见异常。

分析:患者神经系统疾病确系多发性周围神经炎。

[问题2]　支气管哮喘病情评估如何?

肺功能:重度阻塞性通气功能障碍,舒张试验阳性。

血常规:白细胞$19.25\times10^9/L$,血小板$197\times10^9/L$,血红蛋白120g/L,嗜酸性粒细胞百分率0.632。

血清总IgE:9700IU/ml。

血气分析(未吸氧):pH 7.44,PaO_2 51.4mmHg,PCO_2 26.5mmHg,HCO_3^- 17.6mmol/L,SO_2 87%。

胸片未见明显异常。

分析:哮喘急性发作(中度)。

[问题3]　患者进食后腹痛、腹泻,是否存在消化系统疾病?

腹部超声:肝胆胰脾双肾和门脉系统均未见异常。

肝功能:正常。

大便潜血阳性,未见寄生虫卵。

分析:患者消化系统有急性炎性改变。

[问题4] 患者曾出现全身肿胀、紫癜，是否存在过敏性或血管炎性疾病？

尿常规：尿管型定量3.83/μl，未见蛋白及红细胞。

自身抗体系列：阴性。

类风湿因子：203IU/ml。

血沉：91mm/hr。

ANCA：抗核抗体阳性，髓过氧化物酶（pANCA）阴性，蛋白酶3（cANCA）阴性。角蛋白抗体、抗环瓜氨酸抗体阴性。

骨髓细胞学及组织学检查：嗜酸性粒细胞增生（图4-4-7）。

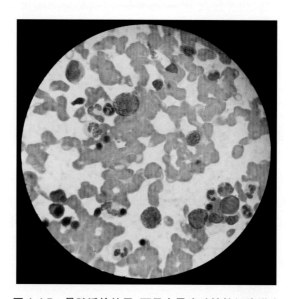

图4-4-7　骨髓活检结果：可见大量嗜酸性粒细胞增生

寄生虫抗原和抗体系列筛查：全阴。

分析：非寄生虫感染性血和骨髓嗜酸性粒细胞升高。

[问题5] 如何明确诊断？

患者病情特点解析：①患者本次入院以多发性周围神经炎起病；②既往有支气管哮喘病史3年，控制不佳，属难治性哮喘；③血及骨髓嗜酸性粒细胞升高；血清总IgE升高；④有急性胃肠炎表现；⑤尿液可见管型，考虑有轻度肾功能受损；⑥曾有皮肤受损表现。综合分析患者为以哮喘为主要表现，在不同阶段合并多系统损害的全身系统性疾病，其中变应性肉芽肿性多血管炎可能性较大。为明确诊断补充以下检查：

鼻窦CT：全部鼻窦炎。

住院期间，患者再次出现全身皮疹，红色斑疹为主，压之褪色，因此进行了皮肤活检送病理（图4-4-8）：过敏性血管炎性肉芽肿。

目前患者诊断已基本明确，最后诊断：变应性肉芽肿性血管炎。

【治疗】

1. 激素维持治疗　泼尼松60mg/d，症状控制后逐渐减量维持至少1年。

2. 免疫抑制剂治疗　环磷酰胺：100mg，1次/日。疾病控制缓解后可撤药。

3. 其他　受累器官及系统的对症治疗。

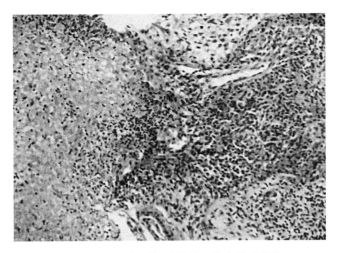

图 4-4-8 皮肤活检:过敏性血管炎性肉芽肿

【随访】

1 个月后胸闷、气短明显好转,可自行下地活动,行走迟缓。

3 个月后胸闷、气短消失,可正常行走活动。

【病例点评】

1. 呼吸科变应性肉芽肿性血管炎最常见的临床表现是哮喘、嗜酸性粒细胞升高和肺部浸润影,此例患者以周围神经系统症状起病,而胸部影像无异常发现,容易误解为神经系统病变和支气管哮喘两种疾病。但是将哮喘、神经系统病变、消化系统病变、肾脏损害和皮肤病变联系起来应考虑到全身系统性疾病,而以难治性哮喘为特点的全身系统性疾病应该考虑变应性肉芽肿性血管炎。

2. 全身多系统病变不仅局限于肺部,肺部病变往往表现为一过性改变,如果没有明确肺部病变提供活检病理,可从其他病变部位活检以协助诊断。

(刘玲莉 张静)

第五章 显微镜下多血管炎

显微镜下多血管炎(microscopic polyangiitis,MPA)是一种系统性、坏死性小血管炎,主要累及小动脉、小静脉和毛细血管,也可累及中等动脉,其病理特征为小血管节段性纤维素样坏死,无肉芽肿形成,免疫组织学检查无或寡免疫复合物沉积。最初名为显微镜下结节性多动脉炎,20 世纪 20 年代后独立于结节性多动脉炎命名,并在 1994 年 Chapel Hill 共识大会被归为抗中性粒细胞胞浆抗体相关性血管炎(antineutrophil cytoplasmic antibody associated vasculitis)的一种。好发于中老年男性,以肾脏和肺脏受累最为常见,可先后或同时累及全身多个系统。

以肺脏为首发表现者可于数天至数年后出现肾脏等其他系统受累,并最终确诊为显微镜下多血管炎。临床表现不特异,轻重不等,可表现为发热、乏力、咳嗽、咳痰、呼吸困难、咯血、胸痛、血尿、蛋白尿等。以肺泡出血最常见,亦可表现为间质性肺炎、肺间质纤维化、胸腔积液等,伴或不伴肾功能异常,影像上常表现为磨玻璃影、肺间质纤维化、肺实质浸润影和胸腔积液。国外文献报道肺受累的发生率为 25% ~ 55% ;北京协和医院的临床资料显示,肺受累的发生可高达 92% ;由于 MPA 患者肺受累临床表现没有特异性,常以呼吸道症状起病或肺受累为主要临床表现就诊于呼吸科,特别是在目前日益专科化的现状下更易出现误诊,常与肺炎、肺结核,甚至特发肺间质纤维化等疾病混淆,作为呼吸专科医生,对显微镜下多血管炎肺受累的了解认识,有利于疾病的早期诊断,减少临床误诊误治。另一方面,MPA 患者肺脏受累是死亡的独立危险因素,熟练掌握肺受累的治疗,可使 MPA 患者得到更合理的救治。

【MPA 肺受累的临床表现】

(一) 弥漫性肺泡出血

文献显示,显微镜下多血管炎患者肺泡出血发生率为 10% ~ 30% ,我院资料显示约 32% 微镜下多血管炎患者出现弥漫性肺泡出血。引起弥漫性肺泡出血的原因可能是 MPO-ANCA 引起蛋白酶和氧自由基释放,造成肺小血管损伤后通透性增加,血液成分渗出,引起肺泡腔内充满红细胞,造成弥漫性肺泡出血。临床表现为患者可出现痰中带血、咯血、咳嗽或呼吸困难,血红蛋白下降,胸部 CT 常表现为肺内磨玻璃影(图 4-5-1A),支气管镜肺泡灌洗液呈血性或含有较多吞噬含铁血黄素的巨噬细胞。出现肺泡出血者一般起病较急,肾功能在短期内急剧恶化。糖皮质激素治疗后患者临床症状可迅速缓解,肺内病变在短期内吸收。

在血清 ANCA 阴性的情况下,出现弥漫性肺泡出血及肾脏受累时,须与肺肾综合征鉴别,血清抗 GBM 阴性,是诊断显微镜下多血管炎的条件之一。

肺含铁血黄色沉着症是 MPA 肺泡出血的一种特殊表现,患者可表现为反复咯血或痰中带血;甚至有些患者初期没有咳嗽、咯血等呼吸道症状,当肺功能受损到一定程度后出现活动后气短。部分患者因面色苍白,或者健康查体时发现肺内异常,胸片或者胸部 CT 显示弥漫性肺泡浸润影,晚期则表现为双肺间质性改变(图4-5-2);支气管肺泡灌洗检查,发现吞噬含铁血黄素的巨噬细胞而诊断。患者初次就诊时血清 ANCA 可阴性,也可以没有其他脏器受累,因此往往被诊断为特发性肺含铁血黄素沉积症肺含铁血黄色沉着症。随着病情活动,逐渐出现典型的多脏器受累或血清 ANCA 阳性,确诊为显微镜下多血管炎,这个过程可能需要几年、十几年甚至几十年。

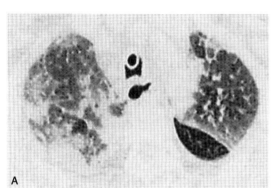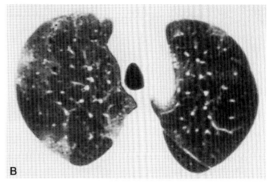

图4-5-1 MPA 肺 CT 表现

A. 男50岁,低热、喘憋1个月,胸部 CT 显示双肺磨玻璃样改变。因呼吸衰竭行机械通气辅助治疗;病程中无咯血,血红蛋白自145g/L下降至97g/L;BALF 为血性,ANCA 阳性,考虑肺泡出血,给予糖皮质激素冲击治疗;B. 治疗2周后胸部 CT 显示肺内病变大部分吸收

(二)肺间质病

肺间质纤维化是显微镜下多血管炎的一种临床表现,其发生机制可能是亚临床肺泡出血引起肺组织损伤修复的过程。MPO-ANCA 可诱导中性粒细胞脱颗粒产生氧自由基并释放蛋白水解酶,导致样化应激参与肺纤维化形成过程。

肺间质病可在显微镜下多血管炎诊断数月或数年后出现,也可同时或先于 MPA 出现。国外文献报道约21% MPA 患者以肺间质病为首发表现。我院资料显示为10%。MPA 肺受累患者发病年龄,临床表现与特发性肺间质病相似;影像上常表现为磨玻璃影、条索影(图4-5-3A),蜂窝样改变(图4-5-3B)。肺功能及肺部病理改变也与特发性肺间质病相似,病理类型包括非特异性间质性肺炎(NSIP)及寻常性间质性肺炎(UIP)。

对于来呼吸科就诊的间质病患者,应及筛查血清免疫学指标,包括 ANCA 检查,并在临床治疗过程中严密随诊。对于已经确

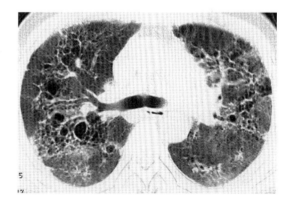

图4-5-2 MPA 肺 CT 表现

48岁女性,15岁时因咯血诊断为肺含铁血黄素沉积征,糖皮质激素治疗3年后停药;45岁时出现气短,46岁时加重,CT 显示双肺间质性病变,支气管镜肺活检肺组织中可见含铁血黄素颗粒。当时 ANCA(-);48岁时出现呼吸衰竭,复查 p-ANCA,MPO-ANCA 153RU/ml。诊断为 MPA 肺受累,激素治疗后死于呼吸衰竭

诊为 MPA 的患者,需要评估是否存在肺受累,如胸部 HRCT 检查,肺功能检查(包括通气功能障碍及弥散功能)。必要时行支气管镜检查(包括支气管肺泡灌洗及经支气管镜肺活检)。

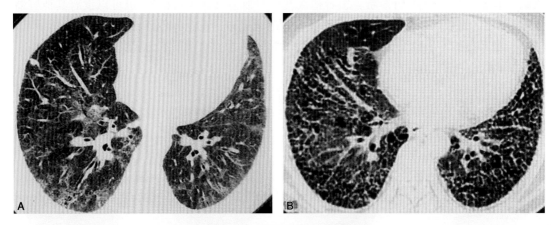

图 4-5-3　MPA 肺 CT 表现

A. 男性 46 岁,因活动后气短,于 2005 年就诊于我院呼吸科,胸部 CT 显示双肺磨玻璃及条索影,经 TBLB 及 BALF 检查后诊断为间质性肺炎,使用糖皮质激素治疗,2009 年发现 ANCA 阳性,诊断为 MPA 肺受累;B. 显示 2010 年胸部 CT 显示蜂窝,条索影及牵张性支气管扩张,患者于 2010 年 3 月死于肺部感染

(三)肺脏单独受累显微镜下多血管炎

2012 年 CHCC 对血管炎的命名和分类进行部分修订,其中一类命名为单脏器血管炎(single-organ vasculitis,SOV),即单个脏器的血管炎,可以为局灶性或多灶性,如皮肤白细胞破碎性血管炎、皮肤动脉炎、原发性中枢神经系统血管炎、或孤立性肺血管炎等等(图 4-5-4)。

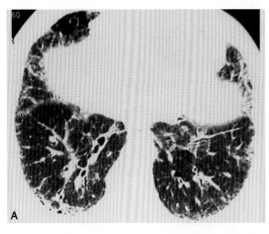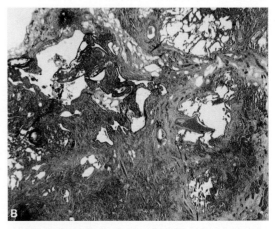

图 4-5-4　MPA 肺 CT 表现和病理表现

A. 男,65 岁,活动后气短 6,CT 显示肺间质病变。B. UIP 样改变。患者因 p-ANCA(+),考虑 MPA 肺受累(单个脏器受累),激素免疫抑制剂治疗后肺部病变稳定;三年后出现发热,尿沉渣发现红细胞,肾活检为坏死性肾小球肾炎

鉴于单脏器血管炎在疾病进展过程中,一些病例逐渐演变为系统性血管炎,因此目前临床上一些诊断为单脏器血管炎的病例不除外是随诊时间短,未能发现疾病的全貌所致。有

学者认为,显微镜下多血管炎在一个脏器系统受累时,使用激素及免疫抑制剂治疗可能有效地阻止了疾病的进一步发展,阻断了其他脏器受累的发生。国外学者认为至少需观察半年才能诊断单脏器血管炎。因此诊断单脏器血管炎需谨慎,并建议长期随诊,及时发现其他脏器受累。

【MPA 肺受累的实验室检查】

（一）　常规实验室检查

血常规,血沉,C-反应蛋白;尿常规,尿沉渣;肝肾功能及电解质检查。约 40% ~ 80% 的患者 MPO-pANCA 阳性;15% 的患者 PR3-cANCA 阳性;0% ~ 20% 患者 ANCA 阴性;ANCA 阴性不能作为排除显微镜下多血管炎的指标。

（二）　胸部高分辨 CT

影像学表现与特发性肺间治病相似,表现为小叶间隔增宽,磨玻璃样变;条索网格影,牵张性支气管扩张,蜂窝肺等表明肺间质病变是 MPA 肺受累的影像学特征之一。

（三）　肺功能检查及支气管检查

可显示限制性通气功能障碍,伴或不伴弥散功能障碍。极少数病人表现为阻塞性通气功能障碍。弥漫性肺泡出血时支气管肺泡灌洗液可见洗肉水样改变,细胞学检查可发现含铁血黄素颗粒;肺间质病变时支气管肺泡灌洗液以淋巴细胞及中性粒细胞增高为主。

（四）　病理学检查

主要累及小动脉、小静脉和毛细血管,也可累及中等动脉,其病理特征为小血管节段性纤维素样坏死,无肉芽肿形成,免疫组织学检查无或寡免疫复合物沉积。肺活检可见肺小动脉和小静脉及毛细血管淋巴细胞及单核细胞为主的炎细胞浸坏死,毛细血管炎渗出,肺泡上皮细胞增生,肺泡腔内纤维素性渗出物。当肺或其他脏器病理学检查,有典型的小血管炎病理表现则可确诊。

经支气管肺活检发现肺的小血管炎病理表现概率则很小,镜下可见肺泡腔内见出血和多量吞噬含铁血黄素的巨噬细胞,肺泡上细胞增生,淋巴细胞浸润等非特异性表现,极少能见到小血管炎特征性病理表现。

MPA 的早期诊断并不依赖组织活检,全身多脏器受累结合血清 ANCA 检查是 MPA 早期诊断的主要手段。

【诊断】

出现发热、咳嗽、咳痰、咯血等呼吸道症状时,特别是长期抗炎无效或抗结核治疗无效;难以解释的肺部体征伴有多系统损害:如肾脏损害,皮肤损害,周围神经损害等。特别是伴有血沉显著增快,C 反应蛋白明显增高者;患者具有以上特点时应特别注意排除系统性血管炎包括 MPA 的诊断;如检查抗中性粒细胞胞抗体阳性,高度提示血管炎的诊断。

【MPA 肺受累的治疗】

目前我国对 MPA 的治疗建议采用联合治疗,主要为肾上腺糖皮质激素与环磷酰胺的联合治疗,特殊情况下可考虑血浆置换术。不同病例应根据不同情况制订不同的治疗方案。新近有国际多中心研究显示 CD20 单抗治疗显微镜下多血管炎肺受累,特别是弥漫肺泡出血时效果较好。

【本章小结】

显微镜下多血管炎是一种系统性、坏死性小血管炎,主要累及小动脉、小静脉和毛细血管,也可累及中等动脉,其病理特征为小血管节段性纤维素样坏死,无肉芽肿形成,免疫组织学检查无或寡免疫复合物沉积。临床表现不特异,出现发热、咳嗽、咳痰、咯血等呼吸道症状时,特别是长期抗炎无效或抗结核治疗无效;难以解释的肺部体征伴有多系统损害:如肾脏损害、皮肤损害、周围神经损害等。特别是伴有血沉显著增快,C反应蛋白明显增高者;患者具有以上特点时应特别注意排除系统性血管炎包括MPA的诊断;如检查抗中性粒细胞胞浆抗体阳性,高度提示血管炎的诊断。目前国际对MPA的治疗建议采用联合治疗,主要为肾上腺糖皮质激素与环磷酰胺的联合治疗,特殊情况下可考虑血浆置换术。

（施举红）

参 考 文 献

1. Tanaka T,Otani K,Egashira R,et al. Interstitial pneumonia associated with MPO-ANCA:clinicopathological features of nine patients. Respir Med,2012,106(12):1765-1770.

2. Tzelepis GE,Kokosi M,Tzioufas A,et al. Prevalence and outcome of pulmonary fibrosis in microscopic polyangiitis. Eur Respir J,2010,36(1):116-121.

3. Nada AK,Torres VE,Ryu JH,et al. Pulmonary fibrosis as an unusual clinical manifestation of a pulmonary-renal vasculitis in elderly patients. Mayo Clin Proc,1990,65(6):847-856.

4. Chen M,Yu F,Zhang Y,et al. Cinical and pathological characteristics of Chinese patients with antineutrophil cytoplasmic autoantibody associated systemic vasculitides:a study of 426 patients from a single centre. Postgrad Med J,2005,81(961):723-727.

5. Jennette JC,Falk RJ,Bacon PA,et al. 2012 revised International Chapel Hill Consensus Conference Nomenclature of Vasculitides. Arthritis Rheum,2013,65(1):1-11.

6. 靳建军,施举红,陆慰萱,等. 显微镜下多血管炎肺部病变的临床特点. 中华结核和呼吸病学杂志,2011,34(5):339-343.

病例 33　显微镜下多血管炎

【病史简介】

患者,男,53岁。主因"间断发热、咯血3年,再发伴气短2个月"入院。患者于2012年受凉后出现发热、咯血,最高体温38℃,每日咯血量约5ml,伴关节、肌肉疼痛,至当地市医院就诊,诊断"ANCA相关性血管炎",给予激素及环磷酰胺(具体剂量不详)治疗,后症状缓解。2014年因慢性肾小球肾炎入住我院,查ANCA、自身抗体系列及肾小球基底膜抗体阴性,停用激素1年。2个月前患者再次出现痰中带血、发热,体温最高38.5℃,以午后为著,伴肩背痛,右侧上下肢麻木感。在当地医院查胸部CT示右肺上叶斑片状渗出,双肺下叶基底段网格状改变。2015年6月19日来我院就诊,门诊查抗核抗体1:100阳性,血常规示白细胞及中性粒细胞增高,余指标未见明显异常。给予头孢呋辛钠抗感染治疗后咯血缓解,仍有发热,并出现咳嗽、咯黄痰、气短等症状。为进一步治疗就诊我院,门诊疑诊"显微镜下多血管炎"收入院。

入院查体:T 36.5℃,P 74次/分,R 18次/分,BP 105/70mmHg,步入病房,精神欠佳。全身浅表淋巴结未触及肿大,口唇无发绀。颈静脉无怒张,双肺背部可闻及湿性啰音。心率74次/分,律齐,各瓣膜未闻及病理性杂音。肝脾肋下未触及,肝肾区无叩击痛,移动性浊音阴性。双下肢无水肿。

　　既往史:高血压病史 4 年余,最高 160/90mmHg,否认结核、肝炎接触病史,否认糖尿病、心脏病史,否认药物食物过敏史。

　　实验室及辅助检查:

　　抗中性粒细胞胞浆抗体:pANCA 阳性,MPO 阳性,抗核抗体 1:32 阳性。

　　血气分析(未吸氧):pH 7.397,PaO$_2$ 73.3 mmHg,PCO$_2$ 37.8mmHg,HCO$_3^-$ 22.7mmol/L,SO$_2$% 92.5%。

　　尿常规:尿红细胞定量 180.80/μl,尿蛋白定性 2+,尿红细胞 3+。

　　胸部 CT(图 4-5-5):双肺中叶、舌叶和下叶基底段网格状、纤维化改变。

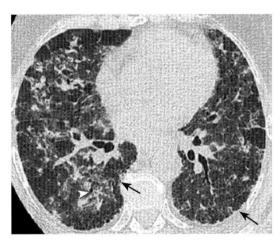

图 4-5-5　胸部 CT
弥漫性毛玻璃影背景下出现细网格影、胸膜下蜂窝
样纤维化(黑箭)和牵拉性支气管扩张(箭头)

初步诊断:

1. 咯血原因待查:显微镜下多血管炎?

　　　肺间质纤维化

　　　低氧血症

2. 高血压病 2 级(很高危)

【病例解析】

[问题 1]　显微镜下多血管炎可能导致肺间质纤维化吗?

　　显微镜下多血管炎早期肺部 CT 表现为肺泡出血导致的双肺毛玻璃影和实变影,长期反复出血可导致肺间质增生、小叶间隔增宽,严重者可出现网格状、蜂窝状改变,继发支气管扩张。此时患者往往被误诊为肺间质纤维化。患者既往有间断发热、咯血病史 3 年,符合长期肺泡反复出血的影像学表现。

[问题 2]　如何明确诊断和排除可能的并发症?

　　患者疑诊显微镜下多血管炎收入院,有咳嗽、咳痰和活动后气短等表现,胸部 CT 表现为肺间质纤维化,需以下检查进一步明确诊断和排除可能的并发症。

　　血沉:24mm/h。

　　肾功能:肌酐 255μmol/L,胱抑素 C 3.01mg/L,尿素 16.9mmol/L。

血清 T-spot:抗原 A:0,抗原 B:0。

肿瘤标志物:CEA、SCC、NSE 正常。

自身抗体系列:阴性。

免疫三项及免疫五项:阴性。

肺功能:重度限制性通气功能障碍,弥散重度减低。

支气管镜检查示:声带活动好,气管通畅,隆突锐利,左肺及右肺各叶段支气管通畅,黏膜光滑,未见明显异常。行肺泡灌洗送病理。

肺泡灌洗液:镜下可见大量含铁血黄素细胞;未查见抗酸杆菌及肿瘤细胞;TB-DNA-PCR 阴性。

CT 引导下肺穿刺活检病理(图 4-5-6):右肺下叶后基底段慢性炎症伴纤维化。

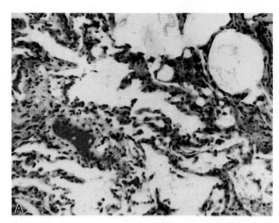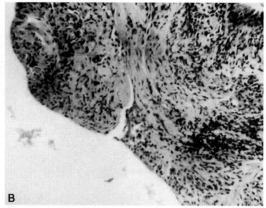

图 4-5-6　肺活检病理:右肺下叶后基底段肺组织慢性炎伴纤维化

患者病情特点分析:①患者老年男性,以长期、反复咯血伴肾功损害为主要临床表现;②外院曾诊断"ANCA 相关性血管炎",给予激素与免疫抑制剂治疗,病情曾一度控制良好;③停用激素后病情复发,仍然表现为咯血与肾功损害,伴发热关节痛、肌肉酸痛与肢体麻木等多系统表现;④pANCA 阳性,MPO 阳性,血沉增快;⑤肺泡灌洗液可见大量含铁血黄素细胞;肺组织病理提示慢性炎症伴纤维化;⑥排除可导致血管炎的其他类疾病;⑦排除感染性疾病。符合显微镜下多血管炎诊断。

目前患者诊断已基本明确。最后诊断:

1. 显微镜下多血管炎

　　肺间质纤维化

　　低氧血症

2. 高血压病 2 级(很高危)

【治疗】

1. 醋酸泼尼松片　60mg,1 次/日。

2. 环磷酰胺　100mg,1 次/日。

3. 并发症的对症处理。

【随访】

治疗 1 个月复查,患者咯血止,体温恢复正常,胸闷、气短明显缓解。

治疗 3 个月复查,肾功和肺功能显著改善;血气分析恢复正常。停用环磷酰胺,激素减量维持。

【病例点评】

1. 显微镜下多血管炎是最常导致肺肾损害的全身系统性疾病。此患者胸部 CT 表现为肺间质纤维化,双肺间质增生、蜂窝样变和继发性支气管扩张,易误诊为简单的肺间质纤维化,但是结合患者肾功损害、长期反复咯血和 pANCA 阳性与 MPO 阳性等临床特点,应考虑显微镜下多血管炎诊断。

2. 对于病程较长,已出现肺间质纤维化改变和肾功能损害患者,激素与免疫抑制剂的逆转作用有限,但是可以尽量做到避免病情进一步进展。

（许欣婷　李圣青）